U0231430

WILEY

药物靶点发现与确证

Target Discovery and Validation:

Methods and Strategies for Drug Discovery

（德）A. T. 普罗莱特　主编
Alleyn T. Plowright

白仁仁　主译
谢　恬　主审

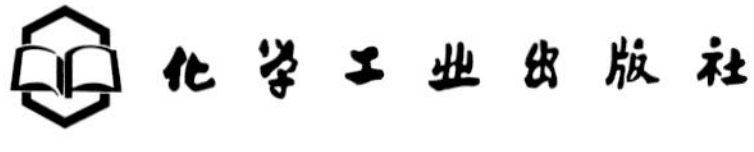

· 北 京 ·

内容简介

本书详尽介绍了药物靶点的发现与确证，通过化学、生物和计算方法等相关技术的详细介绍和成功研发实例的展示，清晰阐述了如何克服药物开发中的技术障碍，顺利发现可进入临床试验的新药靶点。本书还重点介绍了化学蛋白质组学、基于活性的蛋白质图谱、通路图谱、全基因组关联研究、高含量表型图谱和遗传操作等先进技术。

本书深入浅出，有理论、有方法、有案例，可为药学研发领域的科研工作者和院校师生提供全面而有价值的指导。

Target Discovery and Validation /by Alleyn T. Plowright
ISBN 978-3-527-34529-8

封面图片原创：陈睿翀　白仁仁

图书在版编目（CIP）数据

药物靶点发现与确证 /（德）A.T. 普罗莱特
(Alleyn T. Plowright) 主编；白仁仁主译. -- 北京：
化学工业出版社，2024. 10. -- ISBN 978-7-122-45970
-1

Ⅰ. R969

中国国家版本馆CIP数据核字第2024W8U049号

责任编辑：杨燕玲　　文字编辑：朱　允
责任校对：王　静　　装帧设计：史利平

出版发行：化学工业出版社
（北京市东城区青年湖南街13号　邮政编码100011）
印　　装：河北京平诚乾印刷有限公司
710mm×1000mm　1/16　印张21　字数550千字
2024年11月北京第1版第1次印刷

购书咨询：010-64518888　　售后服务：010-64518899
网　　址：http://www.cip.com.cn
凡购买本书，如有缺损质量问题，本社销售中心负责调换。

定　　价：198.00元　

翻译人员名单

主　译　白仁仁

主　审　谢　恬

译　者　白仁仁　杭州师范大学

王　鹏　中国药科大学

郭子立　浙江工业大学

章映茜　杭州师范大学

马　朝　山东大学

周建良　杭州师范大学

林园园　杭州师范大学

蒋筱莹　杭州师范大学

中文版序

药物靶点的发现和确证在新药研发过程中扮演着至关重要的角色。通过发现合适的药物靶点，研究人员能够深入了解疾病的发病机制，并为药物的发现与开发提供重要的指导。首先，药物靶点的发现有助于深入探究病理生理过程中关键的分子与通路，揭示疾病的生物学机制，为疾病的诊断和治疗提供重要线索。其次，药物靶点的确证是确保新药疗效和安全性的关键一步，只有确认了靶点在疾病中的重要作用，才能有效治疗疾病并降低潜在的不良反应。此外，药物靶点的发现还有助于优化药物的设计与开发过程，可基于所发现和确证的靶点有针对性地设计活性分子，以提高其疗效和选择性，从而提高新药研发的成功率。综上所述，药物靶点的发现和确证对于新药研发具有重要的意义，决定了药物研发的效率、成功率和药物治疗的治疗效果。成功发现和确证全新的药物靶点，将有力推动创新药物研发，为人类健康带来更多福祉。

由谢恬教授主审、白仁仁教授主译的《药物靶点发现与确证》，是一部符合新药研发行业需求的经典专著。本书内容生动、层次分明，系统介绍了药物靶点发现与确证的关键概念、策略方法、最新研究进展及其在药物研发中的应用。全书共十一章，具体内容包括评估新药靶点的化学策略、基于亲和力的化学蛋白组学靶点识别、化学蛋白组学技术、激酶微球化学蛋白组学方法、用于靶点发现和确证的非标记技术、支持高效药物靶点选择和分层医学的逆向翻译、基于人体细胞模型系统的靶点生物学和药物作用机制、靶点确证中的细胞生物学方法、靶点识别和确证的遗传操作与调节、靶点推断的计算方法，以及生物信息学方法在作用机制理解中的应用。书中包含了丰富的背景知识介绍和研究案例分析，配备了生动形象的图示，有助于读者学习和理解靶点发现与确证的相关技术方法。

很高兴地看到主审谢恬教授、主译白仁仁教授和各位译者出色地完成了《药物靶点发现与确证》的翻译，感谢各位译者为本书辛勤付出。在数字化、智能化的时代背景下，我们有更多的机会和工具来加快药物研发的进程，为广大患者提供更好的治疗方案。在我国医药工作者的努力协作下，我们一定能不断突破药物靶点研究的局限，开创更加美好的医药未来。相信《药物靶点发现与确证》会成为药物研发领域的重要参考资料，并助力我国的创新药物研发事业。

陈志南

中国工程院院士

2024 年 8 月

原著序言

靶点的发现和确证可能是整个药物研发价值链中最关键的部分。靶点的选择决定着新药研发项目的成败，选择了“错误”靶点，则候选药物可能无法如预期一样改善目标疾病，这也意味着，相关研究可能在药物研发耗资巨大的后期，即临床Ⅱ期的概念验证阶段，遭遇失败。

近几十年，我们在理解、预测和测试诸如药物代谢和药代动力学（drug metabolism and pharmacokinetics，DMPK）、理化特性、类药性、毒性、靶点参与、下游药理学（1 型和 2 型生物标志物）等方面的研究已取得了积极进展，进而降低了与新药研发项目相关的“技术风险”。但是，对于如何通过调节相关靶点或通路以改善或治愈某些疾病，我们仍然缺乏基本的认知。最近在阿尔茨海默病（Alzheimer's disease，AD）新药研究领域的失败就是一个很好的实例。长期以来，基于对基因的全面理解和靶点相关性的确证，“淀粉样蛋白”通路的调节被认为是寻找抗 AD 药物的“武林秘籍”。虽然近年来已将多个候选药物（小分子、抗体和疫苗）推向临床，但都遭遇了失败，没有一个药物能够延缓 AD 的进展。那么，如何避免后期临床试验的失败，提高研发效率，并快速为患者提供真正创新的治疗药物呢？在开启新的药物项目，选择正确的靶点和通路时，需要解答许多诸如此类的问题。

为了应对上述类似失败，近年来靶点发现和确证领域发生了重大的范式变化，其中一些实例如下：

- **对靶点 / 通路进行基因确证以增加其疾病相关的重要性**

随着快速、可靠、经济和高效测试人体 DNA 序列技术的出现，对更广泛的患者群体进行基因分型（研究序列差异），并将其与健康人群进行比较已成为识别经“基因确证”靶点的关键支柱。通过提高靶点确证的程度，以及对可能受益于该靶点 / 通路的患者进行更好的分层，可能提高临床研究的成功率。作为第一个经过基因确证的靶点，钠通道 NaV1.7 亚型的突变已被证明会引起人体对疼痛的先天性不敏感。

- **疾病理解：从“汤法”到疾病病理的详细认知**

仅在数年前，许多疾病的药物发现在很大程度上依赖于一般假设，如“增加或阻断整个人体系统中的蛋白 A 以改善这一疾病”。时至今日，我们越来越相信成功的药物必须高度特异性地作用于人体某一部位的特定靶点，甚至是具有细胞水平上的选择性。为高度分层的患者群体（通常是罕见病）或个体患者提供个性化药物的需要，促进了创新药物的研发及其快速上市。对疾病病理学和相关靶点的认知，以及对药物需要干扰哪个机体部位和细胞的深入了解，都是成功的关键。

- **表型筛选的复兴和自动化的进步**

鉴于对确定与“真实”疾病状况真正相关靶点和通路的期望，以及效率不足而导致晚期临床试验的失败，必须采取的一种方法是在高度相关的系统中进行表型筛选，如全细胞（天然或诱导的多能干细胞）及二维或三维类器官。围绕这一概念创建了一个完整的学科——化学生物学。相关研究的关键步骤是一旦观察到按照所需方式发生的表型变化（如肿瘤细胞存活率的降低），就要对靶点进行去卷积。自动化的进步及光遗传学的出现，大大提高了这些“高内涵”分析的筛选能力，使其成为靶点识别的有力工具。

- **靶点发现和确证已成为一个由药物化学家大力推动的真正的多学科领域**

尽管靶点识别和确证传统上是由生物学家和药理学家主导的学科，但如今需要多学科团队的合作，而药物化学家将是识别和确证可能取得临床成功新靶点的关键驱动力之一。

A. T. 普罗莱特（Alleyn T. Plowright）及其编写团队从药物化学和相关关键学科的角度对这一重要领域进行了分析和探讨。这也是一个难得的机会，不仅可以向该领域的专家学习相关的概念和策略，还可以从书中的案例中学习相关的经验。本书内容在逻辑上分为基于化学的方法、基于生物学的方法和基于信息学的方法，为读者可能遇到的问题提供了深入、简洁和新颖的答案。

本书编辑衷心感谢 A. T. 普罗莱特及整个作者团队，感谢 Frank Weinreich 和 Wiley 团队促成本书的顺利出版！衷心希望本书能填补相关领域的空白并得到广大读者的肯定。

Joerg Holenz，波士顿
Helmut Buschmann，亚琛
Raimund Mannhold，杜塞尔多夫
2019年6月

中文版前言

药物基本上都需要通过与体内生物靶点的相互作用才能发挥疗效，而药物的疗效和安全性在很大程度上取决于其作用靶点的“质量”。在新药研发技术日新月异和蓬勃发展的今天，仍然有很多人类无法战胜的疾病，究其根本，还是由于没有发现合适的药物靶点。

正所谓“好的开始是成功的一半”，第一步至关重要。药物靶点的发现，就是新药研发的“第一步”，是新药研发的出发点，也是新药研发成功与否关键中的关键。寻找药物作用的新靶点，已成为当今新药研发激烈竞争的焦点。而发现药物新靶点的能力和水平，是创新药物研发实力的根本体现。只有发现并确证了全新的药物靶点，才能开发出原始创新的 first-in-class 药物，否则只能追随他人的步伐，止步于 me-too 和 me-better 药物，实现 fast-follow 更是凤毛麟角。

新药研发之所以难，是因为每一环节看似简单可行却总是困难重重，看似有理有据却总是状况百出，看似计划之中却总是意料之外，看似尽在掌握却总是事与愿违。新药研发难，发现一个可成药的药物靶点更是难上加难。药物靶点的发现与确证是一项综合性的挑战，涉及生物化学、化学生物学、分子生物学、结构生物学、药物化学、药理学、系统生物学、生物信息学等多个学科。具体而言，生物化学、化学生物学、分子生物学和结构生物学主要负责研究药物与靶点间的相互作用机制，药物化学负责设计和合成潜在的活性分子，药理学负责评估活性分子的生物活性和毒副作用，而系统生物学和生物信息学则负责分析和模拟复杂的药物靶点网络。只有通过众多学科研发团队的共同努力，才可能有效地发现和确证潜在的药物靶点，走好药物研发的第一步。

为了让更多的新药研发人员了解和熟悉药物靶点发现与确证的策略方法和最新技术，我组织了多位青年学者，翻译出版了这一领域的经典专著——《药物靶点发现与确证》(*Target Discovery and Validation*)。本书原著作者均为制药行业和学术界药物发现领域的知名专家学者，他们根据其自身多年的研究经验，生动形象地介绍了如何高效开展药物靶点的发现研究。相信本书的出版一定会使相关领域的研究人员有所裨益。需要注意的是，药物靶点的发现与确证十分复杂，为了能更好地掌握相关技术，还需要读者仔细阅读相关技术方法所涉及的参考文献。

除我本人担任主译外，本书的译者还包括王鹏（中国药科大学）、郭子立（浙江树人学院）、章映茜（杭州师范大学）、马朝（山东大学）、周建良（杭州师范大学）、林园园（杭州师范大学）和蒋筱莹（杭州师范大学）多位老师。衷心感谢各位老师的努力和付出。此外，在翻译中文版的过程中，我们还修正了原著中的错误，与原著作者沟通完善了部分内容，并替换了原著中不够清晰的图片。

感谢谢恬教授担任译著主审并为本书顺利出版给予了帮助。

感谢化学工业出版社编辑团队的辛勤付出，以及对本书成功出版的支持和帮助。

尽管主译、主审和各位译者尽了自己最大的努力，但难免有疏漏和不当之处，敬请各位读者指正。

白仁仁
renrenbai@126.com
2024 年 6 月 于杭州

原著前言

影响人体健康的疾病种类繁多。而对于受生活方式或年龄影响的疾病，其发病率在全球范围内正呈上升趋势。尽管有多种药物和疗法可供患者选择，但仍有大量未能得到满足的临床需求，众多患者正在急切盼望新药的出现，以改善他们及家人的生活。大量研究人员致力于推动科学发展、开发新技术、发现未知物质、创造新疗法，为社会和人们的生活带来巨大的积极影响。

遗憾的是，新药研发困难重重，且成功率极低。临床试验中的高失败率及与之相关的高成本，是药物研发面临的一个艰巨问题。在被选定为候选药物并经过Ⅰ期临床试验的分子中，只有 10% 能成功通过后续阶段的临床开发，获得监管部门的批准，并最终应用于患者 [1]。如果我们能改进药物发现的进程并提高成功率，将对患者乃至整个社会的带来重要影响。

临床试验面临的主要挑战和失败的主要原因已被广泛介绍，其中最常见的原因是候选药物缺乏疗效，或与当前标准疗法相比缺乏差异化 [2, 3]。这通常是由于药物发现临床前阶段的靶点确证不足所造成的。除此之外，我们面临的主要瓶颈是新兴生物学领域总体上缺乏经过确证的靶点，以及如何发现与人体疾病相关的全新生物靶点和通路。然而，科学技术正在飞速发展，为药物研发和临床医学领域的研究人员提供了大量机会，有助于他们发现与人体疾病相关的全新靶点。此外，新兴技术还提供了必要的工具，可更有效地确证相关靶点，并在药物发现的早期阶段了解分子的作用机制。利用相关工具将确保我们能够把精力和资源集中在最有可能成功的靶点和作用机理之上，为迫切需要治疗的患者提供最有效的药物。

药物发现是一项真正的多学科工作。来自科学、信息学和工程学不同背景和领域的专家走到一起，相互协作，利用各自具备的知识和能力来找到问题的最佳解决方案。其中药物化学家与化学生物学、生物信息学、化学、生物学和数据科学相关的研究人员及临床医生、其他学科的专家一样，发挥了关键作用。我们需要继续团结起来，共同努力，发展新思路，推动创新，将新科学和新发现转化为新药物。制药公司、生物技术公司和学术界需要继续紧密合作，共同解决关键问题，继续向前迈进。好的思路可能来自世界的任何地方，而共同努力将加快有效靶点的发现速度，并利用我们目前掌握的各种疗法进行有效的治疗。蛋白质水解靶向嵌合体（PROTAC）等新模式的发现，聚类规律性间隔短回文重复序列（CRISPR）/Cas9 和各种小分子到大分子偶联药物等新模式的开发，以及 DNA 编码文库、低温电子显微镜（cryo-EM）、膜结合蛋白 X 射线晶体学等拓展化学空间新筛选技术的出现，将有助于我们深入理解需要调控的蛋白质和复合物，从而进一步增强我们应对挑战性靶点并了解其作用机制的能力。总之，这为我们提供了前所未有的机遇，向我们的药物发现工作注入了无限激情。

本书由来自学术界和工业界的专家携手撰写，重点介绍了不断发展的一系列技术和方法。相关技术和方法具有很强的实用性和影响力，有助于我们发现和确证全新的生物靶点。编写本书的目的不是提供详尽无遗的资料，而是重点介绍各种策略，并展示新技术对靶点发现和确证研究的影响，以及这些方法如何支持药物发现研究人员有效开展靶点发现和确证研究。本书还介绍了常用技术和新兴技术，展示了相关方法的最新应用实例。各章节划分为基于化学的方法、基于生物学的方法和基于信息学的方法，以突出可用技术的范围及相关研究的多学科性。所介绍的每种方法都具有互补性，对靶点发现和确证具有至关重要的影响。

在此感谢所有作者抽出宝贵时间与我们分享他们的知识和经验，帮助我们加深对重要方法的理解，以有效地应用相关方法来提高靶点发现和确证的成功率。

药物发现是一项具有挑战性、以创新为动力的复杂工作。在此过程中，提高发现和确证人体疾病靶点的效率，无疑将大幅提高新药研发的成功率。

参考文献

1 Hay, M., Thomas, D.W., Craighead, J.L. et al. (2014). Clinical development success rates for investigational drugs. *Nat. Biotechnol.* 32: 40–51.

2 Arrowsmith, J. (2011). Trial watch: phase III and submission failures: 2007–2010. *Nat. Rev. Drug Discovery* 10: 87.

3 Cook, D., Brown, D., Alexander, R. et al. (2014). Lessons learned from the fate of AstraZeneca's drug pipeline: a five-dimensional framework. *Nat. Rev. Drug Discovery* 13: 419–431.

Alleyn T. Plowright

目 录

第 1 章

评估新药靶点的化学策略

1.1 引言

新药发现是一项既困难又昂贵的工程。为了将一种药物成功推向市场，制药公司需要平均花费至少 26 亿美元进行相关研发工作[1]。有趣的是，高额的研发成本并不是由少数几个成功的项目驱动的，而是由失败研发管线的项目所造成的[2]。在Ⅰ期临床试验中，大约只有十分之一的候选药物能够真正成为新药[3,4]；而对于Ⅱ期临床试验，大约一半的项目由于临床疗效不佳而失败[5,6]。那么，为什么那么多药物会失败呢？

一个重要原因是缺乏基因证据。对阿斯利康（AstraZeneca）小分子研发管线的分析表明，对于靶点与疾病适应证存在人类基因联系的项目，其Ⅱ期临床试验的成功率超过 70%，而没有这种联系的项目成功率仅为 43%[6]。此外，另一项类似的研究得出结论，选择有基因支持的靶点可以使临床开发的成功率提高一倍[7]。这些分析结果促使一些科学家在选择蛋白质或基因作为潜在药物靶点的阶段，更加强调治疗假说的重要性[8]。然而，在确定基因联系和理解潜在生物学过程之间，往往是一条漫长而艰难的道路（详见第 6 章）。

我们面临的一个主要问题是，尽管在对整个人类基因组进行测序之后，医学界有望发生一场革命，但大部分生物医学研发只关注基因组的一小部分[9]。在基因组图谱宣布后不久，科学家们想象基因组科学将很快揭示心脏病、癌症、糖尿病、精神分裂症和其他一系列疾病中遗传因素的奥秘，并促进新药的不断涌现[10]。不幸的是，这一切并未发生。尽管已经发现更多的蛋白质与疾病有着基因层面的联系，但事实上，超过 75% 的蛋白质研究仍然集中在基因组图谱绘制前已知的 10% 的蛋白质之中[11]。尽管全新的首创（first-in-class）机制数量有小幅增长，特别是在肿瘤学领域，但最近对药物靶点的分析仍然强调了一系列“特权”靶点家族在不同疾病领域的持续主导地位[12]。我们能做些什么来帮助全世界的生物医学科学家，以扩大备选或优先考虑的潜在新药靶点数量？

其中一个答案在于高质量的化学探针（chemical probe），化学工具可以极大地促进探索性生物医学研究。以核激素受体（nuclear hormone receptor）为例，当核受体在 20 世纪 90 年代通过序列同源性被鉴定发现时，其所有家族成员都被认为具有治疗潜力。研究人员最初研究了与疾病有基因联系或具有意义的敲除表型的受体。然而，随着时间的推移，研究只集中在其中八种受体的子集，但这八种受体在基因上并不比其他受体更具意义。事实上，Edwards[11] 推测，这八种受体之间的唯一联系是，每种受体都存在一种广泛可用的高质量化学探针，该探针既可以增强受体的活性，也可以抑制受体的活性。简言之，有高质量工具的地方就有研究活动；没有工具的地方就没有研究活动。什么是高质量的化学探针，为什么它们如此实用？

结构基因组学联盟（Structural Genomics Consortium，SGC）是一个由学术界、个人赞助者、9 家上市制药公司，以及患者权益和研究机构组成的大型竞争前（precompetitive）公私合作组织。该联盟最初专注于表观遗传靶点，目前已经建立了一套化学探针的通用原则。化学探针只是一种小分子，以特异性和选择性的方式调节蛋白质的功能。这使得研究人员能够探索生物学领域，并检验在相关细胞环境中特定蛋白质的机制或作用假说 [13]。特异性和选择性之间的差异是需要考虑的重要因素。特异性是指化学探针只表现出一种作用的能力。具有完美特异性作用的化学探针可能会增加或减少某一特定细胞类型的特定功能，但其不会同时做到这两点，也不会影响其他受体。相比之下，选择性是化学探针优先影响一种细胞群体的能力，即化学探针影响一种细胞并产生效应的能力，而其剂量低于影响其他细胞所需的剂量。需要强调的是，这不应与效力（potency）相混淆，即化学探针活性的量度，一般以产生特定效果所需的浓度进行表示。因此，选择性实际上是衡量化学探针在产生不同效果方面的相对效力。

SGC 已经建立了一套严格的标准，化学工具化合物必须满足这些标准，才能将其分类为化学探针（图 1.1）。该化合物对单个靶点或一小组非常相似的靶点（＜ 5 个）必须表现出低于 100 nmol/L 的体外效力，并且相对于同一家族的其他序列相关蛋白质具有至少 30 倍的选择性。此外，必须根据其他不相关的药理学相关靶标和药物发现相关的大型蛋白质家族（特异性）的标准选择，来对探针进行分析，并在低于 1 μmol/L（细胞活性）浓度下在细胞中表现出靶向作用 [13]。这些标准是由学术界和工业界共同制定的，目的是帮助指导研究人员根据需要选择最佳的化学探针，因为许多特征不明显的工具可能会产生误导性的结果。尽管化学探针的标准可以更为严格（如 10 nmol/L 的效力，对单一靶点的选择性＞ 100 倍，细胞活性＜ 100 nmol/L），但这里概述的化学探针标准是创建此类化学探针的成本与其给科学带来的潜在价值之间的折中。

此后，七家制药公司在竞争前合作中共同努力，从以前终止的制药项目中发现了大量创新的高质量化学探针 [14]。这些探针都经过了 SGC 的严格和独立科学审查，并附有全面的数据包，还包括一个结构相关但无活性的对照化合物。所有信息都可以通过门户网站（https://openscienceprobes.sgc-frankfurt.de）进行查询，以供广大科研工作者使用，而不受知识产权限制。

遗憾的是，发现一个高质量的化学探针需要付出巨大的努力，特别是对于药物化学研究人员而言。事实上，发现这样一个工具所需要的努力，与进行药物发现所需的努力不相上下。如果事先不清楚靶蛋白的先验重要性，我们该如何证明这一投资水平的合理性？一些科学家把这比喻为“进退两难”的局面。如果不清楚靶蛋白的重要性，研究人员就无法证明生成化学探针所需的资源是合理的。另一方面，如果研究人员不能通过化学探针探究蛋白质的功能，也无法判断蛋白质的重要性。但也并不是完

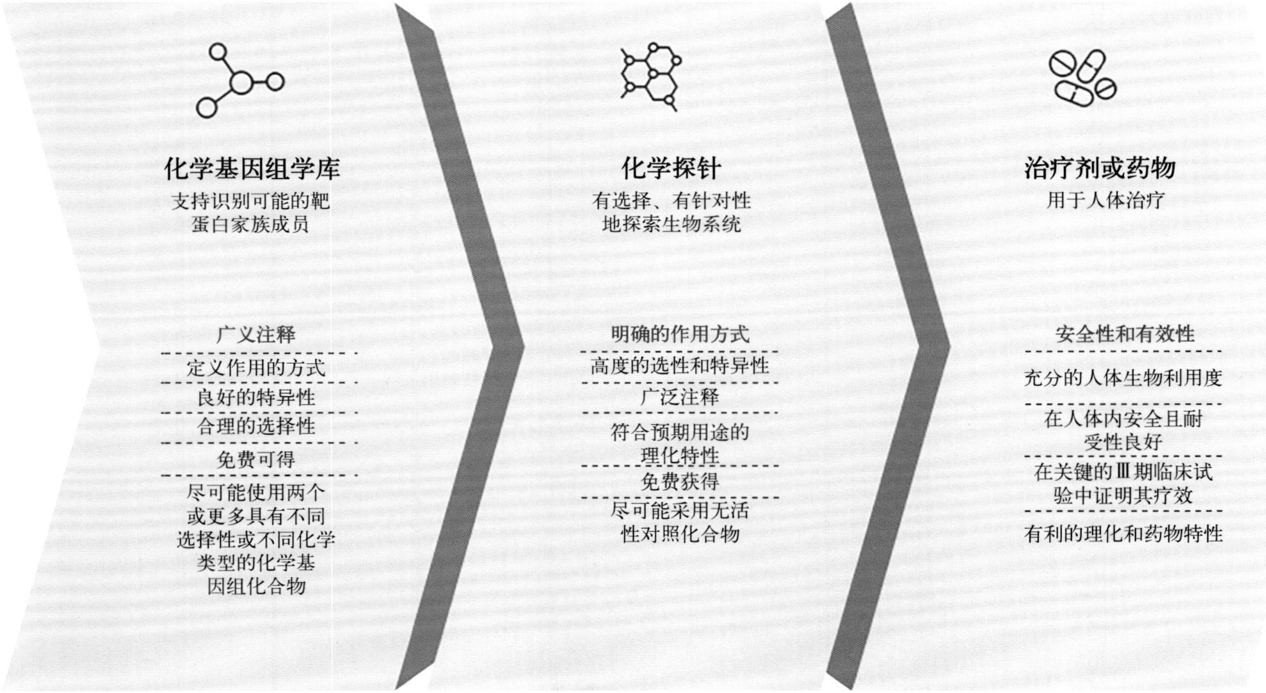

化学基因组学库

支持识别可能的靶蛋白家族成员

广义注释

定义作用的方式

良好的特异性

合理的选择性

免费可得

尽可能使用两个或更多具有不同选择性或不同化学类型的化学基因组化合物

化学探针

有选择、有针对性地探索生物系统

明确的作用方式

高度的选性和特异性

广泛注释

符合预期用途的理化特性

免费获得

尽可能采用无活性对照化合物

治疗剂或药物

用于人体治疗

安全性和有效性

充分的人体生物利用度

在人体内安全且耐受性良好

在关键的Ⅲ期临床试验中证明其疗效

有利的理化和药物特性

图 1.1　化学基因组学工具支持识别潜在的靶蛋白；而化学探针有助于选择性地和特异性地探索生物系统，其目标是开发出安全有效的药物

全没有解决的办法。解决这一问题的一个方法是为特定蛋白质家族构建化学基因组学（chemogenomic）化合物集，也称为化学基因组学库（chemogenomic library）[15]。

化学基因组学是指在靶点或基于细胞的检测中使用靶点家族导向的化学库，基于相似受体结合相似配体的假说，作为一种探究生物学新领域和加速药物发现的研究手段[16-18]。尽管这些化学库中包含不符合化学探针严格标准的化合物，但可用来探索蛋白质家族的多个成员，以帮助优先考虑最具治疗意义的化合物，以此建立化学探针项目的基础（图 1.1）。化学基因组学方法包括系统地筛选一组小分子（化学基因组学库），其具有针对功能相关蛋白质的靶点家族［如 G 蛋白偶联受体（G-protein-coupled receptor，GPCR）、激酶和离子通道等］确证的药理学性质。通常，在蛋白质水平上同源的靶点家族具有相似的性质。因此，为一个家族成员合成的化合物很有可能对同一家族的其他成员具有活性。这种策略可以经济地利用化学和生物知识更有效地进行药物发现。最近的一个实例是公共化学基因组集，也称为综合激酶化学基因组学集（comprehensive kinase chemogenomic set，KCGS），即已发表的激酶抑制剂集（published kinase inhibitor set，PKIS），是一个为了整个人类蛋白激酶家族而开发的化学基因组集[19]。这是一个大型的合作项目，作为数据和化合物样本的公共资源，提供给所有该组织成员，以支持其开展基础研究。研究人员能够使用公开的化学基因组学库和化学探针，来探讨基因研究中非常有价值的领域。靶点评估和靶点优先排序是靶点确证过程的重要部分。然而，只有在关键的人体Ⅲ期临床试验中证明其临床效果后，才能真正确证一个药物靶点。本章将概述用于评估和优先排序此类蛋白质靶点的化学策略，并介绍其成功应用的具体实例。

1.2 化学基因组化合物和化学探针的使用和研究案例

不恰当地使用化学工具可能对解释实验结果产生严重的不利有影响，以下为一些例子：

- 选择性不足可能导致虽然靶点与观察到的效应相关，但实际上所观察到的效应是由未表征的脱靶效应引起的。
- 低渗透性可能导致化合物在细胞环境中不能调节其靶点的活性，而事实上，化合物甚至不能到达靶点。
- 由不适当的工具化合物引起的一般细胞毒性，可能与对癌症靶点的特异性作用相混淆。
- 有限的溶解度可能导致得出化合物无活性的结论，因为其已发生沉淀。

上述原因说明了定义高质量和良好表征工具化合物的重要性。已发表工作[20,21]的可重复性有限，部分原因可能是所使用的化合物不适用于相关的实验。已有研究人员发表了有关高质量化合物需要满足的要求，这些要求应该适用于相关生物实验[13,14,22-24]。

表 1.1 概述了评估工具化合物对于不同实验适用性所需的数据。对于使用纯化重组蛋白的研究，如用于开发生物化学或生物物理测试，仅需要评估有限数量的参数。对于所有细胞环境或体内研究，建议使用更全面的数据集。

表 1.1　使用化学工具的数据相关性

评估是否适合预期用途所需的数据	检测开发（生物化学）	检测开发（细胞）	体外靶点确证①	体内靶点确证①	药物	SGC 标准（表观遗传学探针）
生物化学效力	是	是	是	是	是	＜ 100 nmol/L
细胞效力		是	是	是	是	＜ 1 μmol/L
溶解性	是	是	是	是	是	是
选择性	是	是	是	是	是	大于家族其他靶点 30 倍
泛筛选干扰化合物	是	是	是	是	是	是
代谢稳定性		是	是	是	是	是
无一般细胞毒性		是	是	是	是	是
适合体内研究的药代动力学特性				是	是	
无活性对照	是	是	是	是		是

注：相应应用程序所需的数据标记为“是”。 当要求在不同靶点 / 靶点系列之间具有很大差异时，不提供任何数值。

① 细胞内的靶点。

1.2.1　化学基因组学库

目前已有许多可用的化学基因组学库，可从化学品供应商购买或通过合作获得（表 1.2）。虽然大多数化学基因组学库所包含的化合物根据上述定义不够有效，或表征不足以成为真正的化学探针，但其仍然是有价值的，因为其通常具有更广泛的靶空间覆盖范围（表 1.2，广义数据库）。由高质量化学探针所组成探针库覆盖的靶点和化合物要少得多，这是因为发现和表征化学探针的成本很高（表 1.2，化学探针库），限制了这种高质量探针库的固有容量。

表 1.2　化学基因组学工具和化学探针库的实例

数据库	化合物数量	注释	可用性
广义数据库			
NCATS	＞ 11000	从 NCATS 收集的天然产物、天然产物衍生物、人工合成的高质量有机体和药理活性化合物；具有理化和药理性质多样性（从文献和世界专利中鉴定出的几种具有非冗余化学类型的同类最佳化合物）；https://ncats.nih.gov/preclinical/core/compound/npact	与 NCATS 合作获取
NPC	3500	从 NCATS 收集，包括美国、欧盟、日本和加拿大批准用于临床的小分子实体；可通过罕见和被忽视疾病治疗计划（Therapeutics for Rare and Neglected Diseases programme）和 21 世纪毒理学倡议（Toxicology in the 21st Century initiative）访问使用 https://ncats.nih.gov/expertise/preclinical/npc	商业与合作

续表

数据库	化合物数量	注释	可用性
西格玛（Sigma）（LOPAC®1280）	1280	商业数据集，包含获药物和经生物活性注释的化合物，主要针对 GPCR 靶点；是文献中应用最广泛的化学基因组学数据库 https://www.sigmaaldrich.com/catalog/product/sigma/lo3300?lang=de®ion=DE	商业
普雷斯蒂克化学库（Prestwick chemical library）	1280	收集了 1280 个超专利保护期药物；具有很高的化学和药理多样性，以及人体生物利用度和安全性数据 http://www.prestwickchemical.com/libraries-screening-lib-pcl.html	商业
葛兰素史克（GSK）PKIS	367	包含三磷酸腺苷（adenosine triphosphate，ATP）竞争性激酶抑制剂数据集；由葛兰素史克发布，供外部用户筛选；包含超过 20 种不同的化学类型，涵盖总计 58 种激酶 https://www.ebi.ac.uk/chembl/	商业与合作
已报道激酶抑制剂集数据集（PKIS2）	654	包含学术界和工业界合作者发布的小分子抑制剂数据集；包含 86 种不同的化学类型 [19]	合作
化学探针库			
SGC 化学探针库	44	SGC 与学术界和工业界合作开发的探针；化合物商业化后可通过网站查询，并从供应商（Sigma、Tocris 和 Cayman）订购 https://www.thesgc.org/chemical-probes	商业
化学探针门户网站	189	网站资源提供了基于科学咨询委员会（Scientific Advisory Board）的专家意见；可获得相关支持和指导 [13] www.chemicalprobes.org	关于高质量探针的信息库
opnMe 网站	25	勃林格殷格翰（Boehringer Ingelheim）设计的化学探针；可获得订购分子（molecules to order，M2O）；合作研究人员还可获得用于合作的分子（molecules for collaboration，M4C）；提供相关数据和阴性对照化合物 https://opnme.com	M2O 免费提供，M4C 可合作使用
SGC 捐赠的探针	54	由多家制药公司 [武田（Takeda）、默克（Merck）、拜耳（Bayer）、勃林格殷格翰、艾伯维（AbbVie）、辉瑞（Pfizer）、杨森（Janssen）] 共同开发的化学探针；所有探针和阴性对照都可以从 SGC 网站获得；提供体外、体内数据及其使用建议 [14] www.sgc-ffm.uni-frankfurt.de	商业

注：NCATS—National Center for Advancing Translational Studies，美国国家转化科学促进中心；NPC—NCATS 药品集；LOPAC®1280—Library of Pharmacologically Active Compounds，药理活性化合物数据库；PKIS—Published Kinase Inhibitor Set，已报道激酶抑制剂集数据集。

1.2.2 无活性对照

除了与预期靶点相互作用外，化合物还可能引起未表征的脱靶或细胞毒性效应。为了排除对观察结果的误解，并确认该活性确实是由预期靶点的生化抑制引起的，强烈建议使用无活性对照化合物。无活性对照化合物定义为化学结构上与化学基因组化合物类似，但对注释的靶点没有活性的化合物。通常使用靶点优选药效团的理论知识来合理地设计无活性对照化合物，并且通常从立体异构体或区域异构体中获取无活性化合物，以使化学相似性最大化。

1.2.3 生物靶点组的使用和分析

工具化合物的价值取决于不同的因素：

- 符合上述标准，符合预期用途。
- 可获得性（获得化合物所需的成本、时间和精力）。
- 用途的多样性（如理化性质使其能够在宽浓度范围、长时间内进行使用）。
- 注释的范围。

换言之，每种化学探针或化学基因组化合物的价值，可以通过大型测定面板的深入分析而显著提高，因为这将增加化合物可观察效果特异性和可再现的置信度。

我们认识到，对于具有保守结合位点（如 GPCR 或激酶）的大型靶点家族，需要密切监测对靶点的选择性。评估工具化合物选择性的最实用方法，是测试其对具有最高序列同一性靶点家族成员的影响、结合口袋的最高预测相似性（如通过激酶 SARfari 进行激酶选择性评估，www.ebi.ac.uk/chembl/sarfari/kinasesarfari），以及生物学效应的预期相关性。

诸如 Kinobeads 之类的创新技术对于探索细胞环境中的选择性非常实用（参见第 4 章）。此外，服务供应商，如 Eurofins（www.eurofins.com），已为几个相关的靶点家族建立了大型检测组，包含大约 500 种不同的生物化学和基于细胞的激酶检测，涵盖了大多数的激酶。激酶化学基因组学库和其他广泛的研究项目 [25] 具有很高的价值，其不仅为科学界提供了一个独特的激酶抑制剂库，还提供了来自 Eurofins 小组研究项目的相关数据。许多已报道的激酶抑制剂仍然缺乏选择性数据，这些化合物不应该用作靶点评价的真正工具。

然而，脱靶效应并不局限于来自同一靶点家族的靶点。最新研究表明，开发用于靶向特定激酶的几种抑制剂也有效地抑制了多种溴结构域（bromodomain，BRD）[26]。当测试 628 个激酶抑制剂对含 BRD 蛋白 4（BRD-containing protein 4，BRD4）的作用时，鉴定出 9 个化合物对 BRD4 具有强烈作用。包括一种临床试验阶段的 polo 样激酶 1（polo-like kinase 1，PLK1）抑制剂 BI-2536 和一种临床试验阶段的 Janus 激酶 2-Fms 相关酪氨酸激酶 3（Janus kinase 2-Fms related tyrosine kinase 3，JAK2-FLT3）抑制剂 TG-101348，两者均对 BRD4 具有纳摩尔级活性。这一结果是出乎意料的，因为 BRD4 的一级序列和激酶并不相关。虽然对超过一个靶点的活性甚至可能是有益的，但显然不期望将其用作评估新靶点的工具化合物。在这里，我们需要了解由工具化合物诱导的效应，是由其所针对的靶点还是由未知靶点所引起的。经验表明，许多药物仍然对不同的靶蛋白表现出作用。在高通量筛选（high throughput screening，HTS）中发现来自另一个项目的苗头化合物（hit）并不罕见，而这些靶点要么来自同一个靶点家族，要么来自不相关的靶点家族。

为了了解特异性和选择性的潜在问题，应尽可能广泛地分析工具化合物。SGC发布的捐赠化学探针是广泛注释的一个很好的实例：在靶点特异性测定、相关选择性测试，以及超过500种激酶、超过100种离子通道、GPCR和蛋白酶组中对所有捐赠的探针进行分析[14]。在该示例中，测试并提供了对超过600个不同靶点的相关活性数据。然而，这些数据涉及的主要是一些众所周知的靶点。为了涵盖未充分探索的靶点，迫切需要开发适用于更广泛靶点的测试方法（如热位移测定法），而对于特定测试方法的开发是很有限的[27,28]。

支持选择工具化合物用于评估新药靶点的数据并不容易获得。供应商通常会提供一些数据及其销售化合物的文献链接，但这通常仅限于一些选定的脱靶数据。像ChEMBL这样的成熟数据库是非常有价值的活性数据来源。此外，推出了ProbeMiner[29]和化学探针门户网站（Chemical Probes Portal）[13]等新平台，以帮助检索工具化合物相关信息。这两个平台都是用户友好型的，可作为用于靶点确证的最佳工具化合物检索的有价值信息来源。

1.3 化学探针的开发

1.3.1 从BIX01294至EPZ035544：G9a/GLP抑制剂的开发和优化

EPZ035544的发现，是如何使用化学探针来揭示表观遗传靶点与血红蛋白表达之间新生物学联系，并促进抗镰状细胞贫血药物发现的一个实例。两种密切相关的蛋白赖氨酸甲基转移酶（protein lysine methyltransferase，PKMT）G9a（KMT1C/EHMT2）和G9a样蛋白（GLP/KMT1D/EHMT1），是*S*-腺苷甲硫氨酸（*S*-adenosyl methionine, SAM）依赖性酶，负责组蛋白H3赖氨酸9（histone H3 lysine 9）的单甲基化和二甲基化（H3K9me1/H3K9me2）[30-33]。据报道，这种翻译后表观遗传修饰的失调和过表达与多种人体疾病相关，尤其是癌症[34,35]，包括肺癌[36-38]、白血病[39-41]、前列腺癌[39,41,42]、乳腺癌[43,44]和肝细胞癌[45-47]。许多选择性G9a/GLP抑制剂已用于研究PKMT的细胞作用，并被开发为潜在的治疗药物[35,48]。

勃林格殷格翰公司使用含有125000个预选化合物的化学库进行HTS，发现了第一个强效的选择性G9a/GLP抑制剂[49]。实验中发现了与肽底物竞争，而不与甲基化辅因子SAM竞争的二氮杂䓬-喹唑啉-胺衍生物**BIX01294**，其对G9a/GLP组蛋白H3赖氨酸9二甲基化（histone H3 lysine 9 di-methylation，H3K9me2）具有唯一选择性抑制作用（图1.2）。尽管**BIX01294**的多项研究已证明其在细胞重编程[50,51]和潜伏HIV-1的再活化[52]中的成功应用，但由于在接近靶细胞效力浓度（＞ 4 μmol/L）下具有较高的细胞毒性，导致其使用受到了限制。

对**BIX01294**喹唑啉结构的进一步探索[53,54]获得了第一个有效且具有选择性和细胞活性的化学探针**UNC0638**及其无活性对照**UNC0737**[55]。药代动力学性质的额外优化获得了化合物**UNC0642**，也是适合于体内使用的G9a/GLP化学探针。

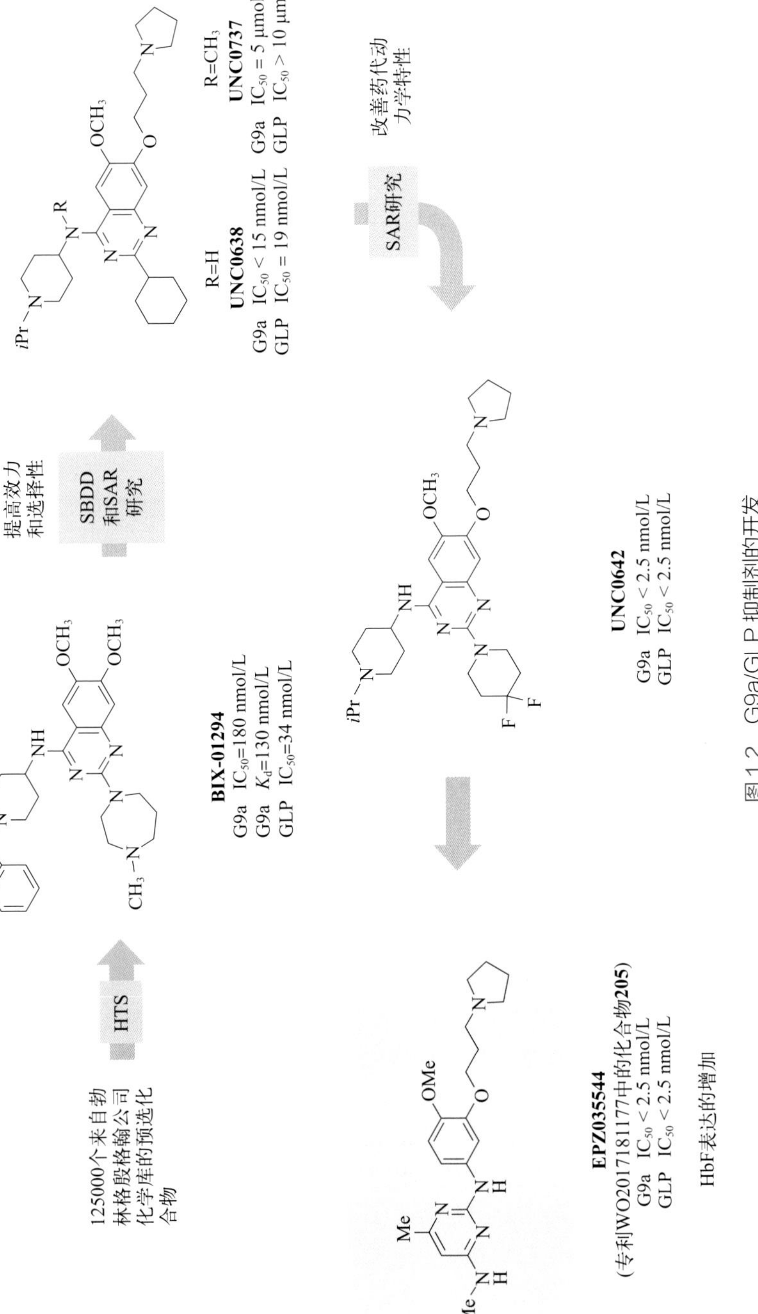

图 1.2　G9a/GLP 抑制剂的开发

虽然最初用于癌症研究，但最近的研究[56,57]表明，尽管人胎儿血红蛋白（human fetal haemoglobin，HbF）通常在出生后沉默，但 **UNC0642** 可诱导成人红细胞中 HbF 的表达。自 1982 年发现 5- 氮杂胞苷以来[58]，已广泛探索了 HbF 合成的再活化以治疗血液疾病，如镰状细胞贫血和 β- 地中海贫血。受 **UNC0642** 结果的启发，Epizyme 的研究人员开发了其他 G9a/GLP 抑制剂，以作为血红蛋白缺乏症的治疗药物[59]。在 Epizyme 专利申请[60]中的许多 G9a/GLP 抑制剂结构中，**EPZ035544**（化合物 **205**）与先前公开的化学探针 **UNC0638** 和 **UNC0642** 具有一些共同的结构特征，被确定为用于治疗血红蛋白缺乏（如镰状细胞性贫血）的潜在候选物。**UNC0642** 和 **EPZ035544** 的发现，是使用高质量小分子化学探针来破译具有巨大临床益处的新生物学的完美实例。

1.3.2 BRD9 抑制剂的开发

BRD 家族是蛋白质的赖氨酸乙酰化（lysine acetylation，Kac）的“阅读器”[61-64]。通过“阅读”组蛋白乙酰化，BRD 通过充当转录因子本身来调节基因转录，从而重组染色质的物理结构（ATAD2），或募集转录因子（BRD4）和染色质重塑因子（BRD7、BRD9）。含有 BRD 蛋白的功能障碍与多种疾病有关，如癌症和炎症。

出于这一原因，在过去十年间，研究人员发现了一些单靶点和亚家族选择性 BRD 化学探针[62-64]。最初，所有八个溴化和端外（bromo- and extra-terminal，BET）亚家族的 BRD 都是可用靶点，其余针对大部分 BRD 家族的化学探针也已被报道，进而可以探索几乎全家族 BRD 对转录和衍生表型的影响。通过基于结构的药物设计（structure-based drug design，SBDD），研究人员从一个片段中开发出 **LP99**，也是第一个强效选择性 BRD9 和 BRD7 化学探针[65]。自从 SGC 引入 **LP99** 以来，已研发了三种不同结构类型的 BRD9 和 BRD7 抑制剂：其中 **I-BRD9** 和 **TP-472**[66] 来源于基于 BRD 的化合物库，而 **BI-9564**[67] 来源于一个片段苗头化合物（图 1.3）。无论是使用单一探针还是几种抑制剂的组合，所有 BRD9 抑制剂都可用于研究 BRD9 的生物学特征。不同 BRD9 化学探针化学类型的可用性使靶点效应得到确认（有关如何组合使用细胞生物学技术，以确定 BRD9 靶点调节细胞应答的更多证据信息，参见 9.3 节）。

I-BRD9 是第一个选择性的 BRD9 化学探针，在细胞和体内试验中均具有实用性[66]。为了发现 BRD9 溴结构域的抑制剂，研究人员对葛兰素史克（GlaxoSmithKline，GSK）的内部化合物进行了交叉筛选，最终确定了一种噻吩并吡啶酮类化合物。其结构类似物与 BRD9 和 BRD4 复合物的 X 射线晶体结构，提供了对 BRD9 和 BRD4 底物结合和选择性的结构见解。噻吩并吡啶酮骨架的进一步优化合成了对 BRD9 具有更好效力和选择性的化合物，最终发现了 **I-BRD9**，并作为 BRD9 的化学探针，其具有纳摩尔级效力，且选择性是 BET 家族的 700 倍以上，是高度同源的 BRD7 的 200 倍以上。

BRD9 除了在一些癌症疾病中发挥重要作用外，研究还发现了 **I-BRD9** 可用于治疗 2 型糖尿病[68]。2 型糖尿病是由胰腺 β 细胞功能障碍引起[69]。以往，维生素 D 受体（vitamin D receptor，VDR）被鉴定为炎症和胰腺 β 细胞存活的重要调节器。令人惊讶的是，**I-BRD9**[66] 与维生素 D[70] 同时使用触发了 VDR 的激活，并促进了胰腺 β 细胞的

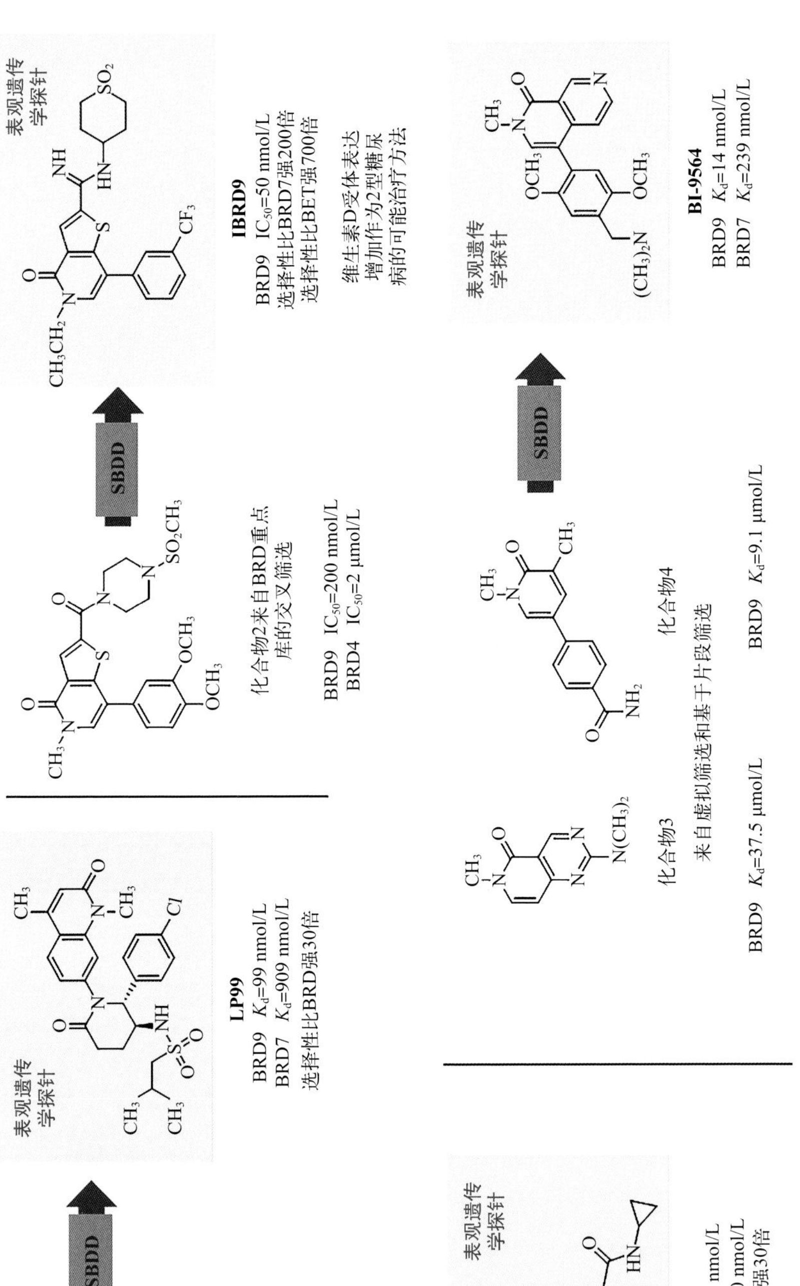

图 1.3　利用基于结构的药物设计（SBDD）开发 BRD9 抑制剂

存活和葡萄糖稳态的增强。由于对 VDR 转录应答的表观遗传调节恢复了胰腺 β 细胞功能，因此 BRD9 抑制剂成为用于治疗 2 型糖尿病的潜在新靶点。使用 **I-BRD9** 将 BR9 与 VDR 表达连接并为 2 型糖尿病提供新的小分子靶点，是化学探针在靶点发现中应用另一个重要实例。

1.4 基于患者来源细胞的化合物靶点评估

理想情况下，我们需要从简单的生化或物理测试开始，一直推进至与疾病相关系统的一连串分析，才可能发现新药（图 1.4）。近年来，研究人员越来越意识到传统模型系统（如永生化细胞系、啮齿类动物模型）的局限性。因此，工业界和学术界对利用来自患者的细胞和组织资源，以及建立转化试验和测试系统的兴趣显著增加，因为这种系统有望更准确地概述疾病状态（参见第 7 章）[71-73]。

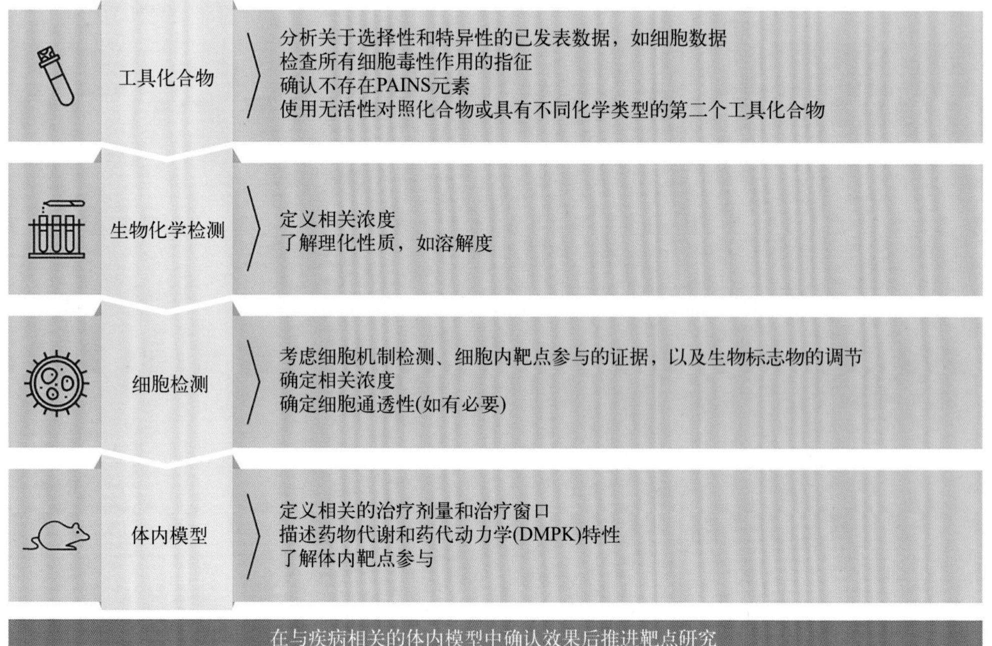

图 1.4 使用工具化合物进行靶点确证的工作流程及各个步骤的最佳实践

1.4.1 基于化合物的靶点评估

转化医学研究在很大程度上依赖于高质量的抗体，以及基于化学的蛋白质功能调节剂，以发现和确认靶点与疾病的关系。这可以作为假说驱动或作为无偏见的方法来进行。在假说驱动的研究中，来自遗传研究的基础数据为特定蛋白质靶点提供了初步证据，随后通过使用功能性抗体或化合物来进行确证。无偏见和靶点不可知方法的一个实例是基于表型细胞的筛选和生物标志物的读取。这种筛选将在没有最初确定靶点的情况下提供苗头化合物。上述两种方法都有其优点和缺点，但二者是互补的，也可以结合使用（如下所述）[74]。

1.4.2　患者来源的细胞测试

传统疾病模型的临床前研究往往不能转化为临床现实。从传染病到肿瘤学，在大多数治疗领域都是如此[75,76]。此外，从发现到临床试验再到最终获批上市的道路极为漫长。例如，最近对首创激酶抑制剂研发历史的分析表明，从第一次发表结论性的靶点 - 疾病关联到开始临床研究，一般需要超过十年的时间[77]。尽管激酶抑制剂和其他靶向治疗的临床成功率比经典的小分子药物高，但还是出现了这种延迟[78,79]。原因之一可能是，随着时间的推移，在制药或生物技术行业开始昂贵的药物发现和开发项目之前，来自不同研究小组的多种来源数据需要提供趋同和支持疾病联系的证据。然而，也有实例表明，基于患者细胞疾病模型的使用提供了必要的支持性确证数据。例如，针对类风湿性关节炎的肿瘤坏死因子 α（tumor necrosis factor-α，TNF-α）治疗性抗体，是在使用患者滑膜细胞样本数据的显著支持下开发的，是通过对更先进的全新细胞培养条件的开发和优化来实现的[80]。因此，将特异性和高质量探针作为小分子或抗体应用于患者衍生的测试系统，对于靶点发现和探究具有巨大的作用。

然而，临床样本并不总是那么容易获取。具体涉及与医院和临床医生的直接合作，以及样本收集和分析程序的伦理批准。最重要的是，需要患者本人的同意。通常样本的大小或体量有限，且未必完全接近原生状态，通常不能作为可再生资源（如干细胞、器官）。相对较少的样本数量，加之捐赠者和患者之间的固有差异性，有时不具有严格的统计学意义。因此，需要定期获取多个患者的样本，并制定严格的临床和试验纳入及排除标准，以便以有意义的方式获得和分析足够数量的数据。

1.4.3　靶点评估的方法

建议将有针对性和无偏见的方法结合起来，原因如下：①有针对性，因为所使用的化合物具有明确定义的蛋白质特异性，如果观察到疾病缓解，则可能是由该蛋白质功能的明确调节所驱动的；②无偏见，因为将所有化学探针应用于所有分析，从而允许在缺乏疾病联系证据的情况下发现潜在的靶点。更重要的是，将相同的化学探针用于所有疾病相关领域的分析，从而随着时间的推移，可对所有研究的疾病进行直接比较研究（数据集成和分析）。

相关平台上的一般实验方法如下（图 1.5）：

① 最初的检测是在化合物的单一浓度下进行的，重复 3 次。根据化合物的性质，通常浓度范围为 0.1 ～ 1 μmol/L（需证明其为无毒性浓度）。通常，将 SGC 的化学探针和化合物纳入到制药公司捐赠的探针集合内[23,24]，同时包含来自学术和工业界合作者的其他化合物。对于引起阳性反应的化合物（苗头化合物），通常进行 2 ～ 5 步实验。每个步骤的数据都必须是支持性和决定性的，以便在确证级联中进一步传递。

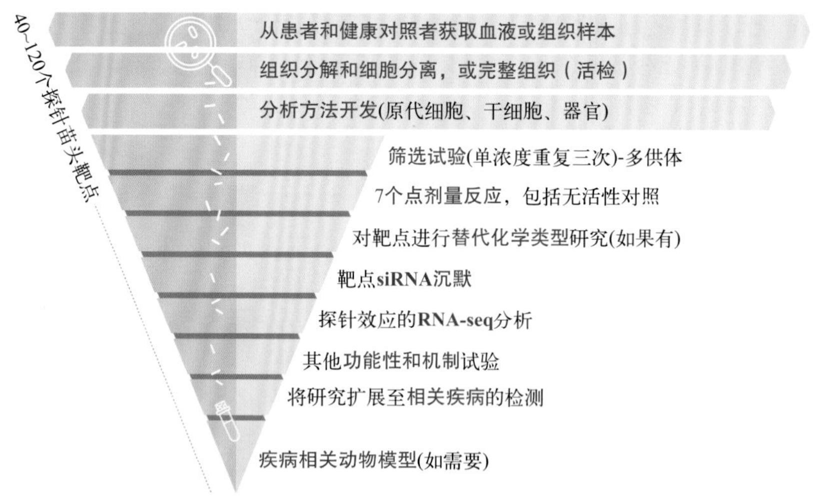

图 1.5　在 SGC 组织平台进行靶点确证过程的概述，从患者样本到功能研究
来源：改编自牛津大学 Fiona McCann 原著

② 生成一个剂量 - 反应曲线，典型模式为 7 个浓度（0.1 ～ 10 μmol/L）。苗头化合物与无活性对照化合物一起使用（使用上述方法）。苗头化合物需要表现出可复制的剂量 - 反应效应，而无活性对照化合物不应影响分析读数。

③ 如果可能的话，可使用具有替代化学或手性结构，以及特异性分布，但靶向相同靶点的化合物。如果产生了类似的数据，这将大大加强研究的价值。

④ 如果化学探针筛选识别出有希望的靶点 - 疾病关联，则应采用正交遗传方法。通常，siRNA 被用于这一目的，因为其相对快速且简单。根据我们的经验，在患者衍生的测试系统中很好地模拟了复合效应。

⑤ 根据研究的确切目的，进一步应用其他分析和技术，包括反映化合物作用结果的基因表达谱、蛋白质组学和其他功能或机制研究，以及其他相关疾病领域的合作研究。

1.4.4　案例：炎性肠病组织平台

在西方国家，炎性肠病（inflammatory bowel disease，IBD）的发病率在过去十年间一直持续增长，目前在北美和欧洲的患病率已超过 0.3%[81]。IBD 的主要临床表现为由肠道慢性炎症（特别是结肠）引起的严重腹泻、腹痛和体重减轻。目前可用的治疗药物很少且临床效果不理想，并且对该疾病的分子驱动因素知之甚少。因此，非常需要确定用于改进的 IBD 疗法的新靶点。

卡罗林斯卡医学院和大学医院（Karolinska Institutet and University Hospital）的 IBD 组织平台（IBD tissue platform）于 2017 年中期启动。该研究的目的是为未来的疗法识别和确证新的干预点。该研究最初计划为期三年，在此期间最多可纳入 300 名患者。患者将提供血液和结肠活检样本，用于生成基于患者的检测方法。

迄今为止，已经开发了两种检测模式，一种直接在结肠黏膜的活检组织基础上，在特定培养条件下维持 24 h，然后测试自发细胞因子的释放。活检组织在培养过程中保留了其炎症表型，并且在非炎症和炎症组织之间观察到明显的区别。活检组织对临床使用的药物，如泼尼松龙（prednisolone），也表现出预期的反应（图 1.6）。

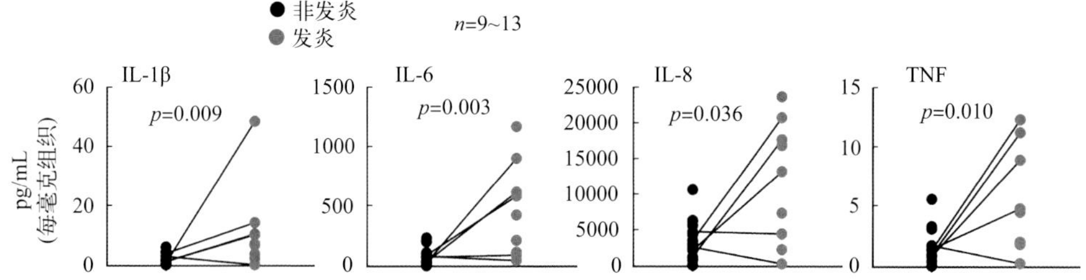

图 1.6 结肠组织培养上清液中自发性促炎细胞因子释放的曼－惠特尼检验（Mann-Whitney test）结果，以及来自 17 例具有异质炎症和不同用药情况 IBD 患者发炎（红色）和非发炎（黑色）黏膜比较的初步结果

由于每位患者的活检数量有限，只能用于研究非常少的原型药物，因此还需要开发基于血液的筛选试验。第一种方法是全血检测，通过胞壁酰二肽（muramyl dipeptide，MDP）刺激含有核苷酸结合寡聚化结构域的蛋白 2（nucleotide-binding oligomerization domain-containing protein 2，NOD2）信号转导来诱导炎症，然后测试细胞因子的释放。迄今为止，已经测试了大约 70 种开源化学探针，再次证实了先前研究中的激酶抑制剂［如促分裂原活化蛋白激酶（mitogen-activated protein kinase，MAPK）和受体相互作用丝氨酸 / 苏氨酸蛋白激酶 2（receptor-interacting serine/threonine-protein kinase 2，RIPK2）抑制剂］的作用，但也涉及其他新靶点，目前正在进行核查研究。该研究还包括基于结肠类器官的新型筛选平台的开发，以及对约 60 名患者的深度组学表征研究，包括全基因组测序（血液和结肠黏膜）和基因表达谱研究。

总之，患者来源的细胞和组织测试已成为上述临床前研究中的有力工具和补充。然而，与使用动物的常规疾病相关模型相比，这种测试系统的建立是复杂且资源密集的。因此，至关重要的是，所使用的研究工具和试剂（如化学探针）务必具有最高质量，以确保高质量的检测读数和宝贵的患者样本得到最佳的应用。

1.5 总结与展望

对潜在新药靶点的评估可以以各种不同的方式进行。基因编辑等遗传学方法[82]一般通过抑制靶点的表达来研究其功能（参见第 9 章）。由于遗传学方法通常是去除或抑制整个蛋白质，因此很难揭示单个结构域的功能。此外，相关作用是不可逆的，这也限制了其作为优先考虑小分子药物发现靶点独立方法的价值。相比之下，我们可以使用化学探针和化学基因组化合物，以剂量和时间依赖性方式探究靶蛋白或蛋白质结构域的任何特定功能，并且应尽可能使用此类化学工具，进而补充用于评估和优先选择潜在新靶点的其他方法。

深入了解每种工具化合物的潜力和限制，需要正确解释其结果。事实上，数个实例表明，低质量工具和错误使用的化合物会产生误导性结果[13]。用户友好型的工具可支持研究人员寻找合适的工具化合物，以进行靶点评估。即使使用非常广泛的注释，也必须考量未表征的脱靶影响，因此强烈建议尽可能使用具有不同化学类型的多种工具化合物，以及应用正交方法来加强确证。

图 1.4 描述了使用化学工具评估新靶点的不同步骤，以及各个步骤最佳实践的建议。以精心选择的工具化合物进行的生化和细胞测试，提供了关于新型药物靶点相关性的实用信息。但需要强调的是，只有经过成功的关键Ⅲ期人体临床研究后，所研究的靶点才得到充分确证。开放获取化学探针和化学基因组化合物的数量在过去几年间显著增加，也得到了学术界和制药公司的支持，如捐赠探针倡议[14]。尽管如此，面对海量未得到充分探索的可药用基因组，仍然迫切需要开发更实用的高质量化学工具，进而使可药用的新靶家族“去孤儿化”（de-orphanize）。当然，这需要全世界研究人员的协作，共同填补这一空白。

（王　鹏 译，白仁仁 校）

参考文献

1 DiMasi, J.A., Grabowski, H.G., and Hansen, R.W. (2016). Innovation in the pharmaceutical industry: new estimates of R&D costs. *J. Health Econ.* 47: 20–33.

2 Paul, S.M., Mytelka, D.S., Dunwiddie, C.T. et al. (2010). How to improve R&D productivity: the pharmaceutical industry's grand challenge. *Nat. Rev. Drug Discovery* 9 (3): 203–214.

3 Hay, M., Thomas, D.W., Craighead, J.L. et al. (2014). Clinical development success rates for investigational drugs. *Nat. Biotechnol.* 32: 40–51.

4 Smietana, K., Siatkowski, M., and Moller, M. (2016). Trends in clinical success rates. *Nat. Rev. Drug Discovery* 15 (6): 379–380.

5 Arrowsmith, J. (2011). Trial watch: phase III and submission failures: 2007–2010. *Nat. Rev. Drug Discovery* 10 (2): 87.

6 Cook, D., Brown, D., Alexander, R. et al. (2014). Lessons learned from the fate of AstraZeneca's drug pipeline: a five-dimensional framework. *Nat. Rev. Drug Discovery* 13 (6): 419–431.

7 Nelson, M.R., Tipney, H., Painter, J.L. et al. (2015). The support of human genetic evidence for approved drug indications. *Nat. Genet.* 47 (8): 856–860.

8 Plenge, R.M., Scolnick, E.M., and Altshuler, D. (2013). Validating therapeutic targets through human genetics. *Nat. Rev. Drug Discovery* 12: 581–594.

9 Oprea, T.I., Bologa, C.G., Brunak, S. et al. (2018). Unexplored therapeutic opportunities in the human genome. *Nat. Rev. Drug Discovery* 17: 317–332.

10 Collins, F.S., Morgan, M., and Patrinos, A. (2003). The human genome project: lessons from large-scale biology. *Science* 300 (5617): 286–290.

11 Edwards, A. (2011). Too many roads not taken. *Nature* 470: 163–165.

12 Santos, R., Ursu, O., Gaulton, A. et al. (2017). A comprehensive map of

molecular drug targets. *Nat. Rev. Drug Discovery* 16 (1): 19–34.
13 Arrowsmith, C.H., Audia, J.E., Austin, C. et al. (2015). The promise and peril of chemical probes. *Nat. Chem. Biol.* 11 (8): 536–541.
14 Müller, S., Ackloo, S., Arrowsmith, C.H. et al. (2018). Donated chemical probes for open science. *eLife* 7: e34311.
15 Jones, L.H. and Bunnage, M.E. (2017). Applications of chemogenomic library screening in drug discovery. *Nat. Rev. Drug Discovery* 16: 285–296.
16 Caron, P.R., Mullican, M.D., Mashal, R.D. et al. (2001). Chemogenomic approaches to drug discovery. *Curr. Opin. Chem. Biol.* 5 (4): 464–470.
17 Bredel, M. and Jacoby, E. (2004). Chemogenomics: an emerging strategy for rapid target and drug discovery. *Nat. Rev. Genet.* 5: 262–275.
18 Klabunde, T. (2007). Chemogenomic approaches to drug discovery: similar receptors bind similar ligands. *Br. J. Pharmacol.* 152 (1): 5–7.
19 Drewry, D.H., Wells, C.I., Andrews, D.M. et al. (2017). Progress towards a public chemogenomic set for protein kinases and a call for contributions. *PLoS One* 12 (8): e0181585 https://doi.org/10.1371/journal.pone.0181585. https://www.ebi.ac.uk/chembl/.
20 Prinz, F., Schlange, T., and Asadullah, K. (2011). Believe it or not: how much can we rely on published data on potential drug targets? *Nat. Rev. Drug Discovery* 10: 712–713.
21 Begley, C.G. and Ellis, L.M. (2012). Raise standards for preclinical cancer research. *Nature* 483: 531–533.
22 Bunnage, M.E., Chekler, E.L., and Jones, L.H. (2013). Target validation using chemical probes. *Nat. Chem. Biol.* 9 (4): 195–199.
23 Blagg, J. and Workman, P. (2017). Choose and use your chemical probe wisely to explore cancer biology. *Cancer Cell* 32 (1): 9–25.
24 Frye, S.V. (2010). The art of the chemical probe. *Nat. Chem. Biol.* 6 (3): 159–161.
25 Jacoby, E., Tresadern, G., Bembenek, S. et al. (2015). Extending kinome coverage by analysis of kinase inhibitor broad profiling data. *Drug Discovery Today* 20 (6): 652–658.
26 Ciceri, P., Müller, S., O'Mahony, A. et al. (2014). Dual kinase-bromodomain inhibitors for rationally designed polypharmacology. *Nat. Chem. Biol.* 10: 305–312.
27 Niesen, F.H., Berglund, H., and Vedadi, M. (2007). The use of differential scanning fluorimetry to detect ligand interactions that promote protein stability. *Nat. Protoc.* 2: 2212–2221.
28 Molina, D.M. and Nordlund, P. (2016). The cellular thermal shift assay: a novel biophysical assay for in situ drug target engagement and mechanistic biomarker studies. *Annu. Rev. Pharmacol. Toxicol.* 56 (1): 141–161.
29 Antolin, A.A., Tym, J.E., Komianou, A. et al. (2018). Objective, quantitative, data-driven assessment of chemical probes. *Cell Chem. Biol.* 25 (2): 194–205.e5.
30 Shinkai, Y. and Tachibana, M. (2011). H3K9 methyltransferase G9a and the related molecule GLP. *Genes Dev.* 25 (8): 781–788.

31 Tachibana, M., Ueda, J., Fukuda, M. et al. (2005). Histone methyltransferases G9a and GLP form heteromeric complexes and are both crucial for methylation of euchromatin at H3-K9. *Genes Dev.* 19 (7): 815–826.

32 Tachibana, M., Sugimoto, K., Fukushima, T., and Shinkai, Y. (2001). Set domain-containing protein, G9a, is a novel lysine-preferring mammalian histone methyltransferase with hyperactivity and specific selectivity to lysines 9 and 27 of histone H3. *J. Biol. Chem.* 276 (27): 25309–25317.

33 Tachibana, M., Sugimoto, K., Nozaki, M. et al. (2002). G9a histone methyltransferase plays a dominant role in euchromatic histone H3 lysine 9 methylation and is essential for early embryogenesis. *Genes Dev.* 16 (14): 1779–1791.

34 Casciello, F., Windloch, K., Gannon, F., and Lee, J.S. (2015). Functional role of G9a histone methyltransferase in cancer. *Front. Immunol.* 6: 487.

35 Liu, Q. and M-w, W. (2016). Histone lysine methyltransferases as anti-cancer targets for drug discovery. *Acta Pharmacol. Sin.* 37: 1273–1280.

36 Watanabe, H., Soejima, K., Yasuda, H. et al. (2008). Deregulation of histone lysine methyltransferases contributes to oncogenic transformation of human bronchoepithelial cells. *Cancer Cell Int.* 8 (1): 15.

37 Chen, Y., Liu, X., Li, Y. et al. (2018). Lung cancer therapy targeting histone methylation: opportunities and challenges. *Comput. Struct. Biotechnol. J.* 16: 211–223.

38 Chen, M.W., Hua, K.T., Kao, H.J. et al. (2010). H3K9 histone methyltransferase G9a promotes lung cancer invasion and metastasis by silencing the cell adhesion molecule Ep-CAM. *Cancer Res.* 70 (20): 7830–7840.

39 Huang, J., Dorsey, J., Chuikov, S. et al. (2010). G9a and Glp methylate lysine 373 in the tumor suppressor p53. *J. Biol. Chem.* 285 (13): 9636–9641.

40 Kondengaden, S.M., L-F, L., Huang, K. et al. (2016). Discovery of novel small molecule inhibitors of lysine methyltransferase G9a and their mechanism in leukemia cell lines. *Eur. J. Med. Chem.* 122: 382–393.

41 Jung, H., Chae, Y.-C., Kim, J.-Y. et al. (2017). Regulatory role of G9a and LSD1 in the transcription of olfactory receptors during leukaemia cell differentiation. *Sci. Rep.* 7: 46182.

42 Kondo, Y., Shen, L., Ahmed, S. et al. (2008). Downregulation of histone H3 lysine 9 methyltransferase G9a induces centrosome disruption and chromosome instability in cancer cells. *PLoS One* 3 (4): e2037.

43 Curry, E., Green, I., Chapman-Rothe, N. et al. (2015). Dual EZH2 and EHMT2 histone methyltransferase inhibition increases biological efficacy in breast cancer cells. *Clin. Epigenet.* 7 (1): 84.

44 Wang, Y.-f., Zhang, J., Su, Y. et al. (2017). G9a regulates breast cancer growth by modulating iron homeostasis through the repression of ferroxidase hephaestin. *Nat. Commun.* 8 (1): 274.

45 Kondo, Y., Shen, L., Suzuki, S. et al. (2007). Alterations of DNA methylation and histone modifications contribute to gene silencing in hepatocellular carcinomas. *Hepatol. Res.* 37 (11): 974–983.

46 Yokoyama, M., Chiba, T., Zen, Y. et al. (2017). Histone lysine methyltransferase G9a is a novel epigenetic target for the treatment of hepatocellular carcinoma. *Oncotarget* 8 (13): 21315–21326.

47 Wei, L., Chiu, D.K.-C., Tsang, F.H.-C. et al. (2017). Histone methyltransferase G9a promotes liver cancer development by epigenetic silencing of tumor suppressor gene RARRES3. *J. Hepatol.* 67 (4): 758–769.

48 Ye, T. and Hui, C. (2015). Synthesis of lysine methyltransferase inhibitors. *Front. Chem.* 3: 44.

49 Kubicek, S., O'Sullivan, R.J., August, E.M. et al. (2007). Reversal of H3K9me2 by a small-molecule inhibitor for the G9a histone methyltransferase. *Mol. Cell* 25 (3): 473–481.

50 Shi, Y., Tae Do, J., Desponts, C. et al. (2008). A combined chemical and genetic approach for the generation of induced pluripotent stem cells. *Cell Stem Cell* 2 (6): 525–528.

51 Shi, Y., Desponts, C., Do, J.T. et al. (2008). Induction of pluripotent stem cells from mouse embryonic fibroblasts by Oct4 and Klf4 with small-molecule compounds. *Cell Stem Cell* 3 (5): 568–574.

52 Imai, K., Togami, H., and Okamoto, T. (2010). Involvement of histone H3 lysine 9 (H3K9) methyltransferase G9a in the maintenance of HIV-1 latency and its reactivation by BIX01294. *J. Biol. Chem.* 285 (22): 16538–16545.

53 Liu, F., Chen, X., Allali-Hassani, A. et al. (2010). Protein lysine methyltransferase G9a inhibitors: design, synthesis, and structure activity relationships of 2,4-diamino-7-aminoalkoxy-quinazolines. *J. Med. Chem.* 53 (15): 5844–5857.

54 Liu, F., Chen, X., Allali-Hassani, A. et al. (2009). Discovery of a 2,4-diamino-7-aminoalkoxyquinazoline as a potent and selective inhibitor of histone lysine methyltransferase G9a. *J. Med. Chem.* 52 (24): 7950–7953.

55 Liu, F., Barsyte-Lovejoy, D., Li, F. et al. (2013). Discovery of an in vivo chemical probe of the lysine methyltransferases G9a and GLP. *J. Med. Chem.* 56 (21): 8931–8942.

56 Krivega, I., Byrnes, C., de Vasconcellos, J.F. et al. (2015). Inhibition of G9a methyltransferase stimulates fetal hemoglobin production by facilitating LCR/γ-globin looping. *Blood* 126 (5): 665–672.

57 Renneville, A., Van Galen, P., Canver, M.C. et al. (2015). EHMT1 and EHMT2 inhibition induces fetal hemoglobin expression. *Blood* 126 (16): 1930–1939.

58 DeSimone, J., Heller, P., Hall, L., and Zwiers, D. (1982). 5-Azacytidine stimulates fetal hemoglobin synthesis in anemic baboons. *Proc. Natl. Acad. Sci. U.S.A.* 79 (14): 4428–4431.

59 Chan-Penebre, E., Gibaja, V., Campbell, J. et al. (2017). Reawakening of human fetal hemoglobin and an epigenetic path to the clinic for sickle cell disease and beta-thalassemia: identification of an orally-available, potent, and selective euchromatic histone lysine methyltransferase 1 and 2 (EHMT1/2) inhibitor. *Blood* 130 (Suppl 1): 537.

60 Campbell, J.E., Duncan, K.W., Foley, M.A., et al. (2017). Amine-substituted aryl or heteroaryl compounds as EHMT1 and EHMT2 inhibitors. WO2017181177, filed 15 April 2016.

61 Filippakopoulos, P. and Knapp, S. (2014). Targeting bromodomains: epigenetic readers of lysine acetylation. *Nat. Rev. Drug Discovery* 13: 337–356.

62 Fujisawa, T. and Filippakopoulos, P. (2017). Functions of bromodomain-containing proteins and their roles in homeostasis and cancer. *Nat. Rev. Mol. Cell Biol.* 18: 246–262.

63 Ferri, E., Petosa, C., and McKenna, C.E. (2016). Bromodomains: structure, function and pharmacology of inhibition. *Biochem. Pharmacol.* 106: 1–18.

64 Meslamani, J., Smith, S.G., Sanchez, R., and Zhou, M.-M. (2016). Structural features and inhibitors of bromodomains. *Drug Discovery Today* 19: 3–15.

65 Clark, P.G.K., Vieira, L.C.C., Tallant, C. et al. (2015). LP99: discovery and synthesis of the first selective BRD7/9 bromodomain inhibitor. *Angew. Chem. Int. Ed.* 54 (21): 6217–6221.

66 Theodoulou, N.H., Bamborough, P., Bannister, A.J. et al. (2016). Discovery of I-BRD9, a selective cell active chemical probe for bromodomain containing protein 9 inhibition. *J. Med. Chem.* 59 (4): 1425–1439.

67 Martin, L.J., Koegl, M., Bader, G. et al. (2016). Structure-based design of an in vivo active selective BRD9 inhibitor. *J. Med. Chem.* 59 (10): 4462–4475.

68 Olokoba, A.B., Obateru, O.A., and Olokoba, L.B. (2012). Type 2 diabetes mellitus: a review of current trends. *Oman Med. J.* 27 (4): 269–273.

69 Wei, Z., Yoshihara, E., He, N. et al. (2018). Vitamin D switches BAF complexes to protect β cells. *Cell* 173 (5): 1135–49.e15.

70 Takiishi, T., Gysemans, C., Bouillon, R., and Mathieu, C. (2012). Vitamin D and diabetes. *Rheum. Dis. Clin.* 38 (1): 179–206.

71 Edwards, A.M., Arrowsmith, C.H., Bountra, C. et al. (2015). Preclinical target validation using patient-derived cells. *Nat. Rev. Drug Discovery* 14 (3): 149–150.

72 Han, C., Chaineau, M., Chen, C.X.-Q. et al. (2018). Open science meets stem cells: a new drug discovery approach for neurodegenerative disorders. *Front. Neurosci.* 12: 47.

73 Drost, J. and Clevers, H. (2018). Organoids in cancer research. *Nat. Rev. Cancer* 18 (7): 407–418.

74 Moffat, J.G., Vincent, F., Lee, J.A. et al. (2017). Opportunities and challenges in phenotypic drug discovery: an industry perspective. *Nat. Rev. Drug Discovery* 16 (8): 531–543.

75 McGonigle, P. and Ruggeri, B. (2014). Animal models of human disease: challenges in enabling translation. *Biochem. Pharmacol.* 87 (1): 162–171.

76 Seok, J., Warren, H.S., Cuenca, A.G. et al. (2013). Genomic responses in mouse models poorly mimic human inflammatory diseases. *Proc. Natl. Acad. Sci. U.S.A.* 110 (9): 3507–3512.

77 Knapp, S. and Sundström, M. (2014). Recently targeted kinases and their inhibitors—the path to clinical trials. *Curr. Opin. Pharmacol.* 17: 58–63.

78 Walker, I. and Newell, H. (2009). Do molecularly targeted agents in oncology have reduced attrition rates? *Nat. Rev. Drug Discovery* 8 (1): 15–16.

79 Toniatti, C., Jones, P., Graham, H. et al. (2014). Oncology drug discovery: planning a turnaround. *Cancer Discovery* 4 (4): 397–404.

80 Brennan, F.M., Chantry, D., Jackson, A. et al. (1989). Inhibitory effect of TNF alpha antibodies on synovial cell interleukin-1 production in rheumatoid arthritis. *Lancet* 2 (8657): 244–247.

81 Ng, S.C., Shi, H.Y., Hamidi, N. et al. (2018). Worldwide incidence and prevalence of inflammatory bowel disease in the 21st century: a systematic review of population-based studies. *Lancet* 390 (10114): 2769–2778.

82 Mali, P., Yang, L., Esvelt, K.M. et al. (2013). RNA-guided human genome engineering via Cas9. *Science (New York, NY)* 339 (6121): 823–826.

第2章

基于亲和力的化学蛋白质组学靶点识别

2.1 引言

目前，基于表型的药物发现（phenotypic-based drug discovery，PDD）在学术界和制药行业再次受到重视[1-5]。PDD 的复兴可归因于 3 个主要因素：①细胞培养技术、微型化及计算机技术的进步，使得能够在具有多路复用读数的复杂分析中使用原代人体细胞株、类器官或组织（参见第 7 章）[6-8]；②药物发现中安全、有效药物靶点的多样性有限；③在过去几十年间，以基于靶点方法为主导的新药发现推动了药物靶点的发现和确证。

基于细胞的表型筛选（phenotypic screening，PS）可能会受到基因干扰物的影响，如短发夹核糖核酸（short hairpin ribonucleic acid，shRNA）、脱氧核糖核酸（deoxyribonucleic acid，DNA）编辑的规律成簇间隔短回文重复序列（clustered regularly interspaced short palindromic repeats，CRISPR）（详细信息请参见第 9 章）或小分子（small molecule，SM）物质。可以说，分子 PS 在疾病相关的细胞测试中的价值，及其作用机制（mechanism of action，MoA）去卷积，带来了识别具有较强疾病相关性新靶点的机会，有助于发现具有靶点细胞活性的小分子首创（first-in-class）药物。对于“一个药物 - 一个靶点 - 一种疾病”（one drug-one target-one disease），这种简单形式是否仍然是药物发现的最佳途径，或者是否应该通过基因信息的表型方法进行彻底变革，这里不过多讨论[1, 2, 6]。但是，我们提倡基于靶点的药物发现（target-based drug discovery，TDD），鼓励同时对上述两种策略的新药研发进行投资。当只选择某一药物发现策略时，我们会对疾病遗传学和生物学进行充分的理解和思考，确定相关靶点是否经过确证，以及疾病细胞模型是否具有可用性和可扩展性。无论选择哪种药物发现策略，都需要强调小分子 MoA 的去卷积（图 2.1）。即使在一些成功的 TDD 项目中，一些最初被认为是具有选择性的小分子药物，后来却被证实通过同时调节若干个靶点来发挥药理作用[10]。多靶点激酶抑制剂的成功研发表明，可以识别具有多种药理学 MoA 及最佳选择性的药物[11]。其次，建议研究人员了解生物活性分子的潜在 MoA，包括其在体内调节的靶点。尽管在

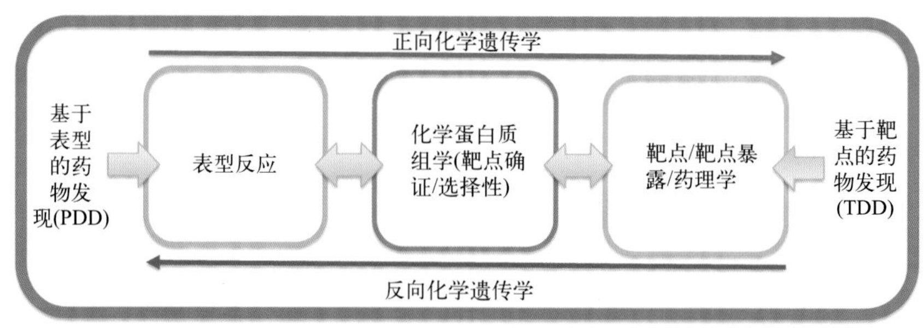

图 2.1 化学蛋白质组学在正向化学遗传学和反向化学遗传学中的作用

来源：Jenmalm-Jensen et al., 2015[9]。经 Future Science 授权修改

监管机构登记备案时不需要这些信息，但这有助于优化和选择候选药物、评估其选择性和脱靶毒性，以及选择合适的患者进行候选药物的有效性测试。

尽管用于靶点识别的化学生物学方法越来越多，但 MoA 去卷积仍然存在艰巨挑战。新型实验技术的开发证实了 MoA 的阐明更加可行，成功的案例也在稳步增长，但尚未建立一种可在大多数情况下通用的成功方法。研究中需要结合不同的方法，提出合理的假设并确定优先级顺序，逐步确定靶点和分子的 MoA。出于科学或经济方面的考虑，很容易选择单一的策略，在此，我们提醒读者，每个独立的技术都有其局限性，即使是经过时间检验的、直接的 MoA 去卷积方法（如开发耐药突变菌株，识别抗菌分子的靶点 PS）。由于抗菌药物依赖细胞结合配体突变而产生的耐药性可能导致通透性、转运或补偿途径的上调改变，进而使化合物的 MoA 分析变得更加复杂[12]。与致病菌无法通过耐药性改变的药用靶点相比，基于对特定基因产物耐药性发现的 MoA，可能并不是满足患者和社会长期需求的最佳选择。

本书介绍了一些分子靶点识别的补充方法。利用分子数据库的高通量筛选（high throughput screening，HTS）数据，通过深度计算创建“生物特征”，并对苗头化合物（hit）的 MoA 进行分类的方法已成为主流（参见第 11 章）[13, 14]。将小分子生物特征与 MoA 注释的小分子集进行比较进而推断 MoA，也可以前瞻性地在 HTS 后按性质分类期间通过利用不同的读出方式（如成像）来实现。常见方法包括“细胞绘画”（cell painting）方法[15, 16]（由 Broad 研究所开发）、基因指纹和分子表型分析方法［诺华（Novartis）公司开发的通路报告基因标记法[17]和罗氏（Roche）公司的报告基因法[18]］、转录组特征方法［如美国国立卫生研究院 / 基于网络的综合细胞特征库（the US National Institutes of Health/Broad Institute Library of Integrated Network-based Cellular Signatures，LINCS）开发的“1000 基因转录特征”（1000 gene transcription signature）L1000 panel[16]（参见第 11 章）］，以及近期开发的功能基因组技术[19]（参见第 6、8 和 9 章）。除上述方法外，最有效的 MoA 去卷积方法之一是化学蛋白质组学，指通过设计和使用一系列功能各异的化学探针，结合蛋白质组学，解决复杂体系（细胞裂解液、活细胞、组织等）中小分子如何与蛋白质相互作用的问题（图 2.2）。该方法已被广泛用于鉴定配体结合靶蛋白的研究，最近还应用于特定种类 RNA 的提取[20]。化学蛋白质组学实验数据的获取通常基于聚丙烯酰胺凝胶电泳（polyacrylamide gel electrophoresis，PAGE）分离蛋白质并在蛋白质印迹（western blotting，WB）实验后，使用特异性抗体进行蛋白质检测，或者结合定量高分辨质谱（high-resolution mass, HRMS）进行更全面的蛋白质检测和分析。

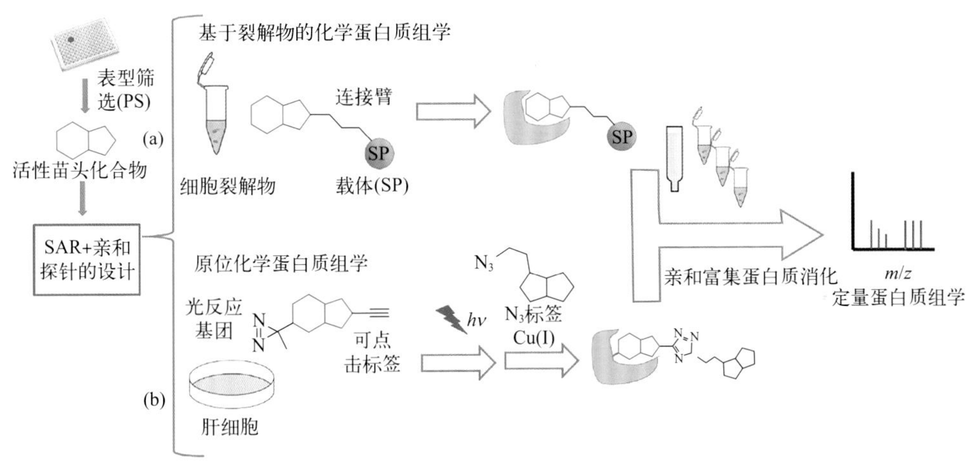

图 2.2　基于亲和力化学蛋白质组学的不同方法

（a）经典的基于“裂解物”的亲和化学蛋白质组学，也称为“下拉”，是指将细胞裂解物与非共价小分子亲和“诱饵”一起孵育以富集非共价结合复合物；（b）基于“原位”亲和的化学蛋白质组学，是指孵育活细胞后通过光反应共价分子探针进行标记

化学蛋白质组学工作流程主要包含两点：①探针分子的设计和理化特性表征；②获得蛋白质组部分。基于活性的蛋白质组学分析（activity-based proteome profiling，ABPP）是指利用活性探针共价连接某些蛋白质中的高活性氨基酸位点（如水解酶[21]）（参见第 3 章）。热蛋白质组学分析（termal proteome profiling，TPP）主要基于化合物与靶蛋白结合后热力学稳定性发生变化的原理（参见第 5 章）[22]。本章将重点关注基于亲和力的化学蛋白质组学的当前方法：①基于“裂解物”亲和化学蛋白质组的经典方法［也称为“下拉”（pulldown）］，是指将细胞裂解物与树脂结合的小分子“诱饵”共同孵育以富集非共价复合物；②基于“原位”亲和的化学蛋白质组学方法，是指孵育活细胞，并以光活性共价小分子探针进行标记（图 2.2）。许多综述都介绍了这两种方法的一般原则[23-26]。本章不再进行详细的介绍，而是概述这些工作流程的步骤，并通过经过充分确证的示例说明亲和探针设计、一般实验工作流程及其限制，以使读者能够在实验室中重视这些工作。

2.2 分子表型作用机制的阐明

在过去的几十年间，TDD 一直是药物发现的主要方法。近年来，随着细胞 PS 技术的飞速发展，如类器官和人源性诱导多能干细胞（induced pluripotent stem cell，iPSC）技术，PDD 重新回到了人们的视线[27]（参见第 7 章）。PDD 的起点是一个精心设计的化合物库，通过某一和疾病高度相关的临床前模型或实验来筛选库中的化合物，发现达到预期药效的化合物，再对其进一步优化。细胞表型实验的可译性因疾病类型和适应证而异。例如，感染性疾病的终点表型是受感染哺乳动物细胞的选择性死亡，同时保留未受感染细胞，以实现具有较高的可译性和成功率；而在其他疾病领域则比较困难（如肿瘤、代谢、免疫生物学和神经科学等领域），这是由于基因型、种系的细胞异质性大，而且具有时间依赖性和微妙的表型效应。

Vincent 等提出了 PDD 的一套指导原则，并强调了表型实验的三个关键因素，即三原则（rule of 3）：实验系统、刺激物和读出 [7]。为了增加由 PS 识别的化合物和机制的临床转化概率，应在实验系统和刺激方面复制感兴趣的疾病，并在理想情况下使用缩小版的临床终点作为测定读数。

据报道，具有多种 PDD 筛选库的选择方法，很大程度上取决于项目的总体目标。如果主要是识别已知靶点的新生理学或探索药物再利用的可能性，则通常使用带注释的化学基因组库。有研究描述了化学基因组库的特征和应用，特别是在理解 MoA 特异性和靶点管理方面（参见第 1 章）[28]。化学探针门户网站是此类信息的宝贵公共存储库。

如果研究目的是识别新靶点，则应该筛选不同的新化合物库，被报告的注释化合物可能会命中已知靶点外的其他靶点。据 Santos 等报道，已知药物和现有化合物的分子靶点仅分别占人体蛋白质组的 3% 和 6%[29]。最近，天然产物及其衍生物在 PS 中也备受关注。

基于片段的库通常不是 PDD 的选择。然而，Cravatt 实验室证明了低分子质量（约 250 Da）片段库同样可以产生具有选择性的功能活性。尽管低分子质量片段的结合特异性低，但化合物能够通过光活性交联部分和亲和标签进行官能化，从而使这种基于片段的 PS 成为可能 [30]。Nomura 等描述了一种类似的方法，即使用半胱氨酸靶向共价配体的筛选 [31]。

综上所述，PDD 为 TDD 提供了实用的补充。Moffat 等对 PDD 的机遇和挑战提出了行业观点 [5]。他们认为 PDD 和 TDD 应被视为互补的方法，二者结合可以增加发现具有新型 MoA 药物的概率。PDD 的独特前景在于其能够开发一种疾病表型，并对原因未知、复杂且科学解释不足以提供有效分子靶点的疾病提供治疗方法。然而，他们认为不应将 PDD 简单地视为一种替代筛查技术。最后，作者强调，即使在简单的细胞系统中，确定分子的 MoA 也是 PDD 方法成功的核心。总之，PDD 识别化合物的分子靶点仍然面临着巨大挑战。

2.3 蛋白质检测读出的定量高分辨率质谱法

亲和色谱结合质谱（mass spectrometry，MS）和生物信息学的最新技术的发展，为靶点识别提供了最灵敏、最公正的方法。定量 HRMS 可有效应用于蛋白质 -SM 相互作用的识别和定量分析 [32-34]。在靶点识别的背景下，HRMS 蛋白质组学工作流程通常遵循鸟枪法（shotgun），或称为自下而上（bottom-up）的蛋白质组学技术。蛋白质可被胰蛋白酶消化成肽段，然后将肽段混合物通过高效液相色谱（high-performance liquid chromatography，HPLC）进行分离，分离后的肽段连续注入质谱仪以对其进行识别和量化，并使用离子阱质量分析器进行研究，利用软件从序列特有的肽段中进行重组，进而识别蛋白质。为了获得肽段的定量信息，可使用两种不同的定量技术，即所谓的无标记肽定量或有标记肽定量（具体参见定量蛋白质组学综述[34]）；后者又分为胰蛋白酶消化肽的代谢标记和化学标记（图 2.3）。

在代谢标记中，细胞被“饲喂”了同位素标记的氨基酸，这些氨基酸随后会被整合至新合成的蛋白质中。在细胞培养中使用氨基酸进行稳定同位素标记（stable isotope labeling by amino acids in cell culture，SILAC）已成功用于化学蛋白质组学[35]，将未经修饰的小分子于细胞裂解前，在活细胞中进行孵育，得到富含小分子 - 衍生亲和探针的蛋白质混合物，以提供多个靶点的无偏识别［图 2.3（a）］[36]。代谢标记的优点是，由于稳定同位素是在细胞或生物体生长过程及蛋白质转换中引入的，对蛋白质样品标记较为完整。样品组和对照组的样品可以在分别收集后直接合并进行后续的样品处理及液质分析，同一蛋白质的重型和轻型同位素标记互为内标，避免了在样品标记、处理及分析等过程中出现的误差，确保相对定量结果的准确性。代谢标记的主要缺点是，要求该方法的生长条件精细可控，受培养条件的限制，该方法主要适用于简单的单细胞生物体，不适用于复杂组织、器官的样品分析。

化学同位素标记提供了 SILAC 的替代方法，其通过 *N*- 羟基琥珀酰亚胺（*N*-hydroxysuccinimide，NHS）修饰试剂，与细胞裂解和胰蛋白酶消化后产生肽段中的赖氨酸残基和 *N* 端之间形成酰胺键来添加同位素标签。用于标记肽段或蛋白质氨基的相对和绝对定量同位素标记技术（isobaric tags for relative and absolute quantitation，iTRAQ）［图 2.3（b）］，与作为对照的用于洗脱的游离竞争剂相结合，目前已被用于通过非选择性激酶结合小分子的亲和纯化来分析富集的激酶。类似的化学标记技术还包括用于相对和绝对定量的质量差异标签技术（mass differential tags for relative and absolute quantitation，mTRAQ）、提供母离子水平的定量标记技术、串联质量标记技术（tandem mass tags, TMT），以及稳定同位素二甲基标记技术。由于许多同位素标记试剂都是市售的，所以这些化学标记策略更加通用。最初，这些方法容易进行变体，精度也较低，但具有更复杂离子阱分析器结构的质谱仪已经克服了这些限制。撇开成本不谈，在计划实验时必须考虑到相关标记的实现，需要在蛋白质组工作流程后期进行某一化学反应，这额外增加了工作流程的步骤。

最近，非标记定量技术因其实验耗费低、不需要昂贵的同位素标签，以及不受样品条件的限制等优势引起了研究人员的极大兴趣。非标记定量技术通过液质联用（liquid chromatography-mass spectrometry，LC-MS）对蛋白酶解肽段进行质谱分析，无需使用昂贵的稳定同位素内标，只需要分析所产生的大规模质谱数据，比较不同样品中相应肽段的信号强度，从而对肽段对应的蛋白质进行相对定量。然而，由于多个分级步骤样品的高度复杂性，以及需要对已识别肽段相对丰度和信号强度的适当参考进行实验间的比较，基于 MS 的蛋白质组学通常需要标记来促进工作流程。由于蛋白质组样本“通过富集简化”，因此非标记定量技术可有效地用于亲和化学蛋白质组学实验。非标记定量技术的缺点是依赖于稳定的 HPLC 分离和喷雾条件，且需要大量的生物样品。此外，如果富集的样品中含有数百种蛋白质，则一些蛋白质可能会被遗漏或发生混淆，

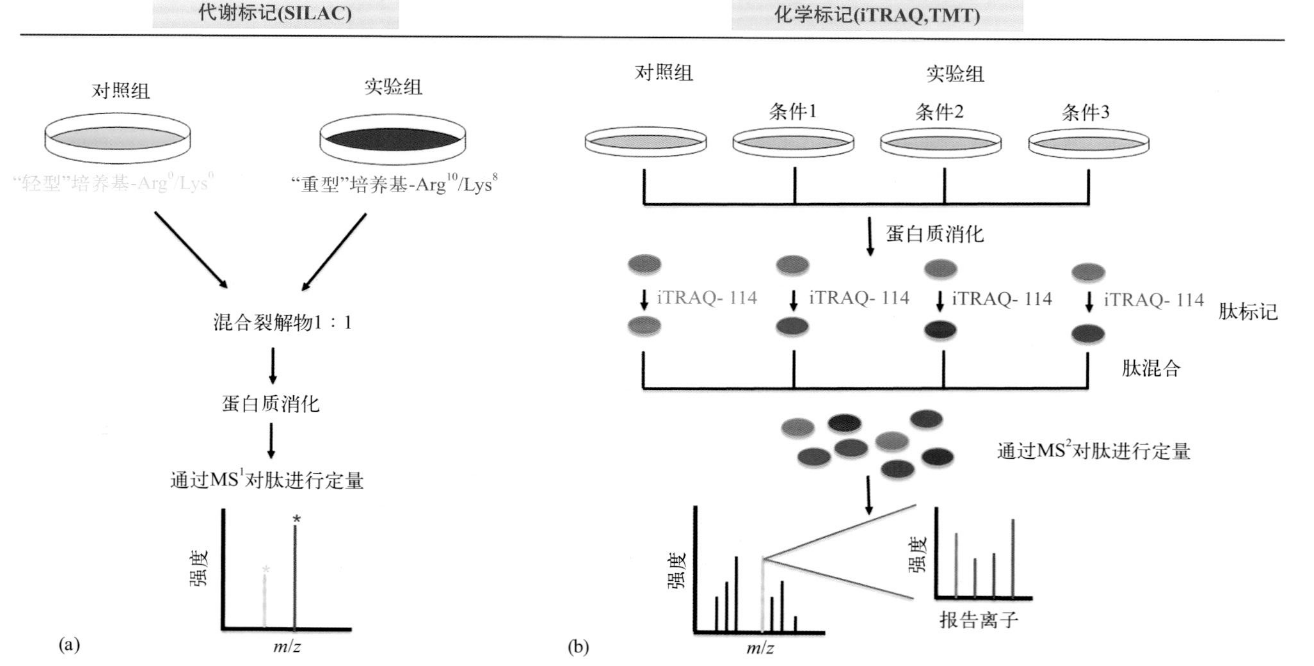

图 2.3 化学蛋白质组学实验的定量方法

（a）细胞培养中通过氨基酸进行稳定同位素标记（SILAC）：以含有重型或轻型同位素标记氨基酸的培养基进行细胞培养；对细胞进行相应处理（如探针或空白对照处理 / 未处理）并裂解，合并样品用于所有下游分析。（b）化学标记方法（iTRAQ, TMT），样品在质谱分析之前分别进行同位素标记和组合

因为液质联用中仅有一维分数或在此类实验中肽的覆盖率较低。由于非标记定量技术已广泛用于鸟枪法蛋白质组学，相关文献也报道了几个将其与 ABPP 或基于亲和力的化学蛋白质组学结合使用的实例。

一旦 HRMS 实验工作流程结束，蛋白质组分析就可以使用开放资源或专有软件包，如 Mascot[37]（由 Perkins 等开发）或 Andromeda[38]（MaxQuant 软件包的一部分），将获得的光谱数据与这些光谱库进行比较。先进的 HRMS 仪器现在可以实现每个生物样本近 10000 个蛋白质鉴定的分析深度，原始数据文件大小约为几千兆字节（GB）。换言之，来自 TMT 的原始数据文件与 11 种不同的肽标记试剂复用，然后进行 HPLC 分离和注射，运行 24 h，文件的大小将很容易超过 10 GB。

2.4 基于裂解物亲和性的化学蛋白质组学

经典的基于亲和力的化学蛋白质组学，已被用于靶点识别多年，并且仍随着实验程序、仪器和计算方法的不断进步而发展[33, 36, 39]。

基于亲和力方法（“下拉”）的经典工作流程包括以下步骤：

① 制备具有合适接头和化学部分的小分子衍生亲和探针，作为“手柄”，使其以最佳受控浓度和填充密度附着到固体支撑物［“珠粒”（bead）］上。

② 通过基于试剂（通常是洗涤剂）的方法或物理方法（如机械破碎、液体均质化、高频声波、冷冻 / 解冻循环或手动研磨）制备细胞或组织裂解物。

③ 将亲和探针珠粒与细胞或组织裂解物共同孵育，以形成非共价小分子 - 蛋白质相互作用。

④ 轻轻洗涤珠粒，以去除非特异性结合的蛋白质。

⑤ 强烈洗涤以洗脱珠粒结合蛋白质，然后经胰蛋白酶消化回收肽段。

⑥ 最后，通过 HPLC 分离得到富集肽，使用上述软件包通过小分子进行鉴定和定量。

平行处理载体对照［通常是二甲基亚砜（DMSO）］，以提供非特异性结合到珠粒的蛋白质基准列表。因此，命中蛋白质即可被鉴定为那些在背景中富集的蛋白质。Huber 和 Superti-Furga[40] 发表了一份详细且实用的操作流程，下文将概述其中的关键步骤。基于上述工作流程进行了完善，在步骤①中连接至小分子的化学“手柄”通常包含一个较短的接头，带有一个末端反应基团，如易于发生“点击”化学（click chemistry）的炔烃或叠氮化物。由此产生的小分子亲和诱饵在结构上更类似于“母体”活性分子，这有望保持其细胞渗透性（如因珠粒的存在而受到阻碍）。流程的修改可以进一步完善步骤（②～④）的顺序。重要的是，小分子 - 蛋白质组孵育发生在具有保留细胞器完整性和蛋白质组亚细胞定位的活细胞中，然后裂解、连接，以将富集的蛋白质固定在珠粒上。

2.4.1 亲和探针的设计

通过在末端官能团（即伯胺或仲胺）上安装“接头”或连接臂，进而对小分子衍生的亲和“诱饵”进行化学修饰，而末端官能团通过使亲和“诱饵”和固体基质试剂（NHS- 活化琼脂糖）反应来固定亲和“诱饵”。需要注意的是，必须在不改变其表型活性的位置对“母体”小分子进行化学修饰，以结合连接臂或“手柄”。对于亲和探针设计的这一关键方面，需要充分了解小分子化合物的构效关系（structure-activity relationship，SAR）。

研究人员探索了多种连接臂，但都存在与非特异性靶点结合的问题。然而，使用适当的对照可以减少这种影响，但与感兴趣化合物的非特异性结合仍然是一个更大的问题。通常，线性长度为 5 ～ 10 个原子的亲水性连接臂足以且利于将配体从固体基质中延伸出去。其中，聚乙二醇（polyethylene glycol，PEG）是最常用的连接臂之一 [41]。

可将脂肪胺的替代官能团（如醇、硫醇、羧酸）固定至固体基质上，如 Sepharose™ 或 Affi-Gel 102 的交联珠状琼脂糖。也可使用生物素等化学标签修饰小分子化合物，然后使用链霉亲和素进行亲和富集；或使用炔烃进行点击化学反应，用于分子的固定化和随后的富集。表 2.1 列举了使用亲和探针的几个成功实例，包括基质、母体化合物、对照和定量 MS 检测方法的选择。

如上所述，重要的是固定化亲和探针需要具有与母体化合物相同的表型活性。通常是通过合成封端的前体亲和探针（与固体基质反应时形成相同的官能团）并在相关表型分析中测试其活性。合适的连接臂位置需要基于先前的 SAR 信息来定义，或者基于对靶点的药物化学 SAR 研究来确定，固体基质的附着也可以定位在分子上的两个或多个位点上，以期至少有一个位点能够保持结合能力。不使用母体化合物进行“下拉”实验的缺点是，修饰的亲和探针很可能有不同的结合模式。然而，由于其更高的分子量和更复杂的结构，固定化亲和探针可能会与更少的“非特异性”靶点结合，从而导致下拉后需要确认的潜在靶点数量更少。

2.4.2 常规实验的下拉工作流程

考虑到细胞中含有数千种蛋白质，且具有不同的生理特性和丰度，小分子化合物不仅能与单个蛋白质结合，还会与其他蛋白质发生非特异性结合，因此很难从这些非特异性背景中识别真正的特异性靶点。此外，蛋白质也会通过与连接臂或珠粒的非特异性结合产生富集；亲和探针不仅可以富集其直接结合靶点，也可以富集与这些靶点相关的蛋白质复合物，进而提供关于 MoA 的有用信息。

为避免蛋白质的空间位阻效应，减少非特异性结合，在制备亲和珠粒时，需要特别注意小分子亲和“诱饵”在固体基质表面的负载密度。不建议达到其负载能力，应保留部分未反应珠粒的功能部分。小分子“诱饵”“填充”过多的珠粒会减少富集蛋白质的数量和多样性，而小分子“诱饵”功能化过少的珠粒则存在亲和富集次优量蛋白质的风险，进而无法在后续的洗涤、消化和 MS 分析中存留。以每毫升沉降珠粒浆中亲和“诱饵”的微摩尔量为单位，珠粒负载的典型范围为 1 ～ 4 μmol/mL。

通常，固体基质上过量的官能团需要通过化学反应“封端”，使其惰化，并提供具有低背景结合的亲水表面。在 NHS 活化琼脂糖的情况下，过量的 NHS 部分通常与乙

表 2.1　与母体化合物结构相比，生物活性亲和探针前体结构和选择的基质实例

	A 生物活性亲和探针前体 + 基质的选择	B 母体化合物（小分子）	C 对照品和蛋白质组学方法的选择	D 参考文献
1	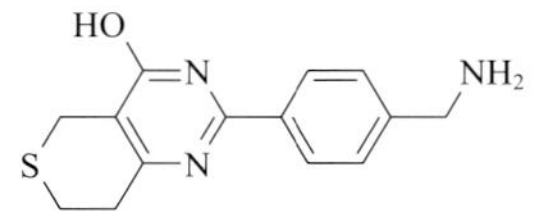 +NHS 激活的 Sepharose ™	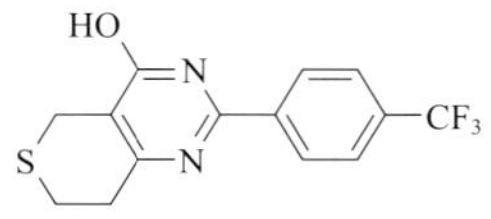	竞争性小分子 + 非活性类似物的化学标记（iTRAQ）	[42]
2	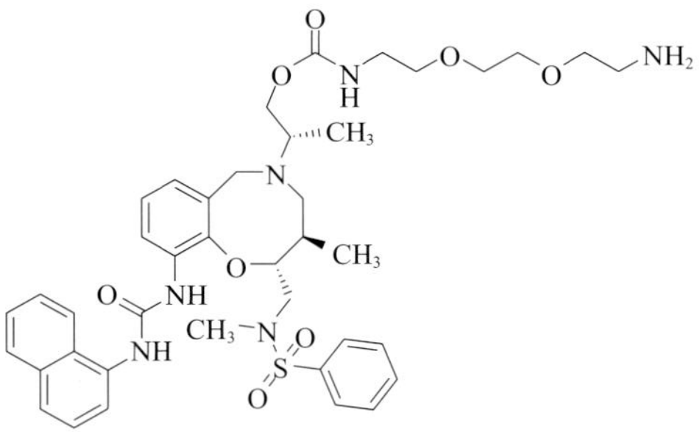 +Affi-Gel 102	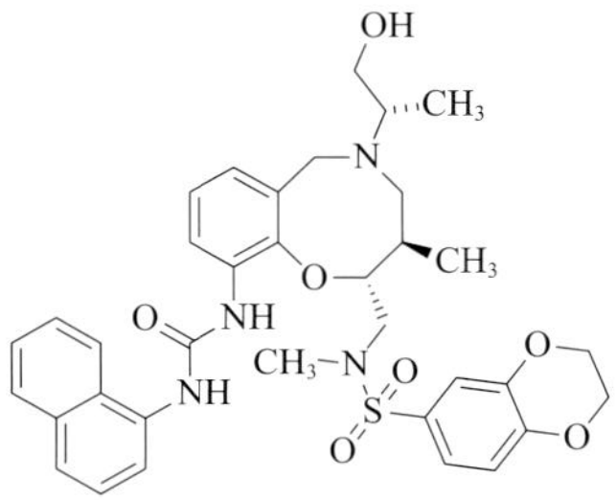	与小分子的竞争 SILAC	[43]
3	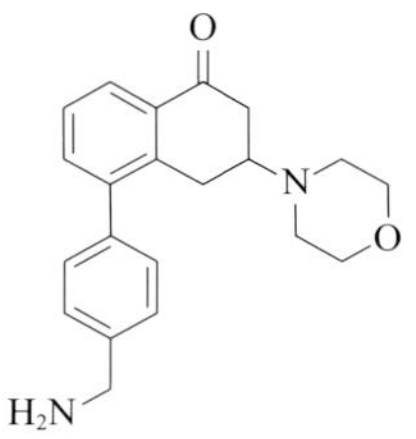 +NHS 激活的 Sepharose ™	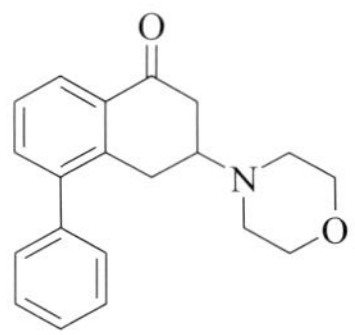	与非活性类似物的比较 TMT 标记	[44]

续表

	A 生物活性亲和探针前体＋基质的选择	B 母体化合物（小分子）	C 对照品和蛋白质组学方法的选择	D 参考文献
4	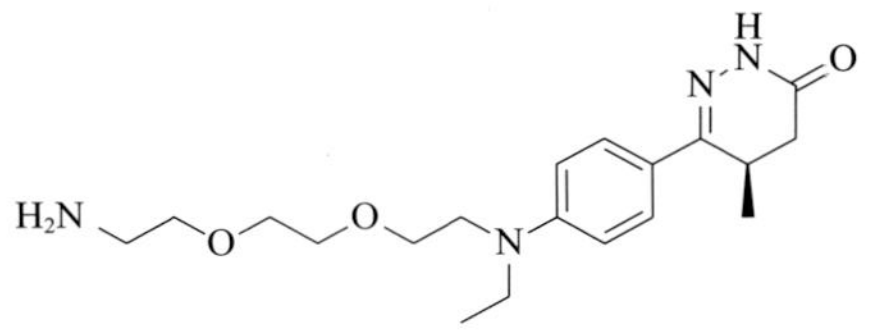 +Affi-Gel 102	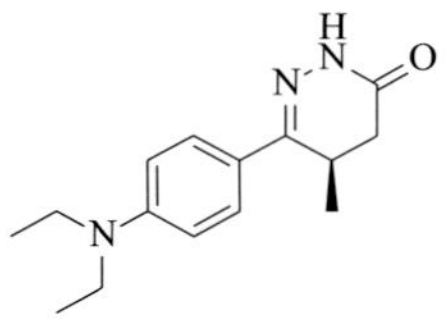	DMSO； 与小分子＋非活性类似物的竞争 iTRAQ	[45]
5	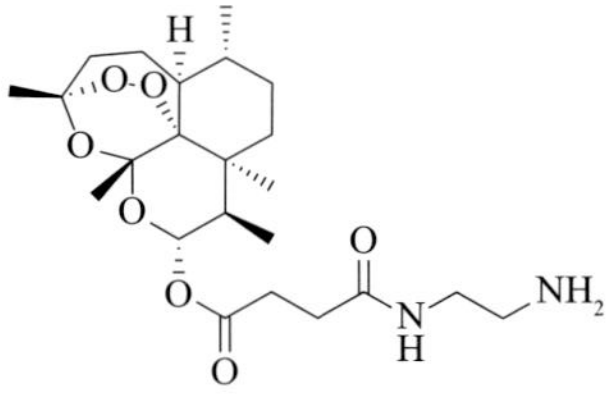 +NHS 激活的 Sepharose ™	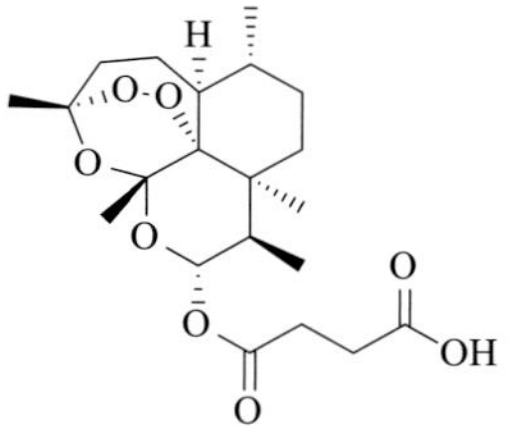		[46]
6	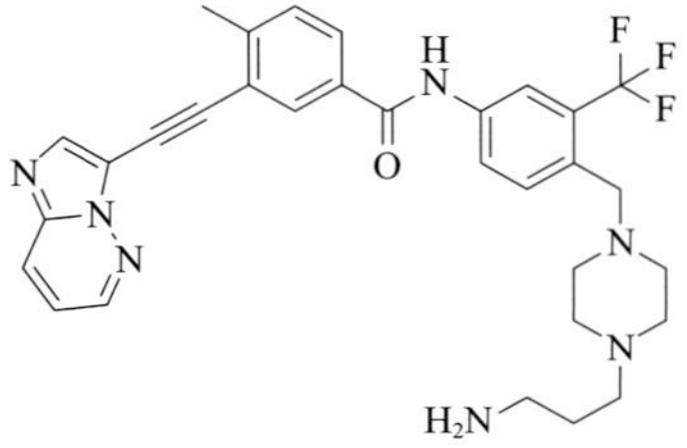 +NHS 激活的 Sepharose ™	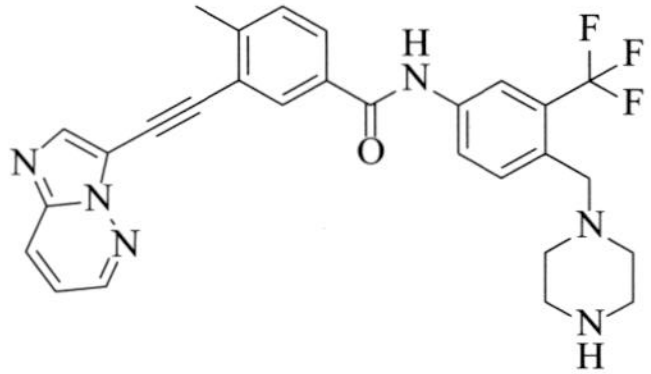	与小分子无凝胶 1D LC-MS 的竞争	[47]

续表

	A 生物活性亲和探针前体 + 基质的选择	B 母体化合物（小分子）	C 对照品和蛋白质组学方法的选择	D 参考文献
7	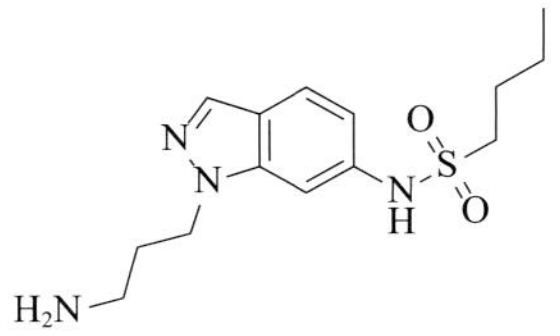 +NHS 激活的 Sepharose ™	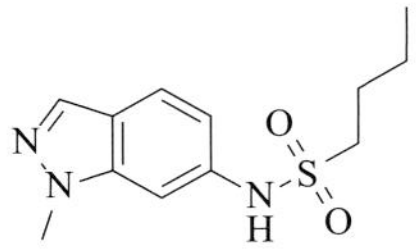	小分子和非活性类似物的竞争；凝胶定量（HRMS）；TMT 异位标记	[48]
8	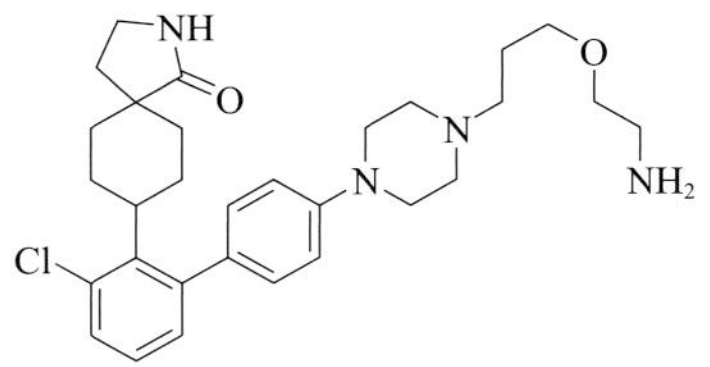 +NHS 激活的 Sepharose ™	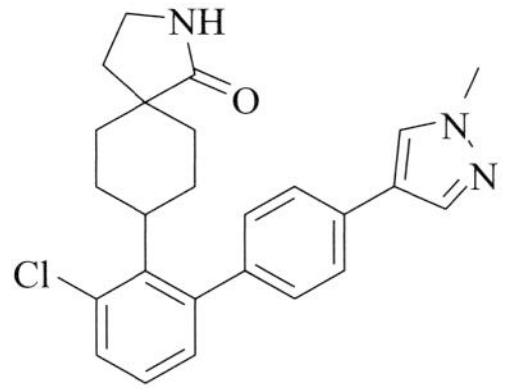	与小分子竞争 强效类似物和非活性类似物	[49]

注：C 栏介绍了对照品的选择和使用的定量蛋白质组学方法。

醇胺反应，在酰胺键形成时，表面会带有羟基。当所有的实验都在这个背景下进行时，识别和最小化非特异性结合将变得更加直接。

在洗脱亲和珠粒与蛋白质裂解物时，很难平衡其特异性和灵敏度。过于温和的洗脱液会导致高水平的非特异性蛋白质与靶点共洗脱，而过强的洗脱液会导致严重的靶点丢失，尤其是丰度低或结合弱的蛋白质配体。通常对于非共价亲和富集下拉，建议使用温和洗脱液，同时应用信息学过滤器来识别已知彼此相互作用的共富集蛋白质，并标记“频繁”的非特异性结合剂。无论小分子“诱饵”情况如何，都应倾向于在固体基质下进行富集。即使采用温和洗脱液，短暂的弱相互作用也会消失，但其他蛋白质相互作用可以保留，并为实验提供更多见解。

捕获弱相互作用复合物的一种解决方案是使用交联剂；另一种解决方案是使用与蛋白质共价连接的亲和探针（参见 2.5 节）。解决此问题的一个关键策略是使用精心设计的对照实验与定量蛋白质组学。经典对照包括采用非活性类似物重复实验，并去除由非活性探针基质富集的苗头蛋白质；或者，可以使用竞争实验，在与亲和探针孵育之前，将游离化合物添加至活细胞或裂解液中，特异性结合的蛋白质被鉴定为在游离化合物存在下与基质对照相比结合减少的蛋白质。通常开展对照实验的组合以获得真正结合靶点的证据。

Dale 等成功应用了这些策略，在研究中确定了化合物 **1** 的靶点，该化合物从基于 Wnt 通路的细胞 PS 获得 [49, 50]。SAR 给出了关于合适连接臂位置的信息，进而合成化合物 **2** 作为前体亲和探针。实验中还使用了密切相关的化合物 **3**（强效类似物）和化合物 **4**（非活性类似物）（图 2.4）。

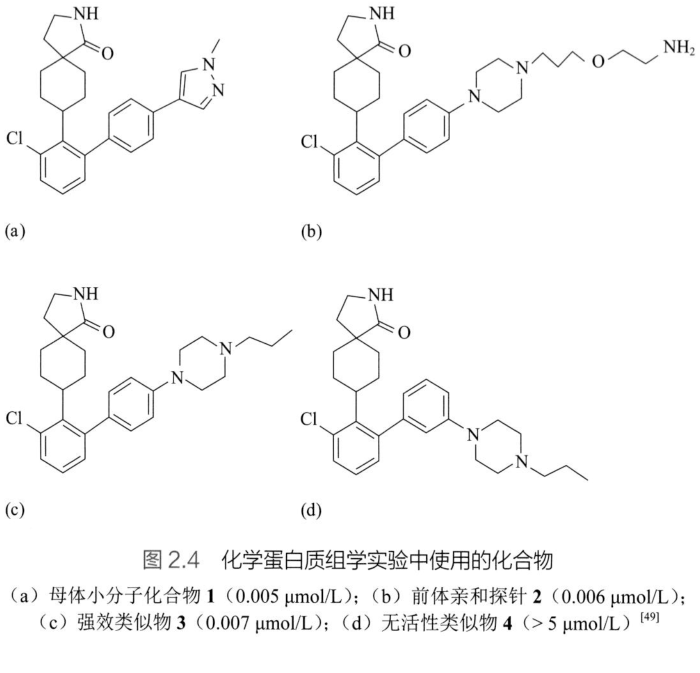

(a) (b) (c) (d)

图 2.4 化学蛋白质组学实验中使用的化合物

（a）母体小分子化合物 **1**（0.005 μmol/L）；（b）前体亲和探针 **2**（0.006 μmol/L）；（c）强效类似物 **3**（0.007 μmol/L）；（d）无活性类似物 **4**（> 5 μmol/L）[49]

通过精心设计的对照实验，研究人员发现，化合物 **1** 是介导亚基细胞周期蛋白依赖性激酶 CDK8 和 CDK19 的选择性抑制剂，其选择性超过其他 291 种激酶 100 倍。实验设置如下：采用 SILAC 对 LS174T 细胞进行编码（轻、中或重）（图 2.5）；将细胞裂解物与对照珠粒或化合物 **2** 偶联珠在化合物 **1**、**3** 或 **4**（3 ～ 30 μmol/L 浓度下）存在下共同孵育［图 2.4（b）］；将结合的蛋白质洗脱下来，通过十二烷基硫酸钠 - 聚丙烯酰胺凝胶电泳（sodium dodecyl sulphate-polyacrylamide gel electrophoresis，SDS-PAGE）分离，胰蛋白酶消化；采用 LC-MS/MS 进行分析。实验发现，共有 53 种蛋白质结合至化合物 **2** 偶联株粒上，并被化合物 **1** 取代。根据结合亲和力对这些蛋白质进行排序，其中对 CDK8 和 CDK19 表现出最高的亲和力（K_d 值分别为 36 nmol/L 和 102 nmol/L）。

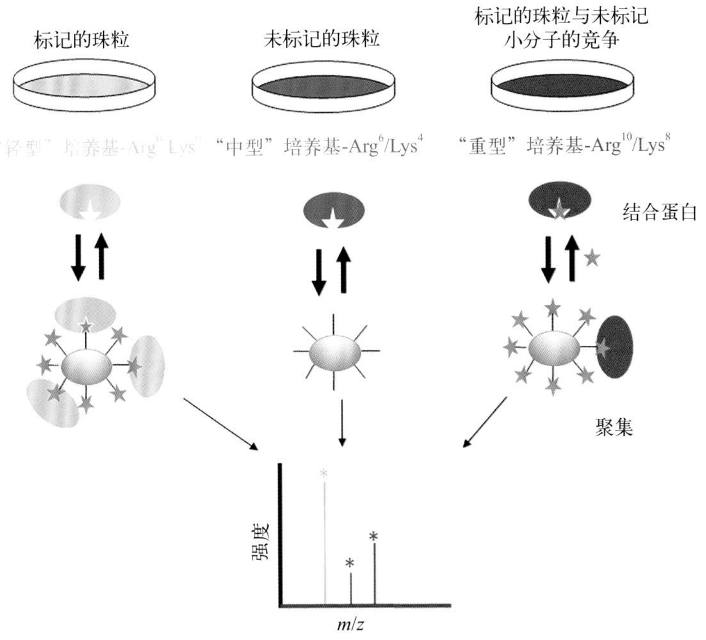

图 2.5　未标记探针和参考文献中使用的未标记小分子的竞争性 SILAC 编码（轻型、中型或重型）实验

经 Springer Nature 授权，引自 Dale et al., 2015[49]

2.4.3　限制

基于裂解物亲和力的化学蛋白质组学得到了广泛应用，并已成功应用于小分子靶点的识别和选择性评估。但是，仍存在一些局限性。较弱或低丰度的真正蛋白质结合物有时会被遗漏（假阴性）。如果没有使用“频繁命中蛋白质”过滤器进行正确跟踪，与高丰度蛋白质的非特异性相互作用可能会引起假阳性。在细胞水平上，裂解会影响蛋白质的相互作用，破坏蛋白质库亚细胞定位，以及丢失“不溶”部分，如多通道跨膜蛋白［G 蛋白偶联受体（G-protein coupled receptor，GPCR）、离子通道等］。在小分子方面，探针的安装可能会改变与小分子发生结合的天然蛋白质，因此会添加连接臂对探针进行修饰。此外，某些情况下，将小分子连接到固体基质上的化学基团可能与

SAR 不兼容。例如，在使用 NHS 活化琼脂糖时，活性小分子的药效团如果是伯胺或仲胺，将会阻止生物正交酰胺与连接臂 *N*- 端的偶联，且必须耐受其他化学物质。

解决上述问题的一个策略是使用具有细胞渗透性的光敏亲和探针，这些探针可在轻度光介导激活后，原位共价连接至天然蛋白质上。

2.5 基于细胞内光亲和力的化学蛋白质组学

原位亲和化学蛋白质组学研究在活细胞中进行。使用光反应亲和连接（photoreactive affinity ligation，PAL）探针，是在特定波长的光介导激活下与蛋白质发生共价反应。

2.5.1 PAL 探针的设计

PAL 探针的设计通常包括以下要素：①发挥生物活性的小分子结构特征；②光反应基团，即在紫外光照射下将可逆的小分子 - 蛋白质相互作用转化为稳定的共价加合物；③炔基部分，用作立体最小化的报告基团，可通过铜催化的叠氮基环化（copper-catalysed azide–alkyne cycloaddition，CuAAC）（“点击”）反应与叠氮化物标签偶联。光活性基团和炔基可以通过单一的试剂添加，如包含光活性基团和“可点击”报告的姚氏（Yao）最小连接臂[51]，或者基于已知的 SAR 信息连接至母体化合物的合适位点。

最常用的光反应基团为二苯甲酮类、叠氮化物类，以及芳基或烷基二氮杂环类，其在紫外光照射下分别会形成双自由基、氮宾（nitrene）和卡宾（carbene）（表 2.2），其各有优势和局限性[52-55]，如何选择似乎高度依赖于环境。最近，备受关注的光活性基团是烷基二氮杂环胺和三氟甲基苯基二氮杂环[53]。

表 2.2 常用光反应基团及在紫外光下的反应

光谱波长 /m	芳基叠氮化物类	二苯甲酮类	二氮杂吡啶类
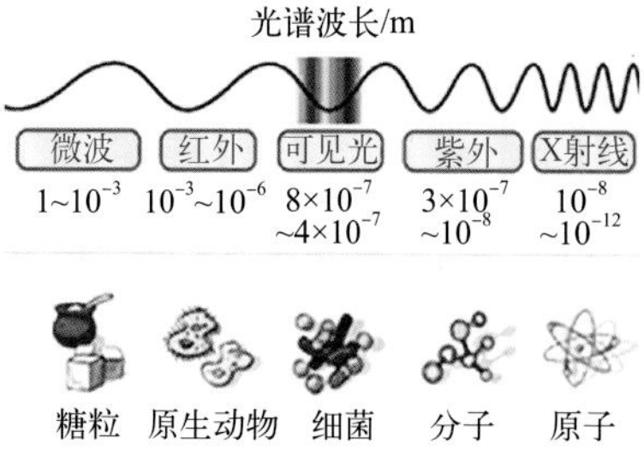 光谱波长/m 微波 1~10^{-3}；红外 10^{-3}~10^{-6}；可见光 8×10^{-7}~4×10^{-7}；紫外 3×10^{-7}~10^{-8}；X射线 10^{-8}~10^{-12} 糖粒 原生动物 细菌 分子 原子	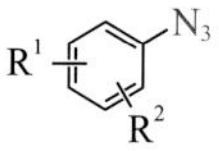 N_3, R^1, R^2	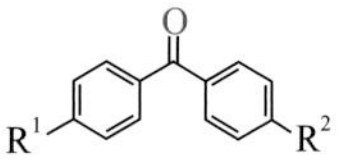 O, R^1, R^2	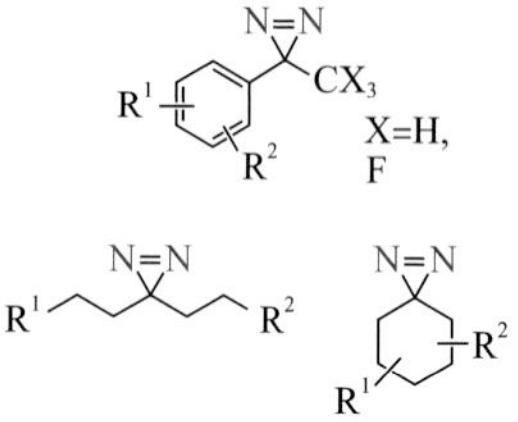 N=N, CX_3, R^1, R^2, X=H, F N=N, R^1, R^2 N=N, R^1, R^2
hv/（nmol/L）	254	360	360
活性反应组分	氮宾	C ═ O	卡宾
结合类型	不可逆	可逆	不可逆
活细胞兼容性	毒性	生物相容	生物相容
尺寸	++	−	+++
合成通用性	+	−	+++

与 2.4.1 节中描述的亲和探针类似，光活性亲和探针在活细胞中需要具有与母体化合物相同或相似的生物活性。优势是与评估带有连接臂的前体化合物相比，探针本身可以在相关的试验中进行测试。表 2.3 列举了几个光亲和探针和母体化合物的实例，同时列举了对照品的选择和定量蛋白质组学方法。

2.5.2　常规实验工作流程

MacKinnon 和 Taunton 描述了一种适用于多种系统及光亲和探针设计的重氮素光交联和点击化学的通用方案 [62]。实验工作流程包括以下步骤：①将光亲和探针与细胞共同孵育，使探针与其靶点相结合。探针孵育的时间和条件应反映用于检测小分子表型反应的生物测定条件。就探针浓度而言，通常在高浓度（IC_{90}）下进行孵育，以确保高靶点占有率。②以特定波长的光照射样品，激活光活性基团并与邻近蛋白质共价交联。③裂解细胞以暴露 PAL 探针 - 蛋白质结合物，将该结合物与报告标签分子进行点击化学结合，从而进行亲和富集。④通过使用报告 / 亲和标签进行亲和纯化，将标记的小分子 - 蛋白质共价结合物与其他蛋白质组分离。⑤消化亲和富集的蛋白质，获得肽片段。⑥使用 MS 对肽片段进行测序，以确定分离的蛋白质身份。

2.5.3　限制

通常情况下，通过表型效价衡量的母体未修饰小分子探针活性大于相应的光亲和探针类似物。由这种生物活性的差异可以推断对蛋白质结合剂亲和力的差异，以及由光敏分子对小分子 - 蛋白质相互作用干扰而导致的效价变化。直观而言，理想的方法是优化光活性官能团的位置，用于蛋白质骨架的修饰，但由于缺乏结合信息，这并不一定可行。矛盾的是，将 PAL 分子定位在允许保留生物活性的小分子结构区域，如小分子 - 蛋白质相互作用面向溶剂的区域，会导致与靶蛋白发生最小反应（非产生性淬火）或增强脱靶蛋白非特异性交联的风险。在第二种情况下，脱靶标记通常会加剧，特别是当探针的孵化浓度远远高于最大化靶点占有率所需的浓度时。为了区分背景和特异性标记，可以采用一些对照实验。有时进行竞争实验是实用的，以增加浓度的未标记母体小分子孵育细胞，同时孵育恒定浓度的 PAL 探针，以便在光照前将 PAL 探针从靶点上竞争去除。此外，Sieber 及其同事的研究建议，使用没有结合分子的最低限度的光活性探针来识别光交联剂特异性的脱靶 [63]。

2.6　靶点确证和作用方式

一旦确定了潜在的靶蛋白列表，具有挑战性的后续任务则是确证哪些是将小分子调节与表型反应联系起来的真正结合物。通常，化学蛋白质组学确证需要经过两步，即通过正交方法确证结合和表型再现（参见第 8 章）。有几种方法可以应对这一挑战，而方法的选择通常取决于已有的知识及生物背景。正如 2.2 节中讨论的，在某些情况下，如感染性疾病表型，细胞模型具有很好的特征，遗传工具可进行简化确证。例如，依赖

表 2.3 母体小分子及其光亲和探针示例

	A 生物活性亲和探针	B 母体化合物（小分子）	C 对照品及定量蛋白质组学方法	D 参考文献
1	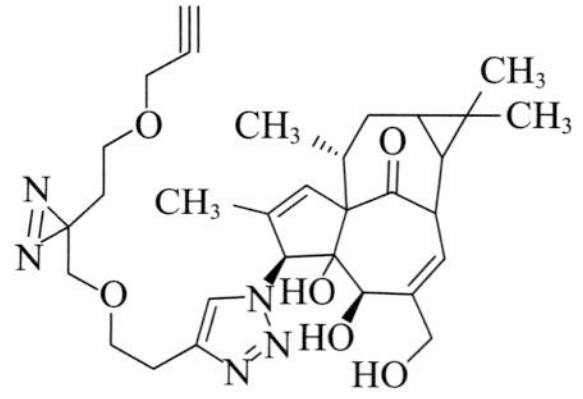	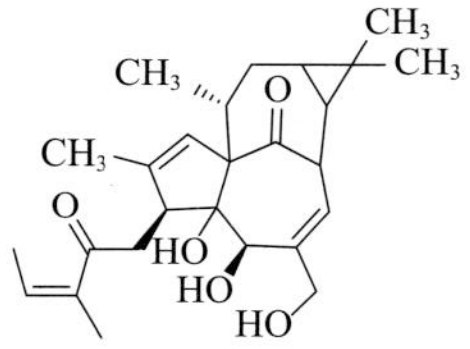	无紫外光或与小分子竞争 SILAC	[56]
2	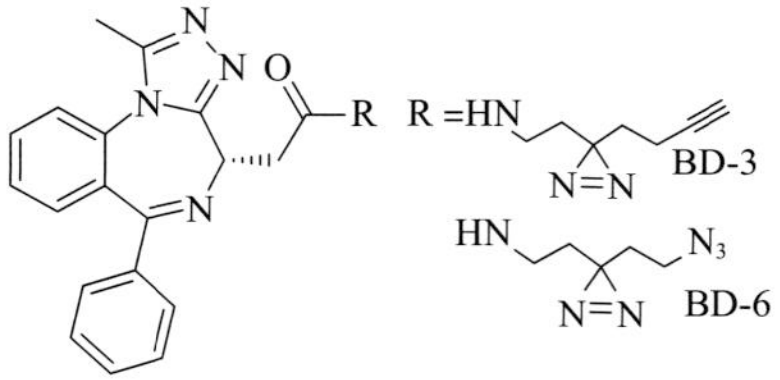	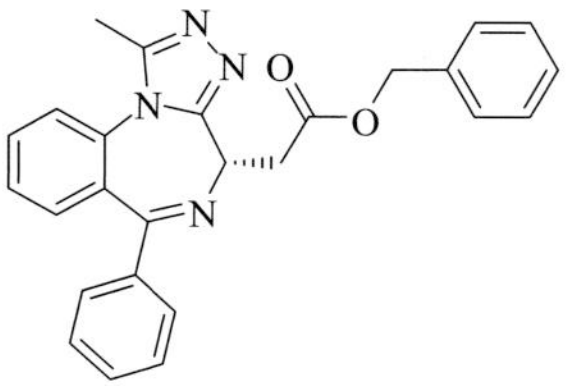	无紫外光或与小分子竞争 SILAC	[52]
3	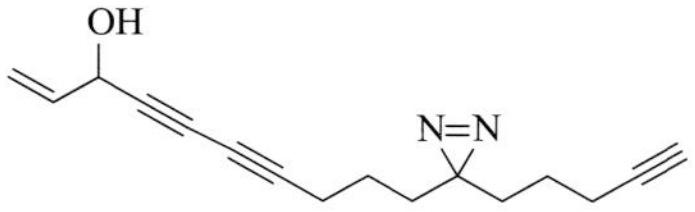	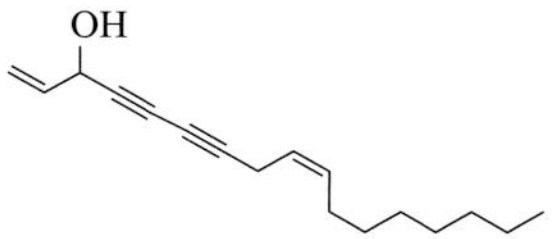	DMSO 对照 SILAC	[57]
4	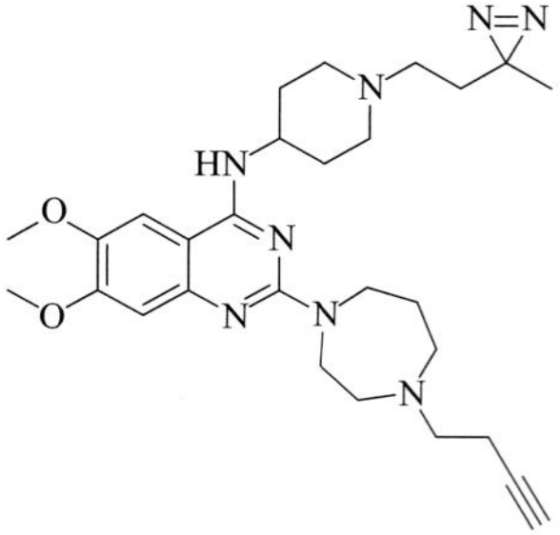	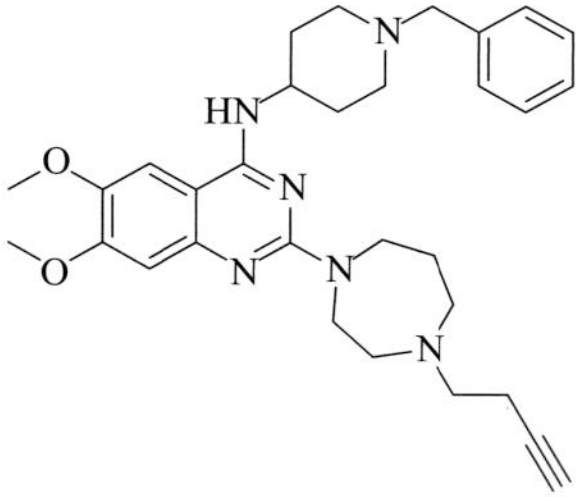	DMSO 对照 无标签	[58]

续表

	A 生物活性亲和探针	B 母体化合物（小分子）	C 对照品及定量蛋白质组学方法	D 参考文献
5	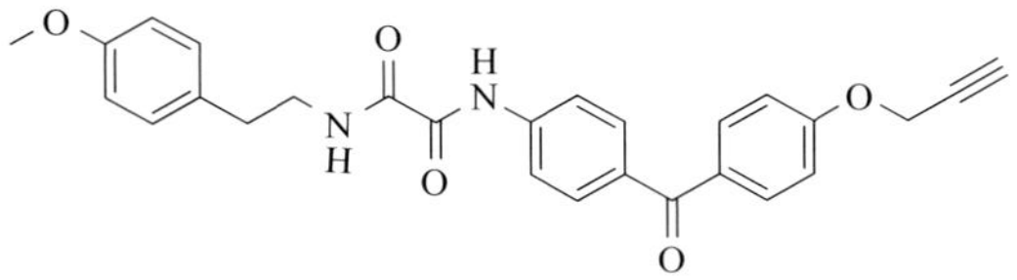	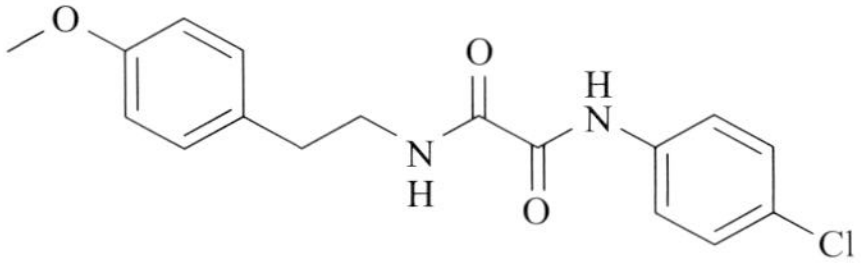	与小分子竞争 无标签	[59]
6	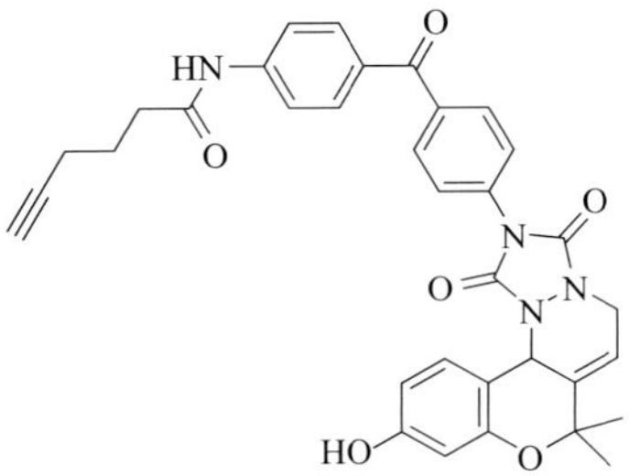	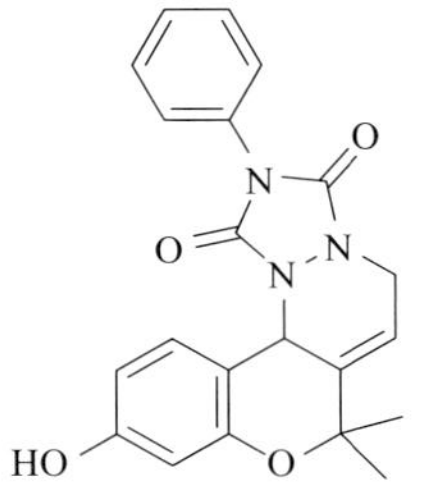	与小分子竞争 无标签	[60]
7	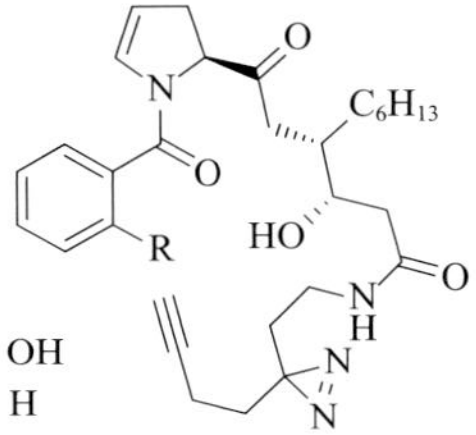 (a) R = OH (b) R = H	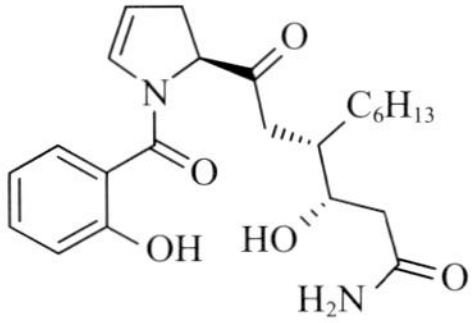	非活性类似物光亲和探针与小分子二甲基同位素标记竞争	[61]

注：包含有所使用的对照品及定量蛋白质组学方法。

在 MoA 阐明期间确定的蛋白质生长抗性突变菌株；当突变消除了生物活性小分子的作用时，有研究人员可以确切地指出小分子与野生型蛋白质的相互作用是细胞表型的驱动力。通常，小分子与蛋白质相互作用的常见测定方法包括使用重组蛋白及生物物理技术，如等温滴定量热法（isothermal titration calorimetry，ITC）、表面等离子共振（surface plasmon resonance，SPR）、差示扫描荧光法（differential scanning fluorimetry，DSF）[64]，以及基于细胞的热迁移分析（cell-based thermal shift assay，CETSA）（参见第 5 章）。证明靶点结合参与引起表型反应通路的最常见方法，是使用基因组编辑（如 CRISPR/Cas9）或应用于不同富集蛋白的 RNA 干扰，并评估细胞敲除（或敲低）表征母体化合物的效果（参见第 9 章）。为了确证表型反应是由靶点结合引起的，可以评估细胞测定中具有不同效力化学系列的几个代表化合物，以确定相关效力是否与细胞内的靶点结合有关。最近，开发了一种有趣的方法——CETSA 方法，在贴壁细胞中以成像作为读出靶点的方法[65]。同时监测下游相关事件或表型反应的生物标志物，可以直接测量靶点参与和表型效应。

如图 2.4 所示，Dale 等初步确定了 53 种与亲和基质 **2** 结合的潜在靶蛋白[49]。其中，CDK8 和 CDK19 与整个 CDK 介体复合物的其他亚基共同在置换试验中表现出迄今为止最高的亲和力（K_d 值分别为 36 nmol/L 和 102 nmol/L）。与强效类似物 **3** 的竞争也确定了 CDK8 和 CD19 是高亲和力的特异性结合蛋白。相反，结构相似但无活性的类似物 **4** 则未能与 CDK8 和 CDK19 或介体复合物的任何亚基竞争。此外，化合物 **1** 和 **3** 都与另外三种不相关的蛋白质复合物相互作用，但由于无活性的类似物 **4** 也与同样的三种蛋白质在相同的效力范围内相互作用，因此认为这些蛋白质不太可能对细胞活性发挥作用。这表明，在这种情况下使用活性和非活性类似物进行竞争性对照实验，可以挑选少数潜在的靶点进行确证。随后，研究人员使用 SPR 实验并最终通过共晶研究对靶点结合进行了确认。通过比较化合物 **1** 的诱导转录特征与 CDK8 和 CDK19 的基因沉默，获得的转录特征证实了 CDK8 和 CDK19 参与了细胞的表型活动（Wnt 信号转导）。最终，化合物 **1** 在 Wnt 依赖性肿瘤中的体内活性也得到了证明。

2.7 总结

阐明候选化合物的 MoA 和细胞靶点，对于化学生物学研究和药物开发至关重要。尽管在活细胞和生物体中采用无偏 PS 策略的趋势越来越明显，有可能发现生物学的全新方面，但所筛选靶点不明确的特点导致了通常所说的“黑箱药理学”（black-box pharmacology），并需要后续方法来阐明 MoA。小分子 MoA 去卷积仍然是一项重大挑战，没有一种方法能够精确地揭示所有类型药物的疗效靶点，并且通常需要组合应用才能获得成功。如上所述，实用的方法可以分为：①基于亲和力的方法，识别“靶点”的物理相互作用物（无标记方法和需要小分子修饰的亲和探针方法）；②细胞分析方法，使用小分子诱导的生物特征（形态学、转录和蛋白质特征分析）；③基于知识的方法，使用具有已知靶点和 MoA 化合物的参考集合；④遗传方法，鉴定与化合物诱导表型相关的基因，这不仅可以揭示结合靶点，还可以说明 MoA 中涉及的其他成分。

本章重点介绍了基于亲和力富集的方法，即使用修饰后的小分子化合物作为“诱饵”来识别直接的物理相互作用。尽管首选无标记方法，因为不需要对原始化合物进行修饰，但基于亲和纯化的方法也有其独特的优点：亲和富集显著降低了蛋白质组分析的复杂性，而修饰的小分子具有相似的细胞效价水平，由于其复杂的结构，可能会具有更少的脱靶效应，从而导致需要确证的潜在靶点数量更少。

基于亲和力的化学蛋白质组学的成功因素包括优化细胞效价（理想情况下为纳摩尔级活性），对 SAR 的透彻了解，以及修饰亲和试剂带来的最小效价损失。此外，使用阴性对照化合物，与在小分子不显示表型生物样本的“不敏感”细胞系中重复实验具有重要的参考价值。然而，有些蛋白质可能在不同的细胞区室仍会有表达，或形成不同的蛋白质复合物。此外，本章还强调了开发用于通路分析、标记假阳性和实验间比较（如比较裂解物与 PAL，或比较不同细胞系）的生物信息学工具的重要性。

最后，研究人员正积极开发多种靶点去卷积和 MoA 方法。正如一再强调的那样，没有一种方法可以精确揭示所有类型的疗效或完全确定 MoA。PDD 和靶点去卷积方法的发展趋势将是令人兴奋的。重要的是，应将新化合物 - 靶点不断添加至基于知识的核心工具中，并反馈至 PDD 的机制，将有助于确定新的靶点，并开展靶点确证研究。

（郭子立 译，白仁仁 校）

参考文献

1 Swinney, D.C. and Anthony, J. (2011). How were new medicines discovered? *Nat. Rev. Drug Discovery* 10 (7): 507–519.

2 Moffat, J.G., Rudolph, J., and Bailey, D. (2014). Phenotypic screening in cancer drug discovery – past, present and future. *Nat. Rev. Drug Discovery* 13 (8): 588–602.

3 Haasen, D., Schopfer, U., Antczak, C. et al. (2017). How phenotypic screening influenced drug discovery: lessons from five years of practice. *ASSAY Drug Dev. Technol.* 15 (6): 239–246.

4 Eder, J., Sedrani, R., and Wiesmann, C. (2014). The discovery of first-in-class drugs: origins and evolution. *Nat. Rev. Drug Discovery* 13 (8): 577–587.

5 Moffat, J.G., Vincent, F., Lee, J.A. et al. (2017). Opportunities and challenges in phenotypic drug discovery: an industry perspective. *Nat. Rev. Drug Discovery* 16 (8): 531–543.

6 Lee, J.A. and Berg, E.L. (2013). Neoclassic drug discovery: the case for lead generation using phenotypic and functional approaches. *J. Biomol. Screening* 18 (10): 1143–1155.

7 Vincent, F., Loria, P., Pregel, M. et al. (2015). Developing predictive assays: the phenotypic screening “rule of 3”. *Sci. Transl. Med.* 7 (293): 293ps15.

8 Horvath, P., Aulner, N., Bickle, M. et al. (2016). Screening out irrelevant cell-based models of disease. *Nat. Rev. Drug Discovery* 15 (11): 751–769.

9 Jenmalm Jensen, A., Martinez Molina, D., and Lundbäck, T. (2015). CETSA: a target engagement assay with potential to transform drug discovery. *Future Med. Chem.* 7 (8): 975–978.

10 Imming, P., Sinning, C., and Meyer, A. (2006). Drugs, their targets and the nature and number of drug targets. *Nat. Rev. Drug Discovery* 5 (10): 821–834.
11 Apsel, B., Blair, J.A., Gonzalez, B.Z. et al. (2008). Targeted polypharmacology: discovery of dual inhibitors of tyrosine and phosphoinositide kinases. *Nat. Chem. Biol.* 4 (11): 691–699.
12 Lakemeyer, M., Zhao, W., Mandl, F.A. et al. (2018). Thinking outside the box – novel antibacterials to tackle the resistance crisis. *Angew. Chem. Int. Ed.* 57: 14440–14475.
13 Delves, B.J., Miguel-Blanco, C., Matthews, H. et al. (2018). A high throughput screen for next-generation leads targeting malaria parasite transmission. *Nat. Commun.* 9: 3805.
14 Gamo, F., Sanz, L.M., Vidal, J. et al. (2010). Thousands of chemical starting points for antimalarial lead identification. *Nature* 465 (7296): 305–310.
15 Wawer, M.J., Li, K., Gustafsdottir, S.M. et al. (2014). Toward performance-diverse small-molecule libraries for cell-based phenotypic screening using multiplexed high-dimensional profiling. *Proc. Natl. Acad. Sci. U.S.A.* 111 (30): 10911–10916.
16 Subramanian, A., Narayan, R., Corsello, S.M. et al. (2017). A next generation connectivity map: L1000 platform and the first 1,000,000 profiles. *Cell* 171 (6): 1437–1452.
17 King, F.J., Selinger, D.W., Mapa, F.A. et al. (2009). Pathway reporter assays reveal small molecule mechanisms of action. *J. Assoc. Lab. Autom.* 14 (6): 374–382.
18 Zhang, J.D., Küng, E., Boess, F. et al. (2015). Pathway reporter genes define molecular phenotypes of human cells. *BMC Genomics* 16: 342.
19 Nijman, S.M. (2015). Functional genomics to uncover drug mechanism of action. *Nat. Chem. Biol.* 11 (12): 942–948.
20 Velagapudi, S.P., Cameron, M.D., Haga, C.L. et al. (2016). Design of a small molecule against an oncogenic noncoding RNA. *Proc. Natl. Acad. Sci. U.S.A.* 113 (21): 5898–5903.
21 Liu, Y., Patricelli, M.P., and Cravatt, B.F. (1999). Activity-based protein profiling: the serine hydrolases. *Proc. Natl. Acad. Sci. U.S.A.* 96 (26): 14694–14699.
22 Schűrmann, M., Janning, P., Ziegler, S., and Waldmann, H. (2016). Small-molecule target engagement in cells. *Cell Chem. Biol.* 23 (4): 435–441.
23 Moellering, R.E. and Cravatt, B.F. (2012). How chemoproteomics can enable drug discovery and development. *Chem. Biol.* 19 (1): 11–22.
24 Schirle, M., Bantscheff, M., and Kuster, B. (2012). Mass spectrometry-based proteomics in preclinical drug discovery. *Chem. Biol.* 19 (1): 72–84.
25 Schenone, M., Dančík, V., Wagner, B.K., and Clemons, P.A. (2013). Target identification and mechanism of action in chemical biology and drug discovery. *Nat. Chem. Biol.* 9 (4): 232–240.
26 Wright, M.H. and Sieber, S.A. (2016). Chemical proteomics approaches for identifying the cellular targets of natural products. *Nat. Prod. Rep.* 33 (5): 681–708.

27 Plowright, A.T. and Drowley, L. (2017). Phenotypic screening. In: *Platform Technologies in Drug Discovery and Development*, Annual Reviews in Medicinal Chemistry, vol. 50 (ed. R.A. Goodnow Jr.,), 263–299. Cambridge, MA: Academic Press.

28 Jones, L.H. and Bunnage, M.E. (2017). Applications of chemogenomic library screening in drug discovery. *Nat. Rev. Drug Discovery* 16 (4): 285–296.

29 Santos, R., Ursu, O., Gaulton, A. et al. (2016). A comprehensive map of molecular drug targets. *Nat. Rev. Drug Discovery* 16 (1): 19–34.

30 Parker, C.G., Galmozzi, A., Wang, Y. et al. (2017). Ligand and target discovery by fragment-based screening in human cells. *Cell* 168 (3): 527–541.

31 Counihan, J.L., Wiggenhorn, A.L., Anderson, K.E., and Nomura, D.K. (2018). Chemoproteomics-enabled covalent ligand screening reveals ALDH3A1 as a lung cancer therapy target. *ACS Chem. Biol.* 13 (8): 1970–1977.

32 Ong, S.E. and Mann, M. (2005). Mass spectrometry–based proteomics turns quantitative. *Nat. Chem. Biol.* 1 (5): 252–262.

33 Rix, U. and Superti-Furga, G. (2009). Target profiling of small molecules by chemical proteomics. *Nat. Chem. Biol.* 5 (9): 616–624.

34 Domon, B. and Aebersold, R. (2010). Options and considerations when selecting a quantitative proteomics strategy. *Nat. Biotechnol.* 28 (7): 710–721.

35 Ong, S., Blagoev, B., Kratchmarova, I. et al. (2002). Stable isotope labeling by amino acids in cell culture, SILAC, as a simple and accurate approach to expression proteomics. *Mol. Cell. Proteomics* 1 (5): 376–386.

36 Ong, S.-E., Schenone, M., Margolin, A.A. et al. (2009). Identifying the proteins to which small-molecule probes and drugs bind in cells. *Proc. Natl. Acad. Sci. U.S.A.* 106 (12): 4617–4622.

37 Perkins, D.N., Pappin, D.J., Creasy, D.M., and Cottrell, J.S. (1999). Probability-based protein identification by searching sequence databases using mass spectrometry data. *Electrophoresis* 20 (18): 3551–3567.

38 Cox, J., Neuhauser, N., Michalski, A. et al. (2011). Andromeda: a peptide search engine integrated into the MaxQuant environment. *J. Proteome Res.* 10 (4): 1794–1805.

39 Ziegler, S., Pries, V., Hedberg, C., and Waldmann, H. (2013). Target identification for small bioactive molecules: finding the needle in the haystack. *Angew. Chem. Int. Ed.* 52 (10): 2744–2792.

40 Huber, K.V.M. and Superti-Furga, G. (2016). Profiling of small molecules by chemical proteomics. In: *Proteomics in Systems Biology*, Methods in Molecular Biology, vol. 1394 (ed. J. Reinders), 211–218. New York, NY: Humana Press.

41 Sato, S., Kwon, Y., Kamisuki, S. et al. (2007). Polyproline-rod approach to isolating protein targets of bioactive small molecules: isolation of a new target of indomethacin. *J. Am. Chem. Soc.* 129 (4): 873–880.

42 Huang, S.M.A., Mishina, Y.M., Liu, S. et al. (2009). Tankyrase inhibition stabilizes axin and antagonizes Wnt signalling. *Nature* 461 (7264): 614–620.

43 Chou, D.H., Vetere, A., Choudhary, A. et al. (2015). Kinase-independent small-molecule inhibition of JAK-STAT signaling. *J. Am. Chem. Soc.* 137 (24): 7929–7934.

44 Dittmann, A., Werner, T., Chung, C.W. et al. (2014). The commonly used PI3-kinase probe LY294002 is an inhibitor of BET bromodomains. *ACS Chem. Biol.* 9 (2): 495–502.

45 De Waal, L., Lewis, T.A., Rees, M.G. et al. (2015). Identification of cancer-cytotoxic modulators of PDE3A by predictive chemogenomics. *Nat. Chem. Biol.* 12 (2): 102–108.

46 Li, J., Casteels, T., Frogne, T. et al. (2017). Artemisinins target $GABA_A$ receptor signaling and impair α cell identity. *Cell* 168 (1–2): 86–100.

47 Fauster, A., Rebsamen, M., Huber, K.V.M. et al. (2015). A cellular screen identifies ponatinib and pazopanib as inhibitors of necroptosis. *Cell Death Dis.* 6 (5): e1767.

48 Abrahams, K.A., Chung, C.W., Ghidelli-Disse, S. et al. (2016). Identification of KasA as the cellular target of an anti-tubercular scaffold. *Nat. Commun.* 7: 12581.

49 Dale, T., Clarke, P.A., Esdar, C. et al. (2015). A selective chemical probe for exploring the role of CDK8 and CDK19 in human disease. *Nat. Chem. Biol.* 11 (12): 973–980.

50 Mallinger, A., Crumpler, S., Pichowicz, M. et al. (2015). Discovery of potent, orally bioavailable, small-molecule inhibitors of WNT signaling from a cell-based pathway screen. *J. Med. Chem.* 58 (4): 1717–1735.

51 Li, Z., Wang, D., Li, L. et al. (2014). "Minimalist" cyclopropene-containing photo-cross-linkers suitable for live-cell imaging and affinity-based protein labeling. *J. Am. Chem. Soc.* 136 (28): 9990–9998.

52 Pan, S., Jang, S.-Y., Wang, D. et al. (2017). A suite of "minimalist" photo-crosslinkers for live-cell imaging and chemical proteomics: case study with BRD4 inhibitors. *Angew. Chem. Int. Ed.* 56 (39): 11816–11821.

53 Hill, J.R. and Robertson, A.A.B. (2018). Fishing for drug targets: a focus on diazirine photoaffinity probe synthesis. *J. Med. Chem.* 61 (16): 6945–6963.

54 Peng, Z. and Chang, C. (2015). Recent developments and applications of clickable photoprobes in medicinal chemistry and chemical biology. *Future Med. Chem.* 7 (16): 2143–2171.

55 Smith, E. and Collins, I. (2015). Photoaffinity labeling in target- and binding-site identification. *Future Med. Chem.* 7 (2): 159–183.

56 Parker, C.G., Kuttru, C.A., Galmozzi, A. et al. (2017). Chemical proteomics identifies SLC25A20 as a functional target of the ingenol class of actinic keratosis drugs. *ACS Cent. Sci.* 3 (12): 1276–1285.

57 Heydenreuter, W., Kunold, E., and Sieber, S.A. (2015). Alkynol natural products target ALDH2 in cancer cells by irreversible binding to the active site. *Chem. Commun.* 51 (87): 15784–15787.

58 Lubin, A.S., Rueda-Zubiaurre, A., Matthews, H. et al. (2018). Development of a photo-cross-linkable diaminoquinazoline inhibitor for target identification in *Plasmodium falciparum*. *ACS Infect. Dis.* 4 (4): 523–530.

59 Theodoropoulos, P.C., Gonzales, S.S., Winterton, S.E. et al. (2016). Discovery of tumor-specific irreversible inhibitors of stearoyl CoA desaturase. *Nat. Chem. Biol.* 12 (4): 218–225.

60 Lee, S., Nam, Y., Koo, J.Y. et al. (2014). A small molecule binding HMGB1 and HMGB2 inhibits microglia-mediated neuroinflammation. *Nat. Chem. Biol.* 10 (12): 1055–1060.
61 Keohane, C.E., Steele, A.D., Fetzer, C. et al. (2018). Promysalin elicits species-selective inhibition of *Pseudomonas aeruginosa* by targeting succinate dehydrogenase. *J. Am. Chem. Soc.* 140 (5): 1774–1782.
62 Mackinnon, A.L. and Taunton, J. (2009). Target identification by diazirine photo-cross-linking and click chemistry. *Curr. Protoc. Chem. Biol.* 1 (415): 55–73.
63 Kleiner, P., Heydenreuter, W., Stahl, M. et al. (2017). A whole proteome inventory of background photocrosslinker binding. *Angew. Chem. Int. Ed.* 56 (5): 1396–1401.
64 Renaud, J., Chung, C., Danielson, U.H. et al. (2016). Biophysics in drug discovery. *Nat. Rev. Drug Discovery* 15 (10): 679–698.
65 Axelsson, H., Almqvist, H., Otrocka, M. et al. (2018). In situ target engagement studies in adherent cells. *ACS Chem. Biol.* 13 (4): 942–950.

第3章

化学蛋白质组学技术

3.1 引言

药物发现工作由于需要大量的时间、经济、人力及技术资源投入而备受限制。小分子药物的发现通常是通过体外筛选与靶点（DNA、RNA 或蛋白质）之间具有相互作用的潜在配体来实现[1]。通过筛选，对与靶点表现出高亲和力和选择性的化合物进行优化，并基于生物化学及细胞实验进行进一步确证。虽然这些实验可以提供分子的结合亲和力和选择性等基本信息，但对于化合物在真实生物系统中的完整相互作用情况的认识仍然不足。了解这些相互作用可以确证分子的作用机制。对于通过表型筛选出的小分子化合物，其分子作用靶点可能尚不清楚，而相关研究尤为重要。此外，任何脱靶相互作用的发现，对防止分子在成本较高的晚期开发中的失败至关重要[2]。为了解决这一问题，蛋白质组学分析（proteomics analysis）已成为研究目标生物系统蛋白质组学的一个强大工具。

蛋白质组学是对样品中全部蛋白质的研究，包括但不限于对其定性和定量分析。关键蛋白质组学工具的开发已经造福了药物研发和医学研究。其中一个关键工具是液相色谱 - 质谱联用技术（liquid chromatography-mass spectrometry, LC-MS）[3,4]，结合化学探针，其可准确评估内源性细胞或组织中蛋白质的水平和活性变化。由于蛋白质翻译后修饰（post-translational modification, PTM）和蛋白质 - 蛋白质相互作用（protein-protein interaction, PPI），表达的蛋白质水平不一定与蛋白质的活性相关。为了评估蛋白质的活性图谱，一种被称为基于活性的蛋白质分析（activity-based protein profiling, ABPP）的方法被建立起来，用于直接鉴定和表征复杂自然体系中的催化活性[4-6]。这种 ABPP 方法在 Cravatt、Bogyo 和 Tate 等多个团队的研究和开发下得到了充分发展[4,5,7-10]。

ABPP 使用小分子探针，这种探针被称为基于活性的探针（activity-based probe, ABP），是从靶点的不可逆抑制剂或“自杀性”底物设计而来。ABP 通过酶的功能反应共价结合到靶蛋白的催化活性位点之上（图 3.1）[11]。将合适的报告基团（如荧光或生物素）亲和标记连接至 ABP 上，利用凝胶和 LC-MS 方法可对探针 - 蛋白质复合物开展进一步分析。除了对靶蛋白和酶的活性进行分析[4,7,12]，ABP 还可用于疾病状态下蛋白质功能的表征、酶抑制剂的发现与开发[8,13-15]、配体靶点的识别（identification, ID）[16-18]，以及酶活性和在生物体内定位等研究[19,20]。

近年来，基于亲和性蛋白质组学分析（affinity-based protein profiling, AfBPP）技术迅速发展，并广泛应用于非共价、可逆抑制剂和药物靶点的识别和定量[5,21]。与ABP不同的是，基于亲和力的探针（affinity-based probe, AfBP）是从可逆抑制剂设计而来的，并包含一个额外的化学基团，增加了一个光反应基团。在非共价结合靶蛋白后，通过光照，该基团可以转化为超反应中间体，如碳烯或自由基。然后促进探针与蛋白质的共价连接（图3.1）[22]。在药物发现与开发过程中，ABPP和AfBPP均可用于在临床试验之前识别和确证化合物的靶点和脱靶蛋白[16,17]。

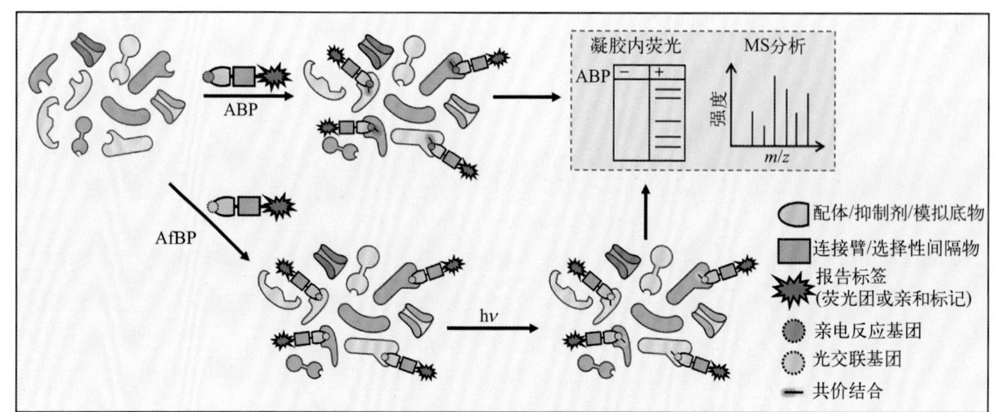

图3.1　基于活性的探针（ABP）与基于亲和力的探针（AfBP）

ABP与靶蛋白的活性位点发生共价结合，而AfBP与活性位点结合后通过光交联基团实现与靶蛋白的共价结合。ABP和AfBP都包含以下关键组件：活性部分、连接臂和报告标签

3.2 基于活性的探针和基于亲和力的探针设计

ABPP或AfBPP方法的关键都是探针的设计。需要考虑到靶点选择性、生物相容性、膜渗透性和溶解度等几个重要特性。ABP和AfBP的设计通常分别基于已知有效的共价不可逆或可逆抑制剂。

一般而言，ABP和AfBP包括三个基本组成部分：活性部分、连接臂和报告标签（图3.2）。活性部分可与靶蛋白的活性位点（ABP）或配体结合位点（AfBP）发生不可逆的共价结合。报告标签可用来直接检测和分离与探针结合的蛋白质，如通过与生物素（biotin）偶联进行富集或通过荧光标记进行成像。连接臂用于连接活性部分和报告标签，为两个基团之间提供足够的空间，以保证活性部分的选择性和反应性，并减少空间位阻。理想情况下，这三个基本组成部分应该是生物正交的，以实现对复杂生物系统的影响最小化。

3.2.1 活性部分（反应基团）

活性部分是ABP或AfBP最重要的结构，确保对一个或多个蛋白质活性位点的选

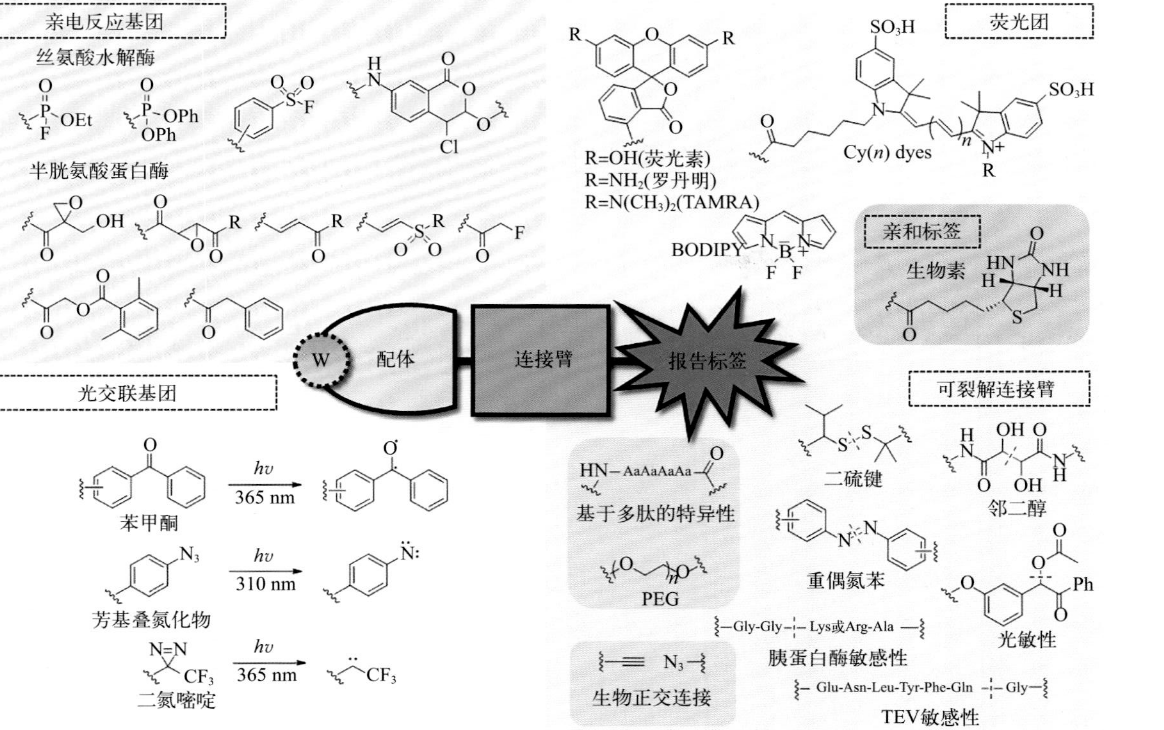

图 3.2　基于活性的探针（ABP）的基本结构，包括反应活性部分、连接臂和报告标签

反应活性部分不可逆地与靶蛋白共价结合。反应基团（W）根据抑制剂是否通过共价机制或非共价机制分别被分为亲电（橙色）或光交联（黄色）基团。连接臂（绿色）可以用作特异性部分，例如多肽识别序列，或用作可切割部分用于选择性地从蛋白质或多肽中切割探针。报告标签允许使用荧光基团进行可视化和 / 或使用亲和手柄（如生物素）进行纯化。有些探针完全消除了报告基团，通过在连接臂和报告标签的位置加入了一个“可点击”的链接，将蛋白质标记和报告标签结合分为两个步骤。然后，报告基团可以通过下游的生物正交连接步骤（见 3.2.4 节）结合，以减轻由庞大连接臂和报告标签可能引入的细胞渗透性和生物活性的降低

择性修饰。活性部分是基于非共价或共价抑制剂而开发的，可分为两类：用于 ABP 的亲电活性部分和用于 AfBP 的光交联部分。

3.2.1.1 亲电活性部分

典型的实例是半胱氨酸、丝氨酸和苏氨酸水解酶（如蛋白酶、脂肪酶）的 ABP 活性部分，其基于各自的水解机制生成亲电活性部分。但实际上，ABP 存在着非常广泛的潜在“起点”，包括具有反应性的天然产物 [23-25]，其中部分化合物将在 3.4 节中进行讨论。对于半胱氨酸、丝氨酸和苏氨酸水解酶，亲核酶活性位点残基与亲电性的活性部分发生反应，进而与 ABP 形成不可逆的共价键。图 3.2 展示了多种水解酶特异性亲电活性部分及其特定的靶点酶。一个值得注意的实例是氟磷酸酯 - 生物素（fluorophosphonate-biotin, FP-biotin），其是基于丝氨酸水解酶的氟磷酸二异丙酯（diisopropyl fluorophosphate, DFP）抑制剂而设计的 [26]。FP-biotin 被广泛用于研究丝氨酸水解酶的活性，在小鼠和人体蛋白质组中已鉴定出 80 多种丝氨酸水解酶 [27-29]，该探针的开发使得许多新型丝氨酸水解酶得以鉴定 [30]。尽管 FP-biotin 取得了成功并被广泛应用，但其对丝氨酸蛋白酶（如脂肪酶）并不具有特异性，相比之下，膦酸二苯酯 [31-33] 和异香豆素 [34-36] 与不同种类的蛋白酶更具反应特异性。

另一个关键的机制酶类是半胱氨酸蛋白酶。在相关研究中，ABP 利用半胱氨酸残基的特定序列作为亲核试剂及组氨酸残基来促进质子的转移，以便亲电活性部分靶向蛋白酶。目前，已经开发了几个反应基团可与半胱氨酸活性位点发生反应，包括酰基氧基甲基酮 [37]、重氮甲基酮 [38]、环氧化物 [39,40]、α- 卤代酮 [41]、α, β- 不饱和酮 [42] 和乙烯基砜 [43,44]。半胱氨酸蛋白酶，如木瓜蛋白酶 [39,45-47]、胱天蛋白酶 [48] 和去泛素化酶 [43,49-51] 家族，参与了包括癌症和寄生虫病在内的许多疾病，已被广泛地基于这些探针进行了研究。

3.2.1.2 光交联部分

AfBP 通常用于研究可逆抑制剂，因为这些抑制剂需要光交联部分在探针和蛋白质之间形成共价连接。AfBP 依赖于结合亲和力而不是机制反应性来实现靶向选择。将光反应性基团添加至可逆抑制剂结构中，可以在紫外光照射下形成一个高反应性的中间体，从而使探针和近端的蛋白质或酶之间形成共价键。这种方法的标记效率主要取决于用于生成反应物的光反应性部分的类型，以及探针结构与母体抑制剂骨架的相似性。

常用的光交联基团 [22,52,53] 包括芳基叠氮化合物、二苯甲酮和双吖丙啶 [54,55]，其在紫外光照射下会产生不同的活性中间体（图 3.2）。氮宾、双自由基和卡宾活性中间体可以插入近端 C—H、O—H、N—H 或 S—H 键中，在探针和所处环境中的任何物质（如结合蛋白质靶点）之间形成共价连接。这些基团可以在常温常压非避光条件下，在包括水在内的几种溶剂中使用，这些优势使其成为生物系统研究的利器 [56]。该技术可对天冬氨酸蛋白酶 [57] 和金属蛋白酶进行蛋白质组学的化学鉴定和活性分析 [58-60]，以及对蛋白质 - 蛋白质相互作用 [22] 和蛋白质 - 脂质相互作用（protein-lipid interaction）进行研究 [61]。将光交联基团引入可逆小分子抑制剂或药物，已经成为一种强有力的靶点及脱靶鉴定策略[62,63]。

3.2.2 报告标签

报告标签（reporter tag）可用于检测和分离靶蛋白或酶 - 探针复合物，并能够可视化、鉴定、定量或纯化探针 - 蛋白质复合物。一些简单的探针通过连接臂将反应基团连接至荧光染料上，如 TAMRA、荧光素（fluorescein）、罗丹明（rhodamine）、BODIPY 和 Cy 染料（Cy dye）(图 3.2)。这些探针可用于直接荧光可视化，通过十二烷基硫酸钠 - 聚丙烯酰胺凝胶电泳（sodium dodecyl sulfate-polyacrylamide gel electrophoresis, SDS-PAGE）分离蛋白质，并使用凝胶内荧光识别标记蛋白质。报告标签也可与荧光显微镜结合使用，用于研究原位（活体细胞）或体内蛋白质定位。此外，如果附加了亲和标记（如生物素），则可从背景蛋白池或裂解液中富集和纯化探针标记的蛋白质。富集的蛋白质可以通过质谱（MS）技术进一步鉴定和定量。

然而，荧光染料和亲和结合基团增加了探针的空间位阻，因此可能会干扰 ABP 的生物摄取及在原位或体内系统内的生物过程。为了解决这一问题，可使用生物正交连接化学，将探针 - 蛋白质结合和报告标签分为两步标记，具体内容参见 3.2.4 节。

3.2.3 连接臂

连接臂是连接反应基团和报告标签的探针中间部分。其可由多种官能团组成，可用来改变或优化探针的不同性质，如溶解度、摄取、特异性和可被裂解性，在微调反应基团的行为中发挥关键作用。

为了增加探针的选择性，可以调整连接体以促进与靶蛋白的结合。例如，使用已知能够与特定靶点结合的肽链或氨基酸作为连接臂[64]。此外，含有泛素蛋白连接臂的探针已被用于去泛素化酶（deubiquitinating enzyme, DUB）的分析，因为这有助于将探针定向至所需的酶类[50,51]。为了增加探针连接臂的溶解度，可以添加聚乙二醇（PEG）等。

将可被裂解的连接臂添加至 ABP 中可以简化 MS 对标记蛋白的定性和定量分析。在 MS 分析之前，通常使用生物素 - 链霉亲和素下拉富集标记蛋白，由于生物素与链霉亲和素之间的高亲和力（K_d 约为 10^{-15} mol/L），需要使用严格的洗脱条件才能将已标记的蛋白质回收。这可能会因内源性生物素化蛋白和与链霉亲和素或其固定载体非特异性结合的蛋白质产生背景噪声，从而产生假阳性结果。避免高背景信号的方法之一是在 ABP 内使用可裂解的连接臂，无须将结合蛋白从链霉亲和素上强烈洗脱。近年来，研究人员开发了一系列可裂解的连接臂，用于化学蛋白质组学和 ABPP 研究，如重氮苯[65,66]、二硫化物[67]、邻二醇[68]，以及光敏[69]、酸敏[70]和酶解的连接臂（图 3.2）[71,72]。

化学蛋白质组学中常用的两种裂解酶是烟草蚀纹病毒（tobacco etch virus, TEV）蛋白酶和胰蛋白酶。Cravatt 和 Speers 团队开发的一种 TEV 可裂解探针，与生物正交手柄和生物素亲和标签，以及同位素标记的缬氨酸相结合，广泛应用于基于 MS 的蛋白质定量分析[71,73]。然而，在基于 MS 的蛋白质组学中，胰蛋白酶更常用于蛋白质消化。Tate 团队开发了一种名为 AzRTB 的多功能捕获试剂。其中，以生物素进行富集，

TAMRA 荧光分子进行成像，并采用了胰蛋白酶可切割连接臂及用于生物正交连接至标记蛋白的叠氮基团[72]（参见 3.2.4 节）。该捕获试剂已被广泛应用，包括在全蛋白质组豆蔻酰化的鉴定及疟原虫中 *N*- 肉豆蔻酰基转移酶（*N*-myristoyl transferase, NMT）抑制剂的确证[74,75]。

3.2.4 生物正交化学

为了确保 ABP 的有效吸收，减少原位或体内生物系统的破坏，ABPP 使用了两步标记过程。活性分子或抑制剂首先用一个较小的反应基团进行修饰，以使母体化合物的结构变化最小化，并保持其活性和细胞通透性。反应基团被设计成生物正交，以减少对生物环境的干扰。换言之，化学反应独立于复杂的生物环境（如细胞），且不与之发生相互作用。一旦 ABP 处理完成，任何含有反应手柄的标记蛋白都可以通过适当的生物正交反应，连接至含有互补生物正交基团的报告标签上。该报告标签包含的化学基团，如荧光团或亲和手柄，允许下游生化操作（表 3.1）。

表 3.1 化学蛋白质组学中常用的生物正交反应。常见的标签和捕获试剂如图所示，即探针上含有炔基 / 环张力烯烃（strained alkene）；然而，这在原则上是可以互换的（如叠氮化物标签也可以用于探针，炔基也可以用于捕获试剂）

反应	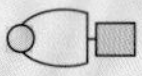 化学标签	捕获 / 检测试剂	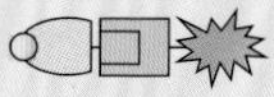 产物	参考文献
施陶丁格连接		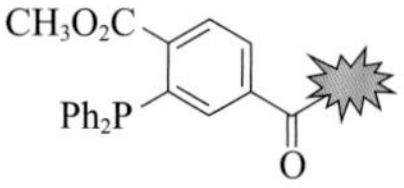 CH_3O_2C，Ph_2P，O	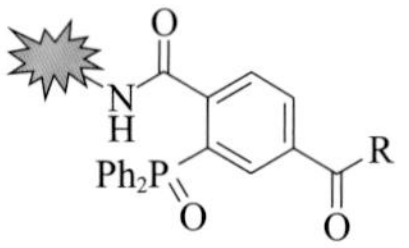 H，N，O，Ph_2P，O，R，O	[76] ～ [78]
CuAAC		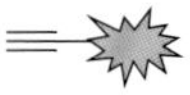 R-N_3 叠氮	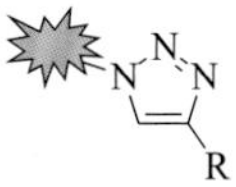 N，N，N，R	[17]、[24]、[79] ～ [81]
SPAAC		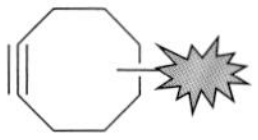	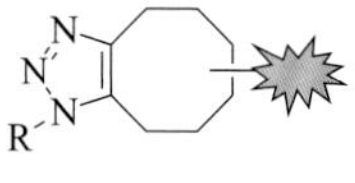 N，N，N，R	[82]、[83]
狄尔斯 - 阿尔德（Diels-Alder, DA）环加成	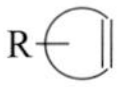	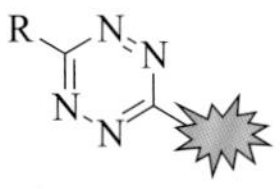 R 烯烃、环张力烯烃；R，N，N，N，N	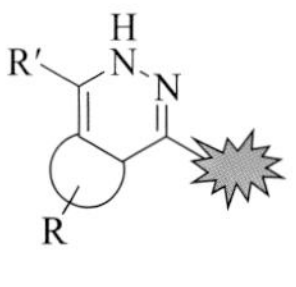 H，R′，N，N，R	[84] ～ [86]

为确保 ABP 的高效摄取，并减少原位或体内生物系统的破坏，将应用两步标记过程以促进 ABPP。首先，用较小的反应性基团修饰活性分子或抑制剂，旨在最大限度地

减小其与原始化合物的结构改变，并保留其活性和细胞渗透性。设计反应基团时，要考虑其生物正交性，即化学反应独立于细胞等复杂生物环境且不与之相互作用。一旦 ABP 处理完成，任何含有反应手柄的标记蛋白都可以通过适当的生物正交反应，连接至含有互补生物正交基团的报告标签上。该报告标签包含荧光分子或亲和手柄等化学基团，以进行下游的生化操作（表 3.1）。

生物正交反应是那些与水相条件兼容、高度选择性，且具有有效共价键形成的反应。最重要的是，其必须适用于生物系统。目前，已有四种不同的关键生物正交反应用于化学蛋白质组学之中（表 3.1）[82,87]。

3.2.4.1　施陶丁格连接反应

施陶丁格连接（Staudinger ligation）反应是由 Hermann Staudinger 于 1919 年提出的，并由 Carolyn R. Bertozzi 开发用于生物正交反应，具体是指叠氮和磷化氢之间形成稳定酰胺键的反应 [88]。该方法的优点是反应条件温和，不需要额外的试剂或有机溶剂。目前，该方法已被应用于多项 ABPP 原位和体内研究，包括巨噬细胞中的半胱氨酸组织蛋白酶分析 [77] 和蛋白酶体分析 [78]。虽然其不需要苛刻的反应条件，试剂毒性也相对较低，但磷化氢对氧较敏感，在水中溶解性较差，与其他生物正交反应相比，反应速率相对较慢 [87]。

3.2.4.2　铜 (Ⅰ)- 催化叠氮化物 - 炔环加成反应

铜 (Ⅰ)- 催化叠氮化物 - 炔环加成反应 [copper(Ⅰ)-catalysed azide-alkyne cycloaddition, CuAAC] 是由 Rolf Huisgen 发现的，随后 Sharpless 团队将其开发用于生物正交连接反应，具体是指末端炔基与叠氮化物反应生成 1,2,3- 三唑的反应 [89,90]。由于其优异的特性，在化学蛋白质组学和材料科学中非常流行，也被称为“点击”反应（“click” reaction）。在不含有机溶剂的条件下，CuAAC 的反应速率快，产物收率高，选择性好。炔烃和叠氮官能团体积小，具有化学惰性，易于嵌入探针，因此被广泛应用于“标签”。小尺寸和相对惰性使其成为极好的生物标签，对细胞固有环境的干扰最小，是 ABPP 中最常用的生物正交反应，最早是由 Cravatt 团队引入到此领域 [80]。由于母体化合物的大小、效力和细胞渗透性在很大程度上被保留下来，炔烃手柄通常用于研究小分子抑制剂或药物分子的靶蛋白。通过 ABPP 对已获 FDA 批准的药物进行了多个靶蛋白鉴定研究，如奥利司他（orlistat）[91]、阿司匹林（aspirin）[92]、穿心莲内酯（andrographolide）[93] 和氨苄西林（ampicillin）[94]。为此，这些药物被结构修饰带有炔烃标签，以便随后与报告分子进行生物正交连接，进而鉴定确切的靶点或脱靶蛋白。重要的是，这些信息可以用来获得更多关于药物副作用的原因，以及这些生物活性分子作用方式的细节。尽管 CuAAC 反应有诸多优点，但由于铜的毒性，这种反应不可能在原位或体内进行，所以探针 - 蛋白质标记和捕获试剂偶联必须分两步进行。此外，叠氮化物和炔标签并非完全正交，叠氮化物可与硫醇发生缓慢的背景氧化还原反应，而炔烃则易受代谢氧化的影响，如细胞色素 P450 酶的影响 [95]。

3.2.4.3 环张力促进的叠氮 - 炔环加成反应

Bertozzi 小组开发了环张力促进的叠氮 - 炔烃环加成（strain-promoted azide-alkyne cycloaddition, SPAAC）反应，也称为不含铜的叠氮 - 炔烃环加成反应，避免了铜催化剂潜在的毒性问题。SPAAC 通过叠氮化物和环张力炔（如环辛炔）反应生成三唑[96,97]。环张力的释放为该反应提供了热力学驱动力。这种连接策略已被用于活细胞表面和活体动物（包括秀丽隐杆线虫、斑马鱼和小鼠）的聚糖图谱分析[82]。与 CuAAC 相比，SPAAC 的反应速率较慢。环辛炔试剂已被开发用于增加反应性，以及保持试剂的生物相容性和稳定性。这种连接方法的局限性在于所需的官能团尺寸较大，导致水溶性差，硫醇与环辛炔试剂之间的交叉反应明显。

3.2.4.4 狄尔斯 - 阿尔德反应

狄尔斯 - 阿尔德反应（Diels-Alder reaction, DA 反应），即双烯体和亲双烯体的环加成反应，在生物条件下表现出良好的选择性和兼容性，且不需要额外的化学试剂。Overkleleft 团队已成功将该反应用于 ABPP 中，用于标记活细胞中的内源性蛋白酶体[84]。他们基于蛋白酶体抑制剂环氧霉素（epoxomicin）合成了含双烯体的 ABP，该探针可以连接亲双烯体功能化的荧光标签以进行可视化。类似地，逆电子需求的 DA 反应（inverse electron-demand Diels-Alder, IEDDA ）也被应用于 ABPP，通过在反应基团中引入一种具有张力的缺电子烯烃手柄［如降冰片烯（norbornene)］来实现[85]。这一手柄随后与一个四嗪功能化的标签偶联。van der Stelt 及其同事合成了一种降冰片烯修饰的二酰基甘油脂肪酶（diacylglycerol lipase, DAGL）抑制剂，并与荧光剂 BODIPY- 四嗪联合用于标记活细胞中的 DAGL，并通过凝胶中的荧光对探针 -DAGL 复合物进行检测[98]。DA 反应的局限性包括与生物亲核试剂的交叉反应、代谢不稳定性、溶解度低、化学标签尺寸大，最终导致标记效率和选择性较低。

3.3 化学蛋白质组学工作流程

为了对蛋白质进行定性和定量分析，必须将 ABP 与使用 MS 技术的蛋白质组学相结合。本节重点介绍 Tate 团队用于 ABPP 的两步标记化学蛋白质组学工作流程，以及相关分析方法（图 3.3）[23,24,72,74,75,81]。

首先，使用带炔基标记的 ABP 与模拟所研究生物系统的细胞进行孵育。为了筛选或分析相关抑制剂，将细胞以不同浓度的抑制剂进行预处理以进行竞争实验。然后，蛋白质靶点通过基于机理或光活化的标记与 ABP 共价结合，形成蛋白质 - 探针复合物。细胞裂解后，蛋白质 - 探针复合物通过在 3.2.4.2 节中描述的 CuAAC 反应“点击”至含叠氮基团的报告标签上。这些报告标签还包含荧光或生物素亲和部分，通过凝胶内荧光直接显示标记蛋白，以便于在 MS 实验之前优化交联或标记。

在随后的蛋白质组学分析中，使用中性亲和素微珠富集或分离经探针标记的蛋白质。微珠上富集的蛋白质利用胰蛋白酶进行消化，由于胰蛋白酶具有特异性，因此会在每个赖氨酸（K）或精氨酸（R）残基后特异性地将蛋白质切割成肽段。所得肽

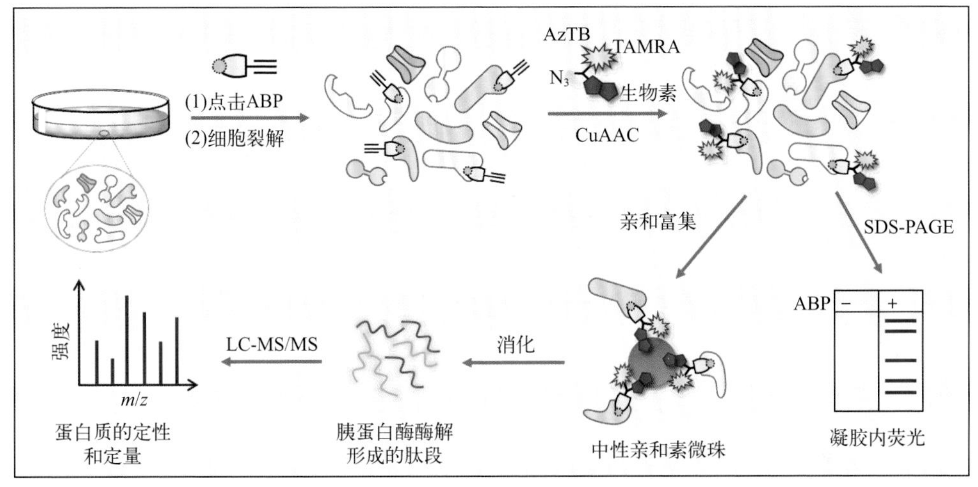

图 3.3 使用两步标记化学蛋白质组学的一般流程

在标记的第一步中，以一个可“点击”的 ABP 处理细胞，本例中使用了炔基探针。在这一阶段还可使用抑制剂或激活剂进行额外的处理。细胞被裂解后，探针标记的蛋白质通过 CuAAC 以叠氮 -TAMRA- 生物素（AzTB）捕获试剂标记。AzTB 既可进行基于凝胶的荧光分析，也可利用生物素标记蛋白和中性亲和素微珠之间的强结合进行亲和富集。富集后的蛋白质经珠上胰蛋白酶酶解获得其组成肽段，然后通过 LC-MS/MS 进行蛋白质定性和定量分析

段通过液相色谱 - 串联质谱（LC-MS/MS）进行蛋白质的定性和定量分析。目前已开发了多种 MS 定量技术，如无标记、化学标记和代谢标记的定量方法，将在后文进行讨论。

3.3.1 质谱定量蛋白质组学

分析不同条件下蛋白质表达水平的变化是化学蛋白质组学工作流程中最复杂的步骤之一，但对于实现标记及活性的客观和定量分析至关重要。蛋白质的定量分析是在肽水平上使用 MS 进行的，目前有几种可用的定量方法 [99,100]。具体包括无标记定量（label-free quantification, LFQ）、化学标记定量（chemical labelling quantification）和代谢标记定量（metabolic labelling quantification）等（图 3.4）。

3.3.1.1 无标记定量

无标记定量是一种相对定量方法，通过 MS 分别分析两个或多个样品之间的离子强度或信号（光谱计数）[101-104]。与其他标记方法相比，LFQ 的样品制备更简单，更快捷，成本更低，并且可用于无限数量的对比。因此，该方法适用于大型动物或生物标志物研究 [105,106]。此外，LFQ 样品的简单性使 MS 运行的蛋白质覆盖率得以最大化。然而，由于样品制备的差异，该方法存在一定的局限性，导致其准确度和重现性较低。由于一次只能运行一个样本，MS 处理时间也比标记法长 [107]。尽管如此，LFQ 方法已经被许多研究团队与 ABPP 相结合使用 [92,108-110]。

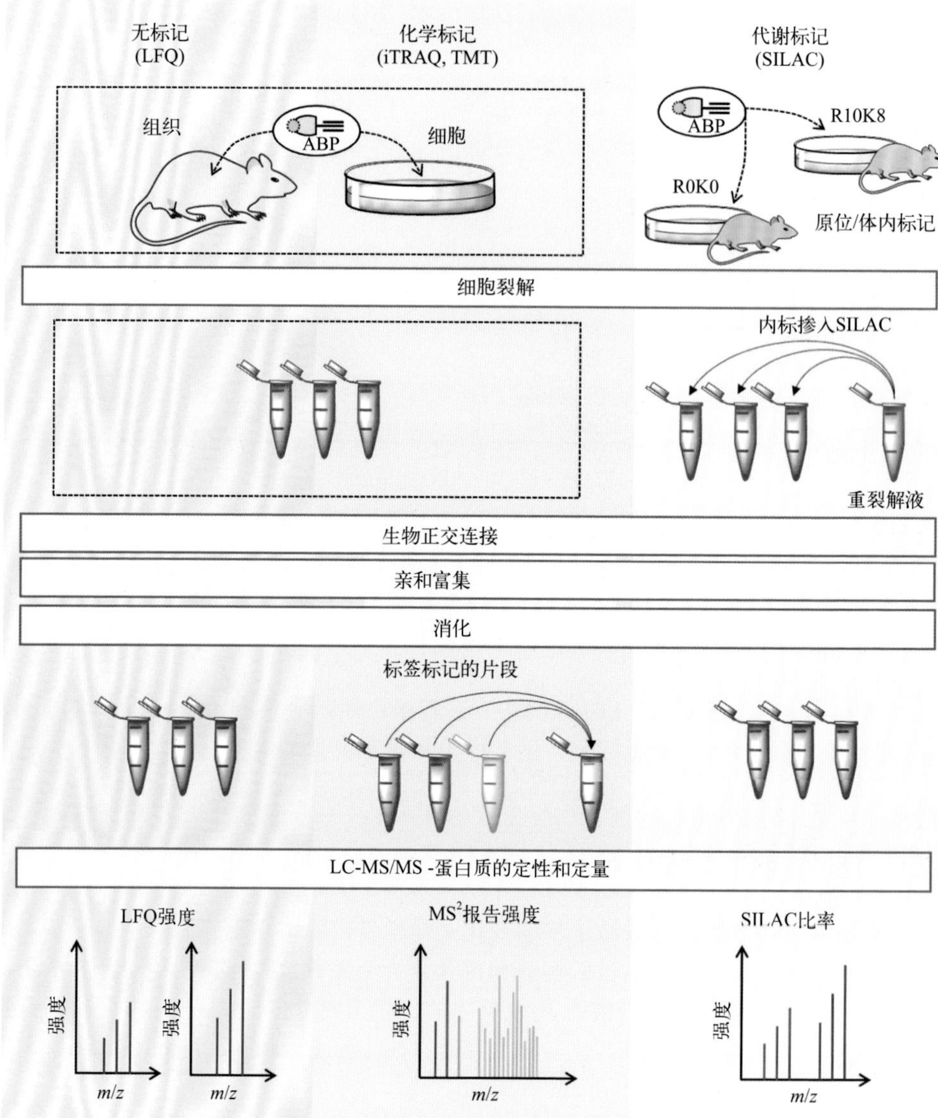

图 3.4 MS 定量蛋白质组学方法的工作流程概述

无标记定量（LFQ）：将未处理 / 处理的目标组织或细胞裂解，并与合适的报告标签相结合。然后将标记的蛋白质进行纯化及蛋白质水解消化，生成来自标记蛋白丰富的多肽库。富集的多肽直接通过 LC-MS/MS 进行分析，在每次 MS 运行中记录每个多肽的强度，从而进行蛋白质定量。化学标记（iTRAQ, TMT）：样品的准备方式与 LFQ 相同，但在肽水平上进行量化标记步骤。肽使用 TMT 或 iTRAQ 试剂进行标记，然后进行混合，并通过 LC-MS/MS 进行分析。每个样品中肽的相对含量由每个等重同位素标签 MS^2 报告离子的相对强度给出。代谢标记（SILAC）：在含有轻重同位素标记的氨基酸培养基中进行细胞培养。细胞裂解后，混合重标记和轻标记的裂解物，然后进行上述化学蛋白质组学工作流程。重肽与轻肽的相对强度提供了关于两种样品之间蛋白质水平变化的信息。虽然这仅限于两两比较，但存在一种替代方法，可将重标记的裂解液“掺入”到目标轻标记的裂解液中，作为相对定量的内标

3.3.1.2　化学标记定量

化学标记定量是一种标记多肽特定反应基团的方法，如半胱氨酸和伯胺。这些化学标记利用同位素和等重同位素基团，在 MS 分析中产生不同的质量，用于相关肽 / 蛋白质的相对定量。在同位素编码亲和标签（isotope-coded affinity tag, ICAT ）中可以利用氨基酸侧链的反应性直接标记蛋白质或肽样品，以便同时包含同位素编码的连接臂和亲和纯化的手柄 [111]。该标记方法具有反应产率高、重现性好、成本低等优点。然而，分析这些稳定同位素标记方法产生的 MS 数据可能会非常复杂，整体蛋白质混合物的复杂性增加，导致蛋白质覆盖率降低。相比之下，等重同位素标签，如 iTRAQ[112] 和串联质谱标记（tandem mass tag, TMT）[113-115]，被设计成不同的标签以便在 MS^1 水平上具有相同的质量，而这不会增加肽类的复杂性。然后，在 MS^2 水平上的碎片化过程中，标签修饰的肽产生不同质量的报告离子，用于定量每个条件下的肽水平。TMT 多通道试剂可用于定量多达 10 个或更多不同的样品，并在同一个 LC-MS/MS 检测下运行，进而消除运行之间的差异，减少处理时间和运行成本。然而，TMT 试剂比其他标记试剂更昂贵，而且 MS^2 分析中的离子污染使其定量具有挑战性 [116-118]。

3.3.1.3　代谢标记定量

代谢标记定量是化学蛋白质组学中广泛使用的一种定量技术，但通常不适用于难以代谢标记的系统（如临床样品和许多体内系统）。细胞培养过程中的氨基酸稳定同位素标记（stable isotope labeling by/with amino acids in cell culture, SILAC）涉及重 ^{13}C- 和 ^{15}N- 标记的氨基酸在蛋白质中的代谢掺入，如含有重（$Arg^{10}Lys^8$）、中（Arg^6Lys^4）或轻（Arg^0Lys^0）同位素标记氨基酸培养基中的细胞培养 [119,120]。这些标记的氨基酸被细胞用作蛋白质合成的原料，通常需要至少 5 个完整的细胞周期来实现＞ 99% 的代谢掺入。在 SILAC 中，标记样品从开始样品制备到 LC-MS/MS 分析，始终混合在一起作为一个样品进行处理，通过消除样品处理的变异性来提高准确性。对于蛋白质定量，可使用轻 - 重修饰肽的比率来推断每个样品中的相对蛋白质丰度。SILAC 已广泛应用于细胞实验 [121-123] 和选定的体内模型（动物喂食重或轻氨基酸）中，但后者的经济成本较高 [124-127]。

除了需要代谢活性外，SILAC 的主要限制是在经典 SILAC 实验中可以同时运行的样品数量通常受制于三种同位素标记的氨基酸的组合。此外，在“内标掺入 SILAC”方法中，通常将重同位素标记的样品作为对照样品“掺入”至每个轻标记的样品中，作为内标或参比蛋白质 [23,24,128,129]。然后，通过 LC-MS/MS 分析混合裂解液样品，并相对于内标对蛋白质进行定量，以给出分析蛋白质和参比蛋白质之间的差值比。

所有 SILAC 方法的一个普遍限制是，一些生物体或样品不能高效地并入同位素标记的氨基酸，如许多微生物（由于缺乏相关的营养缺陷型）、非增殖细胞或组织裂解物。为了解决这一限制，上述化学标签提供了一种在蛋白质或肽水平上标记样品的方法。然而，各样品裂解液必须分开处理，这意味着丧失了样品制备过程中一致性的优势。

3.4 ABPP应用及案例研究

数十年来，随着围绕 ABP 设计和应用的广泛发展，ABPP 策略变得更加流行。探针已应用于药物发现的多个案例中，包括蛋白质 / 酶图谱分析、抑制剂筛选、靶点识别和蛋白质成像（图 3.5）。蛋白质活性分析是传统 ABP 的主要应用，可在疾病的不同阶段鉴别新的生物标志物或治疗靶点，并根据 ABP 中所包含的活性部分和特定连接臂来确定酶的分类。例如，丝氨酸水解酶家族可由高效的氟磷酸酯（ fluorophosphonate, FP ）探针来进行靶向分析 [27,29,130]，而半胱氨酸蛋白酶家族是由乙烯基酮 [42] 或环氧化物 [39] 探针来靶向分析的。

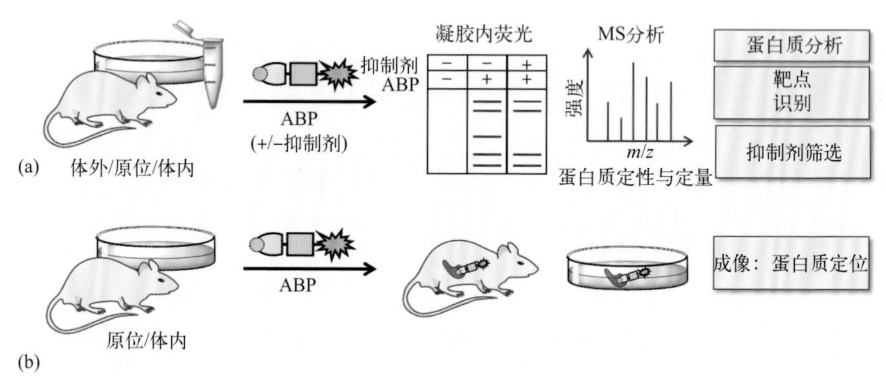

图 3.5　ABP 的应用

（a）ABP 结合了基于凝胶和基于 MS 的蛋白质组学分析方法，已被广泛应用于体外、原位和体内蛋白质图谱分析、靶点识别和抑制剂筛选；（b）荧光显微镜成像使用荧光标记或猝灭型荧光活性探针，可在活细胞和动物模型中进行活性蛋白质组成像

鉴于精心设计的 ABP 可以提供特定酶类的广谱蛋白质图谱，因此可以使用这些探针进行抑制剂的筛选。在竞争性实验中，生物样本预先与抑制剂一同孵育，然后进行 ABP 处理；通过比较探针在处理样品与未经抑制剂预处理样品的标记谱图，可识别出强效和选择性抑制剂（图 3.5）。这种竞争性 ABPP 策略的主要优势包括，可对一系列蛋白质而不只是单个靶蛋白进行抑制剂筛选，且可在活细胞内进行 [23,24,73,81]。

ABPP 的进一步应用是在整个细胞蛋白质组中鉴定特定抑制剂分子的靶蛋白和脱靶蛋白，从而可能揭示相应的作用模式并研究相关副作用。在这些情况下，ABP 或 AfBP 活性部分是基于抑制剂的特定结构。这种 ABP 可用来标记抑制剂的靶蛋白，并且 ABP- 蛋白质复合物可通过上述化学蛋白质组学工作流程可视化。然而，使用母体抑制剂分子的基于竞争性的 ABPP 仍然是必要的，以便将母体抑制剂分子的真正靶点从探针化学修饰或亲和树脂上非特异性富集产生的假蛋白质靶点中分离出来（如为了实现生物正交连接、可视化或富集）。这种策略已被广泛应用于药物发现中，以最小化药物发现过程中的成本和时间，并鉴别可能导致小分子临床试验失败的脱靶蛋白 [16 - 18,131,132]。

除了作为药物开发工具外，荧光标记的 ABP 还被开发用于原位或体内实时监测酶活性，以研究酶定位和监测疾病的不同阶段（图 3.5）[10,19,133]。然而，荧光 ABP 在成像应用中往往受到限制。无论是在对照样品中，还是在与靶点酶发生相互作用时，荧光 ABP 通常会产生强烈的荧光信号，且这种信号并不总是容易被洗脱掉。为了克服这一问题，开发了猝灭型荧光活性探针（quenched fluorescent activity-based probe, qABP）用于实时定位研究，以及原位和体内的酶活性分析 [9,20,134-136]。qABP 的荧光信号仅在活性酶与 qABP 反应时产生，从而减少或消除了来自游离探针的背景信号。

下文将介绍五个最近的案例研究，重点介绍了 ABP 的应用。在第一个案例研究中，ABPP 作为一种工具来分析研究古菌未被发现领域的丝氨酸水解酶 [137]。这些广谱靶向丝氨酸水解酶的 ABP，在第二个案例研究中进一步被用于识别“BIA 10-2474”，一种Ⅰ期临床试验失败药物的靶蛋白和脱靶蛋白 [2]。在第三个案例中，研究了来自 Tate 团队的两篇论文，其中天然产物衍生的 ABP 被用于选择性标记靶蛋白 [24,81]。第四个案例研究利用基于片段的配体发现，结合基于 MS 的分析以寻找新的片段 - 蛋白质相互作用 [15]。而最后一个案例利用 qABP 研究蛋白质在活细胞和体内的定位 [135]。

3.4.1　案例研究 1：基于活性的蛋白质分析是一种嗜极古菌中酶鉴定和筛选的强大方法

随着新药的探索研究越来越广泛，科学家们正越来越多地延伸到更远的领域，寻找新的通路、酶和代谢产物，为下一代药物设计提供灵感。Kaiser 和 Siebers 团队利用 ABPP 研究了古菌领域中未被发现的酶，重点关注具有高度个体化生化通路的嗜极物种 [137]。这些新发现的酶可以被改造成实用的生物催化工具。

古菌代表了一个不同的生命领域，与真核生物和原核生物分支不同，其具有与其他领域不同的替代代谢通路。其中一些通路所涉及的酶与细菌或真核细胞中发现的等效物完全不同，或仅存在微弱关联 [138]。许多古菌表现出了极具吸引力和不同寻常的细胞特性，如非典型的膜脂和不同的细胞壁结构 [139,140]。

一些古菌已经适应了极端的生活条件，如高温和低温、pH 值和盐度，进一步扩大了细胞特性的范围。然而，尽管有这么多有趣的发现，但对不同古菌物种的研究受到了同样极端环境条件和培养困难的限制。

最常研究的古菌酶是通过大肠杆菌中表达的。然而，这影响了蛋白质的折叠，并忽略了任何天然的 PTM。此外，古菌启动子序列与细菌中存在的启动子序列之间的差异，也会引起更多的复杂性，这使得基于细菌宿主的古菌酶筛选识别变得更加困难。

Kaiser 和 Siebers 通过 ABPP 技术对古菌酶活性进行了研究，因为使用这种探针可以提供一种敏感、简单的方法来识别和研究这些酶在其原生宿主细胞中的活性。此前，没有任何团队在古菌中进行过 ABP 的体内试验。最初的挑战是选择一种探针和古菌物种组合，该组合可以在同样极端的条件下使用。基于膦酸酯（phosphonate）的丝氨酸水解酶（serine hydrolase）探针是一种特征非常明显的探针，具有很强的标记性，因此选择这种探针作为起始点。这些探针包含一个膦酸酯活性基团（可与酶的活性位点发生反应）、一个连接臂，以及一个基于点击化学用于可视化、检测或富集标记蛋白的炔基标记标签（图 3.6）。

根据易于基因修饰的能力，最终选择了一种名为嗜酸热硫化叶菌（*Sulfolobus acidocaldarius*）的古菌。这一古菌是在黄石国家公园的一个酸性温泉中发现的，可以在 pH 2 ～ 3、75 ～ 80 ℃的条件下在培养基中生长。此外，研究人员还对另外两个物种进行了研究，以证明该技术的多功能性：一个亲缘关系较近的硫矿硫化叶菌（*Sulfolobus solfataricus*），其拥有更大的基因组和更广的代谢多样性；以及另一个亲缘关系较远的沃氏嗜盐富饶菌（*Haloferax volcanii*），高盐水平和 30 ～ 55℃是其最佳生长条件。

Kaiser 和 Siebers 最初以 5 种不同的探针标记嗜酸热硫化叶菌裂解物，使用罗丹明 - 叠氮（rhodamine-azide, Rho-N_3）进行点击化学反应，并通过凝胶内荧光对结果进行比较，表明在 pH 8.0、25 ℃和 78 ℃条件下使用每种探针标记的效果是相当的。第一个是氟膦酸酯探针（fluorophosphonate-based probe, FP）[141]，带有 FP 活性基团。在该探针中引入硝基苯酚乙基离去基团，得到了活性较低的第二个探针（图 3.6）。接着开发了另外两种硝基苯酚乙基膦酸酯探针（nitrophenol ethyl phosphonate probe, NP），其活性基团为疏水基，分别为邻苯二甲酰基和庚基链。最后一个探针是从硝基苯酚乙基探针中得到的阴性对照探针，该探针缺少离去基团，因此处于非活性状态。研究人员最终选择了两种探针，即选择性最强的硝基苯酚乙基膦酸酯探针和标记最多的氟膦酸酯探针进行进一步的实验。

研究人员接着再次使用嗜酸热硫化叶菌，证实极端的体内 pH 不会影响古菌在体内的标记模式，但这一次是在 pH 3.0 的培养条件下，将其与罗丹明 - 生物素 - 叠氮（rhodamine-biotin-azide, RH-Biot-N_3）进行点击化学反应。采用亲和素偶联珠进行富集，以及后续的凝胶荧光分析，通过凝胶内消化和质谱鉴定，确定了关键的 38 kDa 和 140 kDa 带为丝氨酸水解酶。以上结果通过缺失突变体的产生和互补分析得到进一步证实。总体而言，在预测的 17 种丝氨酸水解酶中，有 10 种最终被 ABPP 鉴定出来。

为证实该方法的稳定性，研究人员进一步在其他古菌中进行了 ABPP 实验。硫矿硫化叶菌在相同的高温、高酸条件下，采用相同的工作流程，再次观察到强标记，成功鉴定出了预测的 18 种丝氨酸水解酶中的 10 种。为了研究盐浓度对标记效率的影响，进一步在高盐、45 ℃下使用沃氏嗜盐富饶菌进行了等效实验。尽管没有进行多方面的优化，但还是成功识别出预测的 22 种丝氨酸水解酶中的 5 种。

Kaiser 和 Siebers 进一步证实了异源表达的细菌丝氨酸水解酶可使用 ABPP 进行检测。他们使用了嗜酸热硫化叶菌的一个缺失突变体，表达从基因组文库中鉴定的两种热稳定的细菌酯酶 LipT 和 LipS[142]，这两种酶与古菌中存在的酯酶不同。此外，将海栖热袍菌（*Thermotoga maritima*）丝氨酸水解酶 TM_1022 克隆至嗜酸热硫化叶菌突变体中，包括其原始的细菌启动子序列。最终，所有蛋白质均被所开发的 ABPP 工作流程成功鉴定。

随后，研究人员使用了两种酶活力测定实验来评估 ABPP 方法的灵敏度。第一种方法使用嵌入琼脂中的不透明脂质底物来观测酯酶活性；第二种方法使用对硝基苯酚

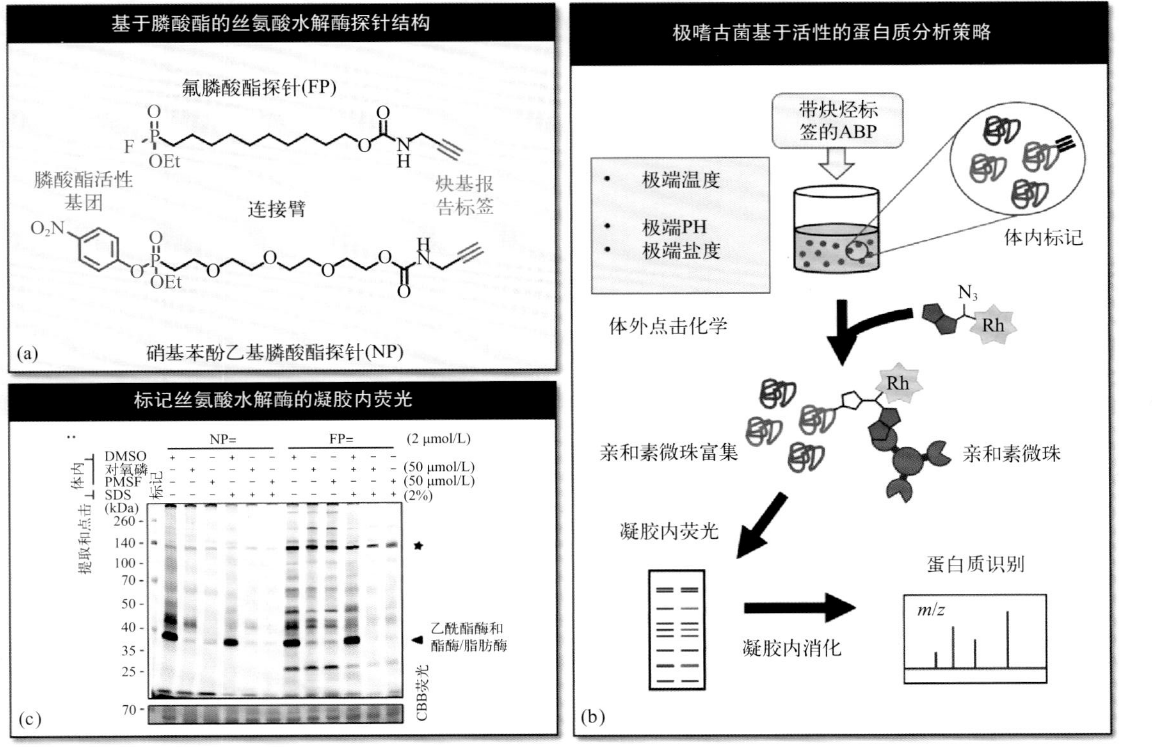

图 3.6 （a）所使用 FP 和 NP 探针的结构，以蓝色表示膦酸酯活性基团，以红色表示炔基标签。（b）极嗜古菌的 ABPP 策略：以炔基标记探针在极端条件下培养古菌。裂解物通过 CuAAC 化学“点击”至报告标签 Rh-Biot-N_3 上，并使用亲和素微珠富集，然后进行凝胶内荧光、凝胶内消化和蛋白质组学分析，以鉴定蛋白质。（c）一个采用 NP 和 FP 探针进行凝胶内荧光读数的实例。两种探针分别标记 140 kDa 和 38 kDa 的蛋白质，随后被鉴定为丝氨酸水解酶[137]

辛酸酯来测试酶活性的比色读数。两种检测方法都证实了 ABPP 的结果：经 ABPP 鉴定的酯酶敲除突变株的总体酯酶活性较低。

综上所述，Kaiser 和 Siebers 在极端条件下使用丝氨酸水解酶探针证实了 ABPP 优异适用性，可在不同环境下对多种古菌物种的酶进行分析。传统的探针只能在温和的条件下使用，但本案例研究证明了该技术在酶鉴定和筛选方面独特的多功能性。

3.4.2 案例研究 2：脂肪酸酰胺水解酶抑制剂的临床试验失败

脂肪酸酰胺水解酶（fatty acid amide hydrolase, FAAH）是一种丝氨酸水解酶，可水解内源性大麻素（endocannabinoid）的酰胺键，如大麻素（anandamide, AEA）和其他酰胺化脂类。抑制 FAAH 活性可增强内源性大麻素活性，这是治疗多种疾病的潜在方法（包括神经系统疾病、疼痛和炎症），使其成为一个有吸引力的药物靶点 [143,144]。由葡萄牙制药公司 Bial-Portela & CA. SA. 开发的 BIA 10-2474 分子（图 3.7）最初是一个很有前景的 FAAH 抑制剂临床候选药物。然而，该药物在 I 期临床试验中失败了，不幸导致一名志愿者死亡，并导致同一组的其他四名志愿者出现严重的神经功能缺陷 [145,146]。自从这一事件发生以来，一些研究小组和监管机构一直在努力了解这一不良反应事件的原因 [2]。

BIA 10-2474 是基于咪唑 - 脲的结构设计的，该结构被认为可与丝氨酸水解酶的活性位点形成共价键。ABPP 提供了一种强大的方法来表征该分子的靶蛋白谱，有助于进一步了解其作用机制和任何可能导致这一结果的脱靶机制。在 van der Stelt 和 Kushner 小组进行的这项研究中，首先合成了 BIA 10-2474 的炔基类似物以确认其作用模式 [2]。这些炔基类似物首先与小鼠和人脑裂解液一起孵育，然后通过点击反应与一个荧光探针结合来标记蛋白质。实验发现这些炔基类似物在裂解液中标记了 FAAH，证明 BIA 10-2474 是一种不可逆的 FAAH 共价抑制剂。

研究人员随后使用了 FP 探针（图 3.7），这是一种目前广泛使用的工具，用于丝氨酸水解酶抑制剂筛选和基于活性的丝氨酸水解酶分析，在不同的疾病阶段，表征被 BIA 10-2474 抑制的非靶向水解酶。通过将 FP 探针和加入 FAAH 的裂解液，与 FAAH 高表达的 HEK293T 细胞共同孵育，证实了 BIA 10-2474 对 FAAH 的效力。使用 TAMRA 偶联的 FP 探针，凝胶电泳显示与 FAAH 对应的蛋白带，在 BIA 10-2474 存在的情况下显示出 FP 标记的剂量依赖性减少（图 3.7）。

由于已知人结肠癌细胞系 SW620 表达内源性丝氨酸水解酶，包括 FAAH 和 FAAH2，因此其在高表达系统确证实验后被用于蛋白质组学实验。在这项工作中，还将 BIA 10-2474 与另一种 FAAH 抑制剂 PF04457845 进行了比较，后者已处于Ⅱ期临床试验，且没有表现出任何严重的副作用 [147,148]。采用 SILAC 定量方法，以 DMSO 和不同浓度的 BIA102474 或 PF04457845 处理细胞。在处理 4 h 和 24 h 后，将细胞裂解并以生物素化的 FP 探针处理，用链霉亲和素琼脂糖珠富集生物素化的蛋白质，然后将重标同位素标记和轻标同位素标记的裂解物混合，进行消化后使用 LC-MS/MS 进行分析。研究人员发现，虽然 BIA 10-2474 以人源 FAAH 为靶点，但其具有几个脱靶蛋白，

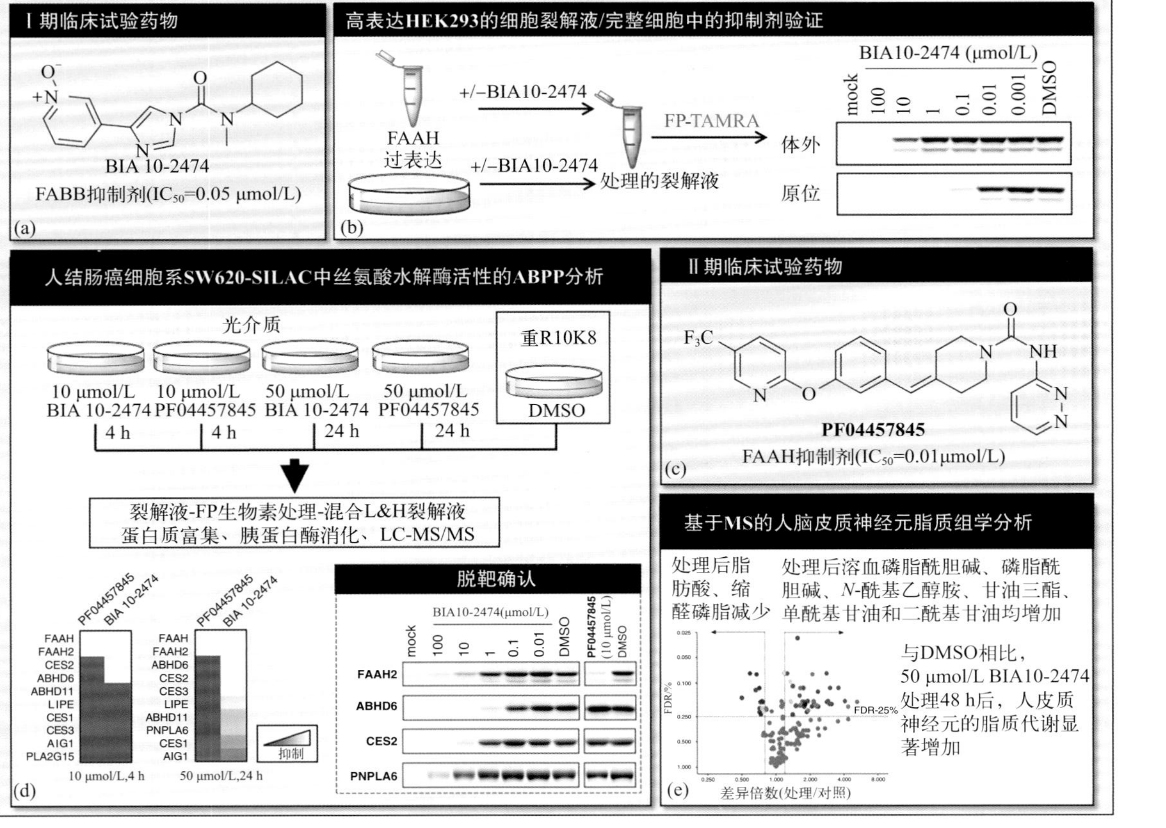

图 3.7　使用 ABPP 识别 FAAH 抑制剂 BIA 10-2474 的靶蛋白和脱靶蛋白

（a）BIA 10-2474 的结构，一种在Ⅰ期临床试验中失败的 FAAH 抑制剂。（b）使用 ABPP 及凝胶内荧光方法确证抑制剂。FAAH 高表达 HEK293T 细胞裂解物和完整细胞与不同浓度的 BIA 10-2474 或 DMSO 对照预孵育（体外 30 min，原位 4 h）。随后以 FP-TAMRA（一种广谱丝氨酸水解酶 ABP）标记处理后的样品，并通过凝胶内荧光直接观察 FAAH 活性。（c）PF04457845 的结构，一种在Ⅰ期和Ⅱ期临床试验中显示出安全性的 FAAH 抑制剂。（d）BIA 10-2474 的靶点识别，基于竞争性的化学蛋白质组学使用“内标掺入 SILAC”的方法。以 10 或 50 μmol/L 抑制剂（BIA 10-2474 或 PF04457845）处理同位素轻标记的 SW620 细胞，将 DMSO 处理重标记细胞作为对照。然后将处理过的细胞裂解并以 FP 生物素标记。裂解液标记后，富集和消化合并的轻裂解液和重裂解液，然后进行 LC-MS/MS 分析。蛋白质组热图显示了在抑制剂处理的 SW620 细胞中鉴定的前十种丝氨酸水解酶。通过在 HEK293T 细胞中高表达相关蛋白质，使用 BIA 10-2474 和 FP-TAMRA 进行竞争性标记，证实了 BIA 10-2474 的脱靶性。（e）以 50 μmol/L BIA 10-2474 或 DMSO 处理人皮质神经元 48 h，然后通过 LC-MS/MS 分析来比较脂质组成（脂质组学）的差异[2]

经 AAAS 授权，引自 Esbroeck et al., 2017[2]

包括FAAH2、脂质水解酶（ABHD6、ABHD11、LIPE和PNPLA6），以及外源药物代谢酶（CES1、CES2和CES3）。在高浓度BIA 10-2474的作用下，超过90%的ABHD6和CES2均受到抑制。这些非靶向作用在高表达相应蛋白质的HEK293T细胞中通过基于凝胶的ABPP进行了确证（图3.7）。

大多数脱靶蛋白参与脂质代谢途径，而脂质代谢相关蛋白质在人脑组织中高表达，这可能是其不良神经副作用的原因。为了确定BIA 10-2474长期暴露对脂质代谢的影响，研究小组进行了基于MS的脂质组学分析，比较了溶剂（DMSO）和BIA 10-2474或PF04457845处理的人皮质神经元。研究发现，与PF04457845组相比，BIA 10-2474组对FAAH底物、甘油三酯、单酰基甘油、单链磷脂酰胆碱、游离脂肪酸和缩醛磷脂等几种脂质均具有影响（图3.7）。这表明BIA 10-2474可能会干扰细胞脂质网络，进而导致神经系统毒性。此外，已报道的脱靶蛋白PNPLA6抑制作用先前已被证明与几种神经退行性疾病有关[149,150]。这项研究是ABPP在探索临床相关抑制剂的靶向和脱靶作用方面的代表性实例，同时也突出了相关研究的重要性。如果当初BIA 10-2474的研究人员具有这些数据，可能会防止随后发生的不幸事件。

3.4.3 案例研究3：小分子抑制剂的靶点识别

ABPP最重要的应用之一，是利用基于抑制剂的探针进行靶蛋白谱分析，以更好地了解这些抑制剂或其他生物活性化合物的作用模式。此外，发现这些抑制剂的脱靶蛋白可能会提示药物的选择性并解释潜在的副作用。Tate小组发表的研究主要通过设计和合成基于共价抑制剂骨架的ABP进行靶点识别。为了研究活细胞内源性蛋白质的结合伴侣，探针必须具有细胞渗透性，并包含一个较小的生物正交反应基团，如炔基或叠氮基，其可以偶联至一个可点击的报告标签（或捕获试剂），用于下游操作和分析。下文介绍了两项最近的研究，展示了生物活性小分子萝卜硫素（sulforaphane）[24]和一种去泛素化酶抑制剂的靶蛋白谱分析[81]。

3.4.3.1 萝卜硫素的新靶点分析

萝卜硫素是十字花科蔬菜中硫代葡萄糖苷代谢过程中产生的生物活性物质[151]。已有广泛的报道显示该化合物可作为潜在的抗癌药物。由于萝卜硫素可预防和抑制肿瘤，尤其是乳腺癌，因此萝卜硫素已进行了临床试验注册[152,153]。该化合物的共价作用模式导致其表现出多靶点药理特性；共价修饰多个参与多种信号通路的蛋白质靶点[154,155]。由于缺乏对哪些蛋白质被修饰的了解，本研究旨在建立萝卜硫素的完整蛋白质谱，以更好地了解其作用模式和任何相关的脱靶效应[81]。为了实现这一目标，研究人员应用ABPP结合定量化学蛋白质组学，来识别和分析两种乳腺癌细胞系的萝卜硫素靶蛋白。

Tate团队设计并合成了一种基于萝卜硫素结构的炔基修饰探针（图3.8）。母体化合物中的异硫氰酸酯基团被亚砜硫代氨基甲酸酯部分取代，旨在提高探针和探针-探针蛋白加合物的稳定性，而不影响固有的反应性[156]。此外，众所周知的氧化还原不稳定的亚砜基团被酮取代。为了进行初步的靶点确证，在两种人乳腺癌细胞系（MCF7

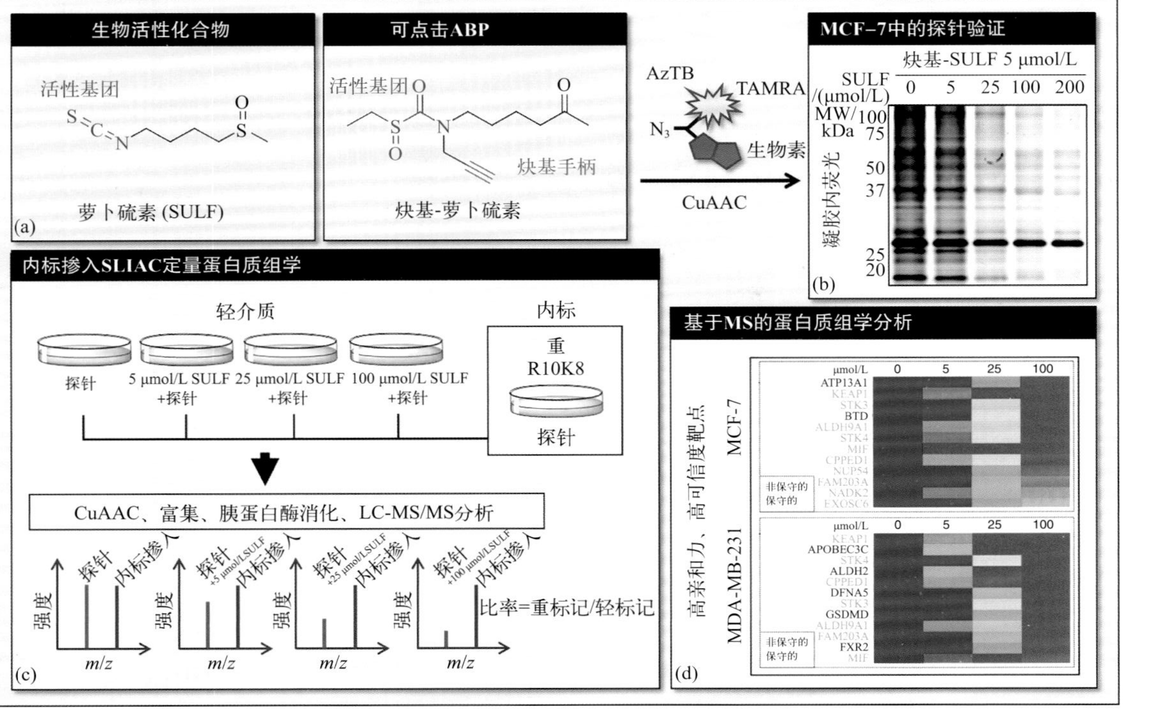

图 3.8 使用竞争性 ABPP 和定量蛋白质组学方法对萝卜硫素在乳腺癌细胞中的作用靶点进行鉴定

（a）含有亲电异硫氰酸酯基团的萝卜硫素（母体化合物）的结构。以亚砜硫代氨基甲酸酯为反应基团的炔基 - 萝卜硫素探针（炔基 -SULF）的结构。（b）使用竞争性 ABPP 方法在 MCF-7 细胞中确证炔基 - 萝卜硫素。以不同浓度的萝卜硫素对细胞进行预处理，再以炔基 - 萝卜硫素处理。将细胞裂解，并将标记的蛋白质点击至捕获试剂（AzTB）上进行凝胶内可视化。（c）“内标掺入 SILAC”方法工作流程：以不同浓度的萝卜硫素对轻标记的细胞进行预处理，然后使用炔基 - 萝卜硫素探针处理。重（R10K8）标记的细胞仅用炔基 - 萝卜硫素探针处理。对轻标记和重标记的细胞进行裂解，并将 R10K8 标记的裂解液加入轻标记的裂解液中作为内标，以量化因与母体萝卜硫素孵育而导致轻标记样品中蛋白质标记的任何缺失。然后进行 CuAAC 报告基团的连接、富集、消化和 LC-MS/MS 分析，通过计算重 / 轻肽信号的比值进行定量。（d）热图表示在不同浓度下对萝卜硫素反应的高置信靶蛋白。蓝色：无竞争；红色：高度竞争 [24]

来源：本图引自英国皇家化学学会出版的 [24](https://pubs.rsc.org/en/content/articlehtml/2017/cc/c6cc08797c)，依据 CC by 3.0 许可 (https://creativecommons.org/licenses/by/3.0/legalcode)

和 MDA-MB-231）中进行了炔基 - 萝卜硫素探针与母体萝卜硫素的竞争性实验。以不同浓度的萝卜硫素和炔基 - 萝卜硫素探针对细胞进行预处理，然后裂解细胞，标记蛋白偶联到捕获试剂［叠氮 -TAMRA- 生物素（azide-TAMRA-biotin, AzTB）］，再经凝胶电泳、荧光分析或富集，最终通过 LC-MS/MS 进行进一步分析。该探针标记了几条蛋白质条带，大多数在与母体化合物共处理时发生有效竞争，表明该探针是母体萝卜硫素的有效类似物。为了进一步定性和定量分析靶蛋白，Tate 团队采用了“内标掺入 SILAC”（spike-in SILAC）方法结合基于竞争的化学蛋白质组学的策略（图 3.8）。

利用这种方法，有超过 120 个蛋白质被鉴定为萝卜硫素的高置信度靶点，其中 56 个蛋白质在两种细胞系中均被识别出来。在探针存在的情况下，即使在低浓度下，也可标记几个靶蛋白，这表明萝卜硫素具有很高的结合能力。这些蛋白质包括巨噬细胞迁移抑制因子（migration inhibitory factor, MIF）和 Kelch 样 ECH 关联蛋白 1（Kelch-like ECH-associated protein 1, KEAP1），其之前已被报道为萝卜硫素的靶点 [156-158]，证实了 ABPP 用于萝卜硫素靶点识别的有效性。

Tate 研究小组还应用了生物信息学平台 Ingenuity® Pathway Analysis（IPA）对靶点的生物学作用进行了分类。从对两种细胞系中剂量反应蛋白质的 IPA 分析而言，蛋白质上调的主要经典通路为凋亡信号通路 [159]，如已在两种细胞系中均识别出了靶点 NF-κB（一种与癌细胞存活相关的转录因子）[160]。萝卜硫素以剂量依赖方式下调的主要通路是生长激素和 ERK/MAP 激酶信号通路 [161,162]。这些通路有共同的上游调节因子，即信号转导和转录激活因子（signal transducer and activator of transcription, STAT）1 和 3。STAT1 和 STAT3 在两种细胞系中均被识别为萝卜硫素的直接靶点，表明萝卜硫素的作用方式可能是下调这些信号通路 [163]。实际上，STAT1/3 已通过互补的免疫印迹方法被确证为萝卜硫素的真正靶点。

通过设计和合成 ABP，并将其应用于基于竞争的化学蛋白质组学研究中，本研究提供了萝卜硫素在活体细胞中的全面靶点谱。这些数据将有助于涉及萝卜硫素治疗的临床研究，以及围绕已确定靶蛋白的药物发现和开发。此外，所开发的探针可作为未来上述靶蛋白抑制剂筛选的化学工具。

3.4.3.2 人源细胞系中 USP 抑制剂作为潜在治疗药物的分析

Tate 团队报道了首个具有细胞渗透性的小分子 ABP，应用于 DUB 中的泛素特异性蛋白酶（ubiquitin-specific protease, USP）家族 [81]。泛素化是一种将一个或多个泛素（ubiquitin, Ub）蛋白附着至蛋白质上的 PTM，最常见的结果是标记蛋白的降解 [164]。与之相反的过程被称为去泛素化（deubiquitination），由 DUB 催化，而 DUB 已被报道为包括癌症和神经退行性疾病 [165-167] 在内的多种疾病的潜在药物靶点和生物标志物。为了分析 DUB 的活性，Ub 修饰的 ABP，如 HA- 泛素乙烯甲酯（HA-ubiquitin vinyl methyl ester, HA-UbVME）和 HA- 泛素溴乙基（HA-ubiquitin bromoethyl, HA-UbBr2），已得到了广泛的应用。这些探针可共价结合至 DUB 活性位点的半胱氨酸残基上，从而对酶进行标记 [43,168]。通过 DUB 的分析，研究人员能够量化潜在 DUB 抑制剂的效力和选择性 [50,51]。然而，这些基于 Ub 的探针由于膜渗透性差，且部分体积过大，仅限于在裂解液中进行筛选。

为了解决这一局限性，Tate 团队报道了一种针对完整癌细胞中 USP 家族 DUB 的小分子 ABP。在 USP 抑制剂的初始高通量筛选（high-throughput screen, HTS）中，发现了一种 4- 氯乙酰吡咯衍生物，可作为 USP4 和 USP11 的高效共价抑制剂。使用上述 HA-UbVME 探针，在体外生化试验和人骨肉瘤（osteosarcoma）U2OS 细胞裂解液中评估了该抑制剂的效力。为了研究 USP 在活细胞中的活性，Tate 团队合成了一种炔基标记的 USP 抑制剂衍生物（图 3.9）。如 3.3 节所述，在 U2OS 细胞中使用内部化学蛋白质组学工作流程进行了确证。母体化合物与炔基探针的共孵育和由此产生的竞争表明，凝胶内荧光对各种蛋白质靶点的标记具有剂量依赖性，因此可通过 LC-MS/MS 进行进一步分析。研究人员再一次将“内标掺入 SILAC”方法与基于竞争的化学蛋白质组学策略相结合（图 3.9）。

通过炔基 ABP 高度选择地富集，最终鉴定了 12 个 USP。当与上述母体化合物竞争时，两个最有效的靶点被确定为 USP16 和 USP33，而不是 HTS 所预期的 USP4 和 USP11。虽然 USP4 确实显示出了显著的竞争性，但 USP11 的竞争相对较弱。这些竞争性靶点结合结果通过炔基 ABP 和 HA-UbVME 标记的蛋白质印迹实验得到了确证。USP 33 是 HTS4- 氯乙酰吡咯衍生物的新靶点，已被报道为 110 kDa 中心粒卷曲螺旋蛋白（centriolar coiled-coil protein）CP110 的 DUB 和基因组稳定剂 [169]。在这项工作中，进一步证明了在 USP 抑制剂母体化合物对 USP33 抑制后，引起 CP110 蛋白的水平降低（图 3.9）。

这项工作发现了第一种选择性靶向 USP 的细胞通透性小分子 ABP。该研究采用定量化学蛋白质组学方法分析了 USP 的活性，并确定了该 USP 抑制剂的一个新靶点——USP33，这可能对未来的药物发现大有裨益。此外，这些基于抑制剂的探针提供了潜在的靶点 / 脱靶信息，可能有助于解释母体化合物的可能副作用。

3.4.4 案例研究 4：光亲和标记辅助的基于片段的配体发现

光亲和标记（photoaffinity labelling, PAL）传统上用于研究特定化合物的细胞蛋白质谱，以期了解更多有关其作用机制和可能影响药物效用和潜在治疗效果的非特异性相互作用信息 [52]。斯克里普斯研究所（Scripps Research Institute）Cravatt 实验室的最新报告将这一概念扩展到分析一组生物相关药物片段的细胞内蛋白质相互作用，旨在识别新的片段 - 靶点相互作用，从而刺激新工具分子的发展 [15]。

数十年来，基于片段的筛选一直是药物发现项目的主要支柱。然而，这种方法需要已知的蛋白质靶点，需要大量纯度适宜的蛋白质或组成部分以用于体外试验，并且需要已知其晶体结构，进而协助结构辅助多样化筛选来发现先导化合物 [170]。此外，标准方法只允许一次筛选一个蛋白质靶点的碎片库，而且靶点被从其天然细胞环境中移除，忽略了复杂生物系统对碎片 - 蛋白质相互作用的影响，这可能会在昂贵的药物开发流程中留下隐患。

Cravatt 团队对整个细胞蛋白质组进行了一个小型碎片库的筛选，而不仅仅是单个

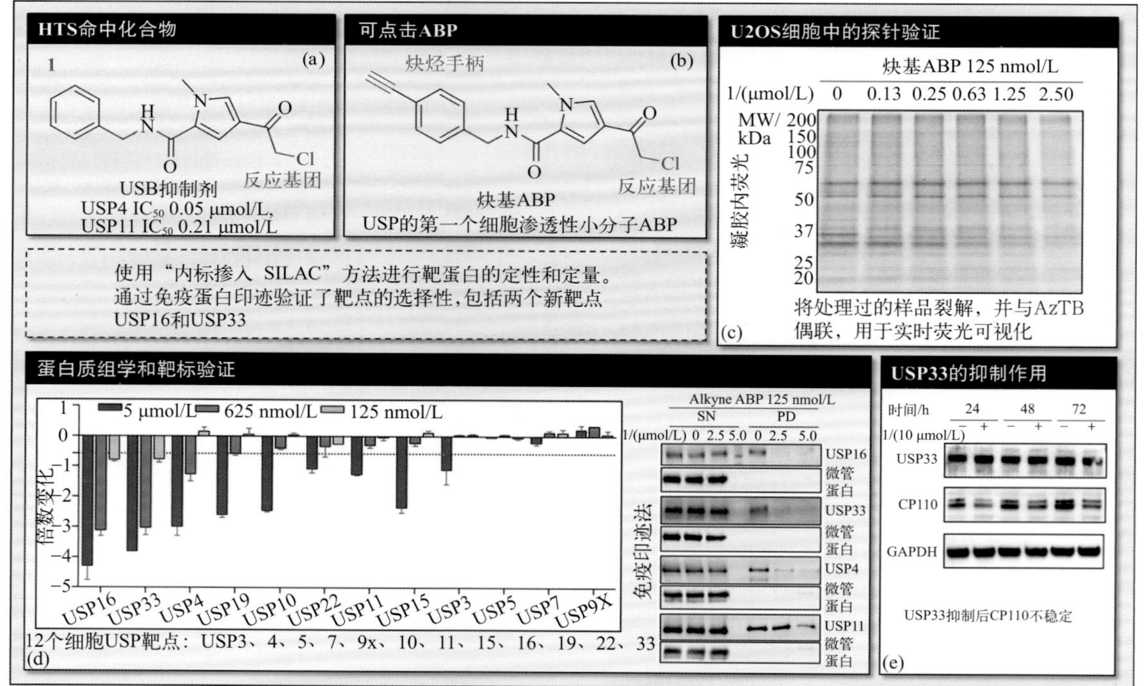

图 3.9 基于竞争性 ABPP 定量蛋白质组学方法的 USP 分析

（a）表现出对 USP4 和 USP11 低微摩尔级抑制作用的抑制剂（**1**）的结构。（b）用于 ABPP 研究的新型炔基修饰 USP 抑制剂。（c）基于细胞内 USP 抑制剂（母体化合物）和炔基探针竞争 ABPP 分析后的凝胶内荧光分析。（d）母体抑制剂靶向蛋白的探针标记随着剂量的逐渐增加会出现耗竭现象。直方图可以定性和定量由炔基 -ABP 标记的特定 USP，随后随着母体抑制剂浓度不断增加其标记现象消失。（e）如 3.3 节所述，使用竞争性 ABPP 结合"内标掺入 SILAC"方法进行定性和定量分析。通过蛋白质印迹法，使用类似的竞争性 ABPP 和富集方法对 MS 分析中鉴定的靶蛋白进行确证。SN—富集过程的上清液；PD—富集部分（下拉）。通过蛋白质印迹分析 USP33 抑制作用的下游影响。经 ACS 授权，引自 Ward, et al., 2016[81]

蛋白质靶点，并为每个分子编制了相互作用蛋白质伴侣列表。为了实现这一目标，研究人员合成了一组 14 个全功能化片段（fully functionalized fragment, FFF）探针，其由最小的可点击光交联片段偶联及各种小分子片段组成（图 3.10）。所选择的片段基于现有药物分子中普遍存在的结构基团，这也为研究人员提供了信心，他们的 FFF 探针应该在生物环境中非共价地与蛋白质结合，并且可以独立确证片段与文献中已经建立靶点之间的任何相互作用。

每个 FFF 探针都与 HEK293T 细胞共同孵育，并以紫外光照射以使任何与探针结合的蛋白质靶点发生交联。随后，将细胞裂解并“点击”至 N_3-TAMRA 上，并通过凝胶电泳分离蛋白质。TAMRA 基团的可视化显示出每个 FFF 探针独特的紫外和剂量依赖性标记谱，与可变位置仅含有甲基的对照探针孵育（图 3.10）表明，片段组需要清晰和特异性的标记。这说明，可以同时针对整个蛋白质组筛选各种片段，并在生物学相关的背景下，识别潜在全新的和有吸引力的片段 - 靶点相互作用。

PAL 通常与基于 MS 的定量蛋白质组学相结合，以稳定地识别与光交联探针相关联的靶蛋白。在这种情况下，使用基于 SILAC 的定量方法来比较在重同位素标记细胞中 FFF 探针富集的蛋白质与在轻同位素标记细胞中对照 FFF 探针富集的蛋白质（图 3.10）。这项研究确定了被每个碎片富集的大量蛋白质，部分原因是在工作流程中使用了相对较高浓度的探针（200 μmol/L）。降低探针的浓度显著降低了每个片段识别的蛋白质数量，这也是通常预期表现出低结合亲和力的小分子片段的典型结果 [171]。

更重要的是，每个探针的靶点特性都是独特的，这表明靶点分子的结构组成对于探针的选择性是至关重要的。即使是在片段库中表现出广泛相互作用的蛋白质，在探针之间进行直接成对比较时，仍然表现出一种或一组 FFF 探针的优先富集，这表明了一种可量化的构效关系（structure–activity relationship, SAR）趋势。

这些 FFF 探针靶向的蛋白质范围令人印象深刻。相较于膜蛋白，更多的可溶性蛋白质被富集，但这可能在一定程度上是由于细胞蛋白质组中膜蛋白的丰度较低，而且更疏水的肽段处理和分析更为困难 [172]。被探针富集的靶蛋白包括酶，但也扩展到结构蛋白、转录组和基因组调控因子，以及尚未分类的蛋白质靶点。在所有蛋白质中，不到 20% 是药物库中预先确认配体的靶蛋白，这意味着许多新靶点，甚至是所谓的“不可成药”的蛋白质，已经被发现具有潜在的片段结合伴侣。在那些已知结合伴侣的蛋白质中，当在肽水平上分析富集时，约 80% 的片段修饰肽对应于靶蛋白中已确认的结合口袋，其余结合至变构或蛋白质 - 蛋白质相互作用的位点。

这些发现可能会推动药物开发项目的启动，这些分子可以被精心设计成任何靶点的抑制剂。然而，该研究进一步扩展了这种蛋白质组分析方法，以识别 FFF 探针富集的各种蛋白质的潜在新抑制剂。这是通过基于 SILAC 的蛋白质组学分析来实现的，将 FFF 探针处理的样本，与用相同探针及一个结构相关但更大的药物样分子处理的样本进行比较。在潜在抑制剂存在的情况下，那些显示出探针富集减少的蛋白质靶点很可能是该分子的真正靶点，因为其能够有效阻断结合位点，并防止 FFF 探针在紫外光照射下共价标记蛋白（图 3.10）。

研究人员使用 20 μmol/L 的三种不同 FFF 探针和 8 倍浓度的结构相关抑制剂，为

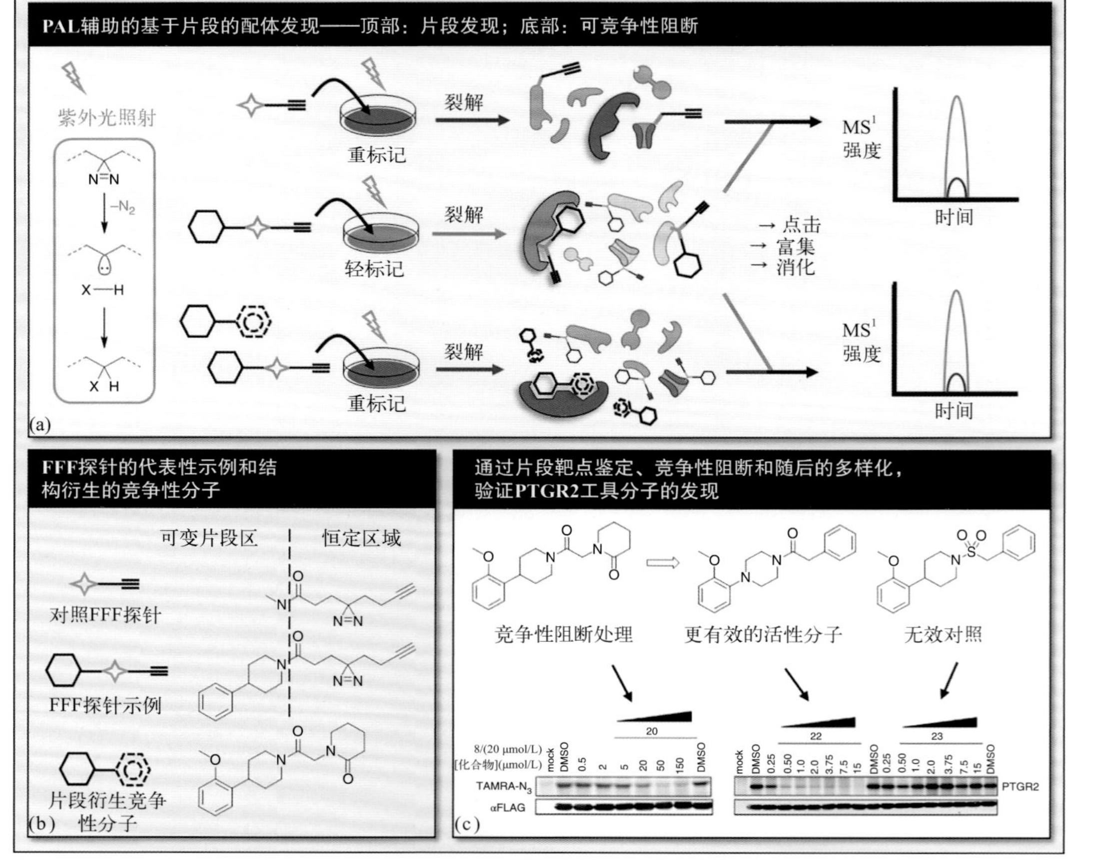

图 3.10 （a）光亲和标记工作流程：将 SILAC 轻标记的 HEK293T 细胞与 FFF 探针（中间粉红色）孵育，重标记细胞以对照探针（顶部蓝色 - 基于片段的靶点发现）或相同探针与结构相似的竞争性分子（底部蓝色 - 竞争性阻断）相作用。通过紫外光照射形成高活性卡宾中间体，将非共价的蛋白质 - 配体相互作用转化为不可逆的共价键（左侧子图）。将细胞裂解，并合并重标记和轻标记的样品。标记的蛋白质被点击至叠氮生物素，在固体载体上使用链霉亲和素进行富集，并被消化成可进行基于 MS 的蛋白质组学分析的多肽。相对富集表明靶点是否被 FFF 探针与对照（顶部）特异性结合，并通过与活性竞争性分子共孵育成功耗尽（底部）。（b）本项目合成的一些完全功能化片段（FFF）探针的实例，包括用于研究通过本方法富集的背景蛋白对照探针、FFF 探针和源自相同片段的竞争性分子。（c）使用左侧面板中显示的竞争性阻断 FFF 探针，确定了 PTGR2 的配体。进一步筛选发现了一种更有效、选择性更强的 PTGR2 抑制剂，以及一种结构相关但无活性的对照分子。更有效的分子可以在比凝胶竞争试验更低浓度下，有效地耗尽重组表位标记 PTGR2 的 FFF 探针标记。而无效对照未能在相同浓度范围内耗尽 FFF 探针标记。

经 Elsevier 授权，引自 Parker et al., 2017[15]

17 种竞争性分子确定了 100 个靶点。其中，约 60%的蛋白质只对其中一种抑制剂表现出特异性作用，而其余蛋白质靶点与受试抑制剂的结合更为混杂。当将探针浓度增加至 200 μmol/L 时，可以为竞争性分子识别更多的靶点（215 个），这再次证明了当使用较弱的片段结合体时，需要同时增加探针浓度才能定量评估其富集或耗损。此外，增加探针浓度导致更多尚未配体化的蛋白质被鉴定出来，因此有必要将基于片段的筛选扩展至“不可药用”的蛋白质组。

通过开发针对前列腺素还原酶 2（prostaglandin reductase 2, PTGR2）和膜转运蛋白 SLC25A20 两种蛋白质靶点的两种不同化学探针，相关研究的实用性得到了确证。这些蛋白质被选择用于进一步研究，因为其是竞争性阻断研究中两种不同抑制剂分子唯一确定的靶点。其也代表了在细胞代谢中具有重要作用的蛋白质，但目前缺乏有效选择性调节其生物分子活性的化学探针。

以 PTGR2 为例，通过上述竞争性阻断实验发现了一个初始分子，并通过凝胶竞争研究（图 3.10）和体外抑制实验进行了确证，IC_{50} 值为 79 μmol/L。研究人员设想通过筛选结构类似于这种竞争性物质的分子来进一步改进这一结果。基于此，识别出一种 PTGR2 抑制剂，其 IC_{50} 值约为 0.7 μmol/L，其药效显著提高了 100 倍。该工具分子能够阻断重组和内源性 PTGR2 相应 FFF 探针的标记（图 3.10），并且能够抑制 PTGR2 细胞底物的减少。另外筛选出一种结构类似的分子，但其对 PTGR2 无活性。因此，这种方法有效地发现了一种新的工具分子和一种同源的无活性对照分子，可用于之前未配体化的代谢相关蛋白质的研究。

最后，研究人员进一步合成了 465 个探针的片段文库，其中可变识别单元的平均分子质量比之前的文库增加了约 100 Da。其思路是针对特定表型筛选这一化合物库，以在 PAL 蛋白质组学研究中取得关键进展。研究人员使用脂质积累试验作为评价指标，筛选脂肪生成的激动剂，即原脂肪细胞成熟为脂肪细胞的过程。在这一文库中，有 9 种探针激活了人类间充质干细胞的脂肪生成，其中一个探针可在浓度为 10 μmol/L 下发挥活性。

因此，通过有效比较早期表型筛选产生的无活性探针，以及与活性（选中的无最小光交联剂的 FFF 探针）和无活性竞争性分子的共孵育情况，进一步确证了这些探针在基于蛋白质组学的靶点识别结果。这些实验显示了孕酮受体膜成分 2（progesterone receptor membrane component 2, PGRMC2）在蛋白质组学研究中是 FFF 探针和活性竞争性分子的真正靶点，并通过凝胶研究对其进行了确证。shRNA 介导的 PGRMC2 敲低也足以阻断此探针诱导的脂肪生成。虽然获得更有效的工具分子可能需要进一步修饰该探针，但这项研究不仅有效地识别了脂肪生成的探针，而且还有效地揭示了 PGRMC2 作为脂肪形成的启动子，这是之前在文献中从未报道过的。

这项研究也说明需要开展大量的合成工作，研究人员合成了大约 1000 个分子来获得本文中提供的所有数据。而这可能是该技术被更广泛应用的一个障碍。然而，最近多组分反应在光交联探针的合成方面取得的进展可能在一定程度上改善这一问题，为多种探针库的合成提供潜在的便捷途径 [173,174]。尽管如此，这些探针的应用还是令人印象深刻。在一项特别的研究中，Cravatt 团队开创了一种新的基于片段的筛选方法，将单一靶点筛选的概念扩展到多靶点筛选，已确定了新的片段-蛋白质相互作用，并将这一概念扩展至开发两个先前未配体化但很重要的药物靶点探针。这表明该技术可能非常强大，可用于识别以前经常被忽略的具有药物相关性的蛋白质。最后，他们极大地扩展了探针库，包括更复杂的片段组，并将其应用于抗脂肪形成的表型筛选。基于蛋白质组学，利用选中探针进行靶点识别揭示了一个尚未表征的脂肪形成启动子，再次证明了 PAL 在靶点识别研究中的能力。长期以来，ABPP 一直是一种可以在整个细胞蛋白质组对活性分子进行全局分析的有效技术，以非共价、可逆方式与蛋白质组相互作用的分子实现同样的目标。Cravatt 团队的研究迈出了重要的第一步。

3.4.5 案例研究 5：基于猝灭荧光活性的探针（qABP）设计及其在蛋白质定位中的应用

ABP 是一种共价的 ABP，其活性基团与一个同样具有荧光猝灭剂的离去基团连接在一起（图 3.11）。没有靶点酶活性的 qABP 处于“关闭”或“暗”状态，荧光被猝灭。猝灭剂被靶点酶置换后，根据酶的活性可产生实时荧光信号[10, 20]。包括 qABP 在内的荧光 ABP 的应用得到了广泛的发展，特别是 Bogyo 小组的研究，已用于细胞内荧光显微镜和体内荧光成像[134,175]。

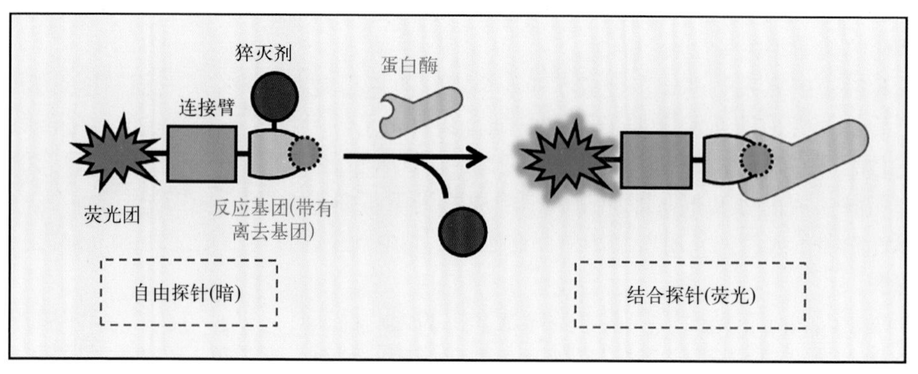

图 3.11　基于猝灭荧光活性的探针（qABP）由四个关键成分组成：荧光团、选择性连接臂、亲电反应基团和猝灭剂

由于猝灭基团可抑制荧光，qABP 在溶液中游离时处于“关闭”状态。在特定蛋白酶存在的情况下，qABP 与酶的活性位点结合，猝灭剂被切断，恢复荧光信号

半胱氨酸组织蛋白酶（cysteine cathepsin）是一类 CA 家族的蛋白酶，在生物系统中扮演重要角色，主要包括溶酶体内的蛋白质降解，以及正常和疾病（包括炎症性疾病和癌症）生理状态的调节[176,177]。其中组织蛋白酶 S 的表达非常特殊，几乎完全局限于抗原呈递细胞（antigen presenting cell, APC），如树突状细胞（dendritic cell, DC）和 B 细胞。组织蛋白酶 S 的表达增加往往与疾病状态相关，如肿瘤进展[179,180]、TRPV 介导的炎性疼痛[181,182]和囊性纤维化[183]。虽然组织蛋白酶 S 显然是一个潜在的生物标志物和治疗靶点，但这种蛋白酶的生物学机制尚不清楚。为了清楚地了解组织蛋白酶 S

的功能和定位，Bogyo 小组报道了一种近红外（near-infrared, NIR）qABP，其可在活细胞和小鼠模型中进行可视化研究[135]。

为了开发一种具有选择性靶向组织蛋白酶 S 的 qABP，研究人员使用了两个先前报道来自同一研究小组用于半胱氨酸蛋白酶分析的 qABP 作为骨架[134,175,184]。合成的探针通过凝胶荧光标记进行确证，BMV157 被鉴定为组织蛋白酶 S 最具选择性和最有效的 qABP（图 3.12）。BMV157 含有一个反式 -4- 甲基环己基基团，作为选择性连接臂的一部分，已知其靶向组织蛋白酶 S，以及一个庞大的亲电酰氧基甲基酮（acyloxymethyl ketone, AOMK）基团，这也是特定半胱氨酸蛋白酶的活性部分。此外，猝灭剂（磺基 -QSY21）也能增加 qABP 的亲水性。随后将 BMV157 应用于小鼠体内的乳腺肿瘤成像，显示出清晰的肿瘤区域，与周围健康组织形成良好的对比。乳腺组织提取和离体荧光标记分析证实了 qABP 对半胱氨酸蛋白酶 S 的选择性（图 3.12）。

为了比较组织蛋白酶 S 与其他半胱氨酸组织蛋白酶的活性和定位，研究人员合成了一种绿色荧光 qABP（EM053）作为 BMV157 的补充工具，其对整个半胱氨酸蛋白酶家族具有广谱作用。研究人员对两种探针的条件和浓度进行了精心优化，以实现用 EM053（BODIPY 荧光团）对半胱氨酸组织蛋白酶（组织蛋白酶 X、B 和 L）的可见标记，同时也实现了以 BMV157（Cy5 荧光团）对组织蛋白酶 S 的伴随标记，这也是广谱探针的目标。优化后，将 qABP 作为成像工具，通过共聚焦显微镜可视化研究的初级骨髓源性巨噬细胞（BMM）中组织蛋白酶 S 与其他半胱氨酸组织蛋白酶之间的共定位程度。在使用两种探针孵育 2 h 后，活细胞成像显示，小鼠 BMM 的囊泡区域同时被 Cy5 和 BODIPY 标记，表明半胱氨酸蛋白酶 S 与其他半胱氨酸蛋白酶在 BMM 中共定位，标记的特异性得到了进一步确证（图 3.12）。这种新型的双探针策略可以相对可视化定位组织蛋白酶 S 及其他半胱氨酸蛋白酶。

了解组织蛋白酶 S 在整个生物体中的定位和活性将为新药开发提供实用的信息，特别是考虑到在某些疾病状态下组织蛋白酶 S 过表达的相关性。BMV157 是一种近红外探针，由于近红外波长具有最大的组织穿透能力，因此不仅在活细胞中，而且在动物模型中，都非常适合用于组织蛋白酶 S 的活性和定位研究。注射 BMV157 荷瘤小鼠的光学成像显示，该 qABP 可在最小背景干扰下有效识别肿瘤的存在（图 3.12），这意味着该策略可以作为诊断成像和手术中的对比工具。

3.5 总结

综上，ABPP 是化学生物学中最自然的转化方法之一。ABP 和 AfBP 可以以一种与基因组学高度互补的方式直接在蛋白质水平上推动生物学方面的基础发现、靶点发现和靶点确证。同时，用于发现的 AfBP 探针可以通过创新的化学标记技术进行简单的修饰，无缝地适应于实验开发、抑制剂发现、靶点和脱靶表征、生物标志物分析和生物成像。

本章中介绍了 ABPP 和 AfBPP 的最常见应用方法，从探针设计到定量蛋白质组学分析；同时描述了该技术的一些前沿应用，从靶点识别和新型配体发现到生物医学成

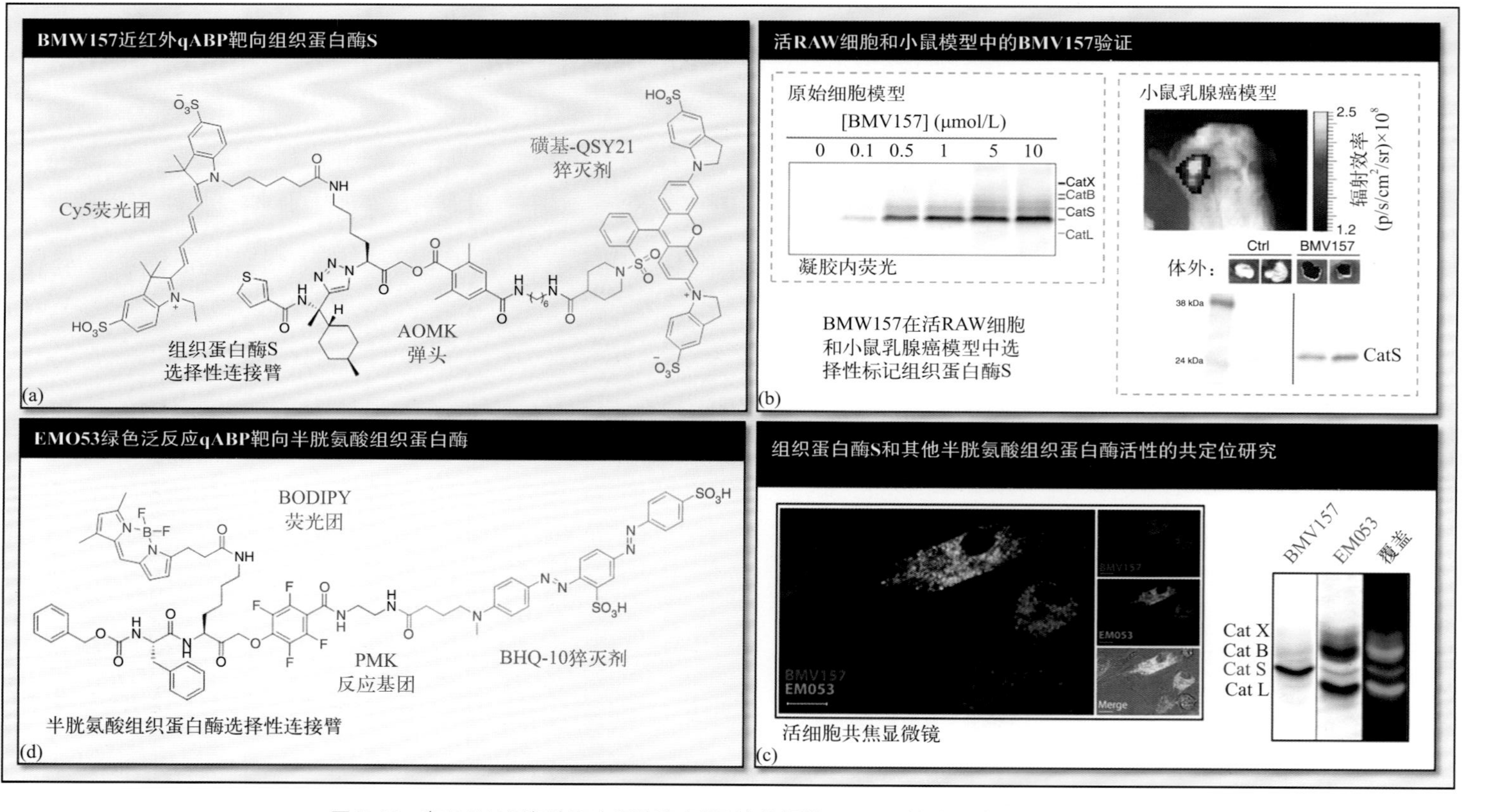

图 3.12 在 RAW 活细胞和小鼠乳腺癌模型中选择性 qABP 对组织蛋白酶的活性成像

（a）组织蛋白酶 S 选择性 qABP（BMV157）的结构，包含一个选择性连接臂（黑色）、一个半胱氨酸蛋白酶特异性亲电酰氧基甲基酮（AOMK）活性部分（蓝色）、一个磺基 -QSY21 猝灭剂（绿色）和一个 Cy5 荧光团。（b）在 RAW 活细胞和小鼠乳腺癌模型中确证 BMV157 的有效性，分别显示组织蛋白酶 S 的浓度依赖性标记谱和肿瘤活体成像。对荧光标记的肿瘤进行离体分析，并通过凝胶荧光分析确认组织蛋白酶 S 的标记。（c）原代小鼠骨髓来源巨噬细胞的实时共焦显微镜图像显示了 BMV157（红色）和 EM053（绿色）的双重标记；裂解双探针处理的细胞并进行基于凝胶的荧光分析。（d）泛反应性组织蛋白酶探针（EM053）的结构，包括通用选择性半胱氨酸组织蛋白酶连接臂（黑色）、四氟取代的 PMK 亲电试剂（蓝色）、BHQ-10 猝灭剂（绿色）和 BODIPY 荧光团。经美国化学会授权，引自 Oresic Bender et al., 2015[135]

像。然而，这些实例仅展示了 ABPP 在生命科学、生物医学和工业领域中不断应用所带来的部分影响。相关研究进展要归功于充满活力的国际研究团体，他们的努力推动了该技术在化学和化学生物学领域的发展。在最近的许多创新研究中，特别值得注意的是将 ABPP 应用于免疫学（如抗原呈递 [185] 和免疫蛋白酶体活性 [186]）、糖苷酶生物学 [187]、天然产物靶点识别 [23,25,63]、除草剂毒理学 [188]、高通量筛选 [189]、类泛素蛋白修饰分子（small ubiquitin-like modifier, SUMO）蛋白酶 [190]、泛素连接酶生物学 [191-193] 等，不胜枚举。因篇幅有限，在此未能一一详细介绍相关领域同仁的杰出创新工作。

（林园园 译，白仁仁 校）

参考文献

1 Schenone, M., Dancik, V., Wagner, B.K., and Clemons, P.A. (2013). Target identification and mechanism of action in chemical biology and drug discovery. *Nat. Chem. Biol.* 9 (4): 232–240.

2 van Esbroeck, A.C.M., Janssen, A.P.A., Cognetta, A.B. et al. (2017). Activity-based protein profiling reveals off-target proteins of the FAAH inhibitor BIA 10-2474. *Science* 356 (6342): 1084–1087.

3 Cravatt, B.F., Simon, G.M., Yates, I.I.I., and R, J. (2007). The biological impact of mass-spectrometry-based proteomics. *Nature* 450: 991.

4 Cravatt, B.F., Wright, A.T., and Kozarich, J.W. (2008). Activity-based protein profiling: from enzyme chemistry to proteomic chemistry. *Annu. Rev. Biochem.* 77: 383–414.

5 Heal, W.P., Dang, T.H., and Tate, E.W. (2011). Activity-based probes: discovering new biology and new drug targets. *Chem. Soc. Rev.* 40 (1): 246–257.

6 Serim, S., Haedke, U., and Verhelst, S.H. (2012). Activity-based probes for the study of proteases: recent advances and developments. *ChemMedChem* 7 (7): 1146–1159.

7 Benns, H.J., Tate, E.W., and Child, M.A. (2018). Activity-based protein profiling for the study of parasite biology. *Curr. Top. Microbiol. Immunol.* https://doi.org/10.1007/82_2018_123.

8 Niphakis, M.J. and Cravatt, B.F. (2014). Enzyme inhibitor discovery by activity-based protein profiling. *Annu. Rev. Biochem.* 83: 341–377.

9 Edgington-Mitchell, L., Bogyo, M., and Verdoes, M. (2017). Live cell imaging and profiling of cysteine cathepsin activity using a quenched activity-based probe. In: *Activity-Based Proteomics: Methods and Protocols* (eds. H.S. Overkleeft and B.I. Florea). New York, NY: Springer New York.

10 Edgington, L.E., Verdoes, M., and Bogyo, M. (2011). Functional imaging of proteases: recent advances in the design and application of substrate-based and activity-based probes. *Curr. Opin. Chem. Biol.* 15 (6): 798–805.

11 Evans, M.J. and Cravatt, B.F. (2006). Mechanism-based profiling of enzyme families. *Chem. Rev.* 106: 3279.

12 Galmozzi, A., Dominguez, E., Cravatt, B.F., and Saez, E. (2014). Chapter 8 – Application of activity-based protein profiling to study enzyme function in adipocytes. *Methods Enzymol.* 538: 151–169.
13 Bar-Peled, L., Kemper, E.K., Suciu, R.M. et al. (2017). Chemical proteomics identifies druggable vulnerabilities in a genetically defined cancer. *Cell* 171 (3): 709.e23.
14 Leung, D., Hardouin, C., Boger, D.L., and Cravatt, B.F. (2003). Discovering potent and selective reversible inhibitors of enzymes in complex proteomes. *Nat. Biotechnol.* 21 (6): 687–691.
15 Parker, C.G., Galmozzi, A., Wang, Y. et al. (2017). Ligand and target discovery by fragment-based screening in human cells. *Cell* 168 (3): 541.e29.
16 Nomura, D.K. and Maimone, T.J. (2018). Target identification of bioactive covalently acting natural products. *Curr. Top. Microbiol. Immunol.* https://doi.org/10.1007/82_2018_121.
17 Pichler, C.M., Krysiak, J., and Breinbauer, R. (2016). Target identification of covalently binding drugs by activity-based protein profiling (ABPP). *Bioorg. Med. Chem.* 24 (15): 3291–3303.
18 Su, Y., Ge, J., Zhu, B. et al. (2013). Target identification of biologically active small molecules via in situ methods. *Curr. Opin. Chem. Biol.* 17 (5): 768–775.
19 Vizovisek, M., Vidmar, R., Drag, M. et al. (2018). Protease specificity: towards in vivo imaging applications and biomarker discovery. *Trends Biochem. Sci.* 43 (10): 829–844.
20 Fernandez, A. and Vendrell, M. (2016). Smart fluorescent probes for imaging macrophage activity. *Chem. Soc. Rev.* 45 (5): 1182–1196.
21 Shi, H., Liu, K., Xu, A., and Yao, S.Q. (2009). Small molecule microarray-facilitated screening of affinity-based probes (AfBPs) for gamma-secretase. *Chem. Commun. (Cambridge)* (33): 5030–5032.
22 Murale, D.P., Hong, S.C., Haque, M.M., and Lee, J.S. (2017). Photo-affinity labeling (PAL) in chemical proteomics: a handy tool to investigate protein-protein interactions (PPIs). *Proteome Sci.* 15: 3. eCollection 2016.
23 Kalesh, K.A., Clulow, J.A., and Tate, E.W. (2015). Target profiling of zerumbone using a novel cell-permeable clickable probe and quantitative chemical proteomics. *Chem. Commun. (Cambridge)* 51 (25): 5497–5500.
24 Clulow, J.A., Storck, E.M., Lanyon-Hogg, T. et al. (2017). Competition-based, quantitative chemical proteomics in breast cancer cells identifies new target profiles for sulforaphane. *Chem. Commun. (Cambridge)* 53 (37): 5182–5185.
25 Wright, M.H., Tao, Y., Drechsel, J. et al. (2017). Quantitative chemoproteomic profiling reveals multiple target interactions of spongiolactone derivatives in leukemia cells. *Chem. Commun. (Cambridge)* 53 (95): 12818–12821.
26 Liu, Y., Patricelli, M.P., and Cravatt, B.F. (1999). Activity-based protein profiling: the serine hydrolases. *Proc. Natl. Acad. Sci. U. S. A.* 96 (26): 14694–14699.

27 Jessani, N., Niessen, S., Wei, B.Q. et al. (2005). A streamlined platform for high-content functional proteomics of primary human specimens. *Nat. Methods* 2 (9): 691–697.
28 Kidd, D., Liu, Y., and Cravatt, B.F. (2001). Profiling serine hydrolase activities in complex proteomes. *Biochemistry* 40 (13): 4005–4015.
29 Okerberg, E.S., Wu, J., Zhang, B. et al. (2005). High-resolution functional proteomics by active-site peptide profiling. *Proc. Natl. Acad. Sci. U. S. A.* 102 (14): 4996–5001.
30 Jessani, N., Young, J.A., Diaz, S.L. et al. (2005). Class assignment of sequence-unrelated members of enzyme superfamilies by activity-based protein profiling. *Angew. Chem. Int. Ed.* 44 (16): 2400–2403.
31 Abuelyaman, A.S., Hudig, D., Woodard, S.L., and Powers, J.C. (1994). Fluorescent derivatives of diphenyl [1-(*N*-peptidylamino)alkyl]phosphonate esters: synthesis and use in the inhibition and cellular localization of serine proteases. *Bioconjug. Chem.* 5 (5): 400–405.
32 Edgington-Mitchell, L.E., Barlow, N., Aurelio, L. et al. (2017). Fluorescent diphenylphosphonate-based probes for detection of serine protease activity during inflammation. *Bioorg. Med. Chem. Lett.* 27 (2): 254–260.
33 Pan, Z., Jeffery, D.A., Chehade, K. et al. (2006). Development of activity-based probes for trypsin-family serine proteases. *Bioorg. Med. Chem. Lett.* 16 (11): 2882–2885.
34 Kam, C.M., Abuelyaman, A.S., Li, Z. et al. (1993). Biotinylated isocoumarins, new inhibitors and reagents for detection, localization, and isolation of serine proteases. *Bioconjug. Chem.* 4 (6): 560–567.
35 Haedke, U., Götz, M., Baer, P., and Verhelst, S.H.L. (2012). Alkyne derivatives of isocoumarins as clickable activity-based probes for serine proteases. *Bioorg. Med. Chem.* 20 (2): 633–640.
36 Arastu-Kapur, S., Ponder, E.L., Fonović, U.P. et al. (2008). Identification of proteases that regulate erythrocyte rupture by the malaria parasite Plasmodium falciparum. *Nat. Chem. Biol.* 4: 203.
37 Kato, D., Boatright, K.M., Berger, A.B. et al. (2005). Activity-based probes that target diverse cysteine protease families. *Nat. Chem. Biol.* 1 (1): 33–38.
38 Garenne, T., Saidi, A., Gilmore, B.F. et al. (2015). Active site labeling of cysteine cathepsins by a straightforward diazomethylketone probe derived from the N-terminus of human cystatin C. *Biochem. Biophys. Res. Commun.* 460 (2): 250–254.
39 Greenbaum, D., Medzihradszky, K.F., Burlingame, A., and Bogyo, M. (2000). Epoxide electrophiles as activity-dependent cysteine protease profiling and discovery tools. *Chem. Biol.* 7 (8): 569–581.
40 Kato, D., Verhelst, S.H., Sexton, K.B., and Bogyo, M. (2005). A general solid phase method for the preparation of diverse azapeptide probes directed against cysteine proteases. *Org. Lett.* 7 (25): 5649–5652.
41 Roiban, G.D., Matache, M., Hadade, N.D., and Funeriu, D.P. (2012). A general solid phase method for the synthesis of sequence inde-

pendent peptidyl-fluoromethyl ketones. *Org. Biomol. Chem.* 10 (23): 4516–4523.

42 Yang, Z., Fonovic, M., Verhelst, S.H. et al. (2009). Evaluation of alpha,beta-unsaturated ketone-based probes for papain-family cysteine proteases. *Bioorg. Med. Chem.* 17 (3): 1071–1078.

43 Borodovsky, A., Ovaa, H., Kolli, N. et al. (2002). Chemistry-based functional proteomics reveals novel members of the deubiquitinating enzyme family. *Chem. Biol.* 9 (10): 1149–1159.

44 Wang, G., Mahesh, U., Chen, G.Y., and Yao, S.Q. (2003). Solid-phase synthesis of peptide vinyl sulfones as potential inhibitors and activity-based probes of cysteine proteases. *Org. Lett.* 5 (5): 737–740.

45 Greenbaum, D., Baruch, A., Hayrapetian, L. et al. (2002). Chemical approaches for functionally probing the proteome. *Mol. Cell. Proteomics* 1 (1): 60–68.

46 Joyce, J.A., Baruch, A., Chehade, K. et al. (2004). Cathepsin cysteine proteases are effectors of invasive growth and angiogenesis during multistage tumorigenesis. *Cancer Cell.* 5 (5): 443–453.

47 Blum, G., Mullins, S.R., Keren, K. et al. (2005). Dynamic imaging of protease activity with fluorescently quenched activity-based probes. *Nat. Chem. Biol.* 1 (4): 203–209.

48 Sexton, K.B., Kato, D., Berger, A.B. et al. (2007). Specificity of aza-peptide electrophile activity-based probes of caspases. *Cell Death Differ.* 14 (4): 727–732.

49 Rolen, U., Kobzeva, V., Gasparjan, N. et al. (2006). Activity profiling of deubiquitinating enzymes in cervical carcinoma biopsies and cell lines. *Mol. Carcinog.* 45 (4): 260–269.

50 Altun, M., Kramer, H.B., Willems, L.I. et al. (2011). Activity-based chemical proteomics accelerates inhibitor development for deubiquitylating enzymes. *Chem. Biol.* 18 (11): 1401–1412.

51 de Jong, A., Merkx, R., Berlin, I. et al. (2012). Ubiquitin-based probes prepared by total synthesis to profile the activity of deubiquitinating enzymes. *ChemBioChem* 13 (15): 2251–2258.

52 Smith, E. and Collins, I. (2015). Photoaffinity labeling in target- and binding-site identification. *Future Med. Chem.* 7 (2): 159–183.

53 Preston, G.W. and Wilson, A.J. (2013). Photo-induced covalent cross-linking for the analysis of biomolecular interactions. *Chem. Soc. Rev.* 42 (8): 3289–3301.

54 Dubinsky, L., Krom, B.P., and Meijler, M.M. (2012). Diazirine based photoaffinity labeling. *Bioorg. Med. Chem.* 20 (2): 554–570.

55 Li, Z., Hao, P., Li, L. et al. (2013). Design and synthesis of minimalist terminal alkyne-containing diazirine photo-crosslinkers and their incorporation into kinase inhibitors for cell- and tissue-based proteome profiling. *Angew. Chem. Int. Ed.* 52 (33): 8551–8556.

56 Lapinsky, D.J. (2012). Tandem photoaffinity labeling-bioorthogonal conjugation in medicinal chemistry. *Bioorg. Med. Chem.* 20 (21): 6237–6247.

57 Li, Y.M., Xu, M., Lai, M.T. et al. (2000). Photoactivated gamma-secretase inhibitors directed to the active site covalently label presenilin 1. *Nature* 405 (6787): 689–694.

58 Chan, E.W., Chattopadhaya, S., Panicker, R.C. et al. (2004). Developing photoactive affinity probes for proteomic profiling: hydroxamate-based probes for metalloproteases. *J. Am. Chem. Soc.* 126 (44): 14435–14446.

59 Sieber, S.A., Niessen, S., Hoover, H.S., and Cravatt, B.F. (2006). Proteomic profiling of metalloprotease activities with cocktails of active-site probes. *Nat. Chem. Biol.* 2 (5): 274–281.

60 Saghatelian, A., Jessani, N., Joseph, A. et al. (2004). Activity-based probes for the proteomic profiling of metalloproteases. *Proc. Natl. Acad. Sci. U. S. A.* 101 (27): 10000–10005.

61 Hulce, J.J., Cognetta, A.B., Niphakis, M.J. et al. (2013). Proteome-wide mapping of cholesterol-interacting proteins in mammalian cells. *Nat. Methods* 10 (3): 259–264.

62 Cisar, J.S. and Cravatt, B.F. (2012). Fully functionalized small-molecule probes for integrated phenotypic screening and target identification. *J. Am. Chem. Soc.* 134 (25): 10385–10388.

63 Wright, M.H., Fetzer, C., and Sieber, S.A. (2017). Chemical probes unravel an antimicrobial defense response triggered by binding of the human opioid dynorphin to a bacterial sensor kinase. *J. Am. Chem. Soc.* 139 (17): 6152–6159.

64 Mahrus, S. and Craik, C.S. (2005). Selective chemical functional probes of granzymes A and B reveal granzyme B is a major effector of natural killer cell-mediated lysis of target cells. *Chem. Biol.* 12 (5): 567–577.

65 Verhelst, S.H., Fonovic, M., and Bogyo, M. (2007). A mild chemically cleavable linker system for functional proteomic applications. *Angew. Chem. Int. Ed.* 46 (8): 1284–1286.

66 Yang, Y.Y., Grammel, M., Raghavan, A.S. et al. (2010). Comparative analysis of cleavable azobenzene-based affinity tags for bioorthogonal chemical proteomics. *Chem. Biol.* 17 (11): 1212–1222.

67 Gartner, C.A., Elias, J.E., Bakalarski, C.E., and Gygi, S.P. (2007). Catch-and-release reagents for broadscale quantitative proteomics analyses. *J. Proteome Res.* 6 (4): 1482–1491.

68 Yang, Y., Hahne, H., Kuster, B., and Verhelst, S.H. (2013). A simple and effective cleavable linker for chemical proteomics applications. *Mol. Cell. Proteomics* 12 (1): 237–244.

69 Kim, H.Y., Tallman, K.A., Liebler, D.C., and Porter, N.A. (2009). An azido-biotin reagent for use in the isolation of protein adducts of lipid-derived electrophiles by streptavidin catch and photorelease. *Mol. Cell. Proteomics* 8 (9): 2080–2089.

70 Truong, T.H., Garcia, F.J., Seo, Y.H., and Carroll, K.S. (2011). Isotope-coded chemical reporter and acid-cleavable affinity reagents for monitoring protein sulfenic acids. *Bioorg. Med. Chem. Lett.* 21 (17): 5015–5020.

71 Speers, A.E. and Cravatt, B.F. (2005). A tandem orthogonal proteolysis strategy for high-content chemical proteomics. *J. Am. Chem. Soc.* 127 (28): 10018–10019.

72 Broncel, M., Serwa, R.A., Ciepla, P. et al. (2015). Multifunctional reagents for quantitative proteome-wide analysis of protein modification in human cells and dynamic profiling of protein lipidation during vertebrate development. *Angew. Chem. Int. Ed.* 54 (20): 5948–5951.

73 Weerapana, E., Wang, C., Simon, G.M. et al. (2010). Quantitative reactivity profiling predicts functional cysteines in proteomes. *Nature* 468 (7325): 790–795.

74 Wright, M.H., Clough, B., Rackham, M.D. et al. (2014). Validation of N-myristoyltransferase as an antimalarial drug target using an integrated chemical biology approach. *Nat. Chem.* 6 (2): 112–121.

75 Thinon, E., Serwa, R.A., Broncel, M. et al. (2014). Global profiling of co- and post-translationally N-myristoylated proteomes in human cells. *Nat. Commun.* 5: 4919.

76 Verdoes, M., Florea, B.I., Hillaert, U. et al. (2008). Azido-BODIPY acid reveals quantitative Staudinger-Bertozzi ligation in two-step activity-based proteasome profiling. *ChemBioChem* 9 (11): 1735–1738.

77 Hang, H.C., Loureiro, J., Spooner, E. et al. (2006). Mechanism-based probe for the analysis of cathepsin cysteine proteases in living cells. *ACS Chem. Biol.* 1 (11): 713–723.

78 Ovaa, H., van Swieten, P.F., Kessler, B.M. et al. (2003). Chemistry in living cells: detection of active proteasomes by a two-step labeling strategy. *Angew. Chem. Int. Ed.* 42 (31): 3626–3629.

79 Speers, A.E. and Cravatt, B.F. (2004). Profiling enzyme activities in vivo using click chemistry methods. *Chem. Biol.* 11 (4): 535–546.

80 Speers, A.E., Adam, G.C., and Cravatt, B.F. (2003). Activity-based protein profiling in vivo using a copper(i)-catalyzed azide-alkyne [3 + 2] cycloaddition. *J. Am. Chem. Soc.* 125 (16): 4686–4687.

81 Ward, J.A., McLellan, L., Stockley, M. et al. (2016). Quantitative chemical proteomic profiling of ubiquitin specific proteases in intact cancer cells. *ACS Chem. Biol.* 11 (12): 3268–3272.

82 Debets, M.F., Van, d.D., Rutjes, F.P.J.T., and Van Delft, F.L. (2010). Azide: a unique dipole for metal-free bioorthogonal ligations. *ChemBioChem* 11: 1168.

83 Ning, X., Guo, J., Wolfert, M.A., and Boons, G.J. (2008). Visualizing metabolically labeled glycoconjugates of living cells by copper-free and fast Huisgen cycloadditions. *Angew. Chem. Int. Ed.* 47: 2253.

84 Willems, L.I., Verdoes, M., Florea, B.I. et al. (2010). Two-step labeling of endogenous enzymatic activities by Diels–Alder ligation. *ChemBioChem* 11 (12): 1769–1781.

85 Oliveira, B.L., Guo, Z., and Bernardes, G.J.L. (2017). Inverse electron demand Diels–Alder reactions in chemical biology. *Chem. Soc. Rev.* 46 (16): 4895–4950.

86 Devaray, N.K., Hilderbrand, S., Upadhyay, R. et al. (2010). Bioorthogonal turn-on probes for imaging small molecules inside living cells. *Angew. Chem. Int. Ed.* 49: 2869.

87 Lang, K. and Chin, J.W. (2014). Bioorthogonal reactions for labeling proteins. *ACS Chem. Biol.* 9 (1): 16–20.

88 Kiick, K.L., Saxon, E., Tirrell, D.A., and Bertozzi, C.R. (2002). Incorporation of azides into recombinant proteins for chemoselective modification by the Staudinger ligation. *Proc. Natl. Acad. Sci. U. S. A.* 99 (1): 19–24.
89 Kolb, H.C., Finn, M.G., and Sharpless, K.B. (2001). Click chemistry: diverse chemical function from a few good reactions. *Angew. Chem. Int. Ed.* 40 (11): 2004–2021.
90 Demko, Z.P. and Sharpless, K.B. (2002). A click chemistry approach to tetrazoles by huisgen 1,3-dipolar cycloaddition: synthesis of 5-sulfonyl tetrazoles from azides and sulfonyl cyanides. *Angew. Chem. Int. Ed.* 41 (12): 2110–2113.
91 Yang, P.Y., Liu, K., Ngai, M.H. et al. (2010). Activity-based proteome profiling of potential cellular targets of Orlistat--an FDA-approved drug with anti-tumor activities. *J. Am. Chem. Soc.* 132 (2): 656–666.
92 Bateman, L.A., Zaro, B.W., Miller, S.M., and Pratt, M.R. (2013). An alkyne-aspirin chemical reporter for the detection of aspirin-dependent protein modification in living cells. *J. Am. Chem. Soc.* 135 (39): 14568–14573.
93 Wang, J., Tan, X.F., Nguyen, V.S. et al. (2014). A quantitative chemical proteomics approach to profile the specific cellular targets of andrographolide, a promising anticancer agent that suppresses tumor metastasis. *Mol. Cell. Proteomics* 13 (3): 876–886.
94 Staub, I. and Sieber, S.A. (2008). Beta-lactams as selective chemical probes for the in vivo labeling of bacterial enzymes involved in cell wall biosynthesis, antibiotic resistance, and virulence. *J. Am. Chem. Soc.* 130 (40): 13400–13409.
95 Ismail, H.M., O'Neill, P.M., Hong, D.W. et al. (2013). Pyrethroid activity-based probes for profiling cytochrome P450 activities associated with insecticide interactions. *Proc. Natl. Acad. Sci. U.S.A.* 110 (49): 19766–19771. https://doi.org/10.1073/pnas.1320185110.
96 Agard, N.J., Prescher, J.A., and Bertozzi, C.R. (2004). A strain-promoted [3 + 2] azide-alkyne cycloaddition for covalent modification of biomolecules in living systems. *J. Am. Chem. Soc.* 126 (46): 15046–15047.
97 Agard, N.J., Baskin, J.M., Prescher, J.A. et al. (2006). A comparative study of bioorthogonal reactions with azides. *ACS Chem. Biol.* 1 (10): 644–648.
98 van Rooden, E.J., Kreekel, R., Hansen, T. et al. (2018). Two-step activity-based protein profiling of diacylglycerol lipase. *Org. Biomol. Chem.* 16 (29): 5250–5253.
99 Bantscheff, M., Lemeer, S., Savitski, M.M., and Kuster, B. (2012). Quantitative mass spectrometry in proteomics: critical review update from 2007 to the present. *Anal. Bioanal. Chem.* 404 (4): 939–965.
100 Ong, S.E. and Mann, M. (2005). Mass spectrometry-based proteomics turns quantitative. *Nat. Chem. Biol.* 1 (5): 252–262.
101 Neilson, K.A., Ali, N.A., Muralidharan, S. et al. (2011). Less label, more free: approaches in label-free quantitative mass spectrometry. *Proteomics* 11 (4): 535–553.
102 Megger, D.A., Bracht, T., Meyer, H.E., and Sitek, B. (2013). Label-free quantification in clinical proteomics. *Biochim. Biophys. Acta* 1834 (8): 1581–1590.

103 Cox, J., Hein, M.Y., Luber, C.A. et al. (2014). Accurate proteome-wide label-free quantification by delayed normalization and maximal peptide ratio extraction, termed MaxLFQ. *Mol. Cell. Proteomics* 13 (9): 2513–2526.

104 Al Shweiki, M.R., Monchgesang, S., Majovsky, P. et al. (2017). Assessment of label-free quantification in discovery proteomics and impact of technological factors and natural variability of protein abundance. *J. Proteome Res.* 16 (4): 1410–1424.

105 Lombard-Banek, C., Reddy, S., Moody, S.A., and Nemes, P. (2016). Label-free quantification of proteins in single embryonic cells with neural fate in the cleavage-stage frog (xenopus laevis) embryo using capillary electrophoresis electrospray ionization high-resolution mass spectrometry (CE-ESI-HRMS). *Mol. Cell. Proteomics* 15 (8): 2756–2768.

106 Itzhak, D.N., Davies, C., Tyanova, S. et al. (2017). A mass spectrometry-based approach for mapping protein subcellular localization reveals the spatial proteome of mouse primary neurons. *Cell. Rep.* 20 (11): 2706–2718.

107 Lai, X., Wang, L., and Witzmann, F.A. (2013). Issues and applications in label-free quantitative mass spectrometry. *Int. J. Proteomics* 2013: 756039.

108 Yang, P.Y., Liu, K., Zhang, C. et al. (2011). Chemical modification and organelle-specific localization of orlistat-like natural-product-based probes. *Chem. Asian J.* 6 (10): 2762–2775.

109 Wang, J., Zhang, C.J., Zhang, J. et al. (2015). Mapping sites of aspirin-induced acetylations in live cells by quantitative acid-cleavable activity-based protein profiling (QA-ABPP). *Sci. Rep.* 5: 7896.

110 van Rooden, E.J., Florea, B.I., Deng, H. et al. (2018). Mapping in vivo target interaction profiles of covalent inhibitors using chemical proteomics with label-free quantification. *Nat. Protoc.* 13 (4): 752–767.

111 Gygi, S.P., Rist, B., Gerber, S.A. et al. (1999). Quantitative analysis of complex protein mixtures using isotope-coded affinity tags. *Nat. Biotechnol.* 17 (10): 994–999.

112 Wiese, S., Reidegeld, K.A., Meyer, H.E., and Warscheid, B. (2007). Protein labeling by iTRAQ: a new tool for quantitative mass spectrometry in proteome research. *Proteomics* 7 (3): 340–350.

113 Thompson, A., Schäfer, J., Kuhn, K. et al. (2003). Tandem mass tags: a novel quantification strategy for comparative analysis of complex protein mixtures by MS/MS. *Anal. Chem.* 75 (8): 1895–1904.

114 McAlister, G.C., Huttlin, E.L., Haas, W. et al. (2012). Increasing the multiplexing capacity of TMTs using reporter ion isotopologues with isobaric masses. *Anal. Chem.* 84 (17): 7469–7478.

115 McAlister, G.C., Nusinow, D.P., Jedrychowski, M.P. et al. (2014). MultiNotch MS3 enables accurate, sensitive, and multiplexed detection of differential expression across cancer cell line proteomes. *Anal. Chem.* 86 (14): 7150–7158.

116 Karp, N.A., Huber, W., Sadowski, P.G. et al. (2010). Addressing accuracy and precision issues in iTRAQ quantitation. *Mol. Cell. Proteomics* 9 (9): 1885–1897.

117 Shirran, S.L. and Botting, C.H. (2010). A comparison of the accuracy of iTRAQ quantification by nLC-ESI MSMS and nLC-MALDI MSMS methods. *J. Proteomics* 73 (7): 1391–1403.
118 Ting, L., Rad, R., Gygi, S.P., and Haas, W. (2011). MS3 eliminates ratio distortion in isobaric multiplexed quantitative proteomics. *Nat. Methods* 8 (11): 937–940.
119 Ong, S., Blagoev, B., Kratchmarova, I. et al. (2002). Stable isotope labeling by amino acids in cell culture, SILAC, as a simple and accurate approach to expression proteomics. *Mol. Cell. Proteomics* 1 (5): 376–386.
120 Ong, S.E. and Mann, M. (2006). A practical recipe for stable isotope labeling by amino acids in cell culture (SILAC). *Nat. Protoc.* 1 (6): 2650–2660.
121 Ong, S.E., Schenone, M., Margolin, A.A. et al. (2009). Identifying the proteins to which small-molecule probes and drugs bind in cells. *Proc. Natl. Acad. Sci. U. S. A.* 106 (12): 4617–4622.
122 Voigt, T., Gerding-Reimers, C., Ngoc Tran, T.T. et al. (2013). A natural product inspired tetrahydropyran collection yields mitosis modulators that synergistically target CSE1L and tubulin. *Angew. Chem. Int. Ed.* 52 (1): 410–414.
123 Lanning, B.R., Whitby, L.R., Dix, M.M. et al. (2014). A road map to evaluate the proteome-wide selectivity of covalent kinase inhibitors. *Nat. Chem. Biol.* 10 (9): 760–767.
124 Kruger, M., Moser, M., Ussar, S. et al. (2008). SILAC mouse for quantitative proteomics uncovers kindlin-3 as an essential factor for red blood cell function. *Cell* 134 (2): 353–364.
125 Sury, M.D., Chen, J.X., and Selbach, M. (2010). The SILAC fly allows for accurate protein quantification in vivo. *Mol. Cell. Proteomics* 9 (10): 2173–2183.
126 Zanivan, S., Meves, A., Behrendt, K. et al. (2013). In vivo SILAC-based proteomics reveals phosphoproteome changes during mouse skin carcinogenesis. *Cell. Rep.* 3 (2): 552–566.
127 Macleod, A.K., Zang, T., Riches, Z. et al. (2014). A targeted in vivo SILAC approach for quantification of drug metabolism enzymes: regulation by the constitutive androstane receptor. *J. Proteome Res.* 13 (2): 866–874.
128 Geiger, T., Wisniewski, J.R., Cox, J. et al. (2011). Use of stable isotope labeling by amino acids in cell culture as a spike-in standard in quantitative proteomics. *Nat. Protoc.* 6: 147.
129 Lubin, A.S., Rueda-Zubiaurre, A., Matthews, H. et al. (2018). Development of a photo-cross-linkable diaminoquinazoline inhibitor for target identification in plasmodium falciparum. *ACS Infect. Dis.* 4 (4): 523–530.
130 Nomura, D.K., Long, J.Z., Niessen, S. et al. (2010). Monoacylglycerol lipase regulates a fatty acid network that promotes cancer pathogenesis. *Cell* 140 (1): 49–61.
131 Bunnage, M.E., Gilbert, A.M., Jones, L.H., and Hett, E.C. (2015). Know your target, know your molecule. *Nat. Chem. Biol.* 11: 368.
132 Wright, M.H. and Sieber, S.A. (2016). Chemical proteomics approaches for identifying the cellular targets of natural products. *Nat. Prod. Rep.* 33 (5): 681–708.

133 Galande, A.K., Hilderbrand, S.A., Weissleder, R., and Tung, C.H. (2006). Enzyme-targeted fluorescent imaging probes on a multiple antigenic peptide core. *J. Med. Chem.* 49 (15): 4715–4720.

134 Verdoes, M., Oresic Bender, K., Segal, E. et al. (2013). Improved quenched fluorescent probe for imaging of cysteine cathepsin activity. *J. Am. Chem. Soc.* 135 (39): 14726–14730.

135 Oresic Bender, K., Ofori, L., van der Linden, W.A. et al. (2015). Design of a highly selective quenched activity-based probe and its application in dual color imaging studies of cathepsin S activity localization. *J. Am. Chem. Soc.* 137 (14): 4771–4777.

136 Shaulov-Rotem, Y., Merquiol, E., Weiss-Sadan, T. et al. (2016). A novel quenched fluorescent activity-based probe reveals caspase-3 activity in the endoplasmic reticulum during apoptosis. *Chem. Sci.* 7 (2): 1322–1337.

137 Zweerink, S., Kallnik, V., Ninck, S. et al. (2017). Activity-based protein profiling as a robust method for enzyme identification and screening in extremophilic Archaea. *Nat. Commun.* 8: 15352.

138 Brasen, C., Esser, D., Rauch, B., and Siebers, B. (2014). Carbohydrate metabolism in archaea: current insights into unusual enzymes and pathways and their regulation. *Microbiol. Mol. Biol. Rev.* 78 (1): 89–175.

139 Cavicchioli, R. (2011). Archaea – timeline of the third domain. *Nat. Rev. Microbiol.* 9 (1): 51–61.

140 Albers, S.V. and Meyer, B.H. (2011). The archaeal cell envelope. *Nat. Rev. Microbiol.* 9 (6): 414–426.

141 Simon, G.M. and Cravatt, B.F. (2010). Activity-based proteomics of enzyme superfamilies: serine hydrolases as a case study. *J. Biol. Chem.* 285 (15): 11051–11055.

142 Chow, J., Kovacic, F., Dall Antonia, Y. et al. (2012). The metagenome-derived enzymes LipS and LipT increase the diversity of known lipases. *PLoS One* 7 (10): e47665.

143 Kathuria, S., Gaetani, S., Fegley, D. et al. (2003). Modulation of anxiety through blockade of anandamide hydrolysis. *Nat. Med.* 9 (1): 76–81.

144 Long, J.Z., Nomura, D.K., Vann, R.E. et al. (2009). Dual blockade of FAAH and MAGL identifies behavioral processes regulated by endocannabinoid crosstalk in vivo. *Proc. Natl. Acad. Sci. U. S. A.* 106 (48): 20270–20275.

145 Butler, D. and Callaway, E. (2016). Scientists in the dark after French clinical trial proves fatal. *Nature* 529 (7586): 263–264.

146 Eddleston, M., Cohen, A.F., and Webb, D.J. (2016). Implications of the BIA-102474-101 study for review of first-into-human clinical trials. *Br. J. Clin. pharmacol.* 81 (4): 582–586.

147 Huggins, J.P., Smart, T.S., Langman, S. et al. (2012). An efficient randomised, placebo-controlled clinical trial with the irreversible fatty acid amide hydrolase-1 inhibitor PF-04457845, which modulates endocannabinoids but fails to induce effective analgesia in patients with pain due to osteoarthritis of the knee. *Pain* 153 (9): 1837–1846.

148 Li, G.L., Winter, H., Arends, R. et al. (2012). Assessment of the pharmacology and tolerability of PF-04457845, an irreversible inhibitor of fatty

acid amide hydrolase-1, in healthy subjects. *Br. J. Clin. Pharmacol.* 73 (5): 706–716.

149 Richardson, R.J., Hein, N.D., Wijeyesakere, S.J. et al. (2013). Neuropathy target esterase (NTE): overview and future. *Chem. Biol. Interact.* 203 (1): 238–244.

150 Topaloglu, A.K., Lomniczi, A., Kretzschmar, D. et al. (2014). Loss-of-function mutations in PNPLA6 encoding neuropathy target esterase underlie pubertal failure and neurological deficits in Gordon Holmes syndrome. *J. Clin. Endocrinol. Metab.* 99 (10): 2067.

151 Yin, T.F., Wang, M., Qing, Y. et al. (2016). Research progress on chemopreventive effects of phytochemicals on colorectal cancer and their mechanisms. *World J. Gastroenterol.* 22 (31): 7058–7068.

152 Ambrosone, C.B., McCann, S.E., Freudenheim, J.L. et al. (2004). Breast cancer risk in premenopausal women is inversely associated with consumption of broccoli, a source of isothiocyanates, but is not modified by GST genotype. *J. Nutr.* 134 (5): 1134–1138.

153 Telang, U., Brazeau, D.A., and Morris, M.E. (2009). Comparison of the effects of phenethyl isothiocyanate and sulforaphane on gene expression in breast cancer and normal mammary epithelial cells. *Exp. Biol. Med. (Maywood)* 234 (3): 287–295.

154 Wang, Z., Fan, J., Liu, M. et al. (2013). Nutraceuticals for prostate cancer chemoprevention: from molecular mechanisms to clinical application. *Expert Opin. Investig. Drugs* 22 (12): 1613–1626.

155 Tortorella, S.M., Royce, S.G., Licciardi, P.V., and Karagiannis, T.C. (2015). Dietary sulforaphane in cancer chemoprevention: the role of epigenetic regulation and HDAC inhibition. *Antioxid. Redox Signal.* 22 (16): 1382–1424.

156 Ahn, Y.H., Hwang, Y., Liu, H. et al. (2010). Electrophilic tuning of the chemoprotective natural product sulforaphane. *Proc. Natl. Acad. Sci. U. S. A.* 107 (21): 9590–9595.

157 Dinkova-Kostova, A.T., Holtzclaw, W.D., Cole, R.N. et al. (2002). Direct evidence that sulfhydryl groups of Keap1 are the sensors regulating induction of phase 2 enzymes that protect against carcinogens and oxidants. *Proc. Natl. Acad. Sci. U. S. A.* 99 (18): 11908–11913.

158 Cross, J.V., Rady, J.M., Foss, F.W. et al. (2009). Nutrient isothiocyanates covalently modify and inhibit the inflammatory cytokine macrophage migration inhibitory factor (MIF). *Biochem. J.* 423 (3): 315–321.

159 Pledgie-Tracy, A., Sobolewski, M.D., and Davidson, N.E. (2007). Sulforaphane induces cell type–specific apoptosis in human breast cancer cell lines. *Mol. Cancer Ther.* 6 (3): 1013–1021.

160 Ben-Neriah, Y. and Karin, M. (2011). Inflammation meets cancer, with NF-kappaB as the matchmaker. *Nat. Immunol.* 12 (8): 715–723.

161 Roy, S.K., Srivastava, R.K., and Shankar, S. (2010). Inhibition of PI3K/AKT and MAPK/ERK pathways causes activation of FOXO transcription factor, leading to cell cycle arrest and apoptosis in pancreatic cancer. *J. Mol. Signal.* 5: 10.

162 Pinz, S., Unser, S., and Rascle, A. (2014). The natural chemopreventive agent sulforaphane inhibits STAT5 activity. *PLoS One* 9 (6): e99391.

163 Aggarwal, B.B., Sethi, G., Ahn, K.S. et al. (2006). Targeting signal-transducer-and-activator-of-transcription-3 for prevention and therapy of cancer: modern target but ancient solution. *Ann. N. Y. Acad. Sci.* 1091: 151–169.

164 Bergink, S. and Jentsch, S. (2009). Principles of ubiquitin and SUMO modifications in DNA repair. *Nature* 458 (7237): 461–467.

165 Jacq, X., Kemp, M., Martin, N.M.B., and Jackson, S.P. (2013). Deubiquitylating enzymes and DNA damage response pathways. *Cell Biochem. Biophys.* 67 (1): 25–43.

166 D'Arcy, P. and Linder, S. (2014). Molecular pathways: translational potential of deubiquitinases as drug targets. *Clin. Cancer Res.* 20 (15): 3908–3914.

167 D'Arcy, P., Wang, X., and Linder, S. (2015). Deubiquitinase inhibition as a cancer therapeutic strategy. *Pharmacol. Ther.* 147: 32–54.

168 Mulder, M.P., El Oualid, F., ter Beek, J., and Ovaa, H. (2014). A native chemical ligation handle that enables the synthesis of advanced activity-based probes: diubiquitin as a case study. *ChemBioChem* 15 (7): 946–949.

169 Li, J., D'Angiolella, V., Seeley, E.S. et al. (2013). USP33 regulates centrosome biogenesis via deubiquitination of the centriolar protein CP110. *Nature* 495 (7440): 255–259.

170 Lamoree, B. and Hubbard, R.E. (2017). Current perspectives in fragment-based lead discovery (FBLD). *Essays Biochem.* 61 (5): 453–464.

171 Davis, B.J. and Erlanson, D.A. (2013). Learning from our mistakes: the 'unknown knowns' in fragment screening. *Bioorg. Med. Chem. Lett.* 23 (10): 2844–2852.

172 Weekes, M.P., Antrobus, R., Lill, J.R. et al. (2010). Comparative analysis of techniques to purify plasma membrane proteins. *J. Biomol. Tech.* 21 (3): 108–115.

173 Kambe, T., Correia, B.E., Niphakis, M.J., and Cravatt, B.F. (2014). Mapping the protein interaction landscape for fully functionalized small-molecule probes in human cells. *J. Am. Chem. Soc.* 136 (30): 10777–10782.

174 Bush, J.T., Walport, L.J., McGouran, J.F. et al. (2013). The Ugi four-component reaction enables expedient synthesis and comparison of photoaffinity probes. *Chem. Sci.* 4 (11): 4115–4120.

175 Blum, G., von Degenfeld, G., Merchant, M.J. et al. (2007). Noninvasive optical imaging of cysteine protease activity using fluorescently quenched activity-based probes. *Nat. Chem. Biol.* 3 (10): 668–677.

176 Turk, V., Stoka, V., Vasiljeva, O. et al. (2012). Cysteine cathepsins: from structure, function and regulation to new frontiers. *Biochim. Biophys. Acta* 1824 (1): 68–88.

177 Turk, B., Turk, D., and Turk, V. (2012). Protease signalling: the cutting edge. *EMBO J.* 31 (7): 1630–1643.

178 Driessen, C., Bryant, R.A.R., Lennon-Duménil, A. et al. (1999). Cathepsin S controls the trafficking and maturation of Mhc class II molecules in dendritic cells. *J. Cell Biol.* 147 (4): 775–790.

179 Small, D.M., Burden, R.E., Jaworski, J. et al. (2013). Cathepsin S from both tumor and tumor-associated cells promote cancer growth and neovascularization. *Int. J. Cancer* 133 (9): 2102–2112.

180 Sevenich, L., Bowman, R.L., Mason, S.D. et al. (2014). Analysis of tumour- and stroma-supplied proteolytic networks reveals a brain-metastasis-promoting role for cathepsin S. *Nat. Cell Biol.* 16 (9): 876–888.

181 Yang, M., Liu, J., Shao, J. et al. (2014). Cathepsin S-mediated autophagic flux in tumor-associated macrophages accelerate tumor development by promoting M2 polarization. *Mol. Cancer* 13 (1): 43.

182 Zhao, P., Lieu, T., Barlow, N. et al. (2014). Cathepsin S causes inflammatory pain via biased agonism of PAR2 and TRPV4. *J. Biol. Chem.* 289 (39): 27215–27234.

183 Weldon, S., McNally, P., McAuley, D.F. et al. (2014). miR-31 dysregulation in cystic fibrosis airways contributes to increased pulmonary cathepsin S production. *Am. J. Respir. Crit. Care Med.* 190 (2): 165–174.

184 Verdoes, M., Edgington, L.E., Scheeren, F.A. et al. (2012). A nonpeptidic cathepsin S activity-based probe for noninvasive optical imaging of tumor-associated macrophages. *Chem. Biol.* 19 (5): 619–628.

185 Pawlak, J.B., Gential, G.P., Ruckwardt, T.J. et al. (2015). Bioorthogonal deprotection on the dendritic cell surface for chemical control of antigen cross-presentation. *Angew. Chem. Int. Ed.* 54 (19): 5628–5631.

186 de Bruin, G., Xin, B.T., Kraus, M. et al. (2016). A set of activity-based probes to visualize human (immuno)proteasome activities. *Angew. Chem. Int. Ed.* 55 (13): 4199–4203.

187 Walvoort, M.T., Kallemeijn, W.W., Willems, L.I. et al. (2012). Tuning the leaving group in 2-deoxy-2-fluoroglucoside results in improved activity-based retaining beta-glucosidase probes. *Chem. Commun. (Cambridge)* 48 (84): 10386–10388.

188 Counihan, J.L., Duckering, M., Dalvie, E. et al. (2017). Chemoproteomic profiling of acetanilide herbicides reveals their role in inhibiting fatty acid oxidation. *ACS Chem. Biol.* 12 (3): 635–642.

189 Bachovchin, D.A., Brown, S.J., Rosen, H., and Cravatt, B.F. (2009). Identification of selective inhibitors of uncharacterized enzymes by high-throughput screening with fluorescent activity-based probes. *Nat. Biotechnol.* 27 (4): 387–394.

190 Mulder, M.P.C., Merkx, R., Witting, K.F. et al. (2018). Total chemical synthesis of SUMO and SUMO-based probes for profiling the activity of SUMO-specific proteases. *Angew. Chem. Int. Ed.* 57 (29): 8958–8962.

191 Mulder, M.P., Witting, K., Berlin, I. et al. (2016). A cascading activity-based probe sequentially targets E1-E2-E3 ubiquitin enzymes. *Nat. Chem. Biol.* 12 (7): 523–530.

192 Pao, K.C., Stanley, M., Han, C. et al. (2016). Probes of ubiquitin E3 ligases enable systematic dissection of parkin activation. *Nat. Chem. Biol.* 12 (5): 324–331.

193 Pao, K., Wood, N.T., Knebel, A. et al. (2018). Activity-based E3 ligase profiling uncovers an E3 ligase with esterification activity. *Nature* 556 (7701): 381–385.

第4章

激酶微球：一种用于激酶抑制剂选择性表征和靶点发现的化学蛋白质组学方法

4.1 化学蛋白质组学在激酶抑制剂靶点解析中的应用

4.1.1 小分子激酶抑制剂的多靶点效应

蛋白激酶及其抑制剂 人类基因组中大约含有500种蛋白激酶（protein kinase），其催化三磷酸腺苷（adenosine triphosphate，ATP）的γ-磷酸基向底物蛋白的丝氨酸、苏氨酸或酪氨酸残基转移［图4.1（a），（b）］[1,2]。蛋白磷酸化是一种多功能的生化开关，可以调节修饰后底物蛋白的活化状态、定位，以及蛋白质相互作用等。这一机制在细胞中具有重要意义，其可通过复杂的信号级联反应传递外部和内部刺激，最终促发下游效应蛋白的活化或表达，以执行所需的细胞反应[2]。通过蛋白激酶和磷酸酶的平衡相互作用，其细胞定位、丰度、催化活性、特异性和亲和性，以及蛋白磷酸化得到严密控制，这对于通过多级信号传递过程来维持细胞完整性和功能尤为重要[3]。异常的激酶信号在人体多种疾病的进展中发挥着重要作用，如肿瘤、免疫性疾病、神经性疾病、代谢性疾病和传染病等[4]。因此，激酶抑制是一种有前景的“分子靶向治疗”方法，可直接调节主要疾病驱动因素并干扰细胞通路。为此，在过去20年间，小分子激酶抑制剂（kinase inhibitor）已成为一类重要的药物。2001年，伊马替尼［Imatinib，格列卫（Gleevec）］是首个获得美国食品药品管理局（Food and Drug Administration，FDA）批准用于治疗BCR-ABL阳性慢性髓细胞性白血病（chronic myelogenous leukaemia，CML）的靶向激酶抑制剂[5]［图4.1（c）］。到目前为止，已有约50个激酶抑制剂获批用于临床（主要是针对癌症），并且还有数百个候选药物正处于不同的临床试验阶段。

激酶抑制剂的结合 大多数小分子激酶抑制剂靶向激酶结构域内的ATP结合口袋，

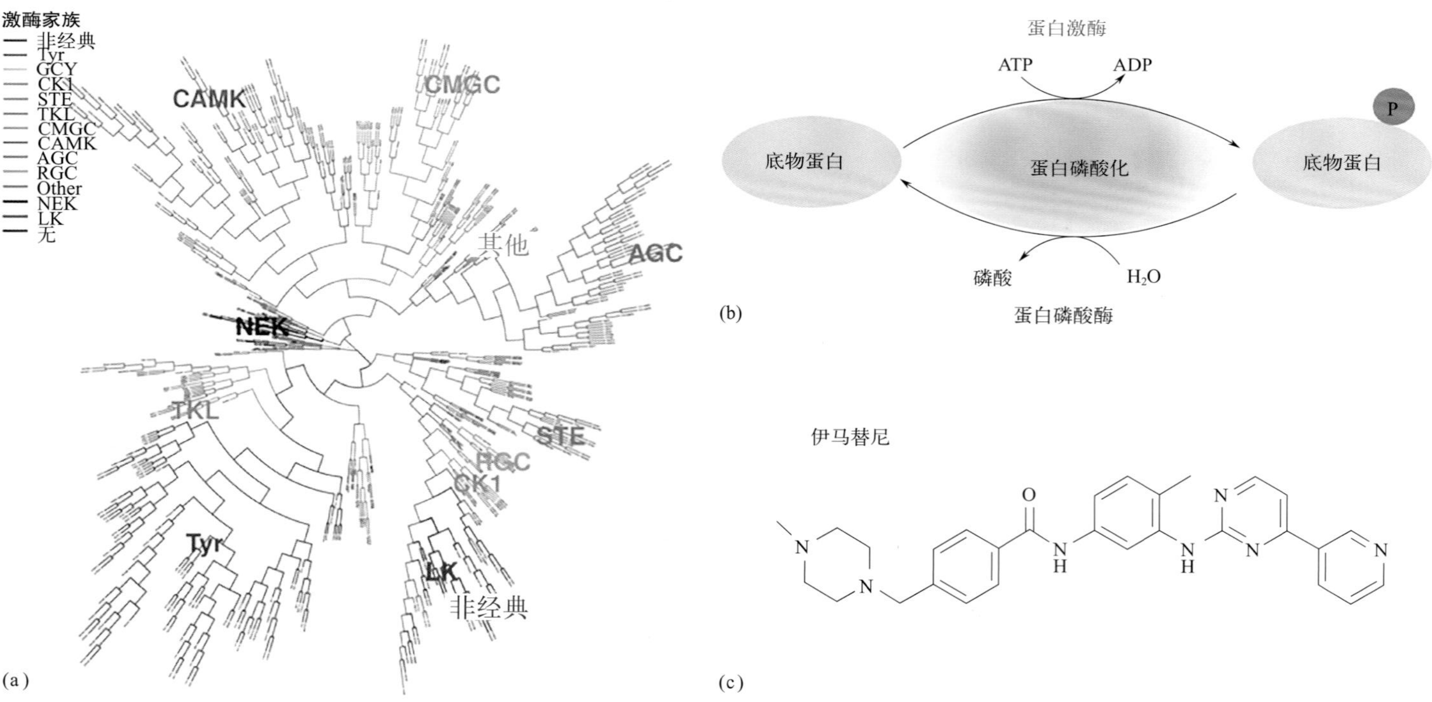

图 4.1 人体蛋白激酶

（a）人体蛋白激酶的系统发育进化树；（b）底物蛋白磷酸化和去磷酸化的示意图：蛋白激酶通过 ATP 作为磷酸供体将底物蛋白磷酸化，磷酸酶通过去磷酸化作用使其脱去磷酸基团并产生游离磷酸[6]；（c）临床蛋白激酶抑制剂伊马替尼的化学结构

该结构域在蛋白激酶和其他 ATP 结合蛋白中高度保守。通常，蛋白激酶结构域由两个结构和功能不同的结构单元组成，即 *N*- 端的 *N*- 单元和 *C*- 端的 *C*- 单元，二者通过一个灵活的铰链区域相连接 [7]。两个单元之间的界面形成了激酶的催化中心，包括 ATP 结合口袋和底物结合位点。激酶的作用需要一个高度动态的结构，以便快速在多个构象之间相互转化［所谓的激酶呼吸（kinase breathing）］[7,8]。随着其分子结构的不同，激酶抑制剂与 ATP 结合位点内的口袋和氨基酸残基以不同的方式相互作用。这种相互作用特性决定了什么样的激酶构象（如活性或非活性构象）更容易发生结合，该特性经常用于区分 ATP 竞争性激酶抑制剂的类型，如Ⅰ型、Ⅰ 1/2 型和Ⅱ型抑制剂 [9]。除了上述 ATP 竞争性结合模式，其他小分子抑制剂则以不同方式靶向激酶磷酸结合位点的邻近区域（如Ⅲ型抑制剂），或离催化中心较远的异构位点（Ⅳ型抑制剂）。而同时靶向激酶 ATP 口袋和异构位点的二价抑制剂被归类为Ⅴ型，可逆和不可逆共价抑制剂则属于Ⅵ型 [9]。

激酶抑制剂的多向药理学　在从靶点确证到临床应用的整个药物发现过程中，化合物的选择性是首要考虑的因素，特别是对于 ATP 竞争性抑制剂而言。由于 ATP 口袋的高度保守性，选择性 ATP 竞争性抑制剂的设计仍具有挑战 [10]。然而，对选择性的要求根据具体情况各有不同。一方面，在基础研究中用于研究特定蛋白质生物学功能的工具分子必须具有高度的选择性，这也是化学探针（chemicalprobes.org）的关键特征之一（参见第 1 章）。另一方面，许多已获批和有效的激酶抑制剂表现出异常复杂的靶点谱，导致多种作用方式。多向药理学（polypharmacology）可能带来预期和非预期的治疗效果，并可能有助于成功的治疗 [11]。总之，无论是治疗药物还是化学探针，选择性都是至关重要的，其可帮助了解药物的作用方式并预测其表型效应（phenotypic effect）[12]。

选择性指标　建立化合物选择性的度量标准是一项极具挑战的任务，因为该度量标准的价值在很大程度上取决于其预期用途，而且在不同研究领域之间存在很大差异 [13]。对于不同领域，化合物选择性的计算有以下几种情况：①获得化合物选择性全局视图（如大规模选择性筛选识别化学探针领域）；②表征化合物选择性作用特定靶点的能力（如药物化学领域）；③量化化合物对特定蛋白质组决定的特定作用模式或表型的影响（如临床药物治疗的不利和有利影响领域）[13]。从技术上而言，化合物选择性的量化也取决于相关测试的技术方法（活性测试或结合测试）、实验设计（单剂量或剂量依赖），以及所使用的材料（裂解液或重组蛋白）。目前已开发了多种不同的度量标准来计算化合物选择性，包括选择熵（selectivity entropy）[14,15]、选择性评分 [16,17]、基尼系数（Gini coefficient）[18]、分区指数（partition index）[19]，以及浓度和靶点依赖的选择性（concentration and target dependent selectivity，CATDS[20]）等。选择熵是测试抑制剂在所有目标蛋白质中分布的一种度量标准。其为度量化学探针在蛋白质群中的选择性提供了一种研究思路，但无法量化化合物对特定靶点或在特定浓度下的选择性。选择性评分是指在特定极限浓度下，靶点数量与筛选蛋白质总数量的比值。类似地，基尼系数是通过计算在特定浓度下，对所有测试蛋白质中全部靶点的累积抑制而得。这些评分系统适用于化合物选择性的浓度依赖性分析，同时特别适用于单剂量的试验数据，但不能用于化合物选择性的靶点依赖性观察。相反，分区指数描述了在一组靶蛋白中特定靶点结合某个抑制剂的分数，从而有助于靶点依赖性（但浓度非依赖性）化合物的选择性测定。最近开发的CATDS评分则是计算化合物在特定浓度下，与某一靶蛋白的结合分数与所有结合事件之和的比率。CATDS评分方案提供了更大的灵活性，可以以浓度依赖性和靶点依赖性方式来计算选择性。使用相同的数据，可以计算不同的CATDS。例如，$CATDS_{target}$，其描述了化合物对特定靶点的选择性；$CATDS_{multi\text{-}target}$，表示某一化合物对多个靶点的选择性；$CATDS_{MoA}$，专门用于区分化合物对特定作用模式的选择性[20]。

4.1.2 激酶抑制剂的化学蛋白质组学分析

激酶微球技术 尽管许多激酶抑制剂在临床上成功用于疾病治疗，但其作用机制还不甚清楚，这也影响了这些小分子药物的充分利用和应用。为了解决这一问题，开发出了许多技术平台，用于筛选这些小分子抑制剂作用的激酶，从而为获得小分子抑制剂靶点特异性的全局视图提供可能。2007年，Bantscheff及其同事提出了激酶微球（Kinobeads）的概念，用于分析竞争ATP的小分子激酶抑制剂[21]（图4.2）。Kinobeads技术是一种化学蛋白质组学方法，基于激酶结构中保守的ATP结合口袋和广谱选择性激酶抑制剂的相互作用，进而用于亲和富集激酶和其他ATP结合蛋白。

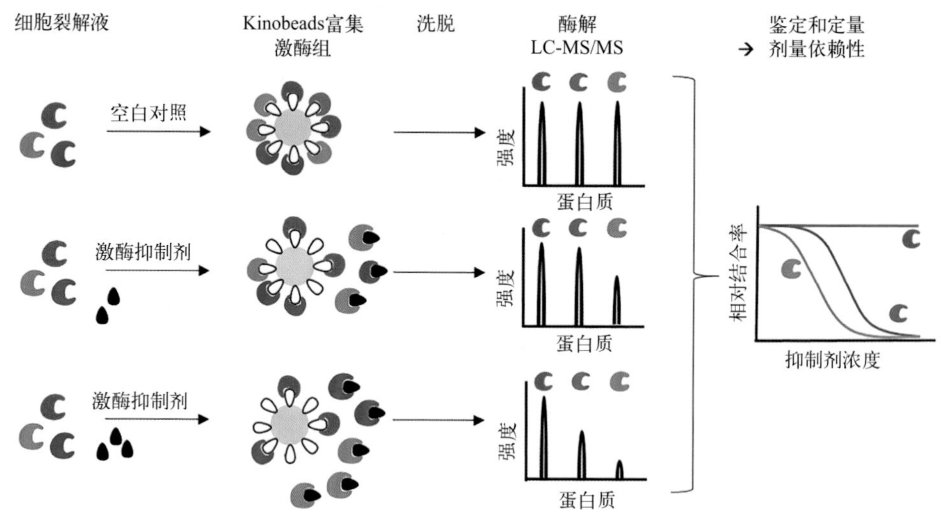

图4.2 Kinobeads技术的工作流程示意图

将细胞裂解液与浓度递增的药物或空白对照进行预孵育。Kinobeads可以从天然细胞或组织裂解液中富集激酶。游离化合物和Kinobeads竞争结合在激酶的同一结合位点，导致Kinobeads对靶点的富集减少。这两种相互作用以可逆的方式发生，符合三元热力学结合平衡模型。将蛋白质从微球上洗脱、酶解并通过LC-MS/MS进行检测。根据每个药物浓度下的相对强度数值和非线性回归分析生成的残余结合曲线

Kinobeads 是由激酶抑制剂吸附在固体基质而形成的球体，可以从复杂的细胞或组织裂解液中富集数百种激酶蛋白。当与定量质谱技术（mass spectrometry，MS）相结合时，这种技术可在天然环境下同时识别和定量激酶和其他 ATP 结合蛋白。使用该技术，可以通过竞争性实验来解析激酶抑制剂的作用靶点，即通过在裂解液中加入浓度梯度的激酶抑制剂而实现。化合物和 Kinobeads 都竞争同一结合位点，导致 Kinobeads 对靶点的富集减少，并且每个蛋白质靶点的 MS 信号强度与剂量呈剂量依赖性下降（图 4.2）[20-22]。所得的剂量 - 效应曲线可用于计算 EC_{50} 值，然后通过乘以校正因子转化为解离常数（参见 4.1.3 节）。在进行竞争性下拉实验时，只有那些结合或改变结合位点的抑制剂才能被筛查出来。ATP 竞争性抑制剂可以使用该筛选技术，但不改变 ATP 结合口袋构象的大多数变构抑制剂则不能使用该筛选技术（如Ⅳ型抑制剂 MK-2206[20]）。Kinobeads 技术能筛选到的激酶的数量，称为“可筛选靶点库”，具体取决于固定化化学探针和加入生物材料的性质。在大多数情况下，Kinobeads 对激酶的结合与其激活状态不直接相关，因此使用诸如 Kinobeads 之类的亲和基质会对激酶活性检测有所限制，仅限于少数激酶和亲和探针[23-25]。通过组合互补的亲和探针和裂解液，可以扩大筛查范围（参见 4.1.3 节）。例如，步骤优化，以及将其微型化 / 并行化至 96 孔板，可使筛查的激酶数量达到 350 种左右[22]。

与类似方法的比较　Kinobeads 技术可以系统地研究人体的大部分激酶组，而经典的化学蛋白质组实验则有所不同，其需要将单个受试小分子固定在载体上，以亲和下拉的方式富集和鉴定其特定的靶点[26-28]（参见第 2 章）。因此，通常需要合成受试小分子的类似物，并与固体载体共价连接。理想情况下，这种修饰不应影响小分子与靶点的结合，所以需要事先分析小分子与靶点的潜在结构 - 亲和力关系（structure–affinity relationship），且需调整连接基团的长度和偶联密度。对于已知的靶点，该方法可以通过优化探针的结构与其结合，但对于未知靶点就无法解释清楚，因此在筛选中可能引入盲区。该方法的另一个主要问题是通量有限，因为每次筛选都需要合成探针。为了缓解这种限制，可以使用富集范围更广的亲和基质，如 Kinobeads 或多抑制剂微球（multiplexed inhibitor bead，MIB）[29]。其可对特定亚蛋白组进行特定富集（通过竞争的方式），与使用特定单个探针树脂相比[21,22,30]，通常能更全面地观察化合物的靶点群。KiNativ 技术是一种相对不错的方法，其使用脱硫生物素化 ATP 与 ATP 结合蛋白共价连接，然后通过链霉亲和素（streptavidin）对其进行富集[31]。与 Kinobeads 方法类似，这种基于裂解液的技术可以广泛评估蛋白激酶家族以外的靶蛋白，如热激蛋白（heat shock protein）或 ABC 转运蛋白（ABC transporter），并且还可用于组织或其他生物体[32]。然而，由于化学探针的不可逆性质，解离常数的测定变得复杂。相比之下，传统使用的“可筛选靶点库”主要由重组表达的激酶结构域组成，无法对组织甚至其他生物体系进行筛选。使用分离纯化的蛋白激酶结构域可实现高通量，并能获得稳定重复的结果，但不如基于裂解液的技术更接近生理条件。复杂的天然细胞裂解液包含内源性表达的完整蛋白质，这些蛋白质在细胞环境中被功能化，并携带所有必需的翻译后修饰、辅因子和结合伴侣。因此，采用重组蛋白和使用裂解液筛选可能会导致不同的结果[33]。最近开发的 NanoBRET 测定新技术[34]，可以测试活细胞中 ATP 竞争分子的靶点结合和结合亲和力。该方法基于激酶 / 荧光素酶融合蛋白（luciferase fusion protein），在 ATP 竞争能量转移探针结合时释放出生物发光共振能量转移（bioluminescence resonance energy transfer，BRET）信号。化合物的亲和力是通过化合物对 NanoBRET 探针的竞争性置换来确定的。结合后，NanoBRET 能量转移会呈剂量依赖性下降，然后可用于表观胞内亲和力测定。虽然这种新技术受到需要表达融合蛋白和每次只能检查一个激酶的限制，但其仍是目前唯一一种在存在胞内 ATP 的情况下可以确定化合物是否能够透过细胞膜并结合到靶蛋白的方法。

4.1.3 化学蛋白质组学实验开发的技巧和建议

激酶组学覆盖率的提高 Kinobeads 技术可表征的激酶数量和类型取决于所用的细胞裂解液和化学探针的组成 [22]。每个细胞都有其独特的激酶组成，因此其表达的激酶不同，激酶的浓度和活化状态也不同，并且参与蛋白质相互作用复合物的情况也各异。化学蛋白质组学技术（如 Kinobeads）不像蛋白质重组实验那样能获得较高的激酶组覆盖率，因为其依赖于激酶在细胞中的含量。因此，对于亲和富集，细胞内不表达的蛋白质是不可能被筛选发现的。为解决这一问题，至少是部分解决，可通过混合不同细胞系裂解液的方式来实现。这种实验设计在单个化学蛋白质组学实验中，提供了相对广泛的激酶组覆盖范围，以进行全面的选择性分析 [22]。在设计亲和基质和选择化学探针时，也可考虑这种策略。化学探针的理化性质和空间结构决定了其结合方式和亲和力，并且可以通过使用不同的连接臂来优化其在目标蛋白质中的适当位置，以平衡亲和基质的有效富集和广泛性。需要特别注意的是，蛋白质非特异性结合至亲和基质会导致高背景噪声，从而妨碍靶蛋白的鉴定。这主要是由蛋白质在微球上的沉淀，以及亲和基质的疏水性所导致的。后者可以通过优化固定的探针密度来改善。通常，较低的偶联密度会获得更好的结果。微球的洗涤条件也可以进行优化，但必须谨慎，因为富集的非共价结合蛋白会随着洗涤的时间延长而解离。因此，弱相互作用的激酶可能会被洗掉而无法被检测到。重要的是，为了能够区分特异性结合与非特异性结合，必须进行竞争富集实验。

结合测定实验的设计 Kinobeads 技术是一种常用的体外结合测定方法，需要考虑一些热力学原理，如结合平衡、结合和解离动力学，以及焓和熵对吉布斯自由能（Gibbs free energy）的贡献。这些原理控制配体、探针和蛋白质之间的结合，对于测定化学蛋白质组学中的配体 - 蛋白质相互作用的结合亲和力和驻留时间有着重要影响。使用 Kinobeads 技术可以确定结合亲和力等热力学参数（通过 K_d^{app} 值推导），但不能确定动力学特征，如结合速率（k_{on}）和解离速率（k_{off}）。然而，Kinobeads 和蛋白质之间的解离速率对下拉实验的成功至关重要。如果激酶在微球上的停留时间太短，可能会导致在洗涤过程中失去结合的蛋白质，从而导致信号降低。此外，热力学中的焓和熵也会影响实验结果。将化合物固定在固体基质上会使其自由度降低，从而增加熵对吉布斯自由能的贡献，并相应地增加微球的结合亲和力。因此，Kinobeads 技术主要适用于纳摩尔（nmol）至微摩尔（μmol）范围内具有较强结合亲和力的蛋白质，此类蛋白质通常具有更长的停留时间。熵的变化很可能会以某种方式影响结合动力学，使蛋白质在微球上的停留时间更长。因此，在使用 Kinobeads 或其他亲和力基质进行亲和富集之前，必须将裂解液与游离化合物预先孵育至少三倍于最长停留时间（如果已知）[35]。较慢的结合和解离速率可能无法获得准确的结合亲和力，因为在实验时间范围内可能无法建立结合平衡。

结合亲和力的测定　确定蛋白质与其配体结合的强度是非常关键的一步。常见的测试方法包括半数抑制浓度（IC_{50}）和半数有效浓度（EC_{50}），或抑制常数（K_i）和解离常数（K_d）。K_d 描述了抑制剂 - 蛋白质复合物在平衡状态下解离成其各个组分的倾向。在一个简单的二元平衡情况下，K_d 可被描述为配体占据一半靶蛋白结合位点时所必需的浓度。在这种情况下，K_d 的单位为物质的量浓度单位，是蛋白质 - 配体相互作用亲和力的倒数。为了确定绝对的结合常数，需要考虑几个与实验相关的内容。首先，在蛋白质浓度固定和配体浓度可变的情况下，K_d 测定实验只有在蛋白质浓度低于所测定相互作用的 K_d 时才能完成。由于激酶在大多数情况下被认为是低丰度信号分子，我们假设在 Kinobeads 测定中靶蛋白的浓度低于 K_d。但在某些情况下，这种假设可能并不合理，如在某些激酶过度表达的情况下，或另一些丰度更高的蛋白质能够结合至 Kinobeads 上时。其次，在理想情况下，亲和基质不应影响化合物与靶蛋白的结合平衡。但在 Kinobeads 中并非如此，其测试的是一个三元相互作用（Kinobeads- 蛋白质 - 游离化合物），依赖于试验的 EC_{50} 值，而不是二元平衡的 K_d 值［图 4.3（a）］。

在预孵育步骤中，蛋白质、化合物和蛋白质 - 化合物复合物之间达到了平衡［图 4.3（a）］。通过添加 Kinobeads，一定比例的“游离”蛋白质与 Kinobeads 结合［图 4.3（a）］，因此这些蛋白质在化合物的结合平衡中被消耗。理想情况下，化学探针只应耗竭少于 10% 的总蛋白，但在高度复杂的化学蛋白质组学分析中，并不是所有蛋白质都

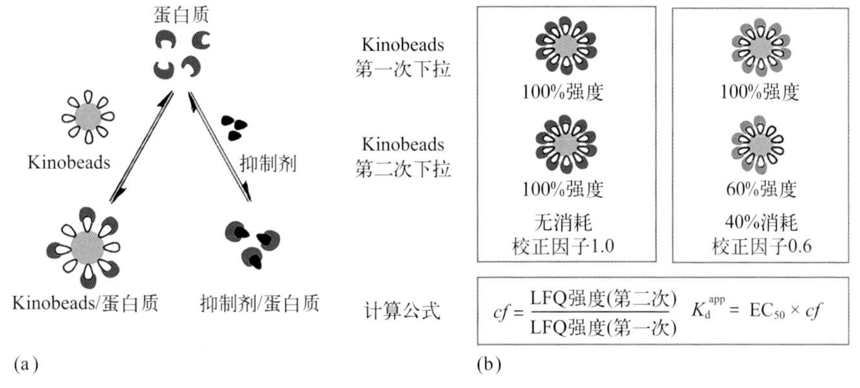

图 4.3　使用激酶微球测定解离常数[6]

（a）在竞争性 Kinobeads 下拉实验中，亲和基质、靶蛋白和激酶抑制剂之间达到三元热力学平衡。（b）根据蛋白质的丰度及其与微球的亲和力，蛋白质会从裂解液中（部分）被消耗。校正因子可以表征该效应，通过确定第二次下拉中获得的蛋白质无标记定量（LFQ）强度与第一次下拉中测定的 LFQ 强度之比来计算校正因子。对于给定的激酶，所确定的比率可用于将 EC_{50} 转换为 K_d^{app} 值[32]

能达到这个目标。如果亲和基质对蛋白质的消耗不能忽略不计，则化合物 - 蛋白质平衡将向更多解离的方向移动。激酶与游离抑制剂之间结合相互作用的重新调整会导致 EC_{50} 的测试值偏高。Kinobeads 检测中的蛋白质消耗程度取决于裂解液中蛋白质的丰度、与亲和基质的亲和力，以及有效的 Kinobeads 探针的浓度。由于这些参数事先并不清楚，因此需要通过实验检测蛋白质的消耗情况。为此，Sharma 等 [36] 提出的校正因子概念被稍作修改后应用于 Kinobeads 检测 [22]。在实验中，对空白对照处理过的裂解液进行两次连续的下拉［图 4.3（b）］。对于每个蛋白质，通过确定第二次下拉中获得的强度与第一次下拉中测量的强度之比来计算校正因子。数值接近 1 意味着没有或少量蛋白质消耗，而数值接近 0 则表示亲和基质对蛋白质的高度消耗。将校正因子乘以从竞争性下拉中获得的 EC_{50} 值，可得到一个表观结合常数 K_d^{app}，以描述化合物对特定裂解液中的不同激酶的整体亲和力 [20,32]。

4.2 Kinobeads的详细实验方案

本部分将详细介绍如何进行 Kinobeads 下拉实验，并解释关键步骤。该实验流程概述如图 4.4 所示。首先，将天然裂解液与化合物预孵育，以建立化合物与其靶蛋白之间的结合平衡。接着，将 Kinobeads 加入裂解液中以富集激酶。由于药物与 Kinobeads 竞争结合靶蛋白，随着化合物浓度的增加，Kinobeads 结合的蛋白质会相应减少。然后，将被微球结合的蛋白质洗脱、酶解，并进行 MS 检测。蛋白质的鉴定和无标记定量（label-free

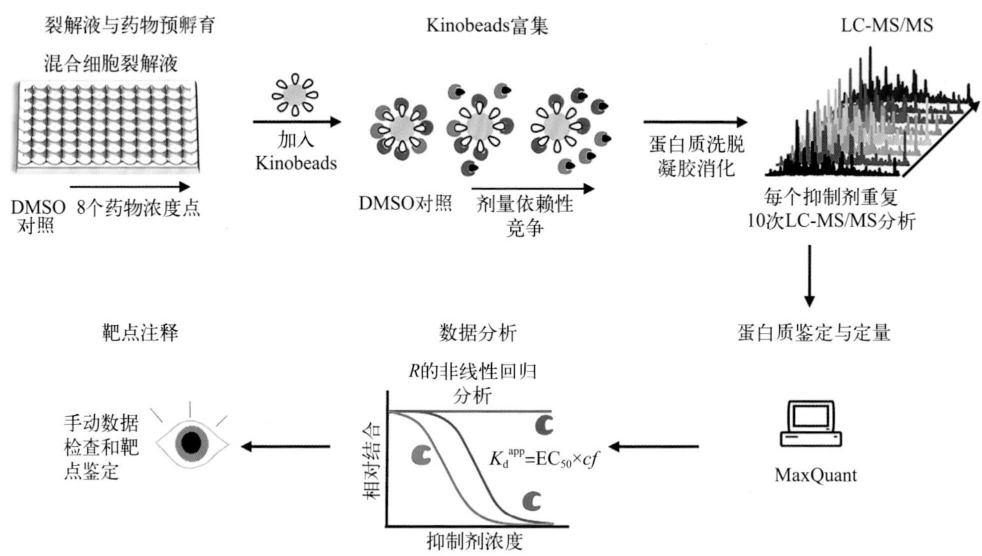

图 4.4 竞争性 Kinobeads 下拉实验的详细工作流程

Kinobeads 下拉实验采用 96 孔板。首先将 8 个不同浓度的抑制剂与细胞裂解液进行预孵育；随后使用 Kinobeads 富集激酶和 ATP 结合蛋白，游离药物和 Kinobeads 竞争靶点的活性位点；将蛋白质从微球上洗脱并进行酶解，然后通过 LC-MS/MS 进行分析；使用 MaxQuant/Andromeda 对蛋白质的肽段进行鉴定和定量；最后使用四参数对数 - 逻辑回归模型生成剂量 - 效应曲线，并手动注释靶蛋白

quantification，LFQ）由软件（如 MaxQuant）完成。通过非线性回归分析生成结合曲线。

4.2.1　细胞或组织裂解液

概括而言，Kinobeads 下拉实验可以使用任何类型的细胞或组织裂解液作为筛选材料。为了进行蛋白质组学分析，最好选择包含尽可能多激酶的混合细胞或组织裂解液。另外，也可以从活性化合物作用后的裂解液中进行下拉实验，以解析该化合物在特定生物环境中的靶点谱。在实验室中，通常使用四种不同的癌细胞系 [K-562、MV-4-11、SK-N-BE(2) 和 Colo205] 的混合裂解液进行 Kinobeads 选择性分析，以提供较高的激酶组覆盖率 [22]。制备此类裂解液时，可以在细胞密度约为 80% ～ 90% 时收获细胞。使用保护蛋白质结构和复合物的裂解缓冲液进行原代细胞裂解，并（部分地）提取膜结合蛋白［0.8% IGEPAL CA-630、50 mmol/L pH 7.5 Tris-HCl 、5% 甘油、1.5 mmol/L $MgCl_2$、150 mmol/L NaCl、1 mmol/L Na_3VO_4、25 mmol/L NaF、1 mmol/L DTT、蛋白酶抑制剂（SigmaFast，Sigma）和磷酸酶抑制剂混合物］。通过超离心去除裂解液中的所有细胞碎片，然后使用蛋白质定量试剂盒测定蛋白质浓度，可将细胞裂解液在 −80℃下保存数年以供后续进一步使用。

4.2.2　亲和基质

Kinobeads 的 ε 版本 [22,38] 是一种琼脂糖固相基质，混合了七种广谱小分子激酶抑制剂（图 4.5），其中化合物 1（PD173955）、化合物 5［凡德他尼（vandetanib）］、化合物 7（purvalanol B）和 BGT-226 均为商业购买，而化合物 13（AKT 探针）、化合物 19 和奥米利塞（omipalisib）类似物为实验室合成 [22,38]。为了在一次实验中实现最高的激酶覆盖率，对这种亲和基质混合物进行了优化 [22]。对于化合物 1、4、13、19 和 BGT-226，将其伯氨基通过共价连接固定在 *N*- 羟基琥珀酰亚胺（*N*-hydroxysuccinimide，NHS）活化的琼脂糖 4 Fast Flow 微球上（GE Healthcare，德国）。而化合物 7 和奥米利塞则利用其羧基官能团通过共价连接固定在“反向”NHS- 活化的琼脂糖微球上 [22]。下面将逐步解释如何将含有伯胺、仲胺或羧酸基团的化合物固定在 NHS- 活化的琼脂糖微球上（微球的载量大约为 20 μmol/mL）。

为了将含有氨基的化合物偶联至 NHS 活化的琼脂糖微球上，首先需要使用 10 mL 二甲基亚砜（DMSO）洗涤 1 mL 的沉淀微球（离心 2 min，1200 r/min；弃上清液），并重复洗涤 4 次。洗涤后，将 1 mL 沉淀的微球在 1 mL DMSO 中悬浮，得到 1 ∶ 1 的混浆。接着将化合物加入至微球中，轻轻混合后离心微球（2 min，1200 r/min），并取 20 μL 上清液进行偶联。通常，偶联密度调整为 1 或 2 μmol（化合物）/mL（微球），这对于大多数激酶抑制剂是实用的。通过添加三乙胺［15 μL/mL（微球）］来启动偶联反应，常温下避光振摇 20 h。第二天，将反应液离心，并取 20 μL 上清液进行偶联。为了封闭微球上的剩余游离 NHS 基团，需要加入氨乙醇［50 μL/mL（微球）］并在常温下避光振摇孵育 20 h。随后，使用 10 mL DMSO 洗涤两次，使用 10 mL 乙醇洗涤 5 次（离心 2 min，1200 r/min），并在 4 ℃下用乙醇避光储存为 1 ∶ 1 的混浆。为了去除

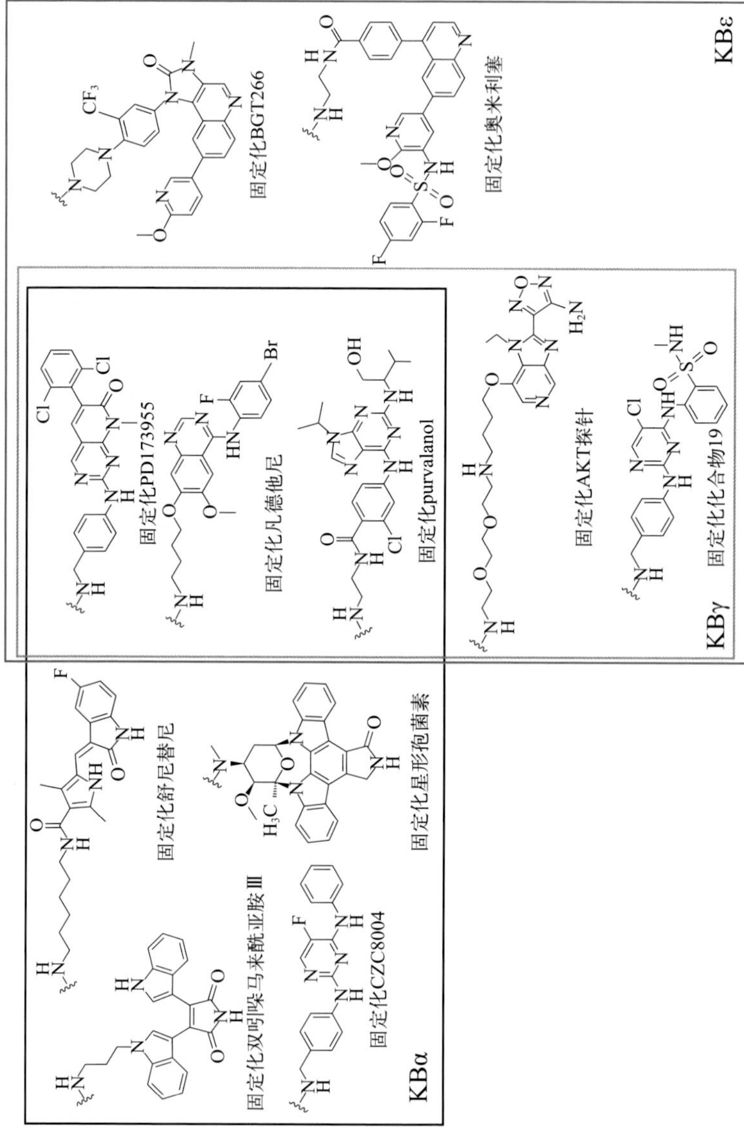

图 4.5 Kinobeads 亲和基质发展历程

图中列举了三个版本 Kinobeads 中化合物的化学结构。第一个版本 (KBα[21]) 以黑色标记，可表征临床激酶药物靶点谱的版本[20](KBγ[22]) 以灰色标记，增加了对 PIK(K) 家族蛋白质表征的最新版本 (KBε[38])，以蓝色标记

化合物 13 中的邻硝基苯磺酰基（*o*-nitrobenzenesulfonyl，*o*-NBS）保护基，首先需要使用 15 mL *N*, *N*- 二甲基甲酰胺（DMF）洗涤微球 5 次。然后将微球在 1 mL DMF 中重悬，随后加入 *N*- 甲基 -2- 吡咯烷酮（2 mL）、1,8- 二氮杂双环［5.4.0］-5- 庚烯 -7- 烯（1.5 mL）和 *β*- 巯基乙醇（1.5 mL），在常温下避光振摇孵育 15 min 。弃上清液，重复该过程两次。最后，以 10 mL 乙醇洗涤微球 5 次，并在 4 ℃下以乙醇避光储存为 1 ：1 的混浆。偶联前后的等分试样上清液按要求收集，以液相色谱 - 质谱法（LC-MS）监测转化情况。

对于含有羧基官能团的化学探针，取 1 mL NHS 琼脂糖微球，按照氨基化合物偶联的方法，以 10mL DMSO 洗涤 4 次。为了实现微球的功能“逆转”，在 NHS 琼脂糖微球上引入乙二胺，获得含有约 4 μmol（伯胺）/mL（微球）的氨基琼脂糖微球：制备乙二胺［2.68 μL/mL（微球）］、氨乙醇［9.66 μL/mL（微球）］和三乙胺［15 μL/mL（微球）］混合物，充分涡旋混匀后加入微球中。在室温下避光振摇 20 h 后，以 10 mL DMSO 洗涤微球 3 次，再以 10 mL DMF 洗涤 2 次，以去除残留的氨乙醇和乙二胺，因为其可能会与探针反应，从而降低偶联效率。洗涤后的微球在 1 mL DMF（1 ：1 悬浊液）中重悬，并依次加入以下物质：①以 DMF 溶解的含羧基的化合物储备液适量；②100 μL 的 *N*,*N*- 二异丙基乙基胺（DIEA）（35 μL 的 DIEA 溶解在 1 mL 干燥的 DMF 中）；③20 μL 三乙胺。混合微球并离心（1 min，1200 r/min），取 20 μL 上清液进行偶联。为了启动偶联反应，添加氨偶联试剂 PyBrOP［4.7 mg/mL（微球）］或 HATU［3.8 mg/mL（微球）］，避光振摇孵育 20 h。为了乙酰化剩余的游离氨基，可以混合相等体积的 200 mmol/L 环己基碳二亚胺（DCC）和 200 mmol/L NHS 来制备阻断试剂（NHS- 乙酸酯），并在玻璃瓶中加入 11.4 μL 乙酸。将反应混合物在室温下孵育过夜。第二天，离心反应液，取 20 μL 上清液进行偶联。最后，将微球用 10 mL DMSO 洗涤 3 次，以去除剩余的空闲偶联位点（形成 1 ：1 的 DMSO 混悬液）。然后，在每毫升微球中加入 20 μL 三乙胺，并在室温下孵育过夜，以使微球与 NHS- 醋酸酯［10 μmol/mL（微球）］发生反应。接着，以 10 mL DMSO 洗涤微球 1 次，然后以 10 mL 乙醇洗涤微球 3 次，并于 4 ℃避光存储。通过 LC-MS 分析偶联前后的样品小分子，以控制偶联效率。

为了确定特定化合物在琼脂糖珠上的最佳负载密度，制备了具有不同密度的微球［约 0.5 ～ 4 μmol（化合物）/mL（微球）］。进行亲和捕获实验，并通过 SDS-PAGE（含银染色）分析下拉的沉淀物。如果密度过高，微珠表面可能会过度疏水，并会通过过度载荷的 SDS-PAGE 观察到增加的非特异性结合。如果偶联密度太低，则不会富集所有理论上可能结合的蛋白质。因此，需要为每个化合物评估最佳偶联密度（SDS-PAGE 分析显示清晰明显的条带），以用于将其固定在琼脂糖微球之上。化合物 1、BGT-226 和奥米利塞类似物的最佳偶联密度为 1 μmol/mL（微球）。化合物 5、7、13 和 19 通常以 2 μmol/mL（微球）的偶联密度制备。Kinobeads 的 γ 版本（5 种化合物）是通过将功能化的微球与探针 1、5、7、15 和 19 的混合物（1 ：1 ：1 ：1 ：1）孵育制备而成的。Kinobeads 的 ε 版本（7 种化合物）是通过将 Kinobeads-γ、固定的奥米利塞类似物和固定的 BGT-226 以 2 ：1 ：1 的比例混合制备而成。

4.2.3 Kinobeads 竞争性实验

为了进行抑制剂选择性分析实验和激酶的亲和富集，需要混合 Colo205、SK-N-BE（2）、MV-4-11 和 K-562 的细胞裂解液，比例为 1 ∶ 1 ∶ 1 ∶ 1，按照 Bradford 测定蛋白质含量。如果需要，可以用裂解缓冲液稀释裂解液混合物以达到 10 mg/mL 的蛋白质浓度。裂解缓冲液包括 0.8% IGEPAL CA-630、50 mmol/L pH 7.5 Tris-HCl、5% 甘油、1.5 mmol/L $MgCl_2$、150 mmol/L NaCl、1 mmol/L Na_3VO_4、25 mmol/L NaF、1 mmol/L DTT，以及蛋白酶抑制剂（SigmaFast，Sigma）和磷酸酶抑制剂混合物。为了减少 NP-40 浓度，将裂解液与 1× 化合物下拉（CP）缓冲液（50 mmol/L pH 7.5 Tris-HCl、5% 甘油、1.5 mmol/L $MgCl_2$、150 mmol/L NaCl、20 mmol/L NaF、1 mmol/L Na_3VO_4、1 mmol/L DTT、蛋白酶抑制剂和磷酸酶抑制剂）1 ∶ 1 稀释。最后，混合和稀释后的裂解液在 4 ℃、52000 r/min 下超速离心 20 min，并将上清液保存在冰上备用。

对于竞争性下拉实验，混合裂解液（每个孔 5 mg 总蛋白）与浓度逐渐增加的抑制剂（如最终浓度为 3 nmol/L、10 nmol/L、30 nmol/L、100 nmol/L、300 nmol/L、1 μmol/L、3 μmol/L 或 30 μmol/L）或作为空白对照的 DMSO 在 96 深孔板中进行预孵育。实验时，1 mL 细胞混合裂解液加入至 2 mL 的 96 深孔板中，再加入 5 μL 200 倍化合物储备液（溶解在 DMSO 中）或 DMSO，以进行预孵育（DMSO 终浓度为 0.5%）。化合物与裂解液在 4 ℃下摇床转动预孵育 45 min。同时，将每个下拉实验所需的 70 μL Kinobeads 混悬液（混悬在乙醇中）于 1200 r/min 离心 1 min，弃去上清液，并以四倍体积的 50% 甘油重新悬浮微球，以防止微球快速沉淀，确保均匀和可重复地移液。将 175 μL 微球 / 甘油混合物移至 96 孔过滤板（Porvair 组合微量板，未装底部滤膜，孔径 36 μm，聚乙烯），以 1 mL 下拉缓冲液洗涤两次，去除甘油，并以 1 mL CP-0.4 缓冲液（1 倍下拉缓冲液，0.4% IGEPAL CA-630）平衡一次。离心滤板上的微球（1 min，1200 r/min），以去除残留缓冲液，底部以底垫封闭。将预孵育的裂解液转移至微球上，以顶垫封闭板子。4 ℃摇床转动孵育 30 min 后，将板再次离心 2 min（4℃，1200 r/min），以将微球收集在过滤板的底部。随后，首先取下底垫，然后将过滤板放置在 2 mL 的 96 深孔板上，再取下顶垫，以收集 DMSO 对照的裂解液。通过将 DMSO 裂解液与新的微球一起孵育进行第二次 Kinobeads 下拉实验，以计算每种蛋白质的消耗因子。随后，以 1 mL CP-0.4 缓冲液洗涤微球 3 次，将 1 mL 下拉缓冲液加入 0.2% IGEPAL CA-630（CP-0.2）洗涤 2 次，通过离心（1 min，1200 r/min）去除残留缓冲液。为使蛋白质从微球中洗出，对蛋白质进行变性和二硫键还原，将 40 μL 2 × NuPAGE 十二烷基硫酸锂（LDS）样品缓冲液加入至微球中，并在 50 ℃和 700 r/min 下振荡孵育 30 min。随后，过滤板先移除顶垫，然后移除底垫，快速将过滤板放置在 96 孔板上，并通过离心（3 min，1200 r/min）洗脱蛋白质。将样品冷却至室温或存储在 −20 ℃条件下直到进一步使用。向样品中加入 4 μL 550 mmol/L 的氯乙酰胺母液（终浓度为 55 mmol/L），然后避光孵育 30 min，使蛋白质烷基化。随后，将 20 μLKinobeads 下拉洗脱液加至 4% ～ 12% 的十二烷基硫酸钠（SDS）凝胶（NuPAGE，Invitrogen）上，跑胶 5 min 使蛋白质浓缩和脱盐。然后按标准程序进行胰蛋白酶消化，并将干燥的多肽样品存储在 −20℃下直到 MS 分析。

4.2.4 质谱检测

使用 Dionex UltiMate 3000 纳升高效液相色谱仪联用 Orbitrap HF（Thermo Scientific）质谱仪进行 Kinobeads 下拉样品的 NanoLC-ESI-MS/MS 分析。将肽段溶解于 20 μL 0.1% 甲酸（FA）中，其中进样体积为 10 μL。肽段样品进样后首先经富集柱（100 μm×2cm，自制 Reprosil-Gold C_{18} ODS-3 5 μm 树脂，Dr Maisch，Ammerbuch）富集，然后用溶剂 A_0（0.1%FA 水溶液）以 5 μL/min 的流速洗脱。肽段的分离采用 C_{18} 分析柱（75 μm×40 cm，自制 Reprosil-Gold C_{18}，3 μm 树脂，Dr Maisch，Ammerbuch），流动相为 A_1（0.1%FA，5%DMSO 水溶液）和 B（0.1%FA，5%DMSO[39] 的乙腈溶液），梯度洗脱：0 → 52 min，5%B → 33%B，流速 300 nL/min。采用 Orbitrap HF 质谱仪进行检测，以数据依赖采集（data-dependent acquisition，DDA）和正离子模式采集数据。质荷比（*m/z*）范围为 360 ～ 1300，仪器分辨率设置为 60 K。自动增益控制（automatic gain control，AGC）目标值为 $3e^6$ 或最大注入时间为 10 ms。二级 MS 分析采用高能碰撞诱导解离（higher-energy collision-induced dissociation，HCD），最多选择 12 个多肽母离子，归一化碰撞能量（normalized collision energy，NCE）为 25%，分离宽度为 1.7 *m/z*，最大注入时间为 75 ms，AGC 为 $2e^5$。在数据采集模式中启用一个包含约 3700 个激酶肽段 *m/z* 及其相应保留时间值的数据库列表。动态排除设置为 30 s，并排除单电荷母离子。

4.2.5 多肽及蛋白质的鉴定与定量

使用内置搜索引擎 Andromeda[40] 的 MaxQuant[37] 对 MS 原始数据进行肽段和蛋白质的鉴定和无标记定量（LFQ）。MS2 谱图以 SwissProt 数据库（仅限人体蛋白质，20193 个条目，于 2016 年 3 月 22 日下载，带有 PFAM 域的内部注释）进行搜索鉴定。氨基甲酰甲基化的半胱氨酸为固定修饰。丝氨酸、苏氨酸和酪氨酸的磷酸化、甲硫氨酸的氧化，以及蛋白质 *N*- 端乙酰化设为可变修饰。指定 trypsin/P 作为蛋白酶，最多允许两个未被切割的位点。在 MaxQuant 中启用 LFQ 和“运行间匹配”选项。肽段和蛋白质误报率（FDR）设为 1%。

4.2.6 数据分析

将来自同一种特定药物的 Kinobeads 下拉实验得到的 MS 原始文件一起处理。首先，将所得文件（proteinGroups.txt）进行过滤、归一化和曲线拟合。在过滤中，删除了反向命中、潜在污染物和没有强度值的蛋白质。接下来，对蛋白质原始和 LFQ 强度进行归一化，相对于对照强度而言，得到每种蛋白质在每个浓度下的相对残余结合强度（I_{rel}）。然后，使用一个四参数对数 - 逻辑回归模型［式（4.1）］为每个蛋白质组生成剂量 - 效应曲线，该模型使用一个内部开发的 R 脚本，该脚本利用“drc”包：

$$I_{rel}(c) = b + \frac{t-b}{1+e^{s\cdot[\lg(c)-\lg(i)]}} \tag{4.1}$$

式中，c 为化合物浓度，其他四个参数分别为拟合平台期 b（bottom）、最大残余结合 t（top），以及拐点 I（EC_{50}）处曲线的斜率 s（hill slope）。优选从 LFQ 强度导出的 I_{rel} 值。表观结合常数 K_d^{app} 通过 EC_{50} 与蛋白质相关校正因子（消耗因子）相乘来计算。如前所述，蛋白质的校正因子定义为同一 DMSO 处理的裂解液中两个连续下拉实验的蛋白质强度比值。

抑制剂的靶点是手动注释的。如果结合曲线呈现出剂量依赖性强度降低的 S 形状，则认为该蛋白质是一个靶点。此外，专属肽段和 MS/MS 谱的数量也需要考虑，理想情况下应呈现与结合曲线类似的行为。同时，还要考虑 DMSO 对照样本中的蛋白质强度。低肽段计数、低 MS/MS 光谱计数或低 MS1 强度的蛋白质被注释为低置信度靶点。如果在 UniProt.org 中注释为蛋白质或脂质激酶、核苷酸结合蛋白（如解旋酶、ATP 酶和 GTP 酶）、含有 FAD 辅基的蛋白质（如 NQO2）和含有血红素的蛋白质［如亚铁螯合酶（ferrochelatase，FECH）］，则认为靶点是直接的 Kinobeads 结合物。其他显示剂量响应的蛋白质通常是间接的 Kinobeads 结合物（相互作用伴侣蛋白），其作为被 Kinobeads 捕获的蛋白质复合物的组成部分，与靶蛋白共富集。

4.3 Kinobeads的应用案例

4.3.1 Kinobeads 靶点覆盖面的扩展

亲和探针　在设计靶点特异性亲和探针时，理想的目标是能够覆盖特定靶点类别的所有成员，而且具有高亲和力。然而，目前还没有一种分子能够富集整个人体激酶组。相反，我们使用一组互补的探针来覆盖大部分激酶组。2007 年，Bantscheff 等首次提出了 Kinobeads 技术，通过使用七种广谱选择性激酶抑制剂的混合物（Kinobeads-α）（图 4.5），可以从不同组织和细胞裂解液中富集 269 种人体激酶 [21]。为了扩展 Kinobeads 的靶点覆盖面，即可用于药物评估的“靶点库”，需要定期制备和评估新的亲和探针。在长期的努力下，目前已实现了几个激酶家族特异性探针的开发，如针对 FGFR[41]、VEGFR[42]、JAK[43]、PIKK[38] 或 AKT[44] 家族的探针，上述激酶都是新药研发中重要的药物靶点。为了更好地评估 AKT 激酶抑制剂，Pachl 及其同事 [44] 基于强效 ATP 竞争性 AKT 抑制剂 GSK690693 的结构，开发了一个针对 AKT 和相关激酶的化学亲和探针。GSK690693 的发明者 [45] 通过构效关系（structure-activity relationship，SAR）研究，以及与 AKT2 的 X 射线共晶结构提供的信息，确定了最佳的连接点及提供选择性的基团。基于这些信息，设计和制备了三个探针（图 4.6）。第一个探针通过仲胺的酰胺化实现简单的固定化制备；第二个探针保留了提供选择性的基团，但引入了一个间隔基团，使其能够保持一个碱性氨基，并更好地插入口袋中；第三个探针使用了相同的间隔基团，但省略了提供选择性的基团。通过比较这三种探针，下拉实验发现，具有间隔基团但不带选择性提供基团的基质具有最好的广泛性（50 个激酶）。其能够捕获所有三个 AKT 亚型（AKT1、AKT2 和 AKT3），此外还能捕获相当数量的 AGC 激酶，以及 CMGC 和 CAMK 家族的成员。将新的 AKT 亲和探针添加到 Kinobeads-α 基质中，扩展了激酶组对 AKT 家族的覆盖范围。

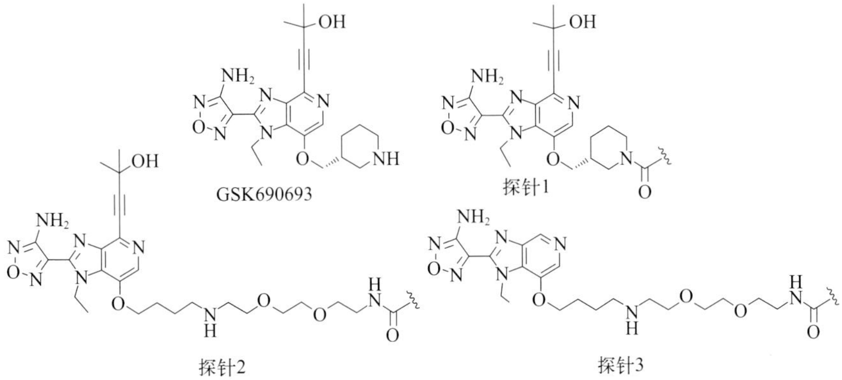

图 4.6　强效 ATP 竞争性 AKT 抑制剂 GSK690693 的化学结构，以及从该母体结构衍生出的三种不同亲和探针的化学结构

Ku 等采用相同的反向工程策略，开发了能够亲和 VEGFR[42] 和 FGFR[41] 家族激酶的探针，具体通过小分子 FGFR 抑制剂 PD-173074 的化学骨架设计了 FGFR 特异性亲和的探针。根据 PD-173074 和 FGFR1 共晶结构提供的结合模式，确定探针的连接位点。为了获得 VEGFR 特异性亲和的基质，通过文献调研选择了 9 种 VEGFR 抑制剂，这 9 种抑制剂代表了 8 种不同骨架。通过对可用的共晶结构和抑制剂的 SAR 进行分析，确定了尼达尼布（nintedanib）作为进一步探针设计的先导结构。为了稳定富集 JAK 家族，Höfener 等确定了三种骨架。通过分析 X 射线结果，他们设计了相关探针，并在分子对接成功后进行了合成。在使用细胞裂解液混合物时，经 3 次重复实验，证明了基于莫洛替尼（momelotinib）系列的探针最有效，能富集 98 种激酶，包括 JAK1、JAK2 和 TYK2[43]。将两个针对 PIKK 和 PIK 家族的探针添加到组成 Kinobeads-γ 的五个探针中，获得了 Kinobeads-ε。Reinecke 等固定了 BGT-226 和奥米利塞的类似物，从而可以对 ATM、ATR、mTOR 和 PI3K 的抑制剂进行表征，这些抑制剂的主要靶点到目前为止无法通过 Kinobeads 进行表征[38]。上述案例展示了如何通过设计亲和力互补的探针，同时利用药物化学提供的结构信息和 SAR 来微调 Kinobeads，以增加激酶组的覆盖范围。通常，组合探针应具有互补的靶点特异性，以便每个蛋白质仅富集一个探针，以防止蛋白质消耗的增加。此外，应尽量减少混合的探针数量，以避免稀释效应。

细胞或组织裂解液　像 Kinobeads 等化学蛋白质组学技术是使用裂解液进行靶点筛选，其与传统的重组活性或结合试验方法相比，具有明显的优势。大多数传统体外方法需要基因修饰（如融合蛋白）、重组表达和纯化单个靶蛋白，因此费时费力。而 Kinobeads 技术相对于重组试验的一个主要优势是无须基因操纵，只需要天然裂解液即可。同时，使用复杂的天然裂解液还可以在接近生理环境下评价化合物与其靶点的相互作用，因为天然裂解液中存在必要的辅因子、蛋白质复合物分子伴侣及转录后修饰物，这确保了大多数靶蛋白在细胞内的活性和构象。显然，不同裂解液的蛋白质组成与所用的生物体系相关。这是该技术的一个主要优点，因为其可以根据药物的预期用途选用相关的生物或病理模型，并进行药物的选择性分析。实际上，这些裂解液可以来源于所有生物体系，包括细胞系、原代细胞或组织等。选择适当的裂解液不仅可以揭示感兴趣的细胞类型或组织（能富集到的）的激酶组组成，更重要的是，还将有助于确定药物的作用靶点。同一种药物的靶点谱可能会因不同组织中蛋白激酶的表达差异和活性而有所不同。这不仅揭示了组织的特异性，还解释了由组织特异性导致的毒副作用。例如，Kinobeads 可以从人胎盘富集 209 个蛋白激酶，从人肝组织富集 141 个蛋白激酶，两者具有重叠，但各自又有其独特的激酶［图 4.7（a）］。进一步开发这一思路，可以使用从所有生物中提取的裂解液进行 Kinobeads 分析，只要这些生物的基因组已经被测序。这种方法的独特之处在于，其大大扩展了该技术在其他源于人体以外的抑制剂和蛋白质靶点的应用潜力［图 4.7（b］。例如，我们已经在小鼠视网膜（122 个激酶）、骨髓源性树突状细胞（bone marrow-derived dendritic cell，BMDC）（174 个激酶）和肝线粒体（50 个激酶）中进行了 Kinobeads 分析，并鉴定了 512 个小鼠蛋白激酶中的 195 个。其他模式生物，如斑马鱼细胞系（未发表数据），甚至非哺乳动物模型系统，如拟南芥（*Arabidopsis thaliana*），也展示了该技术的惊人效果。此外，Kinobeads 还可以用于研究病原体，如血吸虫（检测到 252 个蛋白激酶中的 115 个[46]），并已经促进了对病原体的激酶抑制剂的发现，如针对寄生虫布氏锥虫（*Trypanosoma brucei*）[47] 或恶性疟原虫（*Plasmodium falciparum*）[48] 的 UCT-943[49]［图 4.7（c）］。这些生物通常很难通过标准的体外试验获得足够的样本，甚至无法获得样本，因此基于裂解液的化学蛋白质组学技术，为感染性疾病的药物发现提供了全新的可能性。

如果需要进行更全面的激酶抑制剂选择性分析，不依赖于精确的生物学背景，可以混合不同的癌细胞。这些细胞系具有不同的过度表达信号通路，类似于使用组合亲

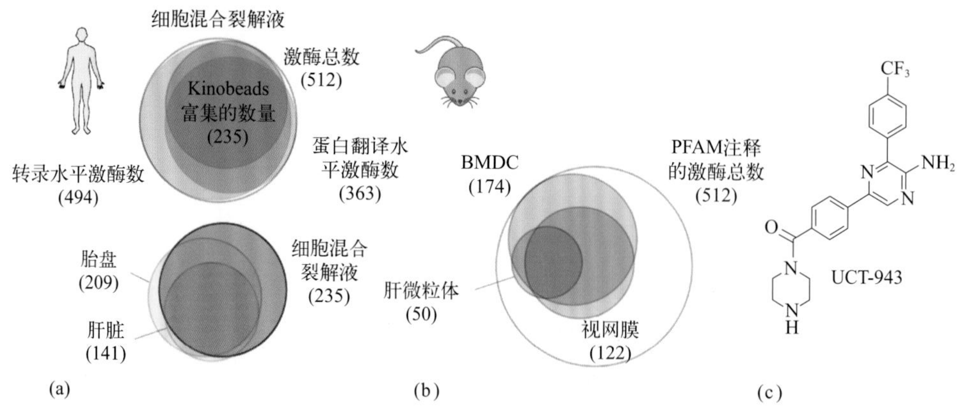

图 4.7 使用 Kinobeads 从不同细胞来源的裂解液中富集激酶

（a）Kinobeads 技术从四种不同人源细胞系的混合细胞裂解液中富集了 253 个激酶（上部韦恩图）。人体组织，包括胎盘和肝脏，具有不同的激酶组成，增加了可富集的激酶组。（b）Kinobeads 技术也可用于小鼠等其他生物组织的分析。（c）在疟原虫中对抑制剂的激酶选择性分析发现了一种用于治疗疟疾的临床前候选药物 UCT-943

和探针覆盖激酶组。这种串联的互补激酶组能够创建广泛的蛋白激酶和其他靶蛋白，以进行选择性分析。因此，我们通常使用四种不同细胞系［COLO205、SK-N-BE（2）、MV-4-11 和 K-562］的组合，其中包含转录水平激酶 494 个（通过 RNA 测序技术分析）和蛋白质翻译水平激酶 363 个（通过深度蛋白质组学分析）[图 4.7(a)]。在这些激酶中，Kinobeads 能够富集 253 个 [20]。

4.3.2　小分子激酶抑制剂的靶点解析

针对作用模式分析的靶点解析　激酶抑制剂通常是一类多样化的化合物，因此必须考虑其对生物的影响是一种复杂的相互作用，而不仅仅是单纯的对某一种激酶的抑制作用。因此，必须仔细评估期望或非期望的作用方式，并进行系统和全面的化合物选择性评估，以更好地了解药物的作用机制并进行有针对性的应用。从临床的角度而言，脱靶抑制可能是有益的，特别是受影响的蛋白质可能克服某个特定激酶的抑制（如其他家族成员），或者受影响的蛋白质是已知的耐药驱动因子，如在表皮生长因子受体（epidermal growth factor receptor，EGFR）抑制剂耐药肿瘤中的 MET 或 EPHA2）[50,51]。多靶点药物也可以提供多种作用方式，通过协同作用治疗疾病 [52-54]。例如，在癌症治疗中抑制促炎症免疫反应可能是有益的。然而，脱靶抑制也可能产生毒副作用，对治疗结果有害，并且很可能会导致临床试验的失败 [11]。除了蛋白激酶外，Kinobeads 技术还可识别其他非蛋白激酶靶点 [55]，包括几种代谢激酶、其他核苷酸结合蛋白（如解旋酶或 GTP 酶），以及几种含 FAD 和血红素的蛋白质。非预期的非激酶脱靶靶点的实例包括糖原磷酸化酶（glycogen phosphorylase，如 PYGL、PYGM、PYGB）[56]、核苷酸二氢尼古酰胺脱氢酶（ribosyldihydronicotinamide dehydrogenase，如 NQO2）[21] 或亚铁螯合酶（ferrochelatase，FECH）[20,57]。上述实例非常有趣，因为这些蛋白质并不是传统筛选靶点库的一部分，但可能会影响药物的作用方式或对毒副作用的解释。举例来说，有研究发现约 15% 的临床激酶抑制剂会与 FECH 结合，可能会导致光敏性毒副作用，这是在 BRAF 抑制剂维莫非尼（vemurafenib）中发现的 [57]。另一个有趣的方面是有关前药及其活性代谢物的作用机制。Kinobeads 选择性分析表明，相关药物对靶点谱和效力的选择性可能有很大差异。前药可能比其活性代谢物具有更多的靶点［如法舒地尔（fasudil）］或更少的靶点（如 TG-100572 和前药 TG-100801），并且可能完全结合不同的蛋白质［如巴拉塞替（barasertib）、福他替尼（fostamatinib）］[20]。因此，需要对抑制剂及其代谢物进行仔细的靶点分析，以全面了解临床药物在体内发挥作用的机制。总体而言，对于 Kinobeads 技术分析的 243 种临床激酶抑制剂的数据表明，化学蛋白质组学有可能大幅增加我们对于“可药用激酶组”和非激酶脱靶抑制的了解 [20]。与其他激酶抑制剂筛选 [58,59] 或常用数据库（如 ChEMBL）或整合网络细胞印记库（Library of Integrated Network-based Cellular Signatures，LINCS）的公开数据进行比较，发现许多尚未报道过的药物 - 蛋白质相互作用，因此使得这项技术成为激酶抑制剂靶点解析的强有力工具。

CHEK1 抑制剂的靶点解析示例　CHEK1 在协调 DNA 损伤应答中扮演重要角色，在多种实体肿瘤中过表达，如乳腺癌、结肠癌和肝癌等 [60]。因此，CHEK1 成为一个重要的药物靶点，已经开发出多种抑制剂来针对这种丝氨酸 / 苏氨酸特异性蛋白激酶。研究表明，在 243 种临床激酶药物中有 19 种能够结合到 CHEK1[20]，其中 15 种是先前未知的 CHEK1 抑制剂［图 4.8（a）］。已发现的 CHEK1 抑制剂对 CHEK1 的结合具有不同的亲和力，因此 CHEK1 对 Kinobeads 的结合会剂量依赖性地减少，如拉博替尼（rabusertib）和 PF-477736［图 4.8（b）］。虽然先前已知的 CHEK1 抑制剂 AZD-7762、PF-477736 和 SCH-900776 能够高亲和力地结合到其预期的靶点（K_d^{app} 分别为 5、0.2、11 nmol/L），但也会结合到许多其他蛋白质，导致对 CHEK1 的选择性相对较低［图 4.8（a）］。相反，拉博替尼对 CHEK1 表现出高亲和力（K_d^{app} 为 43 nmol/L），且是迄今为止发现的选择性最好的 CHEK1 抑制剂（$CATDS_{CHEK1}$ = 1），成为 CHEK1 非常重要的化学探针。以上应用示例展示了 Kinobeads 技术如何用于评估激酶抑制剂的结合亲和力和选择性，以及如何通过以蛋白质或化合物为中心的筛选结果，为不同的研究领域提供信息，如识别感兴趣蛋白质的化学探针或解释激酶抑制剂的作用机制。

不可逆抑制剂的靶点解析　在过去的十年间，已开发出了多种激酶抑制剂，以不

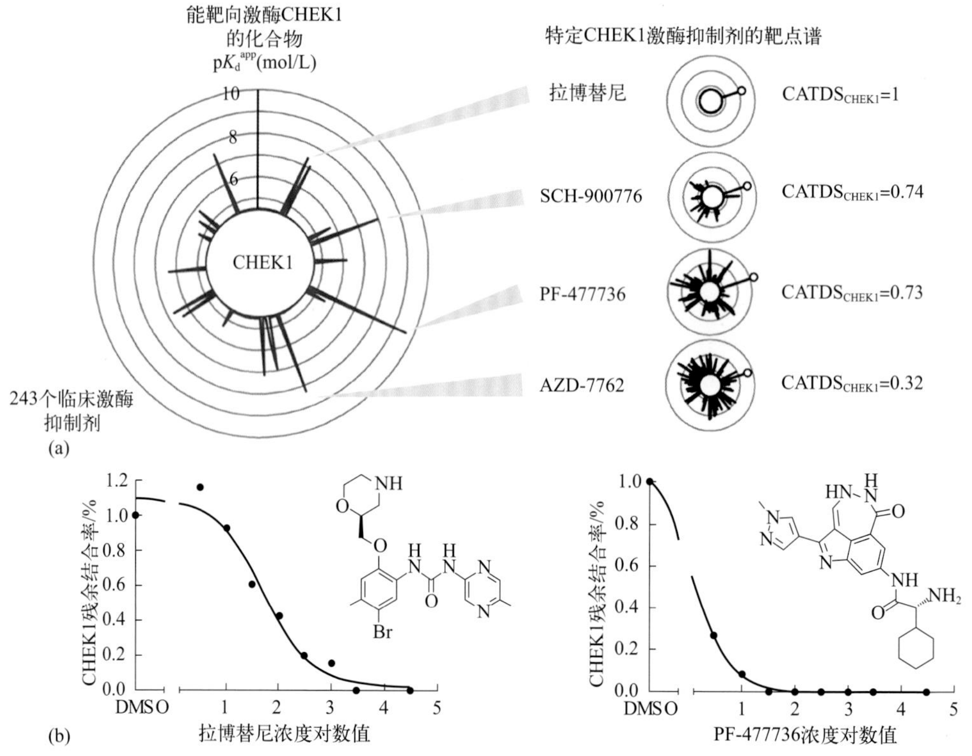

图 4.8　CHEK1 抑制剂的靶点解析[20]

（a）左侧雷达图显示了 19 个已确认的 CHEK1 结合成分及其亲和力（以蛋白质为中心的视角）。每个尖峰代表一个临床使用的抑制剂，长度表示抑制剂与靶点结合的亲和力，以 pK_d^{app}值表示。右侧的小雷达图显示的是单个 CHEK1 抑制剂的靶点谱（以化合物为中心的视角），每个尖峰代表单个靶点与此特定抑制剂结合的亲和力。对应 pK_d^{app} 值下的浓度和靶点依赖的选择性（$CATDS_{CHEK1}$）得分如图所示。（b）药物作用后从激酶微球中竞争所得的靶蛋白，随着药物浓度增加质谱信号强度呈剂量依赖性降低［如拉博替尼和 PF-477736］

可逆方式抑制相应的激酶靶点[61]，这些抑制剂被称为Ⅵ型抑制剂[9]。著名的实例包括抑制 EGFR 的阿法替尼（afatinib）和来那替尼（neratinib），以及抑制 BTK 的阿卡替尼（acalabrutinib）和依鲁替尼（ibrutinib）。这些抑制剂含有一种低反应性亲电体，该亲电体可与激酶小分子结合位点内或靠近的一个半胱氨酸残基反应[62]，如迈克尔加成（Michael addition）。这种抑制剂可长时间抑制蛋白激酶，其依赖于靶蛋白的周转率（如降解和合成速率），而不是抑制剂的药代动力学特性（如有效浓度和停留时间）而发挥作用。但是，必须更加仔细地评估此类抑制剂，因为特异性或非特异性的不可逆反应可能导致强烈和长期的毒副作用。Kinobeads 选择性分析通常使用可逆结合靶蛋白的 ATP 竞争性小分子激酶抑制剂，为了将其用于不可逆抑制剂的分析，需要考虑某些因素。例如，亲电化合物和半胱氨酸的反应取决于细胞内的氧化还原环境和局部 pH，这可能与裂解液中的环境差异很大。此外，此类抑制剂的结合通常遵循两个步骤，即化合物与其结合口袋的可逆结合和随后形成共价键的反应。因此，此类抑制剂还可在缺乏反应性半胱氨酸的其他激酶上发生可逆结合和抑制。Dittus 等[63]使用 Kinobeads 技术发明了一种用于不可逆抑制剂靶点鉴定的方法。他们进行了基于细胞和细胞裂解液的实验，以区分Ⅵ型抑制剂对激酶靶点的共价和可逆结合。首先将化合物与活细胞或细胞裂解液一起孵育，然后使用 Kinobeads 对未结合的激酶进行亲和富集。非共价药物 - 蛋白质相互作用应在细胞裂解后进行结合平衡与再平衡，并在基于裂解液的下拉实验中呈现出较高的 EC_{50} 值；而共价相互作用的 EC_{50} 值不应受细胞裂解和靶蛋白稀释的影响。细胞内共价靶点的效力可能更高，因为细胞内的靶点结合可能比在裂解液中更为有效。在这项研究中[63]，确定了以共价结合的 BTK 激酶抑制剂 CC-292 和阿卡替尼为例的靶点群。CC-292 的细胞内共价结合靶点群包括 TEC、BTK 和 BLK 三种激酶，而阿卡替尼仅结合 BTK 和 TEC。此外，还确定了 LIMK1、RIPK2 和 RIPK3 等激酶是可逆抑制剂的结合靶点。这项研究巧妙地扩展了经典 Kinobeads 方法，并揭示了其在分析具有不寻常结合行为抑制剂方面的技术潜力[63]。

4.3.3　抑制剂多靶点效应的机遇：药物再定位

药物再定位　药物治疗需要考虑药物作用的模式和疾病的生物背景。根据药物对不同蛋白质的表达水平和活性的影响，药物可能会在不同组织或不同疾病背景中产生不同的作用。因此，解析靶点群可以开创新机遇，如药物在新生物环境下的再定位。例如，设计用于治疗肿瘤的激酶抑制剂也可能对炎症性疾病、免疫性疾病或神经退行性疾病有效。由于肿瘤以外适应证的安全性要求很高，因此详细了解激酶抑制剂的靶点情况有助于评估药物的治疗指数。目前，临床上应用的激酶抑制剂只是针对大约 10% 的蛋白激酶（已确证为真正靶点）进行设计的，但越来越多的蛋白激酶被发现与各种人体疾病有关。这将导致未来对靶向抑制剂需求的增加[64]。药物再定位将可能填补这一差距，通过发现化合物对先前未知非靶点蛋白的靶向抑制而实现。药物再定位的最佳示例是 BCR-ABL 抑制剂伊马替尼，其最初是为治疗慢性髓细胞性白血病（chronic myelogenous leukemia，CML）而开发的，现在也被用作 KIT 抑制剂来治疗胃肠道间质瘤（gastrointestinal stromal tumor,GIST）[65]。在患者的肿瘤经分子分型以确定个体化治疗方案的精准医疗中（更多详细信息请参见第

6章），药物再定位变得极具吸引力。除了治疗获批适应证外，激酶抑制剂类药物的超说明书使用也是充分利用此类药物的有价值选择。因此，激酶抑制剂靶点的全面解析可以促进药物再定位，也是寻找全新药物的替代方法，并有助于缩减开发新药的成本。

卡博替尼用于FLT3-ITD阳性AML治疗的再定位 卡博替尼是一种抑制MET和VEGFR的药物，已被批准用于治疗甲状腺髓样癌和晚期肾细胞癌[66,67]。研究表明，除了卡博替尼的现有靶点外，其还可与其他多种蛋白质结合，包括FLT3激酶（K_d^{app}=53 nmol/L）［图4.9（a），（b）］[20]。在急性髓细胞性白血病（acute myelogenous leukemia，AML）患者中，约30%携带FLT3-ITD（内部串联重复）突变，导致受体不断被激活[68]，使FLT3成为AML中最常见的突变基因之一。由于卡博替尼已被批准并安全用于临床，因此其作为治疗FLT3-ITD驱动的AML的潜在候选药物就显得很重要。体内外临床前研究显示卡博替尼具有很好的药效。研究表明，卡博替尼只对FLT3-ITD阳性的AML细胞系产生治疗效果，而对FLT3野生型细胞系则没有影响。此外，使用MOLM-13（FLT3-ITD）和OCI-AML3（FLT3野生型）的异种移植小鼠模型和生物发光研究显示，在药物治疗后，MOLM-13移植小鼠的肿瘤负荷显著减少，并且在生存方面有显著的积极影响［图4.9（c）］。FLT3野生型异种移植组未受卡博替尼治疗的影响，并且与对照组相比，在肿瘤负荷方面没有差异。这些成功的临床前研究[20,69]表明，化学蛋白质组学技术在药物新应用及支持新临床试验开展等方面具有重要作用。

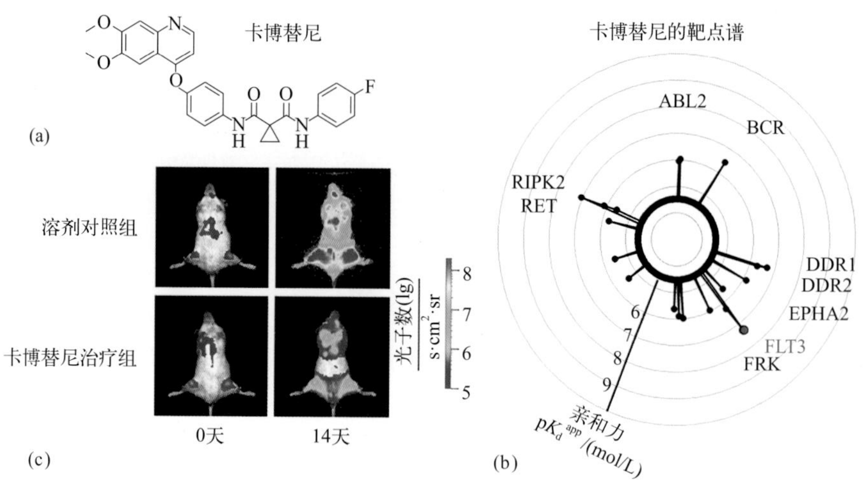

图4.9 卡博替尼用于FLT3-ITD阳性AML治疗的药物再利用[20]

（a）卡博替尼的化学结构；（b）雷达图显示卡博替尼的激酶靶点及其相应的亲和力，每个峰表示单个靶点与卡博替尼的结合亲和力（pK^{app}_d）；（c）小鼠MOLM-13（FLT3-ITD）异种移植瘤的全身生物发光成像，分别为对照组和卡博替尼治疗组0天和14天的结果。结果显示药物治疗后肿瘤负荷减轻。经AAAS授权，引自Kleager et al., 2017[20]，有修改

4.3.4 化学蛋白质组学导向的药物化学

化学蛋白质组学导向的药物发现 药物发现通常使用基于结构的传统设计方法，依赖于靶蛋白和候选抑制剂的共晶结构[70]。在高通量筛选（high-throughput screening，HTS）中

发现的先导化合物会被优化，以提高靶点亲和力并改善药代动力学特性。然而，新发现的先导化合物对蛋白质的选择性在早期阶段往往不被考虑。过去，候选抑制剂的选择性通常只在非常成熟的化合物上进行测试，在先导化合物优化过程中并不是必需的。然而，许多候选药物在临床试验中失败，这主要是由于疗效不足或毒副作用，而这两者都可通过更全面的临床前评估来避免，包括对候选抑制剂进行早期靶点选择性分析等。使用化学蛋白质组学进行靶点选择性分析作为发现更多选择性抑制剂的指南，是一种新的概念，其相对于传统药物发现方法具有多种优势 [47,71,72]。化学蛋白质组学有助于药物发现的多个环节，包括先导化合物的发现、抑制剂设计、先导化合物的优化，以及表型模型的选择。

先导化合物的发现　我们对 243 种已应用于临床的激酶抑制剂进行了全面筛选。这一研究可以通过识别新的化合物 - 蛋白质复合物来促进先导化合物的发现过程 [20,73]。在这一筛选过程中，大量的选择性数据可用来选择对特定靶蛋白既有良好亲和力又具有选择性的先导结构。所筛查的化合物库来自成熟应用于临床的激酶抑制剂，因此排除了从 HTS 中获得先导结构的典型缺陷，如假阳性化合物（pan-assay interference compound，PAINS）[74]，或者 ADMET 不佳的化合物。

先导化合物的优化　化学蛋白质组学技术能够为抑制剂设计和先导化合物优化提供有力指导。在先导化合物优化阶段进行早期的选择性分析有助于理性决策，以开发更具选择性的化合物，并且还可以在早期排除那些能作用于非目标靶点（如 FECH[57]、ZAK[75]）的候选抑制剂。同时，还可以发现有治疗价值的协同作用靶点（如已知的耐药驱动因子），从而最终开发出安全且高度专属的多靶点药物。通过将化学蛋白质组学技术和经典结构生物学指导的药物化学相结合，可以高效地发现新的候选抑制剂。其中一种方法是将选择性分析、蛋白质晶体学和激酶序列比对进行组合的综合方法，其根据激酶的氨基酸对新配体亲和力和选择性的潜在影响将“可药用”氨基酸进行分类 [73]，如关键残基、效价残基、选择性残基和骨架残基等。与靶点“关键残基”的相互作用可以调节药物的靶点谱，与靶点“效价残基”的相互作用预计只能增加亲和力，而与“选择性残基”的相互作用则可增强亲和力和选择性。“骨架残基”通过疏水口袋可容纳疏水基团但不允许直接相互作用。我们使用这种分类法表征了 MELK[20]、ABL1 和 EPHA2[73] 的重要残基。值得一提的是，使用这种方法，我们针对选择性残基，将达沙替尼（dasatinib）优化成更具选择性的 EPHA2 抑制剂，这也表明这种新的 Kinobeads 技术可以帮助药物化学家在配体设计中评估和优先考虑潜在的药物 - 蛋白质相互作用。

表型模型的选择　在药物开发的临床前评估过程中，评估候选药物的表型效应至关重要。如果药物没有专门针对某种表型模型进行设计，那么可根据化学蛋白质组实验中获得的信息，如细胞系的激酶组表达谱数据 [76] 和候选药物的选择性谱分析 [20]，帮助选择适当的表型模型以评估药物的效果。结合这些信息，可以选择一种细胞系进行药物实验，该细胞系包含高表达的靶蛋白，最好能促进细胞生长，并且抑制剂其他作用靶点的表达相对较低，这样观察到的细胞效应则依赖于对靶蛋白的抑制作用，而不是对其他靶点的抑制 [71]。基于这一原则，我们选择神经胶质母细胞瘤细胞系 SF-268 来评估新型 EPHA2 抑制剂的疗效，因为 EPHA2 在该细胞系中表达高，而此类抑制剂许多其他作用靶点的表达相对较低，如 ABL、EPH 受体和 SRC 家族蛋白等 [71]。

4.4 Kinobeads、抑制剂和药物发现：路在何方?

4.4.1 什么是好的药物?

在使用小分子激酶抑制剂时需要改变观念：科学家和临床医生需要认识到大多数激酶抑制剂不仅是只抑制一个靶点或一类靶点，其抑制效应是生物系统和药物作用模式相互作用形成的复杂效应[6,52,53]。要更好地理解药物作用模式并实现有针对性的应用，需要从单个蛋白质的角度扩展至对整个生物系统的评估。在面对多组分表型的现实和选择性化合物开发时，我们需要思考是否真的需要单一靶点的化合物[52]。高度选择性化合物的优点在科学界存在争议，需要从多个角度进行讨论。针对已应用于临床的靶向治疗抑制剂，多向药理学似乎不是一个大问题[53]。许多已获批的激酶药物［如达沙替尼、米哚妥林（midostaurin）和布加替尼（brigatinib）］被用于肿瘤治疗，其具有广泛的靶点谱，可以抑制整个激酶组。在现代临床研究中，精准医疗的理念愈来愈受到重视[77, 78]。该理念的基础是认识到肿瘤的特征是由其分子组成而不是由其产生的细胞实体所决定的。在精准医疗中，会对每个患者进行分子分型，以便选择适当的治疗方案。该方法可以从高选择性的化合物或其组合中获益，这些化合物或相关组合可以根据患者的病理条件[10]进行精细调整而实现个体化治疗[53]。要使精准医疗成为医疗保健标准还有很长的路要走，但如果我们能够成功地提供足够的诊断工具和治疗方法，那么使用选择性的靶向治疗可能会成为未来临床医疗保健的趋势。从科学的角度而言，高选择性的化合物为靶点确证研究中的化学探针提供了极好的机会[10,79]（参见第 1 章），也为基于基因的方法（如 RNAi 或 CRISPR/Cas）提供了补充方法[53]（参见第 9 章）。药物抑制具有可逆性和时间可控性的优势，并且相对于常用的基因方法，其对细胞蛋白整体表达的干扰较小。然而，化学探针的选择和合理应用存在很大困难，因为需要对探针的分子、选择性和作用方式具有深入的了解[79,80]。不幸的是，许多在文献中用作化学探针的化合物，其本身并不适合用作探针，或者没有以适当的浓度应用，这就可能会导致错误的结果。高选择性的分子很有价值，但为每个激酶开发高选择性的抑制剂是非常烦琐的工作。考虑到过去几十年来科学家所做的努力[81,82]，能否实现这一目标我们拭目以待。

4.4.2 如何在未来发现新药?

传统的药物发现通常采用反向药理学（reverse pharmacology）方法，即选择一个靶蛋白进行筛选，找到针对该蛋白质的先导结构，然后在药物开发过程中对先导化合物结构进一步优化[5-7]。另一种更为经典的方法是依赖于表型筛选的前向药理学（forward pharmacology）。其通过测试化合物对特定生物反应的影响来进行药物发现，而不需要事先知道分子的靶点。最近，后者再次受到了重视[83]，这主要是因为许多通过反向药理方法研发的药物由于疗效不足而在临床试验中被淘汰。与此同时，更好的药物靶点解析策略也被开发出来[84]，且更复杂的人体相关的生物试验评价系统、生物信息学平台及相关技术取得了显著进展（参见第 7、10 和 11 章）也是一个重要的原因。在未来，表型筛选、化学蛋白质组学和生物信息学的组合使用，将有望为新药设计带来新的发展。一个可能的情景是：首先从感兴趣的细胞表型开始，筛选化合物的表型效应[85]；然后，这些化合物可以通过化学蛋白质组学（如 Kinobeads 技术）进行靶点谱解析，在少量重叠的情况下覆盖不同的靶点家族；随后，构建一种计算方法，将化合物的治疗效应大小归因于其靶点谱，并确定哪些蛋白质靶点与治疗效应密切相关。这种分析不仅能表征观察到的表型的分子贡献者，同时也能够合理地选择适当的分子来审视某种表型而不是单一的蛋白质，甚至可以根据其靶点谱预测化合物可能具有的表型效应。Gujral 等开发了一种这样的组合方法[85]，并已在内部进行了成功测试，以评估 SIK2 抑制剂（通过 Kinobeads 药物筛选鉴定）在炎症环境下的抗炎作用[20]。

4.4.3 化学蛋白质组学导向的药物发现的阴阳机制

多学科化学生物学和传统药物化学的结合正在成为一个新兴领域，提供了促使这两个学科进步的机遇[86]。通过打破传统学科之间的界限，我们可以开发新的工具，以便更好地探索生物学功能，并研究药物治疗对细胞水平的影响。最理想的情况是，化学质蛋白质组学和药物化学之间相互作用的阴阳机制被充分应用，化学生物学有助于识别新的分子靶点和指导结构设计，而药物化学则可以创造更优异的化合物以进行进一步的研究或治疗。

致谢

作者要感谢为 Kinobeads 技术的开发和表征作出贡献的同事，特别是 F.Pachl、D.Helm、X.Ku、B.Ruprecht 和 J.Zecha，以及 A.Hubauer、M.Krötz Fahning 和 A.Klaus 的技术援助。

（周建良 译，白仁仁 校）

参考文献

1 Manning, G., Whyte, D.B., Martinez, R. et al. (2002). The protein kinase complement of the human genome. *Science (New York, N.Y.)* 298: 1912–1934.
2 Hunter, T. (2012). Why nature chose phosphate to modify proteins. *Philos. Trans. R. Soc. London, Ser. B* 367: 2513–2516.
3 Fischer, E.H. (2013). Cellular regulation by protein phosphorylation. *Biochem. Biophys. Res. Commun.* 430: 865–867.
4 Blume-Jensen, P. and Hunter, T. (2001). Oncogenic kinase signalling. *Nature* 411: 355–365.
5 Radford, I.R. (2002). Imatinib. Novartis. *Curr. Opin. Investig. Drugs (London, England)* 3: 492–499.
6 Heinzlmeir, S. (2017). When chemical proteomics meets medicinal chemistry: Guided drug discovery towards EPHA2 inhibitors. Ph.D. Thesis, *Retrieved from mediaTUM Universitätsbibliothek Technische Universität München (urn:nbn:de:bvb:91-diss-20171215-1380642-1-5).*
7 Kornev, A.P., Haste, N.M., Taylor, S.S., and Eyck, L.F. (2006). Surface comparison of active and inactive protein kinases identifies a conserved activation

mechanism. *Proc. Natl. Acad. Sci. U.S.A.* 103: 17783–17788.
8 Taylor, S.S. and Kornev, A.P. (2011). Protein kinases: evolution of dynamic regulatory proteins. *Trends Biochem. Sci* 36: 65–77.
9 Roskoski, R. Jr., (2016). Classification of small molecule protein kinase inhibitors based upon the structures of their drug-enzyme complexes. *Pharmacol. Res.* 103: 26–48.
10 Muller, S., Chaikuad, A., Gray, N.S., and Knapp, S. (2015). The ins and outs of selective kinase inhibitor development. *Nat. Chem. Biol.* 11: 818–821.
11 Reddy, A.S. and Zhang, S. (2013). Polypharmacology: drug discovery for the future. *Exp. Rev. Clin. Pharmacol.* 6: 41–47.
12 Wentsch, H.K., Walter, N.M., Buhrmann, M. et al. (2017). Optimized target residence time: type I1/2 inhibitors for p38alpha MAP kinase with improved binding kinetics through direct interaction with the R-spine. *Angew. Chem.* (International ed. in English) 56: 5363–5367.
13 Sutherland, J.J., Gao, C., Cahya, S., and Vieth, M. (2013). What general conclusions can we draw from kinase profiling data sets? *Biochim. Biophys. Acta* 1834: 1425–1433.
14 Uitdehaag, J.C. and Zaman, G.J. (2011). A theoretical entropy score as a single value to express inhibitor selectivity. *BMC Bioinf.* 12: 94.
15 Uitdehaag, J.C., Verkaar, F., Alwan, H. et al. (2012). A guide to picking the most selective kinase inhibitor tool compounds for pharmacological validation of drug targets. *Br. J. Pharmacol.* 166: 858–876.
16 Davis, M.I., Hunt, J.P., Herrgard, S. et al. (2011). Comprehensive analysis of kinase inhibitor selectivity. *Nat. Biotechnol.* 29: 1046–1051.
17 Karaman, M.W., Herrgard, S., Treiber, D.K. et al. (2008). A quantitative analysis of kinase inhibitor selectivity. *Nat. Biotechnol.* 26: 127–132.
18 Graczyk, P.P. (2007). Gini coefficient: a new way to express selectivity of kinase inhibitors against a family of kinases. *J. Med. Chem.* 50: 5773–5779.
19 Cheng, A.C., Eksterowicz, J., Geuns-Meyer, S., and Sun, Y. (2010). Analysis of kinase inhibitor selectivity using a thermodynamics-based partition index. *J. Med. Chem.* 53: 4502–4510.
20 Klaeger, S., Heinzlmeir, S., Wilhelm, M. et al. (2017). *The target landscape of clinical kinase drugs. Science*, 358. New York: N.Y.
21 Bantscheff, M., Eberhard, D., Abraham, Y. et al. (2007). Quantitative chemical proteomics reveals mechanisms of action of clinical ABL kinase inhibitors. *Nat. Biotechnol.* 25: 1035–1044.
22 Médard, G., Pachl, F., Ruprecht, B. et al. (2015). Optimized chemical proteomics assay for kinase inhibitor profiling. *J. Proteome Res.* 14: 1574–1586.
23 Ruprecht, B., Zecha, J., Heinzlmeir, S. et al. (2015). Evaluation of kinase activity profiling using chemical proteomics. *ACS Chem. Biol.* 10: 2743–2752.
24 Stuhlmiller, T.J., Miller, S.M., Zawistowski, J.S. et al. (2015). Inhibition of lapatinib-induced kinome reprogramming in ERBB2-positive breast cancer by targeting BET family bromodomains. *Cell Rep.* 11: 390–404.
25 Stuhlmiller, T.J., Earp, H.S., and Johnson, G.L. (2014). Adaptive reprogramming of the breast cancer kinome. *Clin. Pharmacol. Therap.* 95: 413–415.
26 Daub, H. (2015). Quantitative proteomics of kinase inhibitor targets and mechanisms. *ACS Chem. Biol.* 10: 201–212.

27 Rix, U. and Superti-Furga, G. (2008). Target profiling of small molecules by chemical proteomics. *Nat. Chem. Biol.* 5: 616.
28 Bantscheff, M., Scholten, A., and Heck, A.J. (2009). Revealing promiscuous drug-target interactions by chemical proteomics. *Drug Discovery Today* 14: 1021–1029.
29 Duncan, J.S., Whittle, M.C., Nakamura, K. et al. (2012). Dynamic reprogramming of the kinome in response to targeted MEK inhibition in triple-negative breast cancer. *Cell* 149: 307–321.
30 Schirle, M., Bantscheff, M., and Kuster, B. (2012). Mass spectrometry-based proteomics in preclinical drug discovery. *Chem. Biol.* 19: 72–84.
31 Patricelli, M.P., Szardenings, A.K., Liyanage, M. et al. (2007). Functional interrogation of the kinome using nucleotide acyl phosphates. *Biochemistry* 46: 350–358.
32 Lemeer, S., Zorgiebel, C., Ruprecht, B. et al. (2013). Comparing immobilized kinase inhibitors and covalent ATP probes for proteomic profiling of kinase expression and drug selectivity. *J. Proteome Res.* 12: 1723–1731.
33 Rudolf, A.F., Skovgaard, T., Knapp, S. et al. (2014). A comparison of protein kinases inhibitor screening methods using both enzymatic activity and binding affinity determination. *PLoS One* 9: e98800.
34 Vasta, J.D., Corona, C.R., Wilkinson, J. et al. (2018). Quantitative, wide-spectrum kinase profiling in live cells for assessing the effect of cellular ATP on target engagement. *Cell Chem. Biol.* 25: 206–214.e11.
35 Becher, I., Dittmann, A., Savitski, M.M. et al. (2014). Chemoproteomics reveals time-dependent binding of histone deacetylase inhibitors to endogenous repressor complexes. *ACS Chem. Biol.* 9: 1736–1746.
36 Sharma, K., Weber, C., Bairlein, M. et al. (2009). Proteomics strategy for quantitative protein interaction profiling in cell extracts. *Nat. Methods* 6: 741–744.
37 Cox, J. and Mann, M. (2008). MaxQuant enables high peptide identification rates, individualized p.p.b.-range mass accuracies and proteome-wide protein quantification. *Nat. Biotechnol.* 26: 1367–1372.
38 Reinecke, M., Ruprecht, B., Poser, S. et al. (2019). Chemoproteomic selectivity profiling of PIKK and PI3K kinase inhibitors. *ACS Chemical Biology* 14: 655–664.
39 Hahne, H., Pachl, F., Ruprecht, B. et al. (2013). DMSO enhances electrospray response, boosting sensitivity of proteomic experiments. *Nat. Methods* 10: 989–991.
40 Cox, J., Neuhauser, N., Michalski, A. et al. (2011). Andromeda: a peptide search engine integrated into the MaxQuant environment. *J. Proteome Res.* 10: 1794–1805.
41 Ku, X., Heinzlmeir, S., Liu, X. et al. (2014). A new chemical probe for quantitative proteomic profiling of fibroblast growth factor receptor and its inhibitors. *J. Proteomics* 96: 44–55.
42 Ku, X., Heinzlmeir, S., Helm, D. et al. (2014). New affinity probe targeting VEGF receptors for kinase inhibitor selectivity profiling by chemical proteomics. *J. Proteome Res.* 13: 2445–2452.

43 Höfener, M., Pachl, F., Kuster, B., and Sewald, N. (2015). Inhibitor-based affinity probes for the investigation of JAK signaling pathways. *Proteomics* 15: 3066–3074.

44 Pachl, F., Plattner, P., Ruprecht, B. et al. (2013). Characterization of a chemical affinity probe targeting Akt kinases. *J. Proteome Res.* 12: 3792–3800.

45 Heerding, D.A., Rhodes, N., Leber, J.D. et al. (2008). Identification of 4-(2-(4-amino-1,2,5-oxadiazol-3-yl)-1-ethyl-7-{[(3S)-3-piperidinylmethyl]oxy}-1H-imidazo[4,5-c]pyridin-4-yl)-2-methyl-3-butyn-2-ol (GSK690693), a novel inhibitor of AKT kinase. *J. Med. Chem.* 51: 5663–5679.

46 Andrade, L.F., Nahum, L.A., Avelar, L.G. et al. (2011). Eukaryotic protein kinases (ePKs) of the helminth parasite Schistosoma mansoni. *BMC Genom.* 12: 215.

47 Golkowski, M., Perera, G.K., Vidadala, V.N. et al. (2018). Kinome chemoproteomics characterization of pyrrolo[3,4-c]pyrazoles as potent and selective inhibitors of glycogen synthase kinase 3. *Mol. Omics* 14: 26–36.

48 Paquet, T., Le Manach, C., Cabrera, D.G. et al. (2017). Antimalarial efficacy of MMV390048, an inhibitor of Plasmodium phosphatidylinositol 4-kinase. *Sci. Transl. Med.* 9: eaad9735.

49 Brunschwig, C., Lawrence, N., Taylor, D. et al. (2018). UCT943, a next-generation plasmodium falciparum PI4K inhibitor preclinical candidate for the treatment of malaria. *Antimicrob. Agents Chemother.* 62 (9): e00012–e00018.

50 Koch, H., Busto, M.E., Kramer, K. et al. (2015). Chemical proteomics uncovers EPHA2 as a mechanism of acquired resistance to small molecule EGFR kinase inhibition. *J. Proteome Res.* 14: 2617–2625.

51 Amato, K.R., Wang, S., Tan, L. et al. (2016). EPHA2 blockade overcomes acquired resistance to EGFR kinase inhibitors in lung cancer. *Cancer Res.* 76 (2): 305–318.

52 Metz, J.T. and Hajduk, P.J. (2010). Rational approaches to targeted polypharmacology: creating and navigating protein-ligand interaction networks. *Curr. Opin. Chem. Biol.* 14: 498–504.

53 Knight, Z.A., Lin, H., and Shokat, K.M. (2010). Targeting the cancer kinome through polypharmacology. *Nat. Rev. Cancer* 10: 130–137.

54 Anighoro, A., Bajorath, J., and Rastelli, G. (2014). Polypharmacology: challenges and opportunities in drug discovery. *J. Med. Chem.* 57: 7874–7887.

55 Munoz, L. (2017). Non-kinase targets of protein kinase inhibitors. *Nat. Rev. Drug Discovery* 16: 424–440.

56 Kaiser, A., Nishi, K., Gorin, F.A. et al. (2001). The cyclin-dependent kinase (CDK) inhibitor flavopiridol inhibits glycogen phosphorylase. *Arch. Biochem. Biophys.* 386: 179–187.

57 Klaeger, S., Gohlke, B., Perrin, J. et al. (2016). Chemical proteomics reveals ferrochelatase as a common off-target of kinase inhibitors. *ACS Chem. Biol.* 11: 1245–1254.

58 Metz, J.T., Johnson, E.F., Soni, N.B. et al. (2011). Navigating the kinome. *Nat. Chem. Biol.* 7: 200–202.

59 Anastassiadis, T., Deacon, S.W., Devarajan, K. et al. (2011). Comprehensive

assay of kinase catalytic activity reveals features of kinase inhibitor selectivity. *Nat. Biotechnol.* 29: 1039–1045.

60 Goto, H., Izawa, I., Li, P., and Inagaki, M. (2012). Novel regulation of checkpoint kinase 1: Is checkpoint kinase 1 a good candidate for anti-cancer therapy? *Cancer Sci.* 103: 1195–1200.

61 Singh, J., Petter, R.C., Baillie, T.A., and Whitty, A. (2011). The resurgence of covalent drugs. *Nat. Rev. Drug Discovery* 10: 307.

62 Liu, Q., Sabnis, Y., Zhao, Z. et al. (2013). Developing irreversible inhibitors of the protein kinase cysteinome. *Chem. Biol.* 20: 146–159.

63 Dittus, L., Werner, T., Muelbaier, M., and Bantscheff, M. (2017). Differential kinobeads profiling for target identification of irreversible kinase inhibitors. *ACS Chem. Biol.* 12: 2515–2521.

64 Edwards, A.M., Isserlin, R., Bader, G.D. et al. (2011). Too many roads not taken. *Nature* 470: 163.

65 Buchdunger, E., Cioffi, C.L., Law, N. et al. (2000). Abl protein-tyrosine kinase inhibitor STI571 inhibits in vitro signal transduction mediated by c-kit and platelet-derived growth factor receptors. *J. Pharmacol. Exp. Therap.* 295: 139–145.

66 Yakes, F.M., Chen, J., Tan, J. et al. (2011). Cabozantinib (XL184), a novel MET and VEGFR2 inhibitor, simultaneously suppresses metastasis, angiogenesis, and tumor growth. *Mol. Cancer Therap.* 10: 2298–2308.

67 Kurzrock, R., Sherman, S.I., Ball, D.W. et al. (2011). Activity of XL184 (Cabozantinib), an oral tyrosine kinase inhibitor, in patients with medullary thyroid cancer. *J. Clin. Oncol.* 29: 2660–2666.

68 Levis, M. and Small, D. (2003). FLT3: ITDoes matter in leukemia. *Leukemia* 17: 1738–1752.

69 Lu, J.W., Wang, A.N., Liao, H.A. et al. (2016). Cabozantinib is selectively cytotoxic in acute myeloid leukemia cells with FLT3-internal tandem duplication (FLT3-ITD). *Cancer Lett.* 376: 218–225.

70 Kuhn, P., Wilson, K., Patch, M.G., and Stevens, R.C. (2002). The genesis of high-throughput structure-based drug discovery using protein crystallography. *Curr. Opin. Chem. Biol.* 6: 704–710.

71 Heinzlmeir, S., Lohse, J., Treiber, T. et al. (2017). Chemoproteomics-aided medicinal chemistry for the discovery of EPHA2 inhibitors. *ChemMedChem* 12: 999–1011.

72 Golkowski, M., Vidadala, R.S., Lombard, C.K. et al. (2017). Kinobead and single-shot LC-MS profiling identifies selective PKD inhibitors. *J. Proteome Res.* 16: 1216–1227.

73 Heinzlmeir, S., Kudlinzki, D., Sreeramulu, S. et al. (2016). Chemical proteomics and structural biology define EPHA2 inhibition by clinical kinase drugs. *ACS Chem. Biol.* 11: 3400–3411.

74 Pouliot, M. and Jeanmart, S. (2016). Pan assay interference compounds (PAINS) and other promiscuous compounds in antifungal research. *J. Med. Chem.* 59: 497–503.

75 Vin, H., Ching, G., Ojeda, S.S. et al. (2014). Sorafenib suppresses JNK-dependent apoptosis through inhibition of ZAK. *Mol. Cancer Therap.* 13: 221–229.

76 Frejno, M., Zenezini Chiozzi, R., Wilhelm, M. et al. (2017). Pharmacoproteomic characterisation of human colon and rectal cancer. *Mol. Syst. Biol.* 13: 951.

77 Jameson, J.L. and Longo, D.L. (2015). Precision medicine – personalized, problematic, and promising. *New Engl. J. Med.* 372: 2229–2234.

78 Hollingsworth, S.J. (2015). Precision medicine in oncology drug development: a pharma perspective. *Drug Discovery Today* 20: 1455–1463.

79 Arrowsmith, C.H., Audia, J.E., Austin, C. et al. (2015). The promise and peril of chemical probes. *Nat. Chem. Biol.* 11: 536–541.

80 Blagg, J. and Workman, P. (2017). Choose and use your chemical probe wisely to explore cancer biology. *Cancer Cell* 32: 9–25.

81 Li, B., Liu, Y., Uno, T., and Gray, N. (2004). Creating chemical diversity to target protein kinases. *Comb. Chem. High Throughput Screening* 7: 453–472.

82 Fedorov, O., Sundstrom, M., Marsden, B., and Knapp, S. (2007). Insights for the development of specific kinase inhibitors by targeted structural genomics. *Drug Discovery Today* 12: 365–372.

83 Zheng, W., Thorne, N., and McKew, J.C. (2013). Phenotypic screens as a renewed approach for drug discovery. *Drug Discovery Today* 18: 1067–1073.

84 Lee, J. and Bogyo, M. (2013). Target deconvolution techniques in modern phenotypic profiling. *Curr. Opin. Chem. Biol.* 17: 118–126.

85 Gujral, T.S., Peshkin, L., and Kirschner, M.W. (2014). Exploiting polypharmacology for drug target deconvolution. *Proc. Natl. Acad. Sci. U.S.A.* 111: 5048–5053.

86 Plowright, A.T., Ottmann, C., Arkin, M. et al. (2017). Joining forces: the chemical biology-medicinal chemistry continuum. *Cell Chem. Biol.* 24: 1058.

第5章

用于靶点发现和确证的非标记技术

5.1 引言

为了确证治疗假说，候选药物必须到达患者的预期作用部位并发挥预期疗效。这种概念验证（proof of concept）通常在Ⅱ期临床试验中完成。然而，最近的研究表明，药物开发的成功率呈下降趋势，而失败的主要原因是缺乏疗效[1]，且大多数疗效失败可归因于靶点参与度（target engagement）的不足。因此，研究人员正致力于识别和确证与疾病相关的治疗靶点，并量化苗头化合物（hit）、先导化合物（lead）和候选药物的靶点参与度。

在本章中，非标记技术（label-free technique）的讨论主要限定在不需要修改或添加分析物、底物或结合分子的方法，即不需要报告或外部添加“标志物”来监测系统的方法。此类标志物通常为所研究蛋白质上的标签或探针（组氨酸、生物素、非天然氨基酸），或所研究分子的标志物［放射性重原子（质量）、荧光团（光学）］。然而，非标记这一术语最常与生物物理方法联系在一起，这些方法利用生物物理性质，如电荷、大小、结构和变性温度来监测所研究的体系。非标记方法的优势是其提供了在药物发现与开发过程中有关结合伴侣或分子之间相互作用的详细数据。

正是这种在天然、不受干扰的系统中准确报告分子相互作用的特点，使得非标记技术在药物发现中具有特别的吸引力和应用。近几十年来，从靶点鉴定到临床开发的整个药物发现价值链中，非标记技术已取代了越来越多的传统标记模式。本章将重点介绍此类方法在临床前靶点发现和确证中的应用和意义，尤其是一种称为细胞热转移分析（cellular thermal shift assay，CETSA）的技术。由于非标记方法的通用性和多种读出格式，特别是CETSA平台，其在靶点鉴定实验之外的应用也具有重要前景。

基于对非标记方法的定义，使用标记蛋白的表面等离子体共振（surface plasmon resonance，SPR）和CETSA技术，并不是真正的非标记技术。然而，由于SPR在药物发现中的广泛使用，以及使用标记蛋白的CETSA研究现象的相似性，将这些技术也纳入了比较。

5.2 CETSA技术的研究

CETSA 技术是由瑞典卡罗林斯卡学院（Karolinska Institutet）的帕尔•诺德隆德（Pär Nordlund）教授课题组发明的。在开发 CETSA 之前，诺德隆德小组是蛋白质 X 射线晶体结构研究的国际领先者之一。该课题组重点关注与核苷酸代谢有关的蛋白质，同时他们也是高通量（high-throughput，HT）靶点克隆的早期实践者，以及筛选蛋白质表达水平和溶解度技术的开发者。克隆和筛选管线包含非常多样化的蛋白质家族，其在天然配体方面几乎没有共同点。因此，诺德隆德实验室很早就认识到有必要进行生物物理测量以证明特定化合物或配体与所研究蛋白质的结合，而不是为每个克隆靶点建立蛋白质特异的功能分析方法。这种方法不仅证明了化合物与靶蛋白的结合，还具有其他的作用，如揭示哪些缓冲剂和添加剂会对蛋白质晶体形成产生有利影响[2,3]。理解结晶性的关键因素之一是蛋白质溶解度，其可以通过监测蛋白质热稳定性进行快速评估。

该实验室使用高通量动态光散射（StarGazer）分析实现了稳定性的快速测定。结合热荧光（Thermofluor）技术，纯化蛋白质既可以针对潜在配体库进行筛选，也可以完成缓冲液、pH、盐和添加剂的大型二维筛选，从而了解哪些参数对蛋白质稳定性影响最大。在 StarGazer 和 Thermofluor 技术中，通过加热纯化的蛋白质溶液，使其以蛋白质特异性的方式发生变性和随后的沉淀。Thermofluor 技术使用疏水探针监测蛋白质去折叠过程。该探针可被水猝灭，只有当蛋白质发生去折叠并露出其疏水表面时，才会发出荧光。基于动态光散射的 StarGazer 技术则是监测样品是如何以增加热量和后续沉淀的方式而被吸附。

与此同时，该课题组还开发了用于筛选大型结构库溶解性的方法，主要通过滤除去包涵体（inclusion body）等不溶蛋白质聚集体，进而实现对过表达细胞系统中可溶蛋白质部分的捕获和直接定量。正是在这段时间里，诺德隆德教授观察到了小分子如何改变特定分离蛋白质的稳定性，以及如何在细胞等复杂环境中过表达时也可监测定制蛋白质的溶解度，最终将这些观察结果联系起来，开展了为 CETSA 技术奠定基础的实验。这些实验假定细胞内蛋白质在热脉冲下会以蛋白质特异性的方式发生变性和沉淀。实验过程很简单：首先将细胞质或裂解物加热至一定温度，然后通过离心（或过滤）将沉淀的蛋白质从可溶性蛋白质中分离出来。沉淀蛋白质和可溶性蛋白质可以分别从沉淀物或上清液中回收。随着温度的升高，沉淀中的蛋白质含量增加，而上清液中的蛋白质含量则减少。使用特定的抗体即可在不需要任何标签的情况下研究特定的蛋白质。随着某一可与靶蛋白结合的化合物的加入，熔融温度将发生变化，从而导致在较高温度下存在比对照样品更多的可溶性蛋白质。

最初的实验是在大肠杆菌中过表达的蛋白质上进行的，在完成概念验证实验之后，这项工作就转向了培养在烧瓶中或从组织中提取的哺乳动物细胞。在开发该方法的过程中，发明人还认识到能够以非标记的方式量化活细胞中的相互作用，并将其应用于药物发现以证明和量化对靶点参与度的影响。鉴于该方法的创新性，诺德隆德教授申请了专利[4]，并于 2013 年在英国首次获得授权。

在随后发表于 *Science*[5] 期刊上的开创性概念验证论文中，着手解释该方法背后的原理。使用蛋白质印迹实验可以对该方法进行很好的诠释。特异性抗体确定了蛋白质准确的分子量。同时，蛋白质条带随温度升高而消失的现象具有很强的说服力。这篇论文展示了某些添加的配体是如何在完整细胞和裂解物中，以剂量依赖性的方式改变临床相关靶蛋白的稳定性。选择配体是为了突出细胞中的特定事件（如药物转运和激活）：某些分子如何具有选择性并与一类而不是另一类蛋白质结合，以及不同开发阶段的药物为何具有与不同靶蛋白结合的能力。在这篇论文中，CETSA 被介绍为一种在完整细胞生理相关环境中研究靶点参与度的非标记方法（图 5.1）。

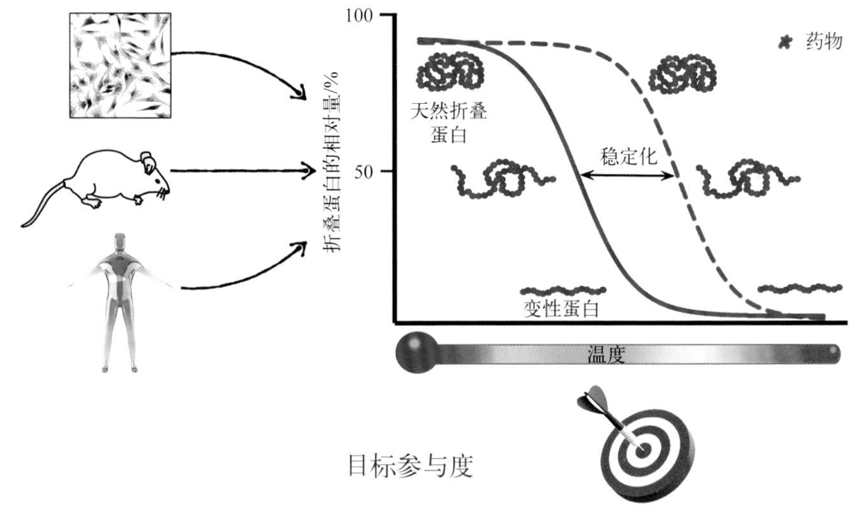

图 5.1　CETSA 技术的原理

与传统的热位移一样，当加热到更高的温度时，溶液中的可溶性蛋白质数量会减少。这种熔融行为可以通过添加蛋白质配体来调节。CETSA 技术的开发，使得靶蛋白溶液可以含有其他蛋白质而不进行纯化，也不需要使用任何蛋白质标签或对配体进行修饰

CETSA 实验过程可以概括为四个关键步骤，即处理、加热、分离和检测，这种步骤组合是下文介绍 CETSA 方法的核心。由于 CETSA 的详细步骤已有文献进行了介绍，本章不再赘述[6, 7]。重要的是，CETSA 关键步骤的组合及其他的变体方法可以以不同的方式实施。例如，可以以固定的剂量处理样品以给出定性靶点参与度指标，或者可以改变化合物的浓度以产生定量的浓度 - 反应曲线，即所谓的等温剂量 - 响应指纹图谱（isothermal dose–response fingerprint，ITDRF）。

样本基质应包括来自最能代表所研究物种的细胞，或能提供最佳模型系统的任何其他物种的细胞。相关细胞可以从任何来源的细胞培养物、植物或其他组织中提取。一个重要甚至有时是限制性的因素是，实验中使用的细胞需要被均分才能进行实验。对于固体组织，需要通过酶处理、裂解物制备对细胞进行物理分离，或者将组织切割成同等大小的碎片，而后者在实践中是最具挑战性的。

为了适应不同实验室的实验需要和仪器特点，用于分离可溶性和沉淀蛋白的加热装置和技术可以进行调整。

加热步骤是第一个，也是唯一一个在 CETSA 中对系统具有干扰作用的过程，并且恰好是在最终检测步骤之前执行的操作。因此，加热步骤需要严格控制时间，最好是尽可能简短，以便区分处理样品和对照样品中蛋白质的稳定性。

值得注意的是，在固定温度下产生的浓度 - 反应曲线（ITDRF）的定量结果是显而易见的，并取决于许多因素，如所选用的细胞系（靶点的生物学背景）、缓冲液或加热时间。因此，在加热步骤后进行样品处理时保持温度一致也非常重要。热力学温度也会影响结果的数值，其中较高的温度通常需要更多的化合物来充分饱和及稳定靶蛋白，从而产生较低的表观靶点作用效价。

最后，蛋白质检测装置也是非常重要的，因为 CETSA 是以蛋白质为中心，所以原则上可以使用任何能够量化可溶性或沉淀蛋白质的方法。

到目前为止，已经开发了三种 CETSA 主要模式，分别为 CETSA 经典模式（CETSA-Classics）、CETSA 高通量筛选（CETSA-HT）和 CETSA 质谱分析（CETSA-MS）。其具体内容将在 5.3 节中更详细地进行介绍。除了 CETSA-Classics 实验外，基于质谱的更高级模式（CETSA-MS），如蛋白质免疫印迹实验，由于其以公正的方式提供了蛋白质组水平上细胞事件等关键信息，因此变得非常具有价值。而 CETSA-HT 实现了高通量筛选以产生大量数据点，如筛选化合物库的细胞靶点作用。在 CETSA-HT 中双抗体检测（最好使用仅识别天然折叠蛋白的抗体）简化了程序，由于分离步骤通常不需要离心或过滤，因此这种可溶性蛋白和沉淀蛋白的区别是由抗体决定的。

无论任何仪器或检测设置，都可以在完整的细胞或裂解物中进行实验。如果在加热步骤之前裂解细胞，尽管基于裂解物的 CETSA 仍在包含天然蛋白和配体的溶液中进行，但该方法更类似于传统的热转移分析（thermal shift assay，TSA）。

在完整的细胞和裂解物中进行实验具有几个重要的区别。简言之，在完好无损的细胞环境中，生物通路仍处于“开放”状态，而一层脂膜阻隔了细胞内容物。如果在靶向 CETSA 中观察到稳定性的变化，是由于化合物已经通过了脂质双层结构，抵抗了细胞分解，并最终在足够高的浓度下找到了靶蛋白，从而影响了该蛋白质组的熔融曲线。在裂解物实验中，只有极少数的生物通路可能是活跃的，靶蛋白复合体和伴侣分子在这样一个稀释的环境中可能并不完整。更重要的是，此时没有细胞膜将细胞内容物与周围环境分隔开。

在 CETSA 发展的早期，完整细胞和裂解物实验之间的差异可以用来研究物质通过主动运输进出细胞的过程。在蛋白质印迹实验中，是以逐个靶点的方式进行的。在研究环磷酸腺苷（cyclic adenosine monophosphate, cAMP）的添加如何影响蛋白激酶 A（protein kinase A，PKA）时，发现 CETSA 可用来监测细胞通路和信号（图 5.2）。

PKA 以两个二聚体（两个调节亚基和两个催化亚基）的形式存在于细胞中，当这一四聚体完整时，其将会统一熔化，即所有亚基都表现出相同的熔化行为。这是我们第一次意识到不同蛋白质的复合体经常以协同的方式变性。当细胞内 cAMP 水平升高时，如通过 G 蛋白偶联受体（G-protein coupled receptor，GPCR）触发的信号，cAMP 分子与 PKA 的调节亚基结合，导致其结构重排，从而使四聚体解离。目前，催化亚基可以自由地磷酸化细胞中的靶蛋白。通过靶向 CETSA 的抗体，可以跟踪 cAMP 如何

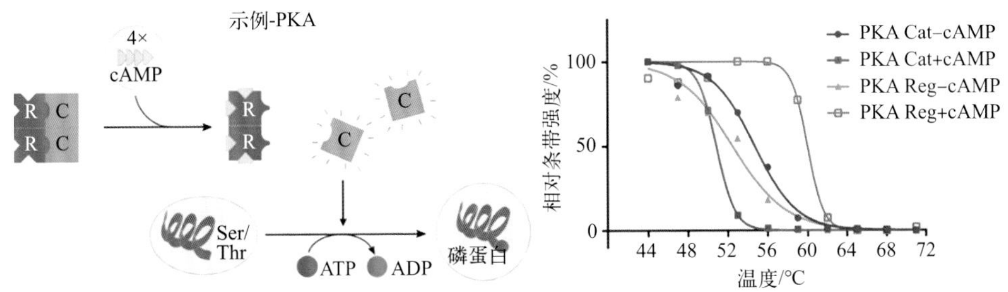

图 5.2　PKA 的激活是对细胞 cAMP 水平升高的一种反应

全酶（holoenzyme）是由两个调节亚基和两个催化亚基组成。每个调节亚基（红色）可以结合两个 cAMP 分子。这会引起构象变化，导致催化亚基（淡蓝色）的解离和激活。催化亚基可以催化许多底物（绿色），导致不同的细胞效应，这取决于细胞类型和靶点的可获得性。右图：在其不活跃的四聚体形式中，调节亚基和催化亚基具有相似的解链曲线（分别为三角形和圆点）；然而，cAMP 的加入导致调节亚基的完全稳定（开环）和催化亚基的不稳定（闭环）

结合稳定调节亚基。而随后的解离导致催化亚基变得不稳定。然而，使用基于质谱的检测，不需要任何已验证的知识来为其他蛋白质和复合体设计类似的实验，因为蛋白质的分子量是没有偏差的，并且可以呈现细胞中数千种蛋白质的实际情况。

我们发表了有关 PKA 的发现，以及其他几个如何应用 CETSA-MS 技术的重要实例 [8]，不仅是为了观察感兴趣的靶点，也是为了了解配体和信号蛋白结合后所引起的通路效应。对于使用 CETSA 技术来识别和确证细胞中生物标志物的相关实验，我们申请了另一项专利 [9]，对细胞蛋白复合体共沉淀进行了更为详细的报告 [10]。

5.3 细胞热转移分析的设计

5.3.1 经典的细胞热转移分析

最初的 CETSA 设计，也被称为 CETSA -Classics，最终的蛋白质检测是使用蛋白质印迹实验完成的（图 5.3 和图 5.4）。

尽管检测设置简单，但这种实验可用来分析非常复杂的实验，并且易于在不同的样本基质中进行，从而实现结果的无缝转换。自 2013 年发表了概念验证论文以来，每年的参考文献数量稳步增加。在撰写本文时，已经发表了大约 200 篇论文，其中不乏将 CETSA 数据用于靶点参与作用的研究。这些已发表的文献大多数采用 CETSA-Classics 方法，主要是在定量环境中，而不是使用等温剂量 - 反应曲线进行剂量依赖性稳定性研究。

虽然概念验证论文主要报道了抗肿瘤药物的靶蛋白，但研究人员已经意识到 CETSA 的普遍适用性。研究人员的这些早期研究强化了 CETSA 作为一种通用方法的概念，并将其应用于许多不同的靶点家族和细胞基质。在绝大多数研究中，都使用了人源永生化细胞系，但也有在植物细胞、细菌、酵母细胞和人脑组织中进行研究的实例。

还应该注意的是，由于经典方法依赖于抗体检测，那么抗体的可用性及其性能将

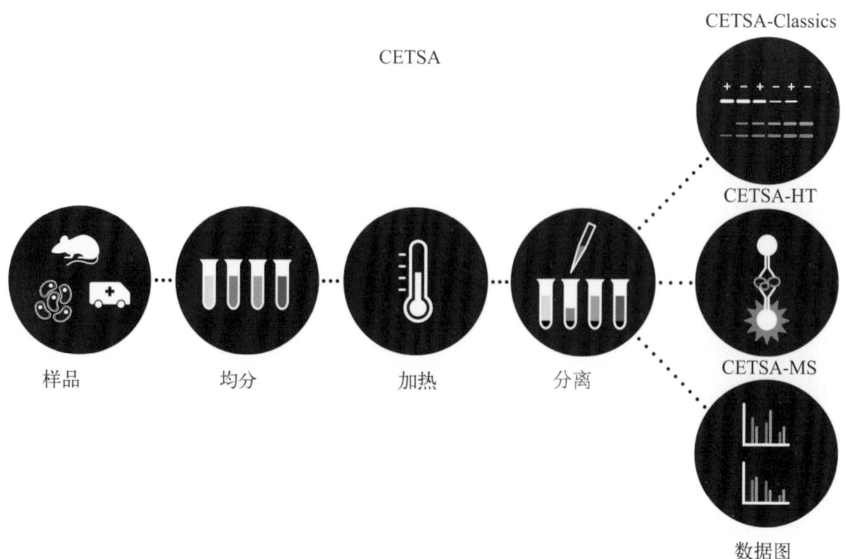

图 5.3 CETSA 技术的工作流程

三种主要的 CETSA 检测方法都具有相同的检测原理。首先对样品进行处理和均分，加热到特定温度或温度范围；然后将可溶性蛋白与不溶性蛋白分离；最后量化剩余的可溶性蛋白。CETSA-Classics 及基于抗体检测的 CETSA-HT，采用蛋白印迹格式或使用同源酶联免疫吸附（ELASA）系统；CETSA -MS 可以对配体效应进行蛋白质组学领域的研究

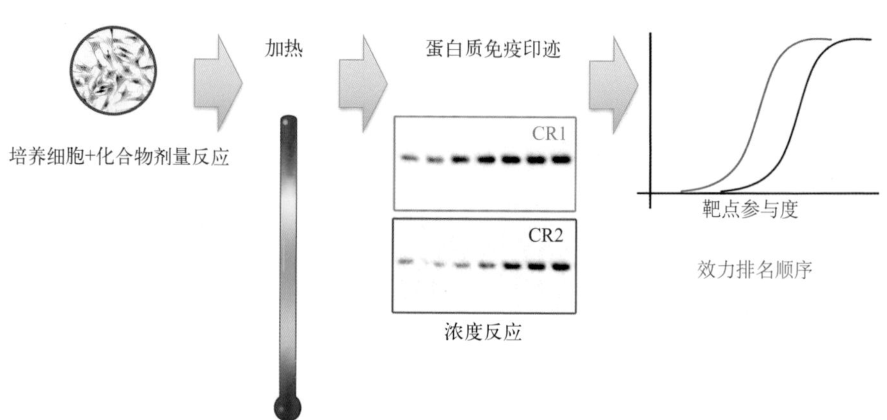

图 5.4 CETSA-Classics 技术概述

该方法使用蛋白质印迹检测来量化蛋白质的含量。尽管样品的处理量是有限的，但可在细胞基质之间便捷地转换并快速评估靶点的参与度

会成为限制因素。例如，在作物学领域，可靠抗体的可用性已被证明是针对性 CETSA 研究的限制因素。同样，当转向组织样本时，宿主免疫球蛋白的存在和某些血浆蛋白的过量可能会干扰抗体检测，从而限制了 CETSA 的应用。

CETSA-Classics 的主要优点是易于设置和确证分析。虽然蛋白质印迹法的表达量很低，但可根据电泳分离对选定的蛋白质进行详细的鉴定和控制。因此，经典模式非常适合于早期快速确证特定蛋白质对 CETSA 的顺应性，并作为其他 CETSA 方法研究结果的对照。当在样品基质中确定了对靶蛋白进行经典分析的具体条件后，CETSA 可以显示基于药物 - 蛋白质相互作用的热稳定性变化，以及样品基质之间转移的便利性，这使得 CETSA-Classics 非常适用于转化分析。因此，其可在细胞、动物组织和人体样本中详细研究天然蛋白质的靶点参与作用，而不会因应用技术的变化而增加平移误差。由于相关研究是在有限数量的候选药物中进行的，因此经典模式的有限通量在转化研究中也不再是挑战。因此，未来经典方法的主要用途可能是基于细胞系统、动物组织，以及健康志愿者和患者来源样本的转化研究。

5.3.2 细胞热转移分析的高通量筛选

在证明 CETSA 原理的论文发表后不久，瑞典化学生物学联合会（The Chemical Biology Consortium Sweden，CBCS）在斯德哥尔摩的生命科学实验室（SciLifeLab）团队探索了均质双抗体检测的应用。在该方法中，CETSA 使用了平板型筛查分析（图 5.5）。在第一篇概念验证论文中[11]，研究人员筛选了一个大约由 12000 个化合物组成的小型化合物库。研究中选择的靶点是胸苷酸合成酶（thymidylate synthase, TYMS），也是细胞分裂的核心酶。此外，TYMS 具有大量的文献支持，并且已有许多可用的工具化合物。筛选的化合物库包括核苷、现有先导化合物和已知药物［普雷斯特威克数据库（Prestwick Library），http://prestwickchemical.com/libraries-screening-lib-pcl.html］。

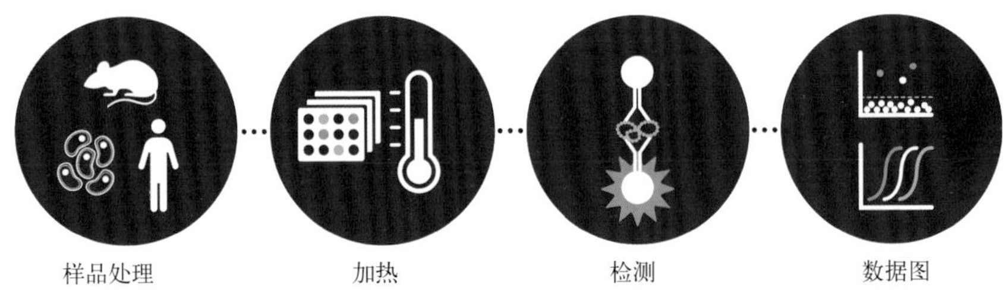

图 5.5 CETSA-HT 使用微滴定板，可快速生成多个数据点

典型的应用是苗头化合物的构象研究和化合物库的筛选。如果检测抗体能够区分天然蛋白质和变性 / 沉淀蛋白，则可省略离心法进行分离的步骤

有趣的是，第一次筛选的苗头化合物结果不仅是核苷，还包括一些具有结合作用的现有药物。而在此之前，尚不清楚这些药物具有 TYMS 结合作用。其中许多化合物属于前药，即需要细胞激活后才能与 TYMS 进行结合。由于此类化合物在传统的生理物理筛选分析中可能会被忽略，这也再次突显了在药物发现早期细胞分析的价值（关于人体相关分

析系统的更详细描述，请参见第 7 章）。

在 CETSA-HT 中，避免其他 CETSA 方法中使用的离心步骤是可行的，也是首选的。实验中可以使用统一模式来区分折叠和变性（如沉淀）蛋白的抗体，因此使用抗体的相关要求要高于蛋白质印迹法。使用该方法的一个限制因素是抗体的可用性，特别是对于新识别和确证较少的靶点。在使用标记蛋白的情况下开发出了 CETSA-HT 的变体方法。这些标签的范围可能包括已有亲和力工具的 His- 和 FLAG- 标签，以及使用整个蛋白质分子作为标签的大分子。后者的实例包括 Promega 开发的 NanoLuc® 萤光素酶技术，该技术需要添加有机化合物才能发光；以及 DiscoverX 开发的 InCELL Hunter™ 系统，其需要添加酶受体片段和化学发光底物。对于这些无标记的方法，由于标签对细胞表型的潜在干扰，特别是蛋白质的细胞功能，需要仔细对结果进行解释。

然而，对于抗体的可用性，CETSA-HT 相容抗体的筛选需要满足以下要求：抗体应该成对工作，一旦抗体结合得足够近，其要么结合成一个功能酶（所谓的酶片段互补），要么能够通过共振能量转移相互激发。有关如何筛选 CETSA-HT 合适抗体对的详细描述，请参阅参考文献 [6]。

我们已评估了数十个靶点（从较小的细胞基质靶点到核受体和膜蛋白），主要是使用 PerkinElmer 公司和 Cisbio 公司的同质分析。与 CETSA-Classics 及其他基于抗体的方法类似，检测性能将直接与抗体的质量和性能相关联。然而，不同蛋白质定量方法的灵敏度也存在差异，但在灵敏度方面，尚未进行详细的分析来确定是否一种方法优于另一种方法。

如果进行大规模筛选，CETSA-HT 检测通常需要使用大量的细胞，而需要的原代细胞可能非常稀缺和昂贵。因此，佩拉戈（Pelago）实验室的许多工作都集中在分析系统的微型化和多路技术的复用，包括 CETSA 的其他靶点研究和替代终点分析。

最近报道了两种新的方法，可以使 CETSA 以高内涵、高通量的方式，基于单细胞免疫荧光进行测试研究 [12, 13]。这两项研究都解决了 CETSA-HT 中每孔细胞消耗高的问题，这也是开发新方法的关键目的。该研究的成像模式由于荧光读数而变得更加敏感。相关研究还强调了在与药物孵育和后续检测步骤期间，将被检测细胞附着在板孔上的重要性，这也是一项重要的改进。以往的方法要求贴壁细胞与其生长环境分离，这可能会由于分离过程中的剪切力或酶处理而阻碍细胞生长。我们预计未来的发展方向将结合 CETSA 靶点测定中细胞反应的多个表达量，并将这一极具前景的方法广泛应用于更大的复合平台之上。

高通量方法可以每天生成数千个数据点，这使得应用整个化合物库对靶点的药物 - 靶点相互作用研究成为可能。然而，目前的测试通量还受到加热和检测步骤之间的“板 - 板”（plate-plate）转移步骤的限制，并在一定程度上受到永生化细胞系的使用限制。一旦通过工作流程的自动化和检测灵敏度的优化克服了这些限制，高通量方法将可基于数百万个数据点对整个大型化合物库进行全面的高通量筛选。当然，也可在更多与疾病相关的样本中进行筛选，如原代细胞及更多与机制相关的 3D 培养或类器官中进行（有关此类细胞系统的更多信息，参见第 7 章）。

在 CETSA-HT 步骤中确证的几种同质模式可对蛋白质和细胞读数进行多路传输。

通过开发高通量方法的多路分析，将有可能对一组靶点开展正交药理学和靶点可能性检验，并以此来评估靶点的选择性和安全性。此类技术的开发有望在药物发现的临床前阶段节省大量时间和成本，并最大限度地从单一检测中获得大量相关信息。

基于微量滴定板的高通量方法非常适合标准化设置和研究方案，因此有助于开发出将 CETSA 与经过确证的同质蛋白检测相结合的试剂盒。此类试剂盒不仅有助于获得更大筛选研究所必需的大型低变异数据集，而且还能够监测药物与靶点相互作用的临床标志物。

5.3.3　细胞热转移分析的质谱分析

研究人员很早就已认识到实现读数多路传输的意义。在 2011 年初，诺德伦德（Nordlund）小组进行了第一次质谱读数研究，这几乎是与 CETSA 第一次蛋白质印迹实验同步进行。2014 年，Cellzome 公司的研究人员发表了第一篇描述 CETSA 与质谱端点的论文 [8]（图 5.6）。

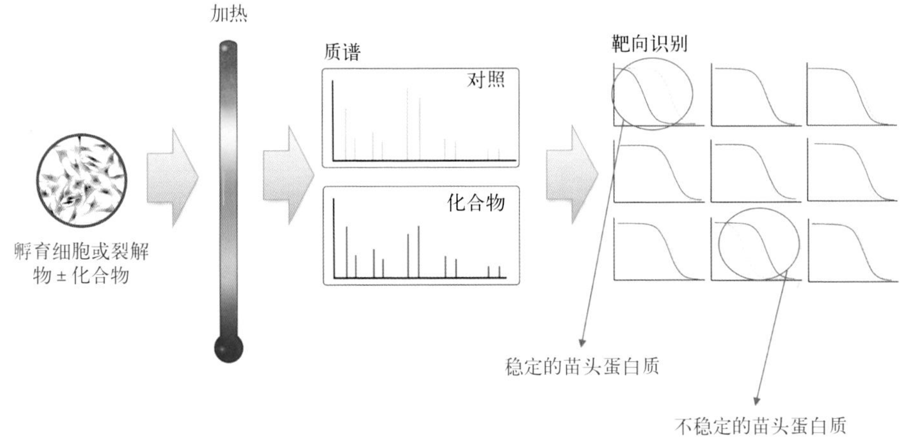

图 5.6　CETSA-MS 在仪器和数据分析方面是各种 CETSA 方法中要求最高的

无偏方法可以进行蛋白质组范围的药物分析，使其成为生物标志物研究、靶向逆卷积，以及评估配体选择性和特异性的理想选择

因此结合 CETSA 的特点，通过研究药物 - 靶点相互作用在相关生理环境中对数千种蛋白质的影响，证明了其是一种非常有效的技术。无偏模式的优点是在选择性和特异性方面的巨大改进，目前已评估了前所未有数量的靶点（约 6000 种蛋白质），且不限于特定靶点类别。这使得可以对多种药物或工具化合物的选择性进行分析，并确定了一些与临床副作用有关的靶点。在第一份 CETSA-MS 检测的报告中展示了一个经典的实例，即达沙替尼（dasatinib）与 BCR-ABL 的结合。BCR-ABL 融合蛋白并不适用 CETSA 方法，并且在融合蛋白中没有观察到任何变化，而单独的 c-Abl 与达沙替尼和伊马替尼（imatinib）都具有明显的稳定作用。然而，在 CETSA-MS 研究中，几种蛋白质在完整细胞中表现出对达沙替尼稳定的剂量依赖性，而在裂解物中则没有任何响

应。其中一种蛋白质是CRKL蛋白，是BCR-ABL的已知下游效应因子，也是以前提出的治疗响应生物标志物。因此，通过完整细胞和裂解物实验之间的比较，特别是当主要靶点是膜蛋白时，对于理解小分子抑制剂的作用机制和鉴定靶点作用生物标志物具有至关重要的意义。

在第一篇CETSA-MS论文发表一年后，Superti-Furga课题组发表了一篇关于CETSA-MS的研究论文，内容涉及克唑替尼（crizotinib）、甲氨蝶呤（methotrexate）和多种细胞代谢产物[14]。正如推测的那样，克唑替尼可与MTH1结合，而这是一个在随后研究中被放弃确证的靶点，已被证明不仅可以与大量的化合物结合（所谓的“万能靶点”），而且对之前所描述的作用也不具有理论支撑。此外，甲氨蝶呤被证明可与二氢叶酸还原酶（dihydrofolate reductase，DHFR）结合，巧妙地基于CETSA原理确证了蛋白质印迹论文中的结果。

在Superti-Furga课题组论文发表不久之后，Cellzome公司将最初的分析方法扩展至洗涤剂的使用，进一步将CETSA-MS研究拓展至膜蛋白领域，而在此之前膜蛋白一直是限制性靶点空间[15]。2016年，Cellzome公司进一步推动该方法的开发，推出了所谓的2D模式[16]，在十几个温度条件下测试了多个浓度，进而可以更好地了解小分子抑制剂的剂量依赖效应。该论文及其他几篇论文[17, 18]的研究表明，CETSA-MS技术可用于了解化合物的作用机制，发现可解释化合物不良临床副作用的靶点，甚至可用于识别预后和分层生物标志物。

CETSA-MS与其他蛋白质组学方法的不同之处在于，其展现的是功能变化，而不是蛋白质及其修饰的丰富性。CETSA-MS能够同时分辨化合物的直接结合模式和通路效应，这就是为什么其非常利于表型特征药物作用机制的去卷积化。对于通过表型筛选确定的化合物，以及临床阶段重新使用的候选药物，甚至是上市药物，都是可靠的，因为其可以在所有生物学样品基质和物种中进行。正因如此，在生理学相关样本中，CETSA-MS可以对整个蛋白质组水平信号变化给出详细的报告，可用于描述重要细胞现象（如耐药性）中药物相互作用的时间进程，以及理解细胞周期调节的基本方面[19, 20]。

总之，在生理相关样本基质中，研究临床前候选药物对整个蛋白质组水平的影响，将有助于识别易受其影响的靶点和潜在生物标志物，并促进药物的开发。目前使用的许多药物都受到严重副作用的限制。因此，显而易见的是，临床样本的特性分析将有助于识别出分层的、具有安全性和剂量监测作用的标志物。

5.4 靶点发现

5.4.1 活性苗头化合物的生成

在确认并继续开展假设靶点确证后，第一步就是找到活性化合物。大型制药公司和几家老牌生物技术公司拥有自主的大型多样性化合物库，可用于高通量活性筛选。这一过程需要以高度自动化的方式每天生成10～100000个数据。由于需要访问高资源需求和高成本的大型多样化合物库，或者所选的分析方法与高通量筛选不兼容，这种筛选并不总是可行的。特别是对于非标记技术，往往通量和自动化程度较低，或者每个数据点的成本较高。目前，大多数 CETSA-HT 研究的自动化程度有限。但是，最近开发出了将标记蛋白和酶补体发光（enzyme complement luminescence）[21, 22] 相结合的 CETSA 变体方法（有时被称为惰性或标记 CETSA 分析），已被用于高通量化合物库的筛选。尽管惰性 CETSA 使用了标记的表达蛋白，不是真正的无标记分析，但这一应用可能会在未来实现 CETSA 的全面高通量研究。如今，在早期靶点发现阶段，对于使用较小的化合物库而不是全面的高通量筛选方面，以及高通量筛选或初级筛选方面，无标记筛选都应用得非常成功。后文将讨论非标记技术在早期靶点发现中的应用。

5.4.2　工具生成（用于识别工具化合物的小型筛选）

为了基于某一靶点生成新颖的先导化合物，有必要建立一个试剂和分析工具箱。这是一项艰巨的任务，需要处理许多参数，并保持所探索治疗假说的真实性。生成活性化合物策略的考虑因素包括通量、成本和生理相关性。为新的假设靶点建立工具箱可能特别具有挑战性，因为几乎没有事先确证和可用的现成试剂。同样，当通过新方法｛如新的结合位点或调节模式［变构、蛋白质 - 蛋白质相互作用（protein–protein interaction，PPI）和结构干扰 / 校正剂］｝检测靶点时，确证和检测此类机制的工具可能很少。在其他情况下，靶点可能没有特定的底物或可能具有多种底物，如转录因子。传统的标记方法可能根本不能在这些靶点上生成活性化合物。在此类项目中，可以设置非标记筛选来识别工具化合物的初始库，进而用于确证筛选级联以识别具有类药性的先导化合物。如果可以获得亲和试剂或已有可用的亲和试剂，则可建立针对这一新靶点的 CETSA 测定方法。对于非常新颖的靶点，亲和试剂的可用性可能是一个问题。在这种情况下，可以使用 CETSA-MS 方法对有限数量的工具化合物进行确证。

5.4.3　范围内外和困难的靶点

没有明确或特定相关底物的靶点可能难以通过标记方法进行研究，如转录因子、蛋白酶和许多表观遗传靶点，以及诸如 GPCR 和离子通道之类的经典药物靶点。在此类情况下，可能难以建立相关的活性测定，因为相关过程可能发生在靶点作用的下游，并且通常会使用非天然底物。传统 TSA 可以很好地填补这一空白，因为靶点作用是可以量化的，并根据靶点作用效力作为亲和力衡量标准进行苗头化合物的过滤。具体 TSA 在药物发现中的实用性可参阅 Renaud 等发表的综述 [23]。一旦确定了苗头化合物并根据靶点作用效力对其进行排序，便可在下游底物转化模式中确定相关功效。当建立了靶点作用的构效关系（structure-activity relationship，SAR），并与此类底物转化测定中的效力测试相关时，则可选择两者中更具预测性的测定作为主要筛选级联，因为某一特定结构类型先导化合物的构效关系不太可能转换应用于新的药物作用机制研究。

GPCR 通常难以用抗体或基于亲和力的方法进行分析，因此使用洗涤剂或囊泡重组蛋白制剂的 TSA 可能比使用 CETSA 方法更有效。当研究靶点为离子通道，需要筛选大量化合物时，可以使用细胞系和基于平板的电生理学检测方法。这种方法可以对小分子化合物的效应进行功能表征，因此相对于 TSA 通常是更好的选择。对于其他靶点，可以通过 TSA、等离子体共振（surface plasmon resonance，SPR）或 CETSA 进行更好的研究。

5.4.4 聚焦或迭代库的筛选

与其在高通量筛选或超高通量筛选中对大型多样性化合物库进行全面研究，不如采用从更小的化合物库中获得活性化合物的策略。例如，基于完整化学库中靶点类别或分层子集的聚焦筛选（focused screening），可以比完整的高通量筛选更快、更经济地获得结果。当以初始苗头化合物指导后续化合物筛选时，迭代筛选（iterative screening）可用于快速发现活性化合物和苗头化合物。当采用上述活性化合物筛选策略时，非标记技术非常适合作为初步的分析方法来进行苗头化合物的识别和筛选，以开展进一步的先导化合物发现。

5.4.5 片段库筛选

使用较小（分子质量约 200 Da）的片段分子作为构建模块和起点生成先导化合物，被称为基于片段的先导化合物生成（fragment-based lead generation，FBLG）或基于片段的药物发现（fragment-based drug discovery，FBDD）[24]。此类筛选的起点是含有 1000 ～ 10000 个片段分子的片段库。当具有良好分辨率的结构数据可用于指导新分子的设计时，此类方法可能非常有效，可合理地将片段组合成具有高亲和力和选择性的全尺寸先导化合物分子。与全尺寸先导化合物分子相比，这些片段对靶的亲和力通常较低，所以与靶蛋白的相互作用位点有限。因此，在对结构片段进行初步活性筛选时，有必要将常规体外测试浓度提高 10 ～ 100 倍。由于相关测试通常耐受高浓度的测试化合物，因此片段库的无标记生物物理筛选已成为 FBLG 的标准方法。TSA 可能是此类筛选中最普遍的无标记检测，是在分离的蛋白质上进行的。TSA 可依赖并量化热变性转移，如利用配体添加剂或缓冲液组分。最常见的是，蛋白质以全长形式或以截短形式过度表达和纯化。TSA 包括许多实用的筛选模式，每种模式在蛋白质特性、检测和模式通量方面都具有不同的优势和局限性。有关可用热转移模式在临床前药物发现中的更详尽评估，请参阅参考文献 [25]。与 CETSA 技术相比，CETSA-HT 技术具有不需要重组蛋白表达或纯化的优势。可通过与天然蛋白质的相互作用测试识别活性化合物，并且可以在裂解物和完整细胞中进行筛选，最后获得相关靶点是否在生理环境中可用的信息。

5.4.6 苗头化合物的确认

无论是通过筛选大型多样性化合物库还是较小的化合物库来获得活性化合物，筛选都是在单一或较小的浓度和条件下进行的。此类筛选可以获得数百至数千个苗头化合物，可以分为由成组或单一化合物组成的多种结构类型。为了确认这些苗头化合物的有效性，通常会在正交读出测试中进行确认。如果相关活性化合物是通过对裸蛋白靶点的体外测定产生的，那么进一步在细胞测定中确定靶点结合是尤为重要的。由于提供了在活细胞生理环境中确认天然细胞靶点作用的机会，CETSA-HT 方法特别适合弥补这一差距。使用 CETSA-HT 进行活性化合物确认的额外优势是，可以在筛选级联中测试苗头化合物的亲和力。

5.4.7 基于表型苗头化合物去卷积化的靶点发现

在 20 世纪 80 ～ 90 年代，组合化学、分子生物学、基因组学和药理学还未走入药物发现的中心舞台，此时的新药研发是通过人体或动物研究中的表型测试所驱动的。然而，在过去十年间，用于首创（first-in-class）药物和新型分子作用机制项目的纯粹基于亲和力的靶向药物发现，可能不如表型方法有效 [26]。在对所发现活性分子的有效性进行基准测试时，至少在新型分子作用机制的研究方面，表型方法似乎提供了一个相关的替代方案 [27]。这导致研究人员重新关注高级或更与疾病相关的细胞系统中的表型测试，这反过来又增加了对这种活性化合物和先导化合物作用机制表型鉴定的去卷积需求。相关研究可以识别出主要靶点，并且可以建立相关的靶点筛选和反向筛选，以更广泛地分析苗头化合物，或针对已识别的靶点进行重新筛选。因此，虽然极具挑战性，但靶点相互作用和药物作用机制的去卷积化将会降低风险，并将促进和加速从实验室到人体试验的表型苗头化合物的开发。

传统的去卷积策略是通过关联来自注释数据库［如欧陆集团（Eurofins）的 BioMAP®］的多个表型数据来分析细胞面板测试中的苗头化合物，并按照典型特征对其进行分类，以缩小潜在药物作用机制的范围。紧随此类分析之后是 siRNA 和基因编辑技术，可在基因表达水平上调节单个蛋白质靶点，并确证靶点调节是否对靶向分子的作用产生表型影响（更多详细信息参见第 9 章）。然而，这种去卷积策略通常很耗时，并且取决于用于药物作用机制分选的特定表型是否具有良好的定义和注释。此外，基于表达的靶点确认具有一个明显的缺点，其是通过调节基因来调节蛋白质的整体功能或丰度，而不是在蛋白质水平上进行更具体的靶点调控，从而对信号通路产生不同的影响。以蛋白质为中心的去卷积方法提供了以基因为中心方法的替代方法，该方法基于化学蛋白质组学中的亲和探针（相关详细信息参见第 2 章）。在这种情况下，通常需要大量的时间和精力来有效地开发亲和探针，并研究探针在靶点捕获中引入的偏差。最后，在裂解样品基质捕获后仅使用洗脱法直接结合分子及其复合物时，可能难以评估通路效应。

CETSA-MS 可以提供一些替代方案，因为该测定方法可以在生理相关的样品基质中进行，能够重现活细胞或组织中的表型测试条件，并可以直接使用预期的药物进行测试，而无需任何亲和探针（图 5.7）。靶点识别在药物作用机制方面是无差别的，尽管基于此类靶点（如前所述的 GPCR 和离子通道）的热力学性质，某些靶点很难做到直接结合。然而，由于 CETSA-MS 是在活细胞孵育中进行的，因此还可以识别主要靶点结合事件下游通路的功能变化。潜在疗效驱动通路的识别是CETSA-MS技术所独有的。与其他蛋白质组学形式相比，CETSA-MS报告了参与信号通路的蛋白质功能状态的一般变化。通常，仅测量蛋白质种类的丰度，如在磷酸或糖蛋白组学领域。由于解决了直接结合和通路效应，CETSA-MS也为早期发现潜在的生物标志物提供了机会。CETSA与用于靶点识别和无偏蛋白定量方法的结合可用于靶点识别和药物作用机制的去卷积化，已被证明有助于识别具有抗增殖作用化合物分子机制的表型鉴定，并在肿瘤学中具有潜在应用[17]。在这项研究中，研究人员使用与表型实验相同的细胞和培养条件，以CETSA-MS方法分析了两个作用相似的化合物：a131和a166。对CETSA-MS熔融曲线的分析表明，PIP4K2A和PIP4K2C酶是两个化合物的苗头靶点。研究表明，两化合物在体外可以有效地抑制PIP4K2C酶的活性。随后通过靶向所有PIP4K亚型的多个siRNA敲除实验，诱导了细胞周期的停滞，这也是a131和a166作用的拟表型。有趣的是，这项研究还确定了铁螯合酶（ferrochelatase, FECH），一种血红素合成途径中的酶，也是化合物a131的靶点。但是，铁螯合酶此前已被确定为多种药物的混杂结合蛋白[8]。siRNA研究进一步证实了这种蛋白质与药物的无区别结合，表明铁螯合酶的敲除对细胞周期没有影响。

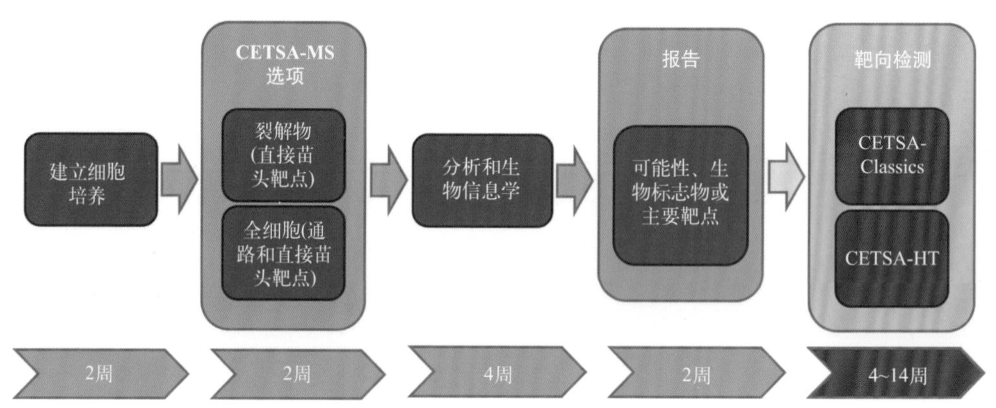

图5.7 使用CETSA技术的逆卷积流程

比较完整细胞和裂解物中的药物特性可以识别由下游信号引起的靶向结合和转移，从而导致相互作用、磷酸化或细胞重定位作用的减弱或加强。然后，可以在靶向CETSA中跟踪识别的靶点

由于CETSA-MS使用了大量的LC-MS/MS资源和全面的专业数据分析，因此建立具有针对性的CETSA-Classics或CETSA-HT方法通常对进一步研究已经确定的疗效或靶点是非常有利的。阿斯利康（AstraZeneca）的科学家们开展了一项用于确证细胞靶点参与的靶向CETSA-Classics研究，但证明其假设靶点实际上是无效的[28]。在这篇报道中，研究人员表明，尽管一系列工具化合物选择性、特异性且有效地抑制了MTH1，但没有观察到MTH1抑制后的抗增殖作用。采用CETSA定量MTH1的细胞靶点作用，并与固定化酶的SPR进行关联，然后利用siRNA和基因编辑技术下调MTH1的表达，这同样不会影响细胞的体外增殖。拜耳（Bayer）的研究人员将这一发现转化为体内试验，结果显示使用细胞活性MTH1抑制剂后，肿瘤大小并没有发生改变[29]。

5.5 靶点确证

5.5.1 结合模式

结合模式的评估是一个经常使用非标记方法的领域，有许多对化合物与靶点之间分子相互作用的详细报道。非标记分析可用于研究相互作用或竞争实验的动力学。SPR 经常被用来测试大量化合物与靶点结合和解离的动力学，以确定相互作用的真实解离常数（K_d）。在这种模式下，纯化或重组的蛋白质靶点是被固定在基质上的，这可能会对结合模型造成影响。结合模式的最终确认需要基于结构研究。例如，核磁共振（nuclear magnetic resonance, NMR）可以提供蛋白质结合位点发生的结构重排信息；同样，X 射线晶体学研究可以揭示化合物结合模式的高分辨细节。然而，NMR 和 X 射线晶体学都不适合对大量化合物开展研究。

5.5.2 选择性、特异性和安全性

随着先导化合物的不断优化，将对其在复杂度和成本不断增加的多种选择性和特异性分析中进行测试。随着先导系列在预选和候选药物方面的不断成熟，需要进一步开展越来越多的选择性和特异性测试。通常使用的选择性和安全性测试是对心脏易感性离子通道、激酶和酶的测试，或者可以根据药物的作用部位、给药方式和治疗领域进行选择性的广泛研究。此外，也可使用替代方法，如使用 Kinobeads 技术（利用固定化的广谱激酶抑制剂）来实现激酶的选择性研究（详见第 4 章）。所有方法都可发现受试分子的潜在不利因素和一般特异性。然而，在早期药物发现阶段，对相关靶点的选择往往是通用的，或根据具体项目、现有资源、团队经验，以及所关注靶点的现有知识来决定。靶点组研究本身包含有限数量的靶点及一系列数据读数，具体取决于所研究的靶点。通常，使用的标记模式包括放射性配体结合、底物转化或功能测试，如基于平板电生理筛选中的离子通道测试。可采用的方法非常多样化，造成结果的直接比较变得复杂化。

CETSA-MS 可用来并行测试大量的靶点，反过来还可以在所有靶点上获得的数据之间直接进行比较。由于没有预选的靶点，该方法对靶点类别是无偏的，因此可以像所有 CETSA 分析一样适用于所有包含靶点的样本基质。这种生理学相关分析可能在未来实现彻底的风险规避，甚至在人体给药之前，就可能对分子进行安全性评估。例如，葛兰素史克（GSK）和 EMBL 的研究人员在人肝癌细胞系及其裂解物中，采用 2D CETSA-MS 实验（同时改变温度和浓度）测试了组蛋白去乙酰化酶（histone deacetylase，HDAC）抑制剂帕比司他（panobinostat，诺华公司上市）[16]。他们通过对 HDAC1、HDAC2、HDAC6 和 HDAC10 的剂量依赖性稳定作用来确定其预期的泛 HDAC 相互作用，同时还发现了帕比司他先前未知的结合蛋白——苯丙氨酸羟化酶（phenylalanine hydroxylase, PAH）。作为一种特异性对照，伏立诺他（vorinostat，另一种 HDAC 抑制剂）也可稳定几种亚型的 HDAC，但不能稳定 PAH。在肝细胞

的酶促实验中，帕比司他抑制酪氨酸合成的作用得到证实，其 IC_{50} 为 190 nmol/L。在男性中，PAH 基因功能缺失突变会造成苯丙氨酸代谢受损，并导致苯丙酮尿症（phenylketonuria）。同样，PAH 的抑制会引起酪氨酸水平下降，可能会导致类似甲状腺功能减退的症状，这也是帕比司他一种常见的副作用。综上所述，基于这些观察结果，研究人员推测 PAH 是导致帕比司他相关副作用的靶点。

5.5.3 从实验到临床（基于动物实验）

非标记分析被用于临床前药物发现的早期阶段，以筛选早期活性分子。在初步识别出苗头化合物并拓展先导化合物结构类型后，研究重点从亲和力测试转向效力测试，最初是基于细胞的分析，随后是基于体内模型。这种效力测定倾向于利用表型数据和报告标签，并取得了很大程度上的成功。但是，无标记方法的发明，如 CETSA，可以无标记定量所有样品基质中的靶点参与度，包括活细胞和组织。因此，目前可以将药效与 CETSA 方法测定的靶点参与度联系起来。另一个优点是，当项目在细胞检测和组织检测之间转化时不存在平移误差，因为基本的检测方案在所有样本基质中都是相同的[5]。

在肿瘤学研究领域，经常会评估化合物在肿瘤细胞系中的抗增殖活性，然后将肿瘤细胞移植到免疫缺陷的小鼠，在大家熟知的异种移植模型上测试化合物的活性，而疗效是通过测量给药后肿瘤的缩小程度来评估的。在这两项实验中，CETSA-Classics 可用来量化化合物在靶点上的结合率，从而将靶点参与度与从细胞系统转化为的组织功效相关联。同样，可以使用相同的 CETSA 方法来评估来自药代动力学、药效学研究中组织的靶点参与度。通常，细胞研究的孵育浓度（体外）和有效剂量（体内）之间的关系，以及药代动力学和药效学的相关数据，能够将药效从体外转化至体内。通过对 CETSA 占用率和量化的靶点参与度的使用，相关性的强度得到有效提高，并且在实质上增强了通过靶点的结合占用来驱动疗效的确定性。这反过来也支持了药理作用的靶点假说。同样，CETSA 的整套分析可用来测试和量化健康志愿者和患者样本中的靶点占有率。由于该检测可通过体外培养进行，因此可以在进行先导化合物优化工作之前，通过评估人体样本中的靶点参与度来预先了解和降低项目风险。

瑞典生物技术公司 Medivir 的一种抑制组织蛋白酶 S（cathepsin S）的候选药物研究就是一个典型的实例。当与表达组织蛋白酶 S 的永生化活细胞一起培养时，主要候选分子稳定组织蛋白酶 S 的 CETSA 测试的 EC_{50} 为 16 nmol/L。当候选药物直接在全血中给药，在经聚蔗糖梯度分离的外周血单核细胞（peripheral blood mononuclear cell，PBMC）中，CETSA 测试的 EC_{50} 为 20 nmol/L（图 5.8）。

与非标记的分析技术相比，这种在转化科学中的应用是非常特殊的，因此很难将 CETSA 与该领域的其他非标记方法进行基准比较。但是，CETSA 的使用无疑弱化了开发放射性标记配体以测试体内靶点占有率和药物分布的必要性，并提供了一种在转化科学中具有广泛应用前景的替代方法。

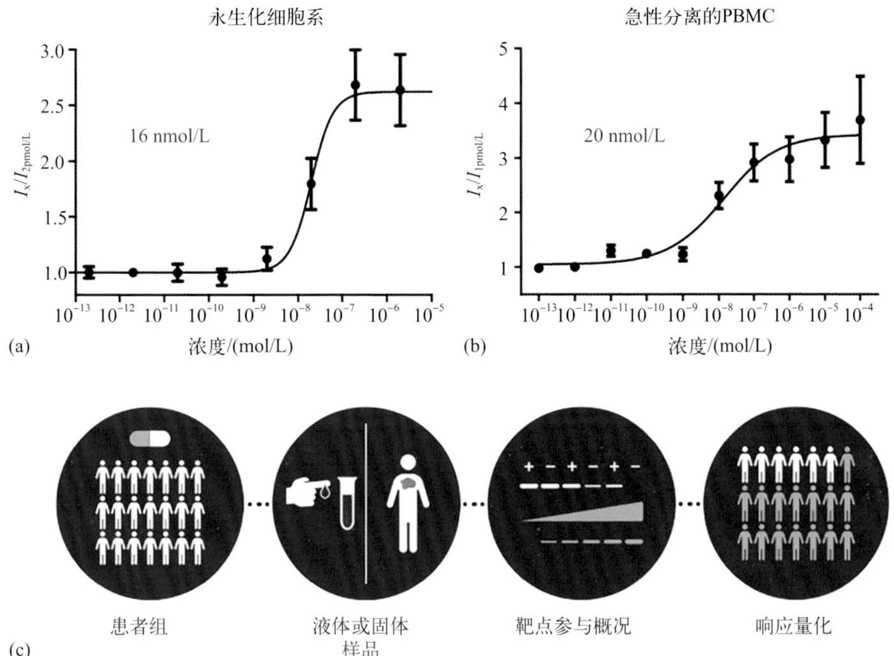

图 5.8　体外到体内的转化

CETSA 技术可用于转化样本之间的靶点参与度。图（a）和图（b）为浓度 - 反应曲线，用于确定候选药物在转化的 B 淋巴细胞（9001）(a）培养物中的靶点参与度与效力，以及在全血中孵育后急性分离的 PBMC(b）中的靶点参与度与效力。图（c）显示了使用 CETSA 技术来关联健康志愿者与患者的靶点参与度和疗效终点的预期分析流程

5.6 总结

非标记技术已日趋成熟，其在靶向药物发现中的实用性和价值得到了充分确证。非标记技术提供了有关受试分子和蛋白质靶点之间相互作用的精确信息，尽管这种详细信息通常是在没有其他相互作用的情况下，或在固定化、重组或纯化蛋白受到轻微干扰的系统中得出的。CETSA 的发明为非标记方法库提供了一个全新的维度，提供了一种全新的监测细胞或组织中天然靶点上药物 - 靶点相互作用的机会，从而结合了无标记方法的优势，进而不受干扰地报告分子相互作用与活细胞的生理相关性。我们预计，对于适合 CETSA 技术检测的蛋白质，该方法将极大地促进未来数年的靶点发现、确证和转化。在与疾病相关的人体系统中，随着不受干扰的生理相关亲和力测试方法与相关疗效测试方法的结合，有可能显著缩短药物发现到药物开发的时间。

（马　朝 译，白仁仁 校）

参考文献

1 Arrowsmith and Miller (2013). Trial watch: phase II and phase III attrition rates 2011-2012. *Nat. Rev. Drug Discovery* 12: 569.

2 Ericsson, U.B., Hallberg, B.M., Detitta, G.T. et al. (2006). Thermofluor-based high-throughput stability optimization of proteins for structural studies. *Anal. Biochem.* 357 (2): 289–298.

3 Vedadi, M., Niesen, F.H., Allali-Hassani, A. et al. (2006). Chemical screening methods to identify ligands that promote protein stability, protein crystallization, and structure determination. *Proc. Natl. Acad. Sci. U.S.A.* 103 (43): 15835–15840.

4 Nordlund, P. (2011). Methods for determining ligand binding to a target protein using a thermal shift assay. WO2012143714A1, filed 18 April 2011, application 18 April 2012. PCT/GB2012/050853.

5 Martinez Molina, D., Jafari, R., Ignatushchenko, M. et al. (2013). Monitoring drug target engagement in cells and tissues using the cellular thermal shift assay. *Science* 341 (6141): 84–87.

6 Jafari, R., Almqvist, H., Axelsson, H. et al. (2014). The cellular thermal shift assay for evaluating drug target interactions in cells. *Nat. Protoc.* 9 (9): 2100–2122.

7 Franken, H., Mathieson, T., Childs, D. et al. (2015). Thermal proteome profiling for unbiased identification of direct and indirect drug targets using multiplexed quantitative mass spectrometry. *Nat. Protoc.* 10 (10): 1567–1593.

8 Savitski, M.M., Reinhard, F.B., Franken, H. et al. (2014). Tracking cancer drugs in living cells by thermal profiling of the proteome. *Science* 346 (6205): 1255784.

9 Martinez Molina, D. and Nordlund, P. (2014). Method for identifying a biomarker indicative of a reduced drug response using a thermal shift assay. WO2015145151A1, priority date 25 March 2014, application filed 25 March 2015, PCT/GB2015/050895.

10 CSH, T., Go, K.D., Bisteau, X. et al. (2018). Thermal proximity coaggregation for system-wide profiling of protein complex dynamics in cells. *Science* 359 (6380): 1170–1177.

11 Almqvist, H., Axelsson, H., Jafari, R. et al. (2016). CETSA screening identifies known and novel thymidylate synthase inhibitors and slow intracellular activation of 5-fluorouracil. *Nat. Commun.* 7: 11040.

12 Axelsson, H., Almqvist, H., Otrocka, M. et al. (2018). In situ target engagement studies in adherent cells. *ACS Chem. Biol.* 13 (4): 942–950.

13 Massey, A.J. (2018). A high content, high throughput cellular thermal stability assay for measuring drug-target engagement in living cells. *PLoS One* 13 (4): e0195050.

14 Huber, K.V., Olek, K.M., Müller, A.C. et al. (2015). Proteome-wide drug and metabolite interaction mapping by thermal-stability profiling. *Nat. Methods* 12 (11): 1055–1057.
15 Reinhard, F.B., Eberhard, D., Werner, T. et al. (2015). Thermal proteome profiling monitors ligand interactions with cellular membrane proteins. *Nat. Methods* 12 (12): 1129–1131.
16 Becher, I., Werner, T., Doce, C. et al. (2016 Nov). Thermal profiling reveals phenylalanine hydroxylase as an off-target of panobinostat. *Nat. Chem. Biol.* 12 (11): 908–910.
17 Kitagawa, M., Liao, P.J., Lee, K.H. et al. (2017). Dual blockade of the lipid kinase PIP4Ks and mitotic pathways leads to cancer-selective lethality. *Nat. Commun.* 8 (1): 2200.
18 Miettinen, T.P., Peltier, J., Härtlova, A. et al. (2018). Thermal proteome profiling of breast cancer cells reveals proteasomal activation by CDK4/6 inhibitor palbociclib. *EMBO J.* 37 (10). pii: e98359.
19 Dai, L., Zhao, T., Bisteau, X. et al. (2018). Modulation of protein-interaction states through the cell cycle. *Cell* 173 (6): 1481–1494.e13.
20 Becher, I., Andrés-Pons, A., Romanov, N. et al. (2018). Pervasive protein thermal stability variation during the cell cycle. *Cell* 173 (6): 1495–1507.e18.
21 Dart, M.L., Machleidt, T., Jost, E. et al. (2018). Homogeneous assay for target engagement utilizing bioluminescent thermal shift. *ACS Med. Chem. Lett.* 9 (6): 546–551.
22 McNulty, D.E., Bonnette, W.G., Qi, H. et al. (2018). A high-throughput dose-response cellular thermal shift assay for rapid screening of drug target engagement in living cells, exemplified using SMYD3 and IDO1. *SLAS Discovery* 23 (1): 34–46.
23 Renaud, J.-P., Chung, C.W., and Danielson, U.H. (2016). Biophysics in drug discovery: impact, challenges and opportunities. *Nat. Rev. Drug Discovery* 15: 679–698.
24 Jhoti, H., Williams, G., Rees, D.C., and Murray, C.W. (2013). The 'rule of three' for fragment-based drug discovery: where are we now? *Nat. Rev. Drug Discovery* 12: 644–645.
25 Silvestre, H.L., Blundell, T.L., Abell, C., and Ciulli, A. (2013). Integrated biophysical approach to fragment screening and validation for fragment-based lead discovery. *Proc. Natl. Acad. Sci. U.S.A.* 110: 12984–12989.
26 Swinney, D.C. and Anthony, J. (2011). How were new medicines discovered? *Nat. Rev. Drug Discovery* 10: 507–519.
27 Sedrani, R. and Wiesmann, C. (2014). The discovery of first-in-class drugs: origins and evolution. *Nat. Rev. Drug Discovery* 13: 577–587.
28 Kettle, J.G., Alwan, H., and Bista, M. (2016). Potent and selective inhibitors of MTH1 probe its role in cancer cell survival. *J. Med. Chem.* 59 (6): 2346–2361.
29 Ellermann, M., Eheim, A., and Rahm, F. (2017). Novel class of potent and cellularly active inhibitors devalidates MTH1 as broad-spectrum cancer target. *ACS Chem. Biol.* 12 (8): 1986–1992.

第 6 章

支持高效药物靶点选择和分层医学的逆向翻译

6.1 引言

在药物发现过程中面临的主要挑战之一是研发生产力的下降，这在很大程度上是由临床试验阶段的高失败率所造成的。这将导致新药物上市的成本大大增加，目前预估每个新药获批的平均成本高达 25 亿美元 [1]。据报道，缺乏疗效和毒性问题是高失败率的主要原因 [1,2]。研发生产力的下降也可以从许多成功获批新药最终无法成功上市这一事实中看出，因为其未能显著优于标准治疗方法 [2,3]。这种生产力的下降也可归因于创新力的降低，因为在晚期研发管线目标中首创（first-in-class）药物的比例，以及首创药物批准的百分比均有所下降 [3]。尽管 2017 年的峰值销售额有所增加，但近年来年度平均销售峰值已经下降了近 50%[3,4]。

未来药物研发的重点是尽量降低上述风险，减少药物开发过程中的失败率和周期。在决定药物疗效的众多因素中，早期药物靶点的正确选择是至关重要的。虽然选择和优先选择“正确的靶点”受许多因素的影响，但最重要的无疑是了解目标靶点与所治疗疾病间的内在联系，并且调节这一靶点将有利于影响疾病表型 [5]。研究人员认为，在研究中增加遗传学的使用将减少与药物靶点选择有关的一系列问题，并有助于靶点的优选。

6.2 药物发现中的遗传学

有证据表明，与疾病有人类遗传联系的药物靶点可能是成功的靶点，其中经常被引用的实例包括 CCR5、硬化蛋白（sclerostin）、PCSK9 等。然而，除了选定的实例之外，不确定遗传证据在药物靶点选择时的重要性及权重。最近的研究工作有助于澄清和量化这一问题。

Cook 等 [6] 对 2005—2010 年阿斯利康（AstraZeneca）小分子药物项目进行了纵向回顾，探讨了项目成功最重要的决定因素。虽然项目成功和失败的原因是复杂的，但研究表明，在靶点和疾病适应证之间存在人类遗传联系的项目具有 73% 的成功率（或在撰写本文时仍处于开放状态），而没有这一证据项目的成功率仅为43%。

Nelson等[7]进一步确证和量化了这一概念，他们审阅了药物开发各个阶段的历史药物试验信息，以及靶点与原发疾病适应证之间存在遗传联系的证据。结果表明，选择具有基因支持的靶点可以使临床开发的成功率提高一倍（表6.1）。研究人员将分析进一步推进，研究了这些遗传证据是否来自全基因组关联研究（genome-wide association study，GWAS）（即用于常见疾病或表型与对照人群的共有遗传变异）或来自在线人类孟德尔遗传（Online Mendelian Inheritance in Man，OMIM）数据库。研究发现，来自OMIM的靶点相对于来自GWAS靶点的成功率更高。此外，2004年，在销量前10位的药物中，有5个与单基因疾病相关，分别为立普妥（Lipitor，阿托伐他汀）、舒降之（Zocor，辛伐他汀）、普罗克瑞（Procrit，阿法依泊汀）、波立维（Plavix，氯吡格雷）和再普乐（Zyprexa，奥氮平）[8]。

表6.1　遗传学支持下的靶点－适应证配对在药物开发过程中概率的相对值（基于历史药物试验信息）[7]

进程	*p*（遗传学支持下的进程 / 无遗传学支持下的进程）		
	GWAS和OMIM数据库	CWASdb	OMIM
Ⅰ～Ⅱ期临床试验	1.2（1.1～1.3）	1.2（1.1～1.3）	1.2（1.1～1.3）
Ⅱ～Ⅲ期临床试验	1.5（1.3～1.7）	1.4（1.2～1.7）	1.6（1.3～1.9）
Ⅲ期临床试验～获批上市	1.1（1.0～1.2）	1.0（0.8～1.2）	1.1（0.9～1.3）
Ⅰ～Ⅲ期临床试验	1.8（1.5～2.1）	1.8（1.4～2.1）	1.9（1.5～2.3）
Ⅰ期临床试验～获批上市	2.0（1.6～2.4）	1.8（1.3～2.3）	2.2（1.6～2.8）

目前，许多公司不仅利用遗传学和基因数据来支持其药物靶点选择，同时也支持其对目标患者群体的选择。公平而言，直到目前，遗传学在药物研发领域中的影响和作用仍未得到充分的发挥和实现。然而，随着技术的进步，以及我们以更低的成本进行高效生成、分析和解释全基因组测序（whole genome sequencing，WGS）数据的能力，加之更多公开可用的数据集和举措的出现，遗传学在行业内的更常规应用得到了很好的促进。

在基本层面上，遗传学的目的是识别那些通过某种方向微调基因功能，并导致目标疾病表型的基因变异。在理想情况下，制药行业希望将靶点的一系列等位基因（基因的变异形式）联系起来，包括功能获得性（gain-of-function，GOF）和功能缺失性（loss-of-function，LOF）变异，这些变异结合起来可以模拟影响该靶点药物的剂量-反应曲线（dose–response curve）。如果可将其与相关的临床信息相关联，则可在相关人体系统中观察到扰乱该靶点的效果，并提供有关该靶点疗效和安全性的重要信息，从而有助于提高药物发现的信心[1]。这些“自然实验”（experiments of nature），如图6.1所示，可以贯穿药物发现的全过程，因为其能够帮助确定靶点，预测潜在的安全性问题，并确定目标患者群体[9]。尽管有明确的价值，但该过程仍面临一系列挑战，包括确定会导致目标表型的突变 / 遗传位点、确证因果关系，以及将生物学成果转化为未来的药物发现[10]。

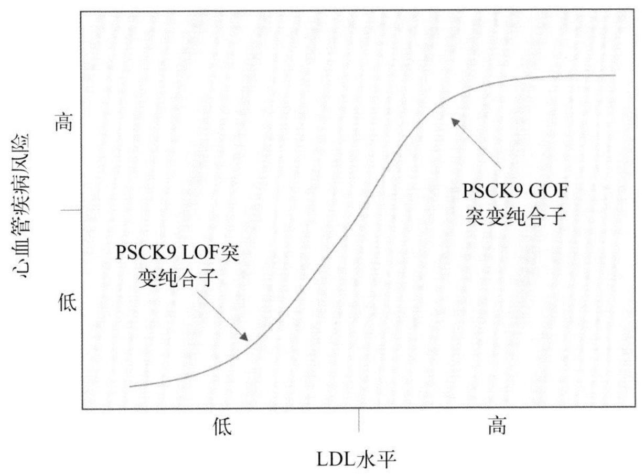

图 6.1　以 PCSK9 为例的“自然实验”

PCSK9 GOF 突变导致高水平的 LDL- 胆固醇和高心血管疾病风险；而 PCSK9 LOF 突变人群表现出低水平的 LDL- 胆固醇和低心血管疾病风险。经 Springer Nature 授权，引自 Plenge et al., 2013[2]

人类遗传学在药物发现中的价值最具代表性实例之一，是蛋白转化酶枯草菌素 / keexin 9 型（proprotein convertase subtilisin/kexin type 9，PCSK9）抗体的研发。*PCSK9* 编码 PCSK9 蛋白，该蛋白可调节低密度脂蛋白（low-density lipoprotein，LDL）受体的数量，而 LDL 受体通过与 LDL 结合并将其从血液中清除，以此来调节血液中 LDL- 胆固醇的水平 [11]。更多的 LDL 受体可使 LDL- 胆固醇更快地从血液中被清除。PCSK9 通过与受体的 EGF(A) 结构域结合并启动 LDL 受体的细胞内降解，进而降低 LDL 的水平。最初基于对高胆固醇血症家族的研究，发现了 *PCSK9* 基因的突变 [12]。PCSK9 水平与 LDL- 胆固醇之间的联系得到达拉斯心脏研究（Dallas Heart Study）[13] 的确定。该研究发现一名患者从父母继承了 LOF 突变，其血液中 LDL- 胆固醇水平极低。重要的是，该患者没有因为低水平的 LDL 胆固醇而产生不良影响，这表明在人体中抑制 PCSK9 不会导致严重的安全性问题。事实上，针对 PCSK9 的抗体阿莫罗布单抗（alirocumab）和依洛尤单抗（evolocumab）现已获得 FDA 的批准，并成功用于降低患者的 LDL- 胆固醇水平。

PCSK9 是遗传学如何推动新靶点发现的一个代表性实例，但肿瘤学常被视为利用遗传学影响药物发现和个性化治疗的典型实例。毋庸置疑，遗传学在肿瘤学中确实发挥了重大作用。其中一个实例是表皮生长因子受体（epidermal growth factor receptor，EGFR）和对 EGFR 抑制剂耐药性的出现。EGFR 是一种位于细胞表面的受体蛋白，参与细胞生长和分裂。EGFR 在肺癌中的过表达已被发现了数十年，这种表型的突变给肿瘤带来了“优势”，促进了肿瘤的生长、存活、侵袭和转移 [14]。单克隆抗体［如西妥昔单抗（cetuximab）］和靶向 EGFR 受体催化结构域的小分子酪氨酸激酶（tyrosine kinase）抑制剂［如吉非替尼（gefitinib）和厄洛替尼（erlotinib）］已在临床上用于治疗非小细胞肺癌（non-small cell lung cancer）。然而，包括 T790M 突变在内的受体催化激酶结构域突变的出现，导致患者早期靶向治疗的有效性降低，进而需要新的药物分子来靶向该突变[15]。这一发现促使研究人员发现了针对 EGFR T790M 突变的新药，如用于治疗含有 EGFR T790M 突变的晚期非小细胞肺癌的奥希替尼（osimertinib）[16]。

表 6.2 总结了在不同疾病领域具有一定前瞻性和回顾性遗传证据支持的已上市药物。

6.3 靶点发现的遗传学策略

正如前文所述的 PCSK9 实例，以及 Cook[6] 和 Nelson[7] 等提供的数据所示，利用人类遗传变异来研究潜在药物靶点是一种非常成功的方法，而且可以为药物靶点的选择和优化提供支持证据。研究中可以采用不同的策略来实现这一目标，这些策略将随着技术、分析和领域内知识的发展而不断发展。

6.3.1 全基因组关联分析研究

2003 年，国际人类基因组单体型图计划（International HapMap Project）对人类基因组进行了测序，随后将相对常见的遗传变异绘制成整个基因组的单倍型图谱，为应用 GWAS 识别与疾病和表型性状相关的基因奠定了基础[17]。GWAS 可检查个体之间的遗传变异，以确定是否有任何变异与表型或疾病相关。这些观察性研究利用了人类基因组中存在的巨大自然变异，换言之，任意两个人的基因组在数以百万计的位点上都会存在差异。这些差异可以从较小的变异范围，如单核苷酸多态性（SNP，单个核苷酸发生改变），到较大的变异范围，如缺失（DNA 某些部分的丢失）、插入（DNA 某些部分的增加）和拷贝数变异（基因组某些区域的重复）。这些自然发生变异中的任何一种都可能导致人体的表型发生变化，包括从头发颜色等物理特性，到增加或降低患病风险的任何变化。

GWAS 依赖于人类基因组中 DNA 变异之间由进化而产生的连锁不平衡（linkage disequilibrium，LD）关联结构，包括有限的种群规模、突变、重组率和自然选择。检测遗传变异与性状之间这些关联的统计能力取决于样本量、在群体中分离的因果遗传变异的效应大小分布、相关变异的频率，以及基因型变异与未知因果变异之间的连锁不平衡[18]。GWAS 在传统上是使用单核苷酸多态性阵列进行的，这是一种查询大量但离散的经过确证的遗传变异的技术，这些变异已被证明具有可测量的种群频率，即其相对而言比较常见。相关技术在病例和对照组队列中进行基因分型，并使用统计方法确定与疾病特征相关的单核苷酸多态性。

GWAS 的设置也可以影响所鉴定的基因座，因为将病例与对照进行比较可能有望提取出在疾病早期阶段活跃的基因，而了解影响预后或疾病病程的基因可能需要病例内设计，正如克罗恩病[19]所显示的那样。

研究人员认为，将 GWAS 应用于人体疾病将为识别复杂和常见疾病的新药物靶点打开大门。然而，GWAS 在为新靶点识别提供信息方面的影响却令人失望。造成这种情况的原因多种多样，具体包括：

（1）缺乏特异性 许多 GWAS SNP 位于基因之间，可以连接到某一区域的许多基

表 6.2 具有一定遗传学证据支持的上市药物

药物	适应证	对应基因	靶点	证据类型
依洛尤单抗（evolocumab）/ 阿莫罗布单抗（alirocumab）	高脂血症	*PSCK9*	PSCK9	*PCSK9* 功能缺失性突变导致 LDL- 胆固醇水平降低，并能预防冠心病；而 *PCSK9* 功能获得性突变导致 LDL- 胆固醇血浆浓度升高和高胆固醇血症
优特克单抗（ustekinumab）	银屑病	*IL23A,IL23R,IL12B*	IL23/IL12	*IL12B* 中编码 p40 亚基的单核苷酸多态性位点与银屑病易感性相关。IL12 和 IL23 共享 p40 亚基
阿立哌唑（aripiprazole）/ 利培酮（risperidone）	精神分裂症	*DRD2*	DRD2	多巴胺受体 D_2 附近的多个单核苷酸多态性位点与精神分裂症密切相关
替扎卡托（tezacaftor）/ 依伐卡托（ivacaftor）	囊性纤维化	*CFTR*	CFTR	*CFTR* 基因中的一个突变（在位点 508 的缺失）导致 CFTR 蛋白在到达膜前就开始分解，无法转运氯离子
苏金单抗（secukinumab）	银屑病	*TRAF3IP2*	IL-17	*TRAF3IP2* 编码 IL-17 受体适配器，TRAF3IP2 中的单核苷酸多态性位点与银屑病有关
布罗索尤单抗（burosumab）	X 连锁低磷血症	*PHEX*	FGF23	*PHEX* 突变导致活性丧失患者的 FGF23 水平升高，以及磷酸盐水平降低
培伐利酶（pegvaliase）	苯丙酮尿症	*PAH*	PAL	*PAH* 突变导致活性丧失的患者积累苯丙氨酸
鲁索利替尼（ruxolitinib）	骨髓纤维化	*JAK2*	LAK1/2	*JAK2* 中的功能获得性突变是骨髓增生性疾病的基础
阿伐曲泊帕（avatrombopag）/ 艾曲泊帕（eltrombopag）/ 罗米司亭（Romiplostim）	血小板减少症	*MPL*	MPL	*MPL* 基因的功能获得性突变可导致异常巨核细胞过度生成和血小板水平增加
比美替尼（binimetinib）/ 威罗非尼（vemurafenib）/ 康奈非尼（encorafenib）	骨质疏松症	*BRAF*	BRAF/MEK	*BRAF* (V600E 或 V600K) 突变导致 MEK 激活 / 活性增加，同时导致肿瘤生长加快
罗莫单抗（romosozumab）	精神分裂症	*SOST*	SOST	*SOST* 基因突变可导致功能性蛋白水平降低，继而造成过度骨形成
贝利单抗（belimumab）	系统性红斑狼疮	*TNFSF13B*	BLyS	*TNFSF12B* 基因突变（插入 / 缺失，GCTGT ＞ A）可产生较短的转录本，逃避微 RNA 抑制，增加可溶性 BAFF 的水平，增加系统性红斑狼疮的发病风险

注：在撰写本文时，罗莫单抗仅在部分地区获批。

因和 SNP(通过连锁不平衡的概念)。这意味着在许多情况下，不仅很难确定致病变异，而且很难确定哪些基因受到 SNP 的影响。

(2) 缺乏确证 / 重复　鉴于查询的 SNP 数量和用于分析数据的统计方法的局限性，通常需要大量的病例和对照来提供检验显著关联的功效。在这方面，GWAS 已被用于探索可以获得（相对）大规模病例对照队列的常见疾病 / 性状。然而，研究结果难以重复，这在一定程度上可以解释为，常见病不是必然由常见变异引起的，而常见病实际上由多种不同的相互作用基因和机制引起，呈现常见的表型 [18]。这意味着队列中常常存在异质性或噪声，涉及多种基因和机制，而 GWAS 未考虑跨多种机制的多种罕见变异的影响。解决此问题的尝试包括增加队列规模或进行元分析，但二者都增加了研究中的噪声，并存在研究表型终点的一致性和深度不足问题。

(3) 缺乏因果关系　GWAS 经常识别与疾病或特征“相关”的基因，而不是“导致”的基因。当 SNP 位于基因之间时，很难确定其因果关系［如（1）[20] 所述］。

Loos[21] 对这些问题进行了详细的综述，并举例说明 *FTO* 基因座以及 *FTO* 基因内含子区的多个 SNP 与体重增加相关。尽管在其他研究中得到证实，但 *FTO* 基因在肥胖中的实际作用尚未确定。

尽管存在一些问题，但最近的研究进展已经强化了 GWAS 方法，这将提高 GWAS 在药物发现中的实用性。WGS 的出现和相关分析方法的进步可能会使 GWAS 方法更为准确。能够查询基因组中罕见和常见的变异，评估跨基因和通路内多个突变的影响，并得出多基因风险评分，能够更深入地了解遗传学在常见和复杂疾病中的作用。

GWAS 识别的风险变异功能性跟踪方法正在改进，这使得变异的过滤和优先级排序有所改进。遗传数据与组织层次基因表达数据的整合将进一步加强该方法的实用性。GTEx 和 ENCODE 等数据库提供了检查变异的机会，也强调组织特异性资源将变得越来越实用 [22]。

一旦从 GWAS 中识别出可能与疾病风险相关的变异，仍需要开展大量工作来确证相关发现，以解决遗传序列与表型后果之间的差距 [18]，后文将对其展开深入讨论。

6.3.2 罕见病遗传学

人类基因组中大约含有 30 亿个碱基对，每个人携带大约 35 ～ 40 个新生突变，这意味着人类生存兼容的每个碱基对在世界某个地方的某人中都被相应敲除了 [23]。当这一突变导致了目标表型并且可以获得正确的样本时，致病基因的识别将是一个相对简单的任务。利用罕见病遗传学来指导药物发现是一种极具吸引力的方法，因为基因功能扰动通常比 GWAS 更强和更具渗透性，从而更容易评估已确定的罕见变异的功能后果（图 6.2）。同样，罕见变异更有可能是疾病特异性的，因为普遍性的影响具有致命性。研究人员希望这种方法可以为了解常见疾病相关的新颖疾病机制打开一扇窗，并提供更多证据来支持 GWAS 中发现的更多常见变异所涉及的通路 / 基因。Nelson 的工作还强调，来自 OMIM 的靶点可能比来自 GWAS 的靶点更成功。这可以解释为实际上是这些基因在驱动疾病，所以通过靶向该基因，更有可能直接影响疾病。在优时比

（Union Chimique Belge，UCB）公司，研究人员利用罕见病遗传学来寻找那些被大自然做了关键靶点识别和确证实验的药物靶点，即基因突变直接导致疾病的靶点。

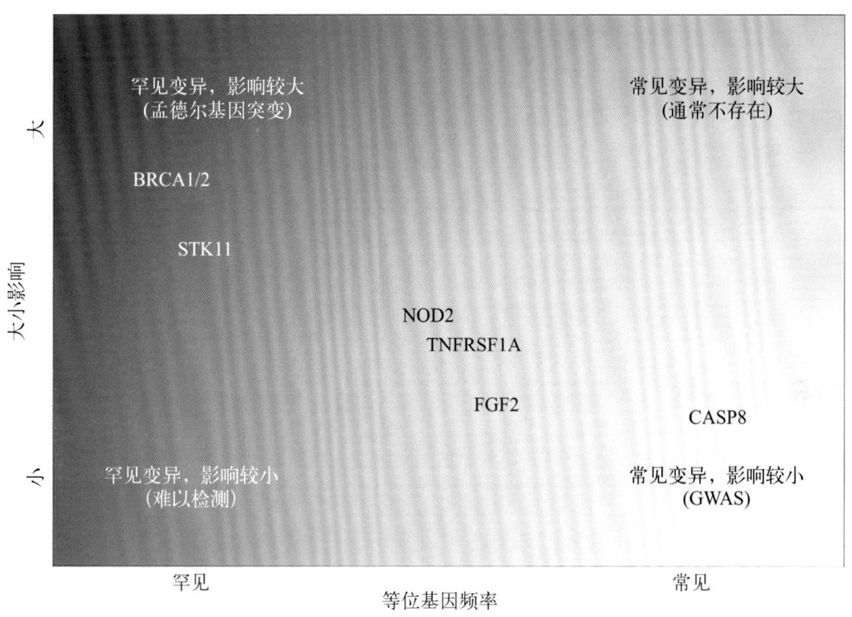

图 6.2　GWAS 通常识别影响较小的常见变异（右下方），而罕见病遗传学发现影响较大的罕见变异（左上方）
经 PLOS 授权，引自 Bush 和 Moore，2012[24]

6.3.2.1　罕见突变→罕见疾病药物发现

就药物开发而言，公司的战略方向是一个关键问题。在药物开发成本可能超过预期经济回报的情况下，很难为极端孤儿药的开发提供经济支持。然而，一些病例已被证实是可行的，如苯丙酮尿症（phenylketonuria，PKU）。PKU 是一种罕见的遗传性疾病，大约每 10 ～ 15000 人中会有 1 人患病。该疾病是由苯丙氨酸羟化酶（phenylalanine hydroxylase，PAH）基因突变引起，导致 PAH 水平过低和体内苯丙氨酸的积累，最终引起毒性。可以通过减少饮食中苯丙氨酸的量在一定程度上控制该疾病，但通过替代缺陷酶的功能来解决患者的缺陷是更为直接的策略 [25]。培伐利酶（pegvaliase）于 2018 年被 FDA 批准用于 PKU 患者，是一种苯丙氨酸降解酶，可替代 PKU 中缺乏的 PAH。

6.3.2.2　罕见突变→常见疾病药物发现

通过罕见 / 极端表型进行靶点鉴定，将引导研究人员利用新的机制将罕见疾病转化为具有表型相关性的常见疾病，开辟更大的市场，并使这项工作在经济上可行。虽然这种从罕见到常见的转换可能具有挑战性，但确实存在许多成功实例。关于罕见疾病遗传学如何影响药物发现的一个著名实例是骨硬化蛋白的研发。全身性骨皮质增生症（van Buchem syndrome）是一种罕见的常染色体隐性遗传疾病，在南非的特定人群中普遍存在，以骨质增生为特征，即骨骼过度生长和骨矿物质增加[26]。至关重要的是，新骨骼的质量非常好。编码硬化蛋白SOST1的基因突变导致硬化蛋白的缺失，该蛋白主要表达于骨和软骨中，通常通过阻断Wnt/β-catenin信号转导抑制骨的形成。这一发现在小鼠体内得到了进一步确证。基因敲除小鼠表现出与高骨量硬化症患者相似的表型，而过度表达硬化蛋白则具有相反的效果，即小鼠骨量减少[27]。支持针对硬化蛋白治疗潜力的进一步证据是识别硬化蛋白突变携带者，这些携带者表现出硬化蛋白水平下降和骨矿物质增加，但在其他方面均健康，这表明可能通过调节硬化蛋白的水平来避免出现安全性问题[26]。骨质疏松症（osteoporosis）表型特征是骨量减少和骨骼脆弱，被确定为一种潜在的疾病，其中降低硬化蛋白水平可能在治疗上有益。这在骨质疏松症的动物模型中得到了确证，单克隆抗体可抑制硬化蛋白诱导新骨形成并改善骨强度。这推动了罗莫单抗（romosozumab）的开发，该抗体在本书撰稿时正处于Ⅲ期临床试验阶段[27]。

6.3.3 体细胞突变

利用WGS方法对基因组进行深度测序的能力，即产生100～1000个覆盖相同碱基对的序列的能力，开辟了探索疾病驱动因素的体细胞变异技术。体细胞突变发生在特定组织中，而不是遗传的种系突变，因此存在于身体的所有细胞中。深度测序可在未受影响细胞的正常基因组背景下，鉴定受影响细胞中的罕见突变。尽管体细胞变异的概念在肿瘤学领域已经确立，但其在其他疾病中的应用也日益受到重视。

局灶性皮质发育不良（focal cortical dysplasias）是一组高度难治性的人类癫痫，由大脑区域的局灶性组织过度生长引起。由于许多患者将手术作为唯一的治疗选择，可对切除的组织进行相关研究。深度测序方法已经确定了许多基因的体细胞突变，这些基因位于mTOR通路中，并导致mTOR通路的过度活跃[28]。这也开启了通过mTOR通路抑制剂治疗癫痫的可能性，从而避免了更危险的手术方法。确实存在mTOR的抑制剂，如雷帕霉素（rapamycin）和依维莫司（everolimus），但采用这些药物进行慢性治疗存在一系列潜在问题[29]。探索这一通路的其他驱动因素可能会开发出更有效且更安全的治疗选择。

6.3.4 分析方法

随着下一代测序成本的下降和技术的普及，现在的问题不在于数据的产生，而在于对数据的分析和解释。这虽然不在本章的讨论范围，但值得在较高层次上提及目前正在开发的分析方法，以解决这一问题。

GWAS的分析技术现已成熟并实现了常规应用。预期满足经过多重检验校正的关联符合统计定义的全基因组显著性，被定义为阳性关联。理想情况下，复制也应呈现。

近年来，通过全基因组测序数据分析罕见疾病和极端表型，一直是研究分析方法的活跃领域。目前，许多开源软件包可用于支持相关分析，并且这些领域没有硬性标准或确定的分析方法。一般而言，个别机构设置了符合自身要求的流程和标准以进行分析。

在 UCB，我们开发了一种自动化的流程（图 6.3），可根据四个标准定量评估遗传变异：

- 频率 / 罕见度：我们不期望在人口参考数据库中看到很大程度上的变异。同样，在任何家族史情况下，均可考虑任何遗传模式。
- 预测致病性：使用软件组合对变异对基因功能的预测影响进行评分。
- 基因不耐受：一般来说，我们预计该基因不耐受积累和保留突变，这意味着它具有重要的生物学作用，基因中的突变在进化上是不耐受的。
- 相关生物学：在探索新颖性的过程中，获得尽可能多的线索非常重要，以反馈预测是否正确。为了支持这一点，内部开发了一种工具，该工具能够查看起始基因的通路和邻近的通路，应用与这些基因相关疾病的开源数据，并使用语义相似性方法来提供表型相似性的定量测量 [30]。与起始基因表型相似基因的过度表达，会提供这一基因参与了某一“可疑”生物学的证据。

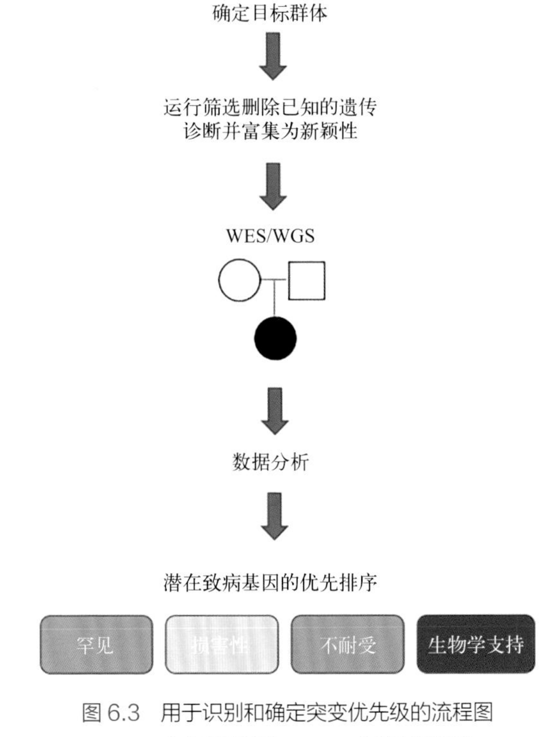

图 6.3　用于识别和确定突变优先级的流程图

WES—全外显子测序；WGS—全基因组测序

通过每个标准对变量进行定量评分，然后根据所有标准的总体评估应用变量的优先级，而不是应用硬切断。这使得我们能够充分评估产出，而不是排除潜在的候选。首选基因的选择随后由多学科小组进行审查，并由了解病例的临床医生、疾病领域专家、生物信息学家和遗传学家提供意见反馈。

WGS 方法现被用于常见疾病、复杂表型和数量性状的分析。这需要一套不同的分析方法来支持多基因分析，即多基因对表型的影响以及基因和通路负荷分析，这是与表型相关基因和通路中发挥作用的罕见变异的总体突变负荷[31]。虽然以基因为中心的变异的分析方法越来越成熟，但下一个挑战将是开发相关方法，以支持 WGS 提供的非编码区域也具有相同的严谨性。

最后，需要指出的是，此项工作是在电脑模拟环境中完成的，产出的只是预测结果。发现正确基因的唯一真正方式是通过功能确证（参见 6.4 节）。

6.4 功能确证

在制药行业，优先上市和成为最佳药物产品之间存在一定的平衡，这通常会在新靶点的预期方案中产生二分法，包括来自遗传学的靶点[32]。此外，在寻找新的药物靶点的过程中，也存在着一种自然的紧张关系。从定义上而言，新靶点通常会伴随着支持性生物学信息的缺乏，即固有的不确定性，而制药公司在承诺投资之前，通常希望对潜在靶点具有一定的确定性。这一问题进一步被以下事实复杂化：遗传工作的第一个输出，本质上是生物信息学和统计学主导的假设。这进一步说明，发现阶段的基因只是起点，而不是终点，需要功能确证来证明这一假设，以建立基因和疾病机制之间的联系，然后将这些信息转化为可药用的靶点。

6.4.1 假定突变的优先级

存在的第一个挑战是对与感兴趣的生物学相关联且最有希望成功转化为药物靶点的新兴基因进行优先排序和选择。推进遗传靶点的方法之一是辉瑞集团（Pfizer）在精神分裂症领域所描述的，通过用额外的数据（包括组织特异性的 mRNA 表达、已知的功能变异、与疾病相关的罕见突变和先前的文献知识等）为潜在基因列表添加注释来确定靶点的优先级[10]。这是一种合理的方法，因为它将优先考虑那些得到更多证实的靶点。然后，通过召集在特定生物学、动物模型等领域具有专业知识的多学科团队，以及来自毒理学、药物安全和化学等领域的合作伙伴，进一步推进这些靶点，突出了汇集不同学科和信息集以增强靶点选择和加快药物发现的好处。从最初与精神分裂症相关的 125 个 SNP 开始，最终将其缩减到 1 ～ 3 个潜在跟进的靶点。

即使在这种工作流程中出现了充分理解的基因 / 机制，在安全性、成药性以及建立相关的一系列临床前终点以测试基因 / 机制在疾病中的功能后果和因果关系方面的挑战仍然存在[10]。后文讨论的研究过程（图 6.4）是许多公司从遗传发现转移至药物靶点发现的一般工作流程，但也有部分经过确证的靶点可以更快地完成这一过程，特别是确证阶段。

6.4.2 确定突变的功能结果

6.4.2.1 开源数据

确证过程中面临的问题是确定变异对基因的定向效果及其机制影响。获取相关的

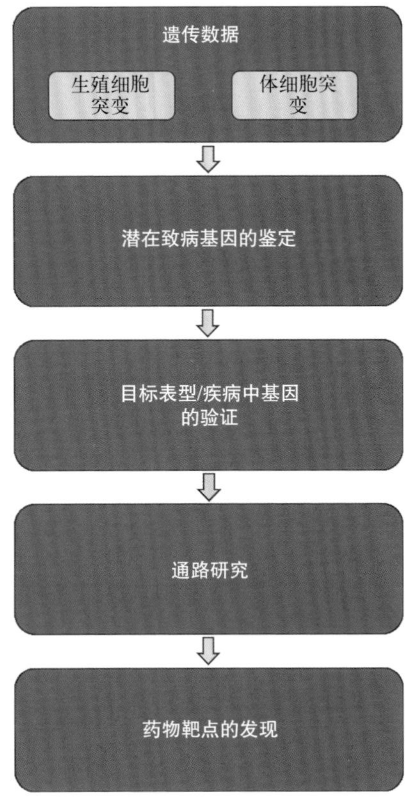

图 6.4　从生成基因数据到发现潜在药物靶点的流程

患者人体组织可以提供解决这一问题的方法，通过观测患者细胞中的 RNA 表达，可以获得突变功能结果的直接数据 [33]。然而，对于许多疾病，很难获得相关的患者组织（如中枢神经系统疾病），而且突变的功能影响可能在更易获取的组织或体液中并不完全等同或存在。

鉴于开源数据集和信息共享平台的不断增加，应首先检查具有功能信息的数据库。诸如 GeneMatcher 之类的工具可以共享信息，识别具有相同突变和表型的其他患者。这增加了正确基因选择的成功率。其他开源数据库，如提供人类基因信息的 GeneCards 和提供基因 / 蛋白细胞功能信息的京都基因与基因组百科全书（Kyoto Encyclopedia of Genes and Genomes，KEGG）数据库，都是实用的起始资源。动物模型的系统敲除和表型数据库也是可用的，如国际小鼠表型分析联盟（International Mouse Phenotyping Consortium）[34]，也可为基因机制的去卷积提供重要的数据资源。

6.4.2.2　系统生物学

随着基因分型成本的降低，与疾病相关但生物学功能不太清楚的新基因的发现速度正迅速提高，这也导致在没有蛋白质和通路信息的情况下，将这些基因转化为可操作的假设成为一项重要挑战。推进该进程的一种方法是使用系统生物学，将基因组数据与目标生物学相关联。这一概念在精神病学细胞图谱计划中得到了很好的体现[35]，该计划侧重于使用汇聚方法（图 6.5）。该框架建立在这样一个概念之上，即增加疾病风险的各种生物扰动可能在机制上趋同。为了方便对基因组数据的解读，将突变置入其影响的生物通路中，对背景数据的获得非常实用[36,37]。另一个突出系统生物学价值的实例是 Srivistava 等开展的工作[38]。他们开发并确证了一种预测药物发现的架构，将基因表达数据与因果推理相结合。使用该系统，研究人员预测出酪氨酸激酶受体（tyrosine kinase receptor）Csf1R 可能作为癫痫的潜在治疗靶点，并在体内癫痫模型中进行了确证[38]。

6.4.2.3 模型系统：组织的问题

尽管“通用”数据库和系统生物学方法可以帮助提出和完善假设，但这些方法并不总能提供特定突变在特定组织中的作用信息，这也是采用稀有 / 极端表型策略时的常见问题。通常需要采取其他方法，许多模型可用于剖析生物学机制并增强置信度（表 6.3），包括补救表型，以及在模型系统中重现患者表型。补救表型通常通过使用具有遗传缺陷的患者细胞，并重新引入野生型基因或过表达变异基因，以及敲低 / 敲除来完成。对于这种方法，需要有一个与疾病相关的可测量表型，如上文描述的 PCSK9 与 LDL- 胆固醇水平。

表 6.3 用于遗传发现的模型系统以及每个系统的优缺点

模型	优点	通量	缺点
患者样本	高转化性	很低	难以获得，少量可用
细胞系	成本效益高，易于使用，易扩展，较初代细胞重复性高	中等至高	与患者 / 原代细胞相比，表型可能发生改变，转化性低
原代 / 诱导多功能干细胞	生理上更相关，表型与患者更相似	中等	供应有限，表型维持难度大，供体差异较大
酵母	易于使用，操作简单	高	仅可用于一部分拥有种间同源基因 / 同系同源基因的人体基因
果蝇	操作简单，动物模型成本低	中等	并不是所有人体基因都存在，一些疾病不适用于此模型
斑马鱼	适合发育模型，操作简单	低至中等	并不是所有人体基因都存在，一些疾病不适用于此模型
小鼠	在解剖学、生理学和遗传学上与人体更加相似，是更好的复杂疾病模型	低	不完全适用于人体

当患者组织难以获得时，如中枢神经系统疾病和心脏病，诱导多能干细胞（induced pluripotent stem cell，iPSC）技术也可以提供创建疾病特异性模型的机会（参见第 7 章）。患者细胞可以从可获得的组织来源（如皮肤）中取出，并重新编程为 iPSC，然后分化为感兴趣的细胞类型，也可以修改遗传正常的 iPSC 细胞系以包含目标突变体[39]。许多实例表明，该方法已经被用来解释由单一突变引起疾病的潜在机制。一个取得积极影响的领域是心血管疾病，其中心脏肌细胞可以从 iPSC 分化而来。为了更好地了解

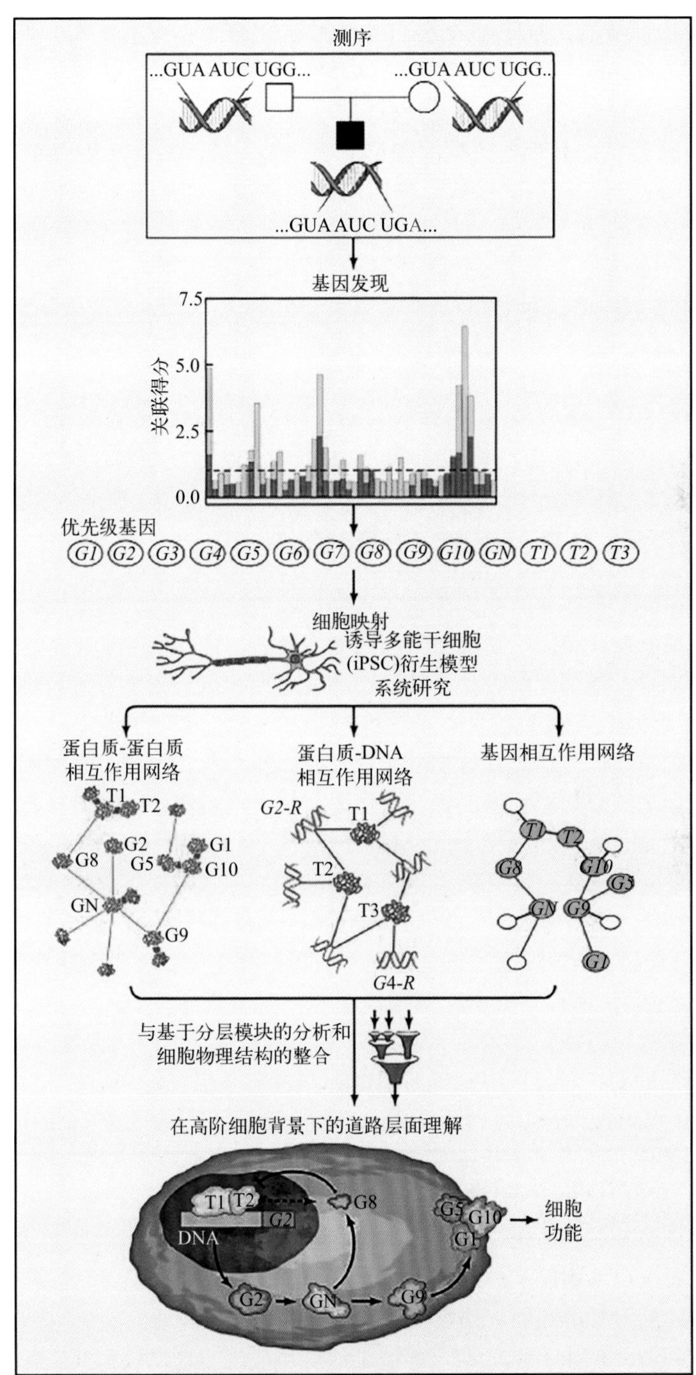

图 6.5　使用系统生物学将基因数据与目标生物学相关联。第一步是生成数据，然后对数据进行优先排序，并将其映射至相互作用网络（蛋白质 - 蛋白质、蛋白质 -DNA，以及遗传）中，用于连接和整合以生成用于后续阶段通路水平的假设

经 Elsevier 授权，引自 Wiusey et al.，2018[35]

家族性肥厚型心肌病突变的功能后果，Lan 等[39] 在 *MYH7* 基因中设计了具有错义突变（Arg663His）的患者特异性 iPSC 衍生心肌细胞。研究人员能够检测到与肥厚型心肌病相关的表型，包括钙水平和循环失调、收缩性心律失常及细胞增大。

变异的功能影响也可通过在其他模型系统中的表达来确定，如细胞系、酵母、果蝇、斑马鱼和小鼠。这些模型可以提供最高的置信度，证明鉴定的基因在目标表型中发挥致病作用，但其成本更高，通量更低，而负面结果可能是由人体和模型物种之间基因功能不保守造成的。一个专注于研究心房颤动的机构报道了一个如何将这种确证融入工作流程的实例[40]。基于 GWAS 数据集，研究人员能够鉴定出许多新基因位点，包括 *TBX5*、*GJA1*、*NEURL*、*CAND2* 和 *CUX2*[41]。已知 *TBX5* 和 *GJA1* 在心血管生理学中发挥重要作用，所以只将三个新基因引入至胚胎斑马鱼模型，其中候选基因使用磷酰胺寡核苷酸敲低，以检查斑马鱼的形态和功能变化。在这种情况下，发现测试的三个基因中有两个基因（*NEURL* 和 *CAND2*）会引起斑马鱼动作电位随时间的持续增加[41]。

6.4.3 可成药性：从基因确证到可药用靶点

将优先考虑的候选药物转化为药物靶点和给药机制的策略，在很大程度上取决于背景信息。最简单的形式是，一旦确定了作用的方向性，接下来的优选策略一般是直接抑制功能获得性靶点、激活、增强，或取代功能缺失性靶点。相关方法的实例很多，如前文所述的 PKU 实例中的酶替代。

功能获得性突变可以通过直接抑制蛋白或靶向通路的其他成员来发挥治疗作用。遗传发现可以直接靶向疾病原因而发挥治疗作用，代表性实例是由甲状腺素运载蛋白介导的淀粉样变性（transthyretin-mediated amyloidosis），这是一种罕见的常染色体显性遗传病，会导致神经变性。其是由 *TTR* 基因突变引起的，导致错误折叠的单体聚集，全世界约有 5 万人受到这一不利影响[42]。奥尼兰姆（Alnylam）开发了一种干扰小 RNA（short interfering RNA，siRNA）疗法，通过阻断蛋白质的产生直接干扰疾病进程[43]。直接靶向突变的下游也是有效的，如冷炎素相关周期性综合征（cryopyrin-associated periodic syndrome，CAPS）。CAPS 是由同一基因 *NLRP-3* 突变引起的三种疾病。该基因的突变属于功能获得性突变，可导致 IL-1B 激活增加和炎症，相关治疗药物包括中和 IL1B 活性的卡那单抗（canakinumab）和阻断 IL1B 信号转导的利纳西普（rilonacept）[44]。在卡那单抗的实例中，由于 CAPS 是罕见的疾病，具有明确定义的遗传学特征，因此诺华（Novartis）利用 CAPS 来测试其先导抗体。在该系统显示出疗效后，也能够用于治疗其他具有相同炎症过程失调的疾病，如系统性青少年特发性关节炎。

在许多情况下，鉴定的基因本身可能不是一个可调控的靶点。功能基因组学和确证方法可用来确定受干扰的通路。确定通路后，就可以进一步确定更易于治疗的靶点。结节性硬化症（tuberous sclerosis）是一种罕见的遗传疾病，由 *TSC1* 和其他两个基因的功能缺失性突变引起。良性肿瘤生长的结果表型是由 mTOR 通路激活所驱动的。在这种情况下，诺华公司开发了雷帕霉素类似物依维莫司，直接靶向 mTOR 蛋白[29]。通过这种方式，直接致病基因保持不变，但过度生长受到阻止。

即使发现了一组与疾病明显相关的突变，对于传统药物发现而言，其也可能被认为是“不可成药”的。然而，药物研发新模式在其他领域的发展，如靶向蛋白降解、寡核苷酸和基因编辑，将使以前被认为是“不可成药”的靶点得以开发[45]。

6.5 前瞻性展望

目前，虽然研究人员可利用现有工具生成和分析大量的数据，但该领域的发展仍处于高速增长状态。仅从遗传学角度而言，分子分类学和精准医疗这两个高度相关的方法值得提及，因为其很可能会对遗传学在药物发现与开发中的应用产生重大影响，同时对支持这些方法的数据整合产生重要影响。

6.5.1 疾病的分子分类学

随着研究人员对常见疾病的分子和基因组变化的理解加深，将这些信息纳入疾病的诊断和治疗可能会给医学带来变革[46]。作为研究疾病遗传学基础活动的副产品，定义疾病分子分类的能力日益增强，即从疾病的表型 / 临床描述转向基于驱动疾病潜在分子机制的更精确描述。在这方面，肿瘤学一直处于领先地位，肿瘤不再根据其位置（如肺部、乳腺等）来定义，而是根据驱动个体的分子机制来定义，如 $EGFR^+$ 和 $HER2^+$。在前列腺癌领域的研究中，研究人员能够识别出几个与原发性前列腺癌相关的反复出现的基因组改变，包括突变、拷贝数变化和基因融合[47]。为此，研究人员对肿瘤样本进行了病理学分级，然后通过 DNA 和 RNA/miRNA 测序、DNA 甲基化芯片和 SNP 芯片对其进行表征。这项研究表明，存在许多基因组不同的前列腺癌亚型，可用于建立疾病的分子分类。其中，74% 的原发性前列腺癌属于七个明显的分子类别[36]。然而，尽管取得了上述成功，仍有 26% 的肿瘤无法在这些分类中进行定义，这意味着需要额外的信息才能进行完整的分类。

6.5.2 精准医疗

精准医疗（precision medicine）是一种快速发展的疾病治疗方法，其目的是考虑到人群中个体之间的差异，如遗传、环境和生活方式的差异。对疾病分子分类学的日益了解，有助于提高更精确设计药物的能力。在此，癌症领域又一次走在了前面。前文讨论的 EGFR 实例就是一个精准医疗的典型例子[16,48]。肿瘤领域的另一个实例是黑色素瘤，超过 40% 的患者存在 *BRAF* 突变[49]。维莫非尼（vemurafenib）的临床成功令人鼓舞。该药物抑制了一种突变形式的 *BRAF*，其密码子 600 处的谷氨酸取代了缬氨酸[50]。不幸的是，许多患者对其产生了耐药性，这突显了这些患者的疾病可能由其他驱动因素引起。随着对 RAS/RAF/MEK/ERK 信号通路之间复杂相互作用了解的不断深入，已经证明同时抑制 *BRAF* 和 *MEK* 的联合治疗更为有效[51]。

肺部疾病囊性纤维化（cystic fibrosis ，CF）是成功应用精准医疗的又一实例。CF 是由囊性纤维化跨膜传导调节基因（cystic fibrosis transmembrane conductance regulator,

CFTR）突变引起的。在*CFTR*中已报道了超过2000种不同的突变，会导致离子转运缺陷，引起黏液清除减少、细菌定植增加和炎症[52]。*CFTR*基因的突变根据突变对功能的影响被分为不同的类别。*CFTR*基因第Ⅲ类突变会产生可以运送至细胞膜，但不能正常响应的蛋白。第Ⅲ类突变之一是在密码子551处半胱氨酸变为天冬氨酸的错义突变（G551D），位于核苷酸结合域内。这种突变具有降低的核苷酸结合能力和ATP酶活性[53]。顶点（Vertex）制药公司开发了依伐卡托（ivacaftor），目前用于至少有一个G551D突变患者的临床治疗。依伐卡托可以增加CFTR的离子功能，有助于患者肺部支气管上皮细胞功能的正常化[54]。这是精准医疗的一个代表性实例，其中药物的作用是专门针对特定的患者群体，体现了近年来药物发现过程中转向罕见病/突破性/快速通路指示的一些改变[3]。

6.5.3 数据整合

如本章前文所述，将遗传学变异与表型相关联仍然具有挑战性，但目前局面正开始发生变化。许多以往可用的数据集只有很少的临床数据与之相关，这降低了其实用性。最近，研究人员开始建立具有更完整和更深入临床表型数据及基因型数据的队列，如英国基因组项目（Genomics England）和英国生物库（UK Biobank），这是广泛的疾病/人群资源；另外还有EpiPGX等更专注于特定疾病（在本例中为癫痫）的数据库。这些资源不仅可以更好地解释与疾病相关的变异，当与孟德尔随机化方法相结合时，也有助于识别生物标志物，以及改善患者分层。

这些研究越来越多地被视为竞争前的活动，目前已经建立了大型联盟和公私合作伙伴关系，以整合数据集，共同解决复杂问题和疾病，旨在促进未来的药物发现。随着技术和分析方法的发展，一个更系统应用于越来越多复杂疾病和问题的大门正在打开。这些疾病不太可能纯粹由基因驱动，而使用机器学习方法进行多变量分析，以及结合多种数据类型正得到越来越多的应用，以帮助我们更全面地了解疾病机制。代表性实例是欧盟资助的公私IMI项目AETIONOMY和PRECISEADS，其分别使用综合分析和机器学习方法来定义神经退行性疾病和自身免疫性疾病的分子分类学。其他实例也在不断涌现，如在冠状动脉疾病（coronary artery disease，CAD）中，GWAS已发现了大量与CAD易感性相关的位点。在这种情况下的挑战是，大多数已识别的变异位于非编码区域，并且还与数百个候选调节变异共同遗传。通过整合细胞和组织的基因组、表观基因组和转录组谱，Miller等开始识别因果调节变异，并了解这些变异与CAD风险相关的机制[55]。

这些方法的应用超出肿瘤学范畴是必要的，目前也正在推进中。前文所述欧盟资助的IMI项目，将加深对疾病关键驱动因素的理解，并将常见疾病划分为离散通路，这将为更有效和有针对性的治疗开辟更广的药物靶点空间。

6.6 总结

为了扭转研发生产力的下降，制药行业必须降低失败率，并开发更多差异化的治疗方法。遗传学是一种强有力的工具，可以极大地帮助建立人体因果关系的证据，并提供关于修改人体靶点的相对益处和安全性的信息，这有助于在大规模临床试验开始之前尽早获得对靶点的信心。

尽管有证据表明遗传学在成功的药物研发项目中发挥着重要作用，但遗传学本身不能保证药物发现的成功，也不应被单独使用。该领域的发展意味着可以更有效地生成和分析遗传数据，这将支持其在药物研发中的应用。当基因型知识与其他生理学知识和技术可行性相结合时，将有助于发现新药[56]。此外，决策标准还需要考虑其他因素，特别是商业可行性。

然而，正如本章所讨论的，对导致疾病的致病基因或突变的了解，很少能提供明确的分子解决方案[57]。能够在正确的生物学背景下理解和解释数据，是从遗传学的使用中获得最大价值的关键，下游功能确证同样是至关重要的。在这方面，遗传学、功能基因组学和确证应该被视为一个连续体。事实上，该行业目前面临的瓶颈不在于识别基因的能力，而在于能够以有效和可行的方式对这些基因采取措施，并构建支持作为药物靶点采用和投资的数据包。为了克服这一瓶颈，UCB 和其他公司已经进行了战略投资，以获得所需的技术，进而实现这一目标。预计随着这些方法和平台在药物研发流程中更系统地应用，将更好地应对高失败率和差异化带来的相关挑战。

（章映茜 译，白仁仁 校）

参考文献

1 Plenge, R.M. (2016). Disciplined approach to drug discovery and early development. *Sci. Transl. Med.* 8 (349): 349ps15.

2 Plenge, R.M., Scolnick, E.M., and Altschuler, D. (2013). Validating therapeutic targets through human genetics. *Nat. Rev. Drug Discov.* 12: 581–594.

3 Deloitte Centre for Health Solutions (2017) A New Future for R&D? Measuring the return from innovation 2017 www2.deloitte.com/content/dam/Deloitte/uk/Documents/life-sciences-health-care/deloitte-uk-measuring-roi-pharma.pdf (accessed 12 December 2018).

4 Schulze, U., Ringel, M., Panier, V., and Baedeker, M. (2017). Value of 2016 FDA drug approvals: reversion to the mean? *Nat. Rev. Drug Discov.* 16: 78.

5 Hughes, J.P., Rees, S., Kalindjian, S.B., and Philpott, K.L. (2011). Principles of early drug discovery. *Br. J. Pharmacol.* 162 (6): 1239–1249.

6 Cook, D., Brown, D., Alexander, R. et al. (2014). Lessons learned from the fate of AstraZeneca's drug pipeline: a five-dimensional framework. *Nat. Rev. Drug Discov.* 13: 419–431.

7 Nelson, M.R., Tipney, H., Painter, J.L. et al. (2015). The support of human genetic evidence for approved drug indications. *Nat. Genet.* 47 (8): 856–860.

8 Business Wire® www.businesswire.com/news/home/20050309005392/en/IMS-Health-Reports-2004-Global-Pharmaceutical-Sales (accessed 12 December 2018).

9 Thomsen, S.K. and Gloyn, A.L. (2017). Human genetics as a model for target validation: finding new therapies for diabetes. *Diabetologia* 60 (6): 960–970.
10 Schubert, C.R., Xi, H.S., Wendland, J.R., and O'Donnell, P. (2014). Translating human genetics into novel treatment targets for schizophrenia. *Neuron* 84 (3): 537–541.
11 Wu, N.Q. and Li, J.J. (2014). PCSK9 gene mutations and low-density lipoprotein cholesterol. *Clin. Chimi. Acta* 431: 148–153.
12 Abifadel, M., Varret, M., Rabes, J.P. et al. (2003). Mutations in PCSK9 cause autosomal dominant hypercholesterolemia. *Nat Genet.* 34 (2): 154–156.
13 Kotowski, I.K., Pertsemlidis, A., Luke, A. et al. (2006). A spectrum of *PCSK9* alleles contributes to plasma levels of low-density lipoprotein cholesterol. *Am. J. Hum. Genet.* 78 (3): 410–422.
14 Irmer, D., Funk, J.O., and Blaukat, A. (2007). EGFR kinase domain mutations – functional impact and relevance for lung cancer therapy. *Oncogene* 26 (39): 5693–5701.
15 Kobayashi, S., Boggon, T.J., Dayaram, T. et al. (2005). EGFR mutation and resistance of non-small-cell lung cancer to gefitinib. *N. Engl. J. Med.* 352 (8): 786–792.
16 Finlay, M.R., Anderton, M., Ashton, S. et al. (2014). Discovery of a potent and selective EGFR inhibitor (AZD9291) of both sensitizing and T790M resistance mutations that spares the wild type form of the receptor. *J. Med. Chem.* 57 (20): 8249–8267.
17 Manolio, T.A. (2010). Genome-wide association studies and assessment of the risk of disease. *N. Engl. J. Med.* 363 (2): 166–176.
18 Visscher, P.M., Wray, N.R., Zhang, Q. et al. (2017). 10 years of GWAS discovery: biology, function and translation. *Am. J. Hum. Genet.* 101 (1): 5–22.
19 Verstockt, B., Smith, K.G.C., and Lee, J.C. (2018). Genome-wide association studies in Crohn's disease: past, present, and future. *Clin. Transl. Immunol.* 7 (1): e1001.
20 Gallagher, M.D. and Chen-Plotkin, A.S. (2018). The post-GWAS era: from association to function. *Am. J. Hum. Genet.* 102 (5): 717–730.
21 Loos, R.J.F. and Yeo, G.S.H. (2014). The bigger picture of *FTO* – the first GWAS-identified obesity gene. *Nat. Rev. Endocrinol.* 10 (1): 51–61.
22 GTEx Consortium (2017). Genetic effects on gene expression across human tissues. *Nature* 550: 204–213.
23 Schendure, J. and Akey, J.M. (2015). The origins, determinants, and consequences of human mutations. *Science* 349 (6255): 1478–1483.
24 Bush, W.S. and Moore, J.H. (2012). Chapter 10: Genome-wide association studies. *PLoS Comput. Biol.* 8 (12): e1002822.
25 Al Hafid, N. and Christodoulou, J. (2015). Phenylketonuria: a review of current and future treatments. *Transl. Pediatr.* 4 (4): 304–317.
26 Yavropoulou, M.P., Xygonakis, C., Lolou, M. et al. (2014). The sclerostin story: from human genetics to the development of novel anabolic treatment for osteoporosis. *Hormones* 13 (4): 323–337.

27 Suen, P.K. and Qin, L. (2016). Sclerostin, an emerging therapeutic target for treating osteoporosis and osteoporotic fracture: a general review. *J. Orthop. Translat.* 4: 1–13.

28 Ribierre, T. and Baulac, S. (2016). mTOR pathway in familial focal epilepsies. *Oncotarget* 8 (4): 5674–5675.

29 Franz, D.N., Belousova, E., Sparagana, S. et al. (2014). Everolimus for subependymal giant cell astrocytoma in patients with tuberous sclerosis complex. *Lancet* 15 (13): 1513–1520.

30 Godard, P. and Page, M. (2016). PCAN: phenotype consensus analysis to support disease-gene association. *BMC Bioinformatics* 17 (1): 518.

31 Wray, N.R. and Gratten, J. (2018). Sizing up whole-genome sequencing studies of common diseases. *Nat. Genet.* 50: 635–637.

32 Jones, L. (2016). An industry perspective on drug target validation. *Expert Opin. Drug Discov.* 11 (7).

33 Kremer, L.S., Bader, D.M., and Prokisch, H. (2017). Genetic diagnosis of Mendelian disorders via RNA sequencing. *Nat. Commun.* 8: 15824.

34 Koscielny, G., Yaikhom, G., Iyer, V. et al. (2014). The International Mouse Phenotyping Consortium Web Portal, a unified point of access for knockout mice and related phenotyping data. *Nucleic Acids Res.* 42: D802–D809.

35 Willsey, J., Morris, M.T., Wang, S. et al. (2018). The psychiatric cell map initiative: a convergent systems biological approach to illuminating key molecular pathways in neuropsychiatric disorders. *Cell* 174: 505–520.

36 Krogan, N.J., Lippman, S., Agard, D.A. et al. (2015). The cancer cell map initiative: defining the hallmark networks of cancer. *Mol. Cell* 58 (4): 690–698.

37 Greene, C.S. and Voight, B.F. (2016). Pathway and Network-based strategies to translate genetic discoveries into effective therapies. *Hum. Mol. Genet.* 25 (2): 94–98.

38 Srivistava, P.K., van Eyll, J., Godard, P. et al. (2018). A systems-level framework for drug discovery identifies Csf1R as an anti-epileptic drug target. *Nat. Commun.* 9 (3561).

39 Lan, F., Lee, A.S., Liang, P. et al. (2013). Abnormal calcium handling properties underlie familial hypertrophic cardiomyopathy pathology in patient-specific induced pluripotent stem cells. *Cell Stem Cell* 12 (1): 101–113.

40 Sinner, M.F., Ellinor, P.T., Meitinger, T. et al. (2011). Genome-wide association studies of atrial fibrillation: past, present, and future. *Cardiovasc. Res.* 89 (4): 701–709.

41 Sinner, M.F., Tucker, N.R., Lunetta, K.L. et al. (2014). Integrating genetic, transcriptional, and functional analyses to identify five novel genes for atrial fibrillation. *Circulation* 130 (15): 1225–1235.

42 Adams, D., Cauquil, C., Labeyrie, C. et al. (2016). TTR kinetic stabilizers and TTR gene silencing: a new era in therapy for familial amyloidotic polyneuropathies. *Exp. Opin. Pharmacother.* 17 (6): 791–802.

43 Suhr, O.B., Coelho, T., Buades, J. et al. (2015). Efficacy and safety of patisiran for familial amyloidotic polyneuropathy: a phase II multi-dose study. *Orphanet. J. Rare Dis.* 10: 109.

44 Church, L.D. and McDermott, M.F. (2009). Canakinumab, a fully-human mAb against IL-1beta for the potential treatment of inflammatory disorders. *Curr. Opin. Mol. Ther.* 11 (1): 81–89.

45 Valeur, E., Gueret, S.M., Adihou, H. et al. (2017). New modalities for challenging targets in drug discovery. *Angew. Chem. Int. Ed.* 56 (35): 10294–10323.

46 Kola, I. and Bell, J. (2011). A call to reform the taxonomy of human disease. *Nat. Rev. Drug Discov.* 10: 641–642.

47 The Cancer Genome Atlas Research Network (2016). The molecular taxonomy of primary prostate cancer. *Cell* 163 (4): 1011–1025.

48 Wang, S., Cang, S., and Delong, L. (2016). Third-generation inhibitors targeting *EGFR* T790M mutation in advanced non-small cell lung cancer. *J. Hematol. Oncol.* 9: 34.

49 Senft, D., Leiserson, M.D.M., Ruppin, E., and Ronai, Z.A. (2017). Precision oncology: the road ahead. *Trends Mol. Med.* 23 (10): 874–898.

50 Chapman, P.B., Hauschild, A., Robert, C. et al. (2011). Improved survival with Vemurafenib in melanoma with BRAF V600E mutation. *N. Engl. J. Med.* 364: 2507–2516.

51 Eroglou, Z. and Ribas, A. (2016). Combination therapy with BRAF and MEK inhibitors for melanoma: latest evidence and place in therapy. *Ther. Adv. Med. Oncol.* 8 (1): 48–56.

52 Lavelle, G.M., White, M.M., Browne, N. et al. (2016). Animal models of cystic fibrosis pathology: phenotypic parallels and divergences. *Biomed. Res. Int.* 2016: 5258727.

53 Logan, J., Hiestand, D., Daram, P. et al. (1994). Cystic fibrosis transmembrane conductance regulator mutations that disrupt nucleotide binding. *J. Clin. Invest.* 94 (1): 228–236.

54 Condren, M.E. and Bradshaw, M.D. (2013). Ivacaftor: a novel gene-based therapeutic approach for cystic fibrosis. *J. Pediatr. Pharmacol. Ther.* 18 (1): 8–13.

55 Miller, C.L., Pjanic, M., Wang, T. et al. (2016). Integrative functional genomics identifies regulatory mechanisms at coronary artery disease loci. *Nat. Commun.* 8 (7): 12092.

56 Bai, J.P.F., Melas, I.N., Hur, J., and Guo, E. (2017). Advances in omics for informed pharmaceutical research and development in the era of systems medicine. *Exp. Opin. Drug Discov.* 13 (1).

57 Swinney, D.C. and Xia, S. (2014). The discovery of medicines for rare disease. *Future Med. Chem.* 6 (9): 987–1002.

第 7 章

基于人体细胞模型系统的靶点生物学和药物作用机制

7.1 引言

对 2003—2011 年期间药物批准率的分析表明，在所有治疗领域中，大约仅有 10% 的候选药物能够推进至Ⅰ期临床试验以完成初步的临床评估，并成功地从临床开发的下一阶段过渡到完成监管审批 [1]。这一数据与之前对 1991—2000 年临床试验数据的回顾性研究一致，两项研究中从首次人体试验到药物批准的成功率相似——都约为 11%[2]。虽然研究人员开发出了最有前途的候选药物，但临床开发过程中大约 90% 的候选药物都面临失败，而这些候选药物花费了多年的努力和数十亿美元的投资。因此，如此之高的失败率凸显了当前临床前药物发现模式在预测临床成功方面的局限性。确定临床开发中失败的根本原因，是不断完善临床前药物发现与开发模式以提高临床成功率的关键。临床开发项目的高失败率是由多种因素造成的，这些因素包括但不限于以下方面：①次优的药代动力学及吸收（absorption）、分布（distribution）、代谢（metabolism）和排泄（excretion）（ADME）性质；②缺乏足够的安全性和有效性；③相互竞争的商业利益冲突；④市场竞争；⑤专利保护期的局限。随着药物发现过程的日益完善，近年来由不良药代动力学性质而导致的小分子候选药物的失败率似乎有所降低；但与此同时，由疗效和安全性问题导致的失败率正在上升 [3]。虽然控制和优化候选药物的理化性质对于获得临床成功是至关重要的，但目前这一领域已经取得了重大进展，目前的药物发现策略已经有效缓解了上述问题，因此在这方面的进一步优化不太可能对临床开发的成功与否产生显著影响 [3]。总体而言，分析表明，药物发现过程的进一步发展需要解决的最相关问题，是预测与安全性和有效性相关的失败 [1, 2, 4, 5]。

对临床开发阶段的进一步深入分析表明，与放弃提交审批的商业决策（18%）和缺乏临床疗效（54%）相比，安全性问题最不可能导致Ⅲ期临床试验的失败（9%），这可能是由于在药物开发早期就已发现了候选药物的明显副作用 [1]。许多领域也已经开始利用计算机（in silico）、功能和比较基因组学的方法研究临床前药物发现中的预测毒理学[6]。此外，经过反复测试和优化，原代和诱导多能干细胞（induced pluripotent stem cell，iPSC）衍生的人肝细胞培养模型的最新进展，证实其能够预测许多临床观察中发现的药物诱导性肝损伤[7-9]。类似的方法是使用干细胞衍生的心肌细胞来设计新的二维（two-dimensional，2D）和三维（three-dimensional，3D）心脏组织，为评估多种心脏毒性风险提供了全新的综合生理学模型[10-12]。与在临床前开发过程中更可靠的理化性质和安全性评估相比，能够更有效地预测新靶点和候选药物临床疗效的临床前模型的研究进展是相对滞后的。之所以未能在临床疗效预测方面取得显著的改进，至少部分是由人体疾病的复杂性，对相关疾病理解的缺乏，以及对传统方法和已建立临床前模型的过度依赖造成的。虽然在速度和成本上对这些方法进行了优化，但其预测临床反应的能力依旧很差[13]。在许多复杂的疾病中，不同患者之间疾病机制的广泛异质性也导致了临床开发的高失败率。这种异质性突显了对个性化医疗策略的需求，即利用预测性生物标志物对最有可能对靶向治疗有反应的患者亚组进行细分。第二代测序（next-generation sequencing，NGS）和将患者进行亚组分类的进展，特性优良的人源细胞系或类器官组合的体外药物基因组学研究，以及评估治疗靶点丰度或激活状态的临床诊断测试的设计，都为个性化医疗策略提供了支持。对生物标志物进行遗传学、蛋白质组学、代谢组学和表型层次上的预测，能够深入描述个体患者的疾病特征，并开发出必要的计算和统计方法，从而将这些数据整合至预测评分中，以为最合适的治疗过程提供实用信息。这也凸显了个性化医疗的新兴领域。

对特定治疗领域的分析表明，肿瘤学是药物开发中特别具有挑战性的领域。在进入Ⅰ期临床试验的候选药物中，仅有1/8能够获得美国食品药品管理局（Food and Drug Administration，FDA）的批准；而在继发性肿瘤适应证中对这些候选药物进行评估时，成功率则只有1/15[1]。候选药物的获批是药物发现与开发成功的衡量标准之一，但已获批药物对患者生存和生活质量的影响，以及在更广泛患者群体中提供医疗保健的可持续性，也许代表了更重要的成功指标。对一些最常用的已批准药物临床意义疗效的进一步研究发现，疗效通常是基于临床试验中的替代结果，而不是更为相关的“以患者为导向”的结果[14]。该分析进一步强调，相当一部分已获批药物的疗效相对较弱，在17个药物中只有11个显示出了最小临床重要差异[14]。另一项深入研究集中分析了欧洲药品管理局（European Medicines Agency，EMA）在2009—2013年间批准的48个抗癌药物，涉及68种癌症适应证[15]。相关临床疗效由欧洲肿瘤内科学会临床效益量表（European Society for Medical Oncology Magnitude of Clinical Benefit Scale，ESMO-MCBS）进行确定。该研究结果显示，在EMA批准的68种癌症适应证中，中位数随访时间为5.4年（最低3.3年，最多8.1年），只有35例（51%）患者的生存率或生活质量得到了显著改善，其中33例（49%）患者的情况仍不确定。在可以通过ESMO-MCBS对生存获益进行评分的23种适应证中，只有不到一半（11/23，48%）的适应证被判定为具有临床意义[15]。

这些结果鲜明地突显了目前在预测哪些药物和靶点能转化为有临床意义的疗效方面的局限性和挑战性。许多复杂人体疾病的演变在遗传学、信号通路转导和疾病进展的病理生理学中产生了多种生物冗余，从而抵消了新靶向疗法的疗效。针对人体疾病分子病理学中的许多复杂性，目前正借助于新方法和生物信息学分析得到阐明和分类，而这些数据是从个体患者中获得的第二代测序数据。在单基因疾病和罕见疾病的机制研究中，NGS 成功地识别出了与临床疾病相关的特定基因或候选基因变异，从而为设计新的特异性疗法、生物标志物和临床前疾病模型提供了有价值的信息[16]。将此类临床数据应用于临床前药物发现策略通常被称为将临床发现［如全基因组关联研究（genome wide association study，GWAS）、多组学分析］“反向翻译”（reverse translation）或“回译”（back-translation）成临床前模型，相关内容已在第 6 章中进行了讨论。

然而，在更复杂的多因素和异质性疾病中，阐明关键治疗靶点和相关疾病模型的逆向工程并非那么简单。例如，许多实体肿瘤的全基因组测序显示，患者体内和患者间存在着显著的分子异质性和适应性差异，这给靶点识别和预测带来了重大挑战。肿瘤中可能存在许多细胞突变，但并不是所有突变都是驱动突变，实际上大多数突变都是“乘客”突变（“passenger” mutation），不会导致如同原发肿瘤的致病性，也不会为药物靶点假说提供实用信息。然而，在药物治疗的选择压力下，这些“乘客”突变可能会带来额外的生存优势，并在治疗过程中促进克隆进化，进而为耐药性的产生提供了机会[17]。目前，治疗复杂异质性疾病的最佳策略仍不明确。而用于指导个性化医疗中分子定义明确的患者亚组策略则可能成为一种独立的方法，或成为多靶点药物联合治疗的组成部分，因此可能有助于克服这种复杂性。因此，在复杂异质性疾病中预测支持临床结果的关键治疗靶点，需要进行彻底的分析（包括疾病异质性），并且需要在复杂的高维遗传学、转录组学和蛋白质组学数据库的背景下，开展药物作用机制（mechanism of action，MoA）和个体靶点活性的相关研究。随着基于人体细胞检测技术不断取得新的进展，这种在疾病相关背景下理解靶点生物学的系统方法正得以逐步实现，该方法可以与分子生物学和生物信息学的进展相结合，用于指导靶点的确证研究[18,19]。

本章中主要概述了功能生物学工具和方法学方面的一些最新进展，以及其如何与基于人体疾病细胞模型的新进展相结合，以支持在表型和通路层次上对靶点活性和药物作用机制开展全面、信息丰富的分析。本章讨论了这些平台如何解决与疾病复杂性和缺乏生物学理解相关的重大挑战，而这些挑战支撑了许多治疗需求未得到满足的疾病领域。通过概述人体疾病的生物学复杂性和不确定性，本章描述了这些最新进展如何在适当的背景下实现更具经验性、以证据为主导的靶点识别和确证。最后，本章还描述了基于人体细胞模型中新的表型和通路分析技术获得的数据，如何补充和结合其他新兴技术（包括生物信息学、化学信息学、化学蛋白质组学和新兴的计算方法），建立一个新的稳定系统分析，以利用信息更丰富且更相关的方法来确证人体疾病的全新治疗靶点。

7.2 人体细胞模型开发的研究进展

尽管对生物制药行业的研发投资不断增加，也获得了更多的高质量候选药物，但许多常见疾病（如阿尔茨海默病、运动神经元疾病、实体肿瘤等）的迫切治疗需要仍然未得到满足。在此类疾病中，许多有前途的候选新药都是通过成熟的临床前模型开发获得的，虽经过概念验证，但却未显示出临床疗效。这些结果凸显了临床前试验的一个关键缺口，即有效预测临床结果的试验。

基于全新突破性技术的融合，目前临床前药物发现正在经历一场复兴，这些技术能够在更具生理相关性的人体细胞和组织背景下，对靶点生物学和药物作用机制进行全面评估。这些突破性的技术包括 iPSC 模型、成簇的规则间隔短回文重复序列和 CRISPR 相关蛋白 9（clustered regularly interspaced short palindromic repeats and CRISPR-associated protein 9，CRISPR/Cas）基因组编辑、3D 体外组织，以及直接来源于患者样本的类器官模型与新微流控和器官芯片设备。此外，用于捕捉复杂疾病表型的更复杂成像和图像分析工具，复杂生物信息学机器学习相关的超灵敏基因组和蛋白质组学平台的新进展，以及利用复杂数据集的计算和 AI 方法的新理论和技术进步，都使得这一领域正在发生改变（图 7.1）。这些关键的突破性技术非常适合在与疾病更相关和信息更丰富的背景下，加强靶点确证和药物作用机制研究，以便更准确地预测临床疗效。接下来将进一步概述这些技术及其与靶点确证和药物发现的相关性。

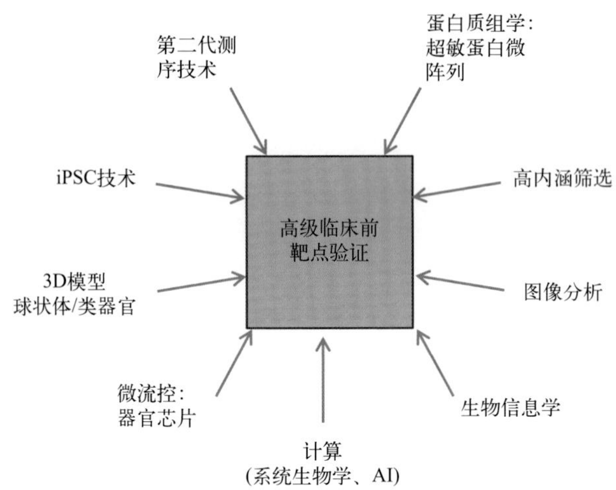

图 7.1　借助于新技术融合的临床前靶点确证进展。新技术可以很好地支持以证据为主导的平台，在与疾病更相关和信息更丰富的背景下，开展靶点的确证和药物作用机制的研究

7.2.1　第二代测序

如前所述，第二代测序（NGS）分析在人体群体、特定患者群体和临床活检标本中应用日益广泛，已经改变了我们对许多复杂疾病遗传基础的理解[16]。对胰腺癌患者样本的基因组测序分析揭示了一个复杂的突变现象，即在大多数胰腺癌已知的癌症基因（*KRAS*、*TP53*、*SMAD4* 和 *CDKN2A*）中存在四种常见的致癌事件，而通过传统治

疗方式容易靶向基因产物的突变发生率很低[20]。这可能解释了除了在少数患者亚组中，大多数临床试验都未能显示出对胰腺癌有任何意义上的生存获益的原因[21]。同样，食管癌患者活检组织的全基因组测序表明，这是一种高度异质性的疾病，其特征是频繁的大规模基因组重排、拷贝数变异，以及多个受体酪氨酸激酶和有丝分裂信号通路的共扩增，这限制了可操作的致癌驱动因子的突变数量，而这些突变与肿瘤抑制蛋白家族无关[22]。然而，突变特征揭示了食管癌的三种不同分子亚型，如果能够确定有效、充分表征的治疗类别，这三种不同的分子亚型可能有助于指导未来的患者分类[22]。这种关于疾病分子基础的新知识，可用于指导新的人体细胞系组合和类器官模型的选择和设计，而这些模型代表了疾病的异质性，可用于靶点确证研究和化合物筛选中苗头化合物的选择性分析。此外，在精确基因组编辑（如 CRISPR）方面的新进展允许定制设计代表特定突变和疾病临床亚型的同基因模型。在这种控制良好的同基因细胞系模型中测试假设靶点，提供了靶向干预遗传易感性的强有力证据，这有助于指导后续的疾病定位和患者选择策略，可以最大限度地提高临床应答率。

7.2.2　CRISPR 基因组编辑

CRISPR/Cas9 技术是一种高效、快速、低成本的基因编辑工具，适用于许多哺乳动物细胞系统。这一技术的发现和发展，为开发更经济、更便捷、更可翻译的体外和体内人体疾病模型开辟了新的途径[23, 24]。如前所述，CRISPR 的应用包括基因工程细胞板的设计，这些细胞板结合了疾病的特定驱动突变或代表个体患者体内或不同患者间与疾病相关的多个基因突变的复杂异质性。CRISPR 编辑的精确性也能够“敲除”（knockout）和“敲入”（knock-in）在人体细胞中无催化活性的假定治疗靶点。此外，研究人员还开发了 CRISPR/Cas9 系统的改良方法，该系统可招募可诱导的转录共调控因子，选择性地激活或抑制靶基因[25]。因此，CRISPR 基因编辑可以直接测试不同靶向治疗策略的功能影响，包括抑制酶活性、破坏蛋白水平稳定性，或在高质量的人体和动物体外和体内模型中激活转录，表现出了前所未有的高精度和高效率。有关 CRISPR 的更多信息，请参阅第 9 章。

7.2.3　诱导多能干细胞生物学

虽然原发性人体模型及患者来源的体外模型和类器官模型被认为与靶点确证和药物测试研究高度相关，但相关组织的可用性是研究许多人体疾病的一个限制性因素，其中最明显的领域是神经退行性疾病、肝脏和心脏疾病。此外，在保持原始组织相关性、基因组、表观遗传学和组织结构的同时，放大和扩展初级组织衍生模型的能力也是一个巨大的挑战[26]。目前，在开发多种组织类型特异性人体细胞模型的能力方面取得了重大突破，这一突破包括大规模患者来源的细胞分析，而该分析已经通过 iPSC 技术的发展得以实现[27]。作为靶点确证和药物测试的平台，人体 iPSC 模型显示出比永生化细胞系更多的优势。iPSC 可以从任何患者体内无限量地获得，并可被重新编程成许多不同的组织特异性细胞类型。其能代表正常的健康细胞或患病的原代细胞，与转化细胞系相比，其多数为稳定基因型，并且具有内在的自我更新能力，有利于其繁衍和扩张，以进行临床前试验。重要的是，iPSC 可以进行详细的遗传分析和体外表型表征，也适用于新的基因编辑（CRISPR）技术。因此，iPSC 模型为体外人体疾病建模提供了一个令人兴奋的新机会，可以直接将表型与基因型联系起来，并能够在适当的物种和组织背景下确证假设靶点[28]。

7.2.4 3D 细胞和类器官模型

使用基于细胞的分析方法在体外开展细胞培养和疾病建模依赖于传统的 2D 细胞培养方案。这种 2D 细胞培养方法最初是为了方便和降低成本而开发的。但其具有许多缺点，包括不能很好地表现体内细胞所受的机械力；不能准确再现组织内营养物质、氧气、离子和药物暴露的情况；以及相对于活体组织，细胞与细胞和细胞外基质（extracellular matrix，ECM）的相互作用受损。鉴于支持 3D 细胞培养的体外组织培养、生物材料支架和细胞培养消耗品的新发展，许多更好地代表体内组织生物学的新 3D 体外模型正在不断涌现[29]。这些发展包括维持干细胞和其他原发组织微环境生态位因子的类器官，以维持体外组织培养，并自组装成 3D 微型器官[30, 31]。类器官可以从健康组织和疾病组织中生成，这为模拟正常的人体组织稳态和疾病病理学提供了机会。由于靶点发现、靶点确证和药物发现应用具有特定的相关性，类器官可以在保持基因组稳定性和组织特征的同时无限期扩大。类器官培养与许多功能细胞生物学技术兼容，如 CRISPR 基因组编辑、化合物库筛选和基于图像的表型分析，因此支持在适当的 3D 组织和基因组环境下进行靶点确证研究[32]。一组患者来源的食管腺癌（oesophageal adenocarcinoma，OAC）类器官培养，已被证实可以再现 OAC 疾病的复杂形态及基因组和转录组的异质性，并已被应用于中通量筛选，以揭示新的治疗靶点[33]。在另一个实例中，研究人员利用一个 96 孔人 iPSC 衍生的心脏类器官试验来优化环境参数（如 ECM、代谢底物和生长因子条件），这些参数可以增强心脏组织、生存能力和功能，从而创建一个新的模型系统，并揭示心血管疾病的新治疗策略[34]。基于在 3D 单细胞培养和多细胞培养方面所取得的重大进展，可以创建 3D 球状微组织，而这些微组织与定制设计和标准多孔板、荧光报告基因和表型反应的显微成像技术都很容易进行兼容[13]（图 7.2）。这种球状培养重现了 3D 细胞间通信、药物渗透性差和组织内低氧的微环境[35]。人体 iPSC 衍生的少皮质球状体的研究进展表明，其分子和表型特征与成熟的少突胶质细胞和神经元髓鞘化相一致，这为发现和确证多发性硬化症等脱髓鞘神经退行性疾病的新治疗靶点提供了一个全新的体外平台[36]。

应用 3D 支架结合不同类型的天然或合成生物材料，进行细胞培养各有其优点和局限性。生物衍生的 3D 支架材料或天然水凝胶通常包括 ECM 蛋白（如胶原蛋白、层粘连蛋白、纤维蛋白和透明质酸），以及体内来源的 ECM 制剂（如基质胶），很容易与细胞 -ECM 受体（如整合素）发生相互作用，以再现在体内观察到的细胞 -ECM 通信[37]。合成衍生基质，如聚乙烯醇（polyvinyl alcohol，PVA）、聚乳酸 - 羟基乙酸共聚

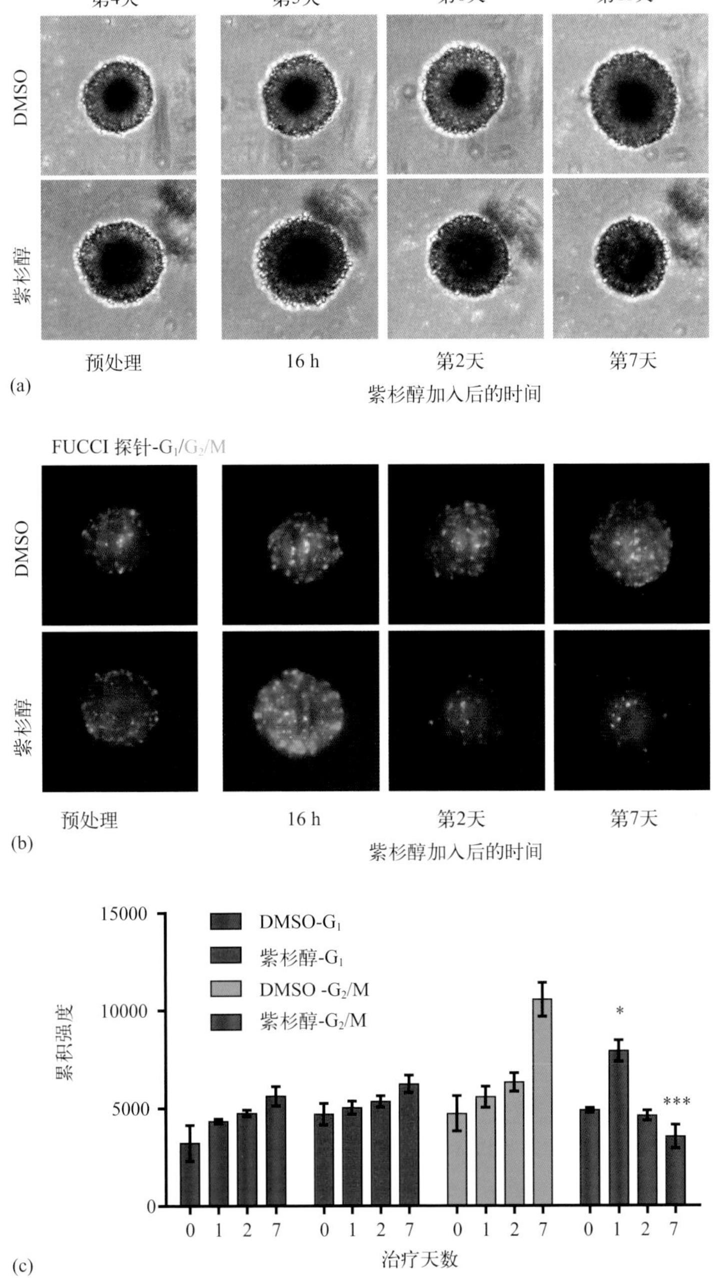

图 7.2　3D 球状体分析。可表达 FUCCI 细胞周期报告基因的小鼠鳞状细胞癌（squamous cell carcinoma，SCC）细胞被培养成球状体

（a）SCC 球状体的位相对比成像；（b）FUCCI 细胞周期报告的荧光图像显示，处于细胞周期不同阶段的细胞位于球状体上的不同部位并且表现出对紫杉醇的不同反应；（c）FUCCI 探针表达的量化

均值 ±SEM，$n=3$，DMSO 与紫杉醇进行统计学分析，* 代表 $p<0.05$，*** 代表 $p<0.001$

物（polylactide-co-glycolide，PLGA）、聚己内酯（polycaprolactone，PCL）和聚乙二醇（polyethylene glycol，PEG）水凝胶，在可扩展性和批量控制方面提供了额外的优势，也为调整化学成分和力学特性提供了更多的灵活性，以更准确地再现不同的组织类型和生理及病理生理条件，如肌肉收缩和纤维化等[38]。药物在3D体外模型的低渗透性和灌注性较差，可能会表现出对药物测试和筛选的局限性，但其也为模拟与几种疾病相关的纤维化和血管不良组织提供了新的机会，在这些疾病中，药物灌注性差往往导致临床疗效不佳[39, 40]。这些模型可用于探索促进药物灌注的新治疗策略和新靶点[41]。因此，在3D体外模型中培养细胞可以支持多细胞组织结构，以及细胞与细胞和ECM生化信号的形成，而这些信号与体内环境更相似，3D培养也支持更准确的多细胞分化和功能，以用于临床前测试。

7.2.5 微流控和器官芯片设备

尽管3D模型系统在生理和疾病相关性方面明显优于2D细胞培养系统，但在强大的药物发现应用和真正再现复杂人体疾病的病理生理学能力方面，许多已建立和新兴的3D模型仍然表现出显著的局限性[42]。微流控和器官芯片装置的持续发展，很可能催生下一代基于2D和3D的体外细胞模型，以用于更具预测性的靶点识别、确证和药物发现。微流控和器官芯片设备，使2D和3D细胞培养研究摆脱了常规细胞培养的耗材限制。设计真正新颖的3D培养装置，可以更准确地再现代表健康组织和疾病组织的组织结构、灌注力和机械力，这将需要临床医生、病理学家、细胞生物学家，以及微工程设计与制造专家通力合作。微型化微流控灌注系统的生产已开始成为现实，这种系统允许细胞的长期体外生长和3D形式的复方给药，具有扩大规模进行大型研究的潜力。相关的开发包括具有支持3D单芯片神经器官平台通道的微型制造设备[43]，以及肠道、肾脏、血管和肺部疾病的3D气液界面模型，如OrganoPlate平台[44]。这些模型兼容现自动化液体处理平台和基于图像的临床相关终点的表型分析，以支持大规模的苗头化合物识别和靶点确证研究（图7.3）。此外，还开发了吞吐量更低但生物学上更复杂的器官芯片分析形式，如由肝脏、肿瘤和骨髓细胞系组成的多器官芯片[45]、模拟人体2型糖尿病的双器官芯片模型、用于研究基于胰岛素和葡萄糖调节的胰岛 - 肝脏串扰[46]，以及模拟人体肝脏、皮肤、肠道和肾脏的四器官芯片系统[47]。这些系统的优势在于，其提供了一种建模和操纵复杂组织微环境的方法，以及体内不同组织之间的通信。该系统通过进一步的实验开发和迭代重新设计，提供了改善临床结果预测性的希望，这是传统2D或3D细胞模型不能提供的组织和器官功能。

7.2.6 活体成像

随着光学和自动显微镜（robotic microscope）的发展及光学造影剂种类的不断扩大，成像技术在临床前药物发现中的应用不断增加并持续快速发展，如用于监测活细胞和体内组织微环境中酶活性的功能性活细胞报告基因（functional live cell reporter）[48]。

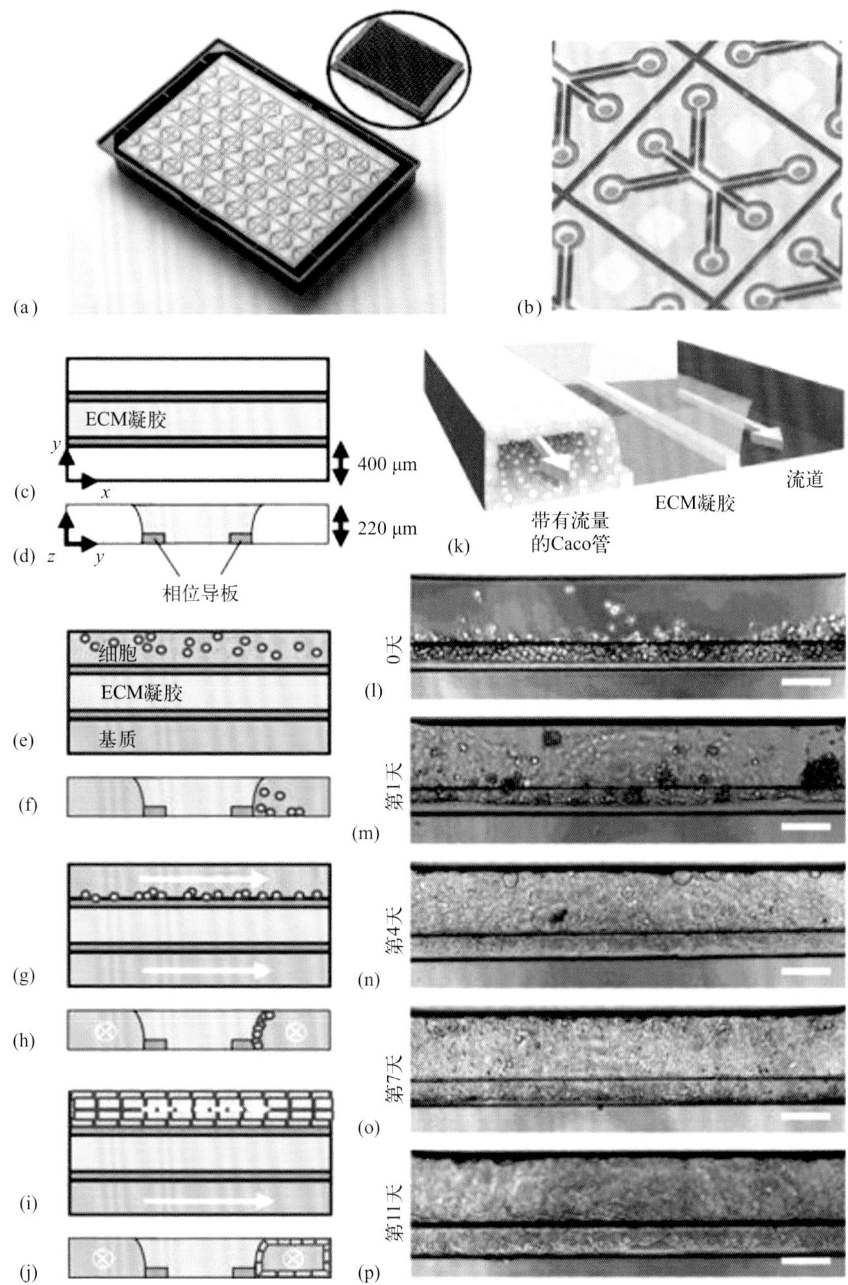

图 7.3　新兴的微流控检测模型

Mimetas 开发的用于建立肠小管模型方法和微量滴定板格式的 OrganoPlate 平台。引自 Trietsch et al.，2017[44]

总体而言，这些发展有助于在细胞、组织和整个生物体水平上通过临床前模型对靶点生物学和药物作用机制进行高度动态和定量读取[48]。活体光学成像与荧光蛋白光开关、光激活、双分子荧光互补（bimolecular fluorescence complementation，BiFC）、光漂白后荧光恢复（fluorescence recovery after photobleaching，FRAP）和荧光共振能量转移（fluorescence resonance energy transfer，FRET）等技术的应用，提供了活体组织微环境中靶点活性和细胞表型的精确且可量化的功能读数[48]。低分辨率全身成像技术，如基于发光（luminescence-based）的方法，长期以来一直广泛应用于药物发现，以监测药物治疗期间临床前啮齿动物模型的疾病进展和消退率[49，50]。与传统的临床前方法相比，这种纵向全身成像技术可以基于较少的动物获得关于疾病扰动或靶点活性的有价值信息，并且使成本显著降低，但其在单细胞或亚细胞分辨率上提供的信息有限，无法更深入评估靶点生物学。将新的靶点活性光学生物传感器与包括植入成像窗口在内的活体成像技术相结合，可以提供活体微环境中独特的细胞、亚细胞和单分子药物靶向活性的解析[48]。支持探索治疗性靶点生物学性质的光学成像技术的具体实例包括基因工程荧光蛋白的使用，这种蛋白是光控分子，可以在特定波长激发后从暗到亮，或从一种颜色切换到另一种颜色[51]。这种光激活的探针能够用于活细胞和活体系统中，以跟踪细胞运动、监测蛋白质靶点稳定性和亚细胞扩散动力学[52，53]。FRAP为监测蛋白质扩散和动态细胞内过程提供了一种替代方法。发色团辅助光灭活（chromophore-assisted light inactivation，CALI）方法是一种通过产生活性氧簇（reactive oxygen species，ROS）局部干扰蛋白质功能的特殊技术，ROS能够在激发附着的荧光团后破坏特定的蛋白质。这种方法提供了一种通过精确的空间和时间控制来灭活蛋白靶点的机制[54]。基于FRET生物传感器的效率、亮度和体内适用性，可监测靶点活性的多个方面，如蛋白质间相互作用、酶活性和亚细胞定位，从而允许对细胞和组织内的药物靶点活性进行动态量化。由宫胁（Miyawaki）及其同事开发的荧光泛素化细胞周期指示系统（fluorescence ubiquitination cell cycle indicator，FUCCI），是一种遗传编码的双色（红色和绿色）指示器，可用于活细胞群体中单细胞水平的细胞分裂动力学分析[55]。FUCCI报告基因可在体外或体内动态监测靶点抑制和药物暴露对细胞周期进程的影响[55]（图7.2）。无标记成像技术的发展和使用，如相干反斯托克斯拉曼散射（coherent anti-stokes Raman scattering，CARS）显微镜和二次谐波发生（second harmonic generation，SHG），进一步提高了研究人员研究体内微环境的能力。使用这种无标记技术能够可视化活组织中的结构信息，如血管、血流、胶原蛋白密度和浸润免疫细胞[56]。当无标记成像技术与荧光报告基因多路传输时，可以提供更多关于疾病在体生物学的背景信息。

此外，使用同样可以应用于体外细胞培养的成像方法和试剂对体内动态细胞表型和靶点活性进行量化，为复杂细胞分析系统的逆向工程提供了新的机会，这些系统可以准确地模拟体内生物学。准确地将体内细胞和靶向生物的动力学建模到基于细胞的分析中，可以弥补体外和体内生物学之间的差距，并将疾病的复杂性研究提前至靶点确证和药物发现的早期阶段。使用这种最先进的活体成像技术还可以在药物发现过程的早期识别出有缺陷或无效的靶点和药物，从而降低与晚期临床前和临床失败相关的成本[57]。

7.2.7 高内涵成像

在基于细胞的分析和小型有机体模型的应用中，由自动化高通量显微镜平台与新型光学探针和自动化图像分析软件工具集成的持续发展，有效改变了基于图像的表型筛选[58]。借助能够从每张图像中提取每个细胞数百个测量值的图像分析软件，研究人员可以检测和量化手动分析或传统单端点分析可能会遗漏的细微表型变化。这些发展促进了高内涵分析（high-content analysis）的全新功能生物学领域[59，60]。高内涵分析可以用更可靠的定量表型测量取代传统的手动分析，以及对细胞、组织和整个有机体在化学或基因扰动后表型反应进行主观解释。开发基于图像分析和记录表型反应的全自动图像分析仪（可以在实验室之间转移），有利于提高生物科学实验的重现性。因此，进一步开发和更多地采用这种定量表型方法，可能有助于解决先前与靶点确证相关的临床前研究重现性较差的问题[61]。与其他基于细胞的分析平台相比，自动显微成像的另一个优势是提供了 x、y 和 z 维度的空间分辨率。这促进了基于细胞模型的开发，以及对与疾病相关的更复杂异种共培养（图 7.4）模型和 3D 模型进行筛选分析。在一个单项检测共培养系统中，对相邻的正常和疾病细胞表型的靶点干扰或药物反应进行平行评估，可以提供不同细胞类型靶点生物学的宝贵信息，而这些细胞通常在体内的组织和器官中共存。因此，相对于单细胞系的标准单一培养，混合共培养细胞模型有望更准确地反映体内组织微环境中的结果（图 7.4）。将高内涵成像能力与新的人体 iPSC 技术、3D 多细胞模型和微流控设备相结合，有望进一步提高疾病相关性，并获得更多信息，以更好地为早期靶点识别和确证研究提供实用信息。

7.3 靶点生物学和药物作用机制的多参数高内涵表型鉴定

将高内涵成像检测与多参数图像分析、多变量统计、机器学习和新的图像信息学资源的最新进展相结合，可以在大规模分析系统中对细胞表型进行复杂的分类。多参数高内涵成像技术的进步使我们能够为每一种测试的化学和遗传扰动生成表型指纹，以支持表型分析，比较细胞、组织和小模型生物系统内的不同靶点和药物作用机制之间的相似性和差异性[62–66]。预计这些方法的进一步发展将更好地为相关疾病模型中靶点识别、苗头化合物识别，以及从靶点到先导化合物的药物化学研究项目提供实用信息。下文概述了多参数高内涵成像和图像信息学领域最新进展所提供的全新机遇。例如，在基于细胞检测系统的背景下，相关技术的发展为基因功能注释和药物作用研究提供了新的机会。 其中，基于图像的表型测量是基于细胞的测定，可以记录为全孔 / 细胞群测量的平均值或单个单细胞的测量。单个单细胞测量可以提供更详细的细胞异质性信息，并对不同的细胞亚群进行分类，以进行更精确的表型分析[67]。细胞亚群分析对于理解克隆细胞群内因药物暴露而产生的异质性非常重要，这可能是克隆选择和

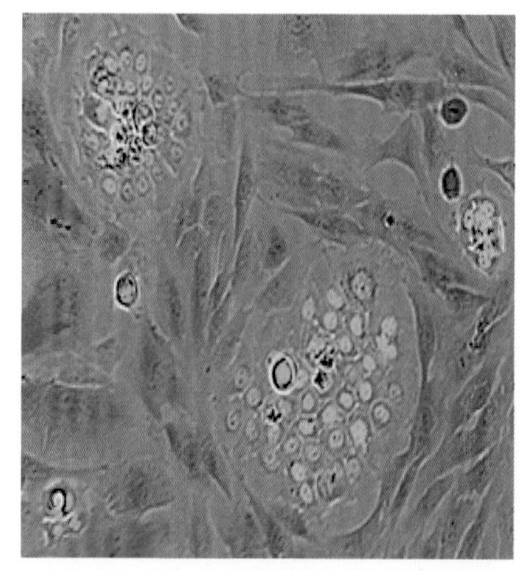

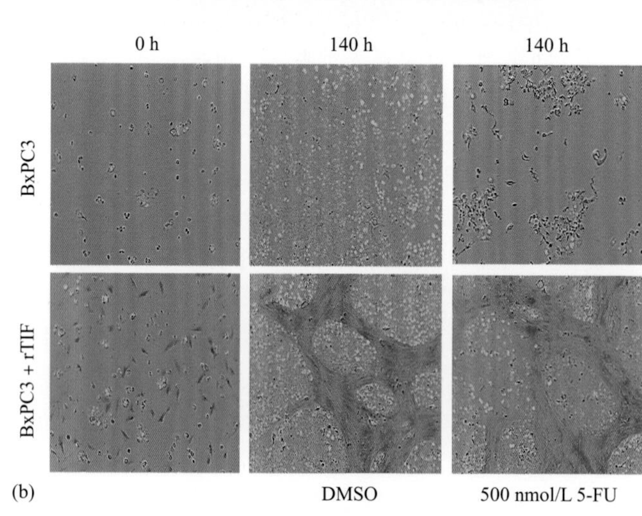

图 7.4　高内涵共培养试验

（a）以 NucLight (Essen Bio.) 标记肿瘤细胞 (BxPC3)，能够表达红色荧光蛋白的细胞是端粒酶逆转录酶 (telomerase reverse transcriptase，TERT) 标记有红色荧光蛋白 (red fluorescent protein，RFP) 的永生真皮成纤维细胞；（b）在共培养试验中，与单独培养的肿瘤细胞相比，高内涵共培养肿瘤细胞可免受 5-FU 介导的细胞毒性影响

耐药性的驱动因素。因此，计算表型异质性的新高内涵成像方法与监测药物干预后的疾病演变，以及评估靶向治疗有效反应的长期持续时间具有高度相关性 [67]。随着在单细胞水平上监测细胞异质性和亚群反应分类的高内涵成像表型分析方法的发展，研究人员正在开发更复杂且与临床相关的异质和多细胞模型，用于细胞基础上的自动筛选。

然而，如何优化处理复杂表型反应的多参数成像数据，做出关键决策，以便支持靶点识别、确证和药物化学研究，仍然是一个艰巨的挑战。2004 年，Perlman 等发表了具有里程碑意义的文章，描述了从多参数高内涵表型测量中所获得化合物“指纹”的使用方法。研究表明，具有已知相似作用机制的化合物诱导了相似的细胞形态，从而产生了具有相似的多参数高内涵表型指纹 [65]。结合多元统计和机器学习方法的高内涵表型图谱分析，研究人员证明了基于类似多参数表型指纹和注释良好的参考化合物集预测化合物作用机制的实用性 [62, 65, 68-71]（图 7.5）。深度学习卷积神经网络（convolutional neural network，CNN）方法已直接用于原始图像数据，作为适当分类器的输入，其在细胞表型分类中表现良好 [72]。有几组报告显示，与使用提取形态学测量的方法相比，CNN 分类器在高内涵成像数据上更为准确 [73]。与传统的基于图像分析的特征提取和数据归一化方法（data normalization methods）相比，高内涵成像数据集的深度学习方法在不同高内涵分析模型系统中的未来发展仍有待观察。

7.3.1　功能基因组学中的高内涵细胞成像

上述高内涵分析研究的实例采用了多种不同的基于图像的检测形式，其利用荧光蛋白染色剂、DNA 结合染料、标记抗体，以及工程荧光报告细胞系的各种组合来创建原始图像数据集，以用于后续图像分析和表型分类。Gustafsdottir 等描述了一种开发成本相对较低的多重细胞学分析测定法，该方法以多种荧光染料“涂抹细胞”以获得细胞形态的定量表型轮廓，而不需要特定的抗体标记或基因工程探针 [74]。优化的“细胞染料（cell painting）”测定方法将 6 种荧光染料在 5 个光谱通道中成像，以揭示 8 个广泛相关的细胞成分或细胞器。自动化图像分析软件包，如 CellProfiler，可用于细胞染色检测分析，以识别单个细胞，并计算多达 1500 个形态学特征测量值（如尺寸、形状、结构、强度），以生成适合于检测细微细胞表型的丰富轮廓 [63]。在生物活性化合物的中试筛选中，该方法检测到一系列细胞表型，并使用多参数表型图谱对具有相似注释蛋白靶点或化学结构的化合物进行分类 [63]。细胞染色实验可以实现许多目标，包括对化学或基因扰动（genetic perturbation）的表型影响进行分类，并将具有相似表型特征的化学结构和基因，或二者之一分组到功能通路中。最近的一项研究评估了人体基因是否可以运用细胞染色实验对 cDNA 结构的形态进行功能注释。结果表明，在 220 个测试基因中，有 50% 具有可检测的形态学特征，这些特征被分组为具有生物学意义的基因簇（gene cluster），且与已知的功能注释（如 RAS-RAF-MEK-ERK 级联）一致 [75]。这些结果证明，在人体基因组中，多参数高内涵表型谱分析可能有助于确定约 38% 功能未知的基因功能 [76]，并作为确定功能注释基因的新方法 [75]。因此，多参数高内涵涂抹细胞实验分析可用于在生理相关细胞模型内，对治疗靶点活性的形态学进行表征。

7.3.2　多参数高内涵成像与化学信息学的结合

利用高内涵的表型分析将表型相似的化合物聚集，结合已知的化合物靶向选择性数据，可用于进一步阐明完整细胞系统中单个化合物的靶点活性，以及靶向效应或脱靶效应。表型簇（phenotypic cluster）富含代表特定靶点类别的化合物，可用于将假设靶点分配给表型相似且靶点活性未知的小分子（图 7.5）。例如，一项高内涵成像研究使用马尔可夫聚类算法（Markov clustering algorithm）生成表型指纹来聚类机

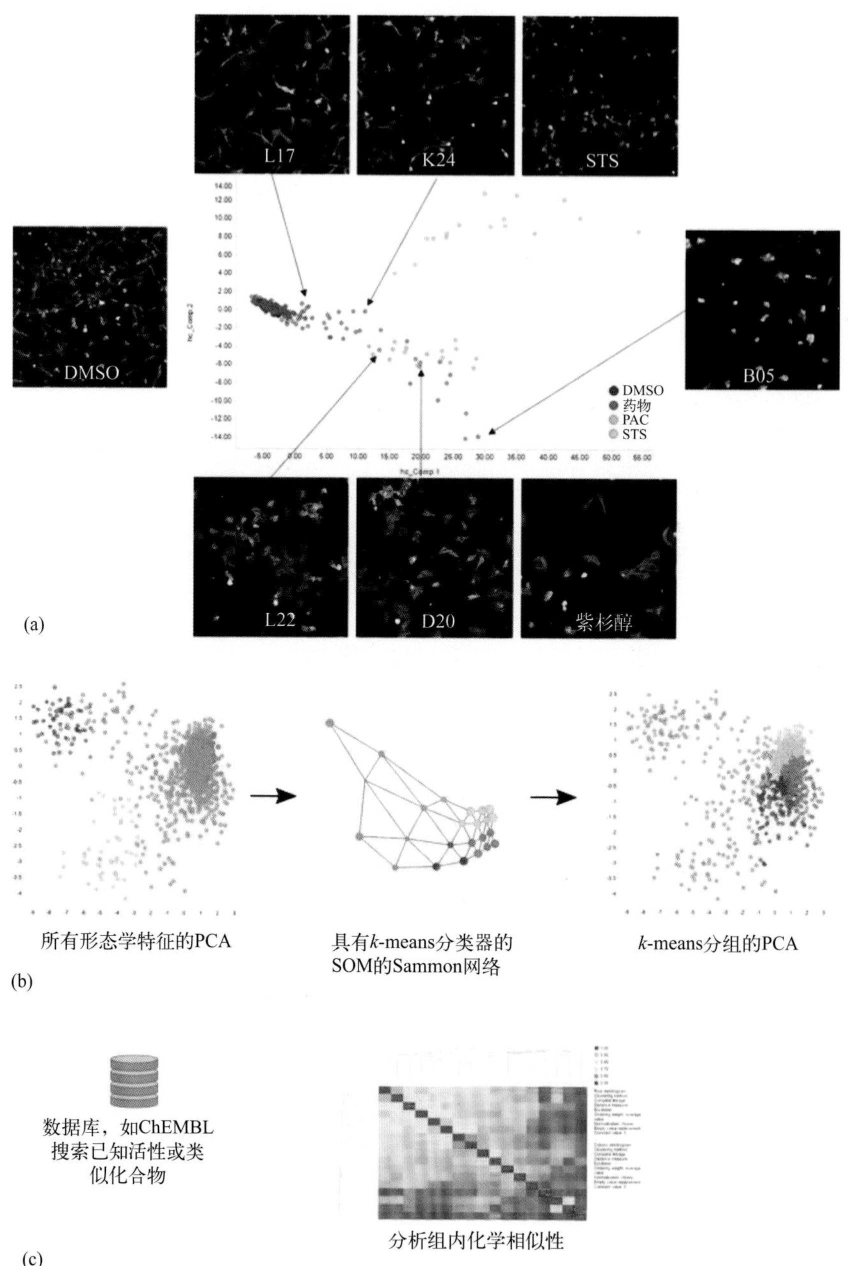

图 7.5 高内涵表型和化学聚类

（a）鳞状细胞癌细胞系的主成分分析 (principal component analysis，PCA) 和表型药物反应实例，主成分 1 和 2 占总方差的 75%；（b）利用 Spotfire High Content Analyzer 软件进行表型聚类和后续化学结构分析的工作流程示例：PCA、自组织映射 (self-organizing map，SOM) 和 *k*-means 聚类；（c）通过使用如 ChEMBL 之类的化学数据库，或进行表型组内结构化学相似性分析，确定或预测作用机制制相似的化合物，然后分析每个化合物簇以富集单个靶点和基因集，从而促进作用机制分析[77]。化合物的单个靶点注释可选自公共和商业药物靶点数据库，如 ChEMBL、DrugBank、GVK（GOSTAR）、Integrity 和 Metabase。基因组的收集可从以下数据库获得：BioSystems、Metabase、Integrity、Metabase noodles（Metabase 通路衍生的基因组）和 Gene Go ontology[77]。

7.3.3　多参数高内涵分析指导化学设计和靶点选择性

构效关系（structure–activity relationship，SAR）的研究是药物化学家用来确定哪些结构基序是有效靶点结合、靶点选择性和表型反应所必需的基本原理。理论上，具有类似化学结构的化合物将结合相同或相似的蛋白质靶点，这一原理被用于化合物多种衍生物的开发，而这些衍生物可能会表现出更好的效价和选择性。Young 等开展了一项最早的研究，将多参数高内涵表型图谱与化学结构结合起来，并预测了蛋白质结合活性，确定具有相似化学结构的化合物能产生类似的表型指纹[78]。在这项研究中，他们采用含 6547 个化合物的小分子化合物库，筛选人体宫颈癌细胞系（HeLa），并对 36 个特征进行因子分析，为每个化合物生成表型指纹。化学结构之间的相似性是通过径向原子近邻来确定分子结构，然后通过计算化合物之间的谷本距离（Tanimoto distance）来构建结构相似矩阵来实现 。两个相似矩阵，一个用于表型指纹图谱，一个用于化学结构，通过相似性聚类，在交叉引用时发现表型聚类与结构相似的化合物组相匹配，这表明可以得到化学结构与多参数高内涵表型图谱之间的关系（图 7.5）[78]。然而，对于一些表型簇（如细胞毒性），表型和化学相似性之间的一致性与其他更多形态学定义的表型相比是有所降低的。这些研究还表明，高内涵表型与预测的化合物靶点相关性会比与化合物结构本身的相关性更好。这些结果为多参数高内涵谱分析的有效性提供了早期证据，进而可以根据未知化合物库和靶点注释化合物库之间的表型相似性来预测靶点。该研究还进一步表明，化学结构上的微小改变往往与较大的表型差异相关。这可能是由于基于细胞的检测系统对配体 - 靶点相互作用修饰的敏感性增加，并有可能获得与细胞渗透性（clg *P/D*- 介导）、亚细胞分布、细胞运输机制、膜相互作用等多种相关机制相关的活性急剧上升现象[79]。

尽管存在诸多挑战，但药物发现课题组的共同经验和报告表明，如果在表型分析的设计、确证、操作和分析上付出足够的努力，基于细胞的表型分析可以支持 SAR[80-83]。例如，一个复杂的原代人内皮细胞（primary human endothelial cell）和基质祖细胞（stromal progenitor cell）共培养模型研究，结合了化学信息学对血管生成的多参数高内涵分析，识别出了新的化合物骨架，并在化合物 SAR 的明确证据下实现了苗头化合物的拓展[80]。此外，研究人员通过一系列定义明确的肿瘤细胞株存活力、高内涵凋亡、细胞增殖和细胞迁移试验，对小型化合物库进行迭代筛选，有效指导了新型、有效和高选择性激酶抑制剂的设计[82,83]。

7.4 用于表型筛选和作用机制测试的靶点注释化合物库

不得不承认的是，我们对许多复杂人体疾病的靶点生物学缺乏了解，对相当一部分蛋白质的生物学功能存在知识空白[76]，再加上缺乏表征良好的选择性工具化合物[84]，这都是有效确证新药靶点的主要限制因素。应用高质量的化学探针和良好特性的靶点注释化合物库（包括针对每个靶点的多个结构不同的分子），对于跨表型筛选试验的靶点识别研究是非常有价值的（详见第 1 章）。靶点注释化合物库已被证明有助于深入评估特定靶点的功能，如前所述，也支持通过表型分析阐明新苗头化合物的假设靶点[77]。结构基因组学联盟（Structural Genomics Consortium，SGC）（https://www.thesgc.org）和化学探针门户（Chemical Probes Portal）网站（http://www.chemicalprobes.org/）等资源提供了用于靶点确证的高质量化学探针。然而，这些应用规模仅限于较小的化合物库和狭窄的生物靶点空间领域。因此，需要进一步的投资和新技术，以加速获得可在复杂体外和体内模型中精确干扰靶点活性的药理学或遗传学工具。随着公开和商业化的化学信息学资源和 ChEMBL 等药物靶点数据库的开发，可以通过大型化合物库进行靶点预测，目前已证明基于表型筛选预测化合物作用机制是有价值的[77,78]。同样，来自制药行业开放创新计划［阿斯利康（AstraZeneca）靶点创新，https://openinnovation.astrazeneca.com/target-innovation.html；杨森制药（Janssen Pharmaceuticals）表型发现计划，http://npsc.ac.uk/pdi；礼来（Lilly）OIDD 新兴生物学计划，https://openinnovation.lilly.com/dd/］或商业来源（Bioascent 表型工具箱，https://compoundcloud.bioascent.com/phenotypic-toolbox）的表型注释工具化合物，支持在各种细胞和小型模型生物的疾病模型中探索靶点生物学。目前迫切需要进一步投资开发并分类更大量的靶点注释工具化合物库，为表型靶点化合物（苗头化合物）的作用机制分类提供参考，并在基于人体细胞的最新模型中探索全新的生物靶点。

7.5 跨越新模型系统的定量通路分析

潜在治疗靶点并不是孤立工作的，而是细胞内复杂信号网络的一部分，并受到遗传、表观遗传和环境因素的控制。细胞行为和疾病演变的可塑性往往意味着疾病细胞很容易通过冗余和自适应信号机制绕过靶点扰动。对患者样本的大规模遗传、表观遗传和蛋白质组学分析发现，患者个体和患者之间存在着显著的疾病异质性。许多复杂的人体疾病是由多个细胞内信号通路紊乱所驱动的，这增强了病变细胞在接受单一通路阻断剂治疗后快速重新构建其信号通路的能力，从而导致无效治疗或治疗性抵抗[85]。例如，糖皮质激素（corticosteroid）是重要的抗炎处方药，但慢性炎症性疾病对糖皮质激素治疗的耐药性是一个常见问题。因此，了解糖皮质激素耐药性的相关通路和机制对确定可与糖皮质激素治疗相结合的新靶点具有重要价值[86]。此外，信号网络和通路转换可使肿瘤快速进化并引起治疗性逃避。因此，需要新的方法来了解肿瘤细胞信号网络及促进肿瘤进展的“驱动”通路，以指导药物 - 靶点组合的最佳选择，这些药物 - 靶点组合破坏了不同类型肿瘤生存信号网络之间的通信，从而降低了治疗逃避和复发的可能性。因此，将假设靶点置于正确的通路网络和预期的体内耐药机制的背景下，对于预测患者治疗结果的成功与否是至关重要的。

在多细胞和单细胞水平上运行的基因组和蛋白质组学技术，如高通量测序技术、质谱和蛋白质微阵列技术（protein microarray technology），结合生物信息学和计算方法（系统生物学和 AI），推进了综合通路网络中靶点活性知识库的发展。例如，由于在介导整合素链接的局部粘连转换中发挥着控制细胞粘连的作用，非受体酪氨酸激酶（non-receptor tyrosine kinase，NRTK）和局部黏着斑激酶（focal adhesion kinase，FAK），几十年来一直被认为是肿瘤细胞迁移和转移的治疗靶点。然而，近期的研究结合了细胞因子生成和通路网络分析，发现 FAK 在细胞核内易位到亚黏附复合体，在决定基因表达、调控免疫反应和肿瘤细胞存活的细胞因子分泌方面发挥重要作用 [87,88]。

7.5.1　基因转录水平上的通路分析

转录组和翻译后通路分析方法的最新技术进步大大改善了模型敏感度和通量，因此其更适用于药物作用机制和靶点确证研究。利用 NGS 平台和全基因组表达阵列对 mRNA 进行基于基因转录的分析，可以全面了解生物样本中的基因活性。基因转录分析的常见应用包括跨样本的全基因组差异表达研究，以支持疾病分类、蛋白质功能和药物作用机制分析。连接图（connectivity map）模型是新生物信息学方法的典范，支持对基因表达谱进行系统的比较分析 [89]。连接图将来自大型化合物扰动样本的基因表达谱目录与计算和统计方法相结合，可通过基因表达模式的相似性分析来推断化合物的作用机制 [89]。该研究采用概念验证研究方法，对具有较弱抗肿瘤活性的天然产物葛杜宁（gedunin）的作用机制进行了鉴定。研究中以葛杜宁作用 LNCaP 前列腺癌细胞 6 h，获得其基因转录表达谱，再用于查询连接图数据库，进而发现其与多种 HSP90 抑制剂具有很高的相似性。随后的研究进一步证实了 HSP90 就是葛杜宁的一个作用靶点 [90]。

基因表达分析的最新技术开发了更具成本效益的基因表达方法，如 L1000™ 平台。L1000 是基于 384 孔板格式的 978 个标记基因转录本的快速量化，是一种推断较大基因组表达的计算模型 [91,92]。一项研究将监督机器学习方法应用于 L1000 数据，将药物治疗后的 mRNA 表达谱与基因敲除实验相关联，从而预测化合物的靶点 [93]。关于连接图和 L1000 的更多细节将在第 11 章中介绍。

在大量不同基因的细胞系中测试某一化合物，然后将药物敏感性曲线与细胞间基础基因表达模式相关联，也可用于揭示特定假设靶点。例如，在一项研究中，肿瘤细胞系对化合物 BRD5468 的敏感性与高表达的单甘油酯脂肪酶（monoglyceride lipase，MGLL）具有相关性 [94]。采用 MGLL 抑制剂 JZL184 处理或将 MGLL 的 shRNA 敲除，可减弱 BRD5468 的活性，这也证实 MGLL 是肿瘤细胞毒性作用的主要靶点 [94]。虽然此类细胞面板敏感性研究一直局限于大型肿瘤细胞面板的基本细胞活力测定，但 iPSC 技术和高内涵表型测试的发展很好地推进了新疾病领域，以及药物敏感性和转录组学分析。

虽然已证明基因转录分析在阐明化合物作用机制方面是有效的，但成功的关键取决于使用适当的生物测试试验，即给定化合物的相关靶点通路在适当的通路环境中被有效激活。另一个依赖性是对所生成全面且良好注释的转录组特征参考集的交叉引用。因此，进一步将高通量转录组分析应用于参考化合物库或特定蛋白质被系统敲除的 CRISPR 工程细胞面板，能够提供基因特征的概要。这将为理解靶点生物学及揭示药物 - 靶点作用机制提供宝贵的参考工具。

7.5.2 跨剂量反应和时间序列研究的动态翻译后通路分析

虽然转录组分析已被证明在解释药物作用机制和识别新治疗靶点方面具有重要价值，但小分子化合物、多肽和抗体疗法通常以蛋白质为靶点，而蛋白质靶点的激活状态决定了治疗反应。与质谱法相比，基于抗体的蛋白质微阵列技术具有高灵敏度、高通量和高定量的综合优势，而且成本相对较低。反相蛋白质阵列（reverse phase protein array, RPPA）是一种基于抗体的蛋白质组学方法，可在大样本组中同时测试多个蛋白质的丰度和翻译后修饰[95]。RPPA 技术的最新进展不仅包括更复杂的样品处理、质量控制、经过确证的优质亲和试剂和光学检测，还包括平面波导检测系统（planar waveguide detection system），该系统可在中高通量模式中提供 10^{-21} ～ 10^{-15} mol 级的蛋白质分析检测灵敏度[95,96]。一个典型的 RPPA 平台包含以下核心过程：从细胞培养、体内或临床组织样本中制备总蛋白质提取物；将蛋白质提取物作为单个样品点打印在硝酸纤维素或疏水芯片表面；然后将固定在微阵列上的蛋白质样品点与单特异性抗体孵育，以检测单个蛋白质或其翻译后修饰形式（图 7.6）。Mischel 及其同事[97]使用一个定量的、基于抗体的蛋白质微阵列平台，与一个称为单细胞条形码芯片（single-cell barcode chip，SCBC）的微流控设备集成，并进行了单细胞磷蛋白质组学分析[98]。SCBC 在检测每个芯片上少量细胞中多种蛋白质的灵敏度和能力方面超过了 RPPA。SCBC 平台已应用于脑肿瘤耐药模型，以识别 mTOR 激酶抑制剂治疗后的耐药通路[97]。为了构建 mTOR 激酶抑制剂耐药的临床相关模型，研究人员以 CC214-2 治疗源自患者的人胶质母细胞瘤（glioblastoma，GBM）异种移植小鼠，而 CC214-2 是一种可通过血脑屏障的 ATP 竞争性 mTOR 激酶抑制剂。免疫组化分析发现，对 CC214-2 的最初反应是 GBM 中 Ki-67 标记的降低，GBM 是一种衡量肿瘤细胞增殖的指标，与 mTORC1 和 mTORC2 的抑制一致。然而，在治疗后的第 27 天，肿瘤快速再生，伴随着葡萄糖摄取量和肿瘤体积的增加，mTORC1 和 mTORC2 信号重新激活，Ki-67 标记显著增加，因此其有效模拟了耐药的临床情况[97]。SCBC 平台可应用于响应阶段与 GBM 异种移植瘤分离的细胞。从抑制剂治疗后耐药期开始，通过基于系统的计算方法挖掘磷蛋白数据，以检测耐药性发展过程中早期和晚期的多个信号节点变化[97]。这种以超灵敏和高通量抗体为基础的蛋白质微阵列的发展，促进了靶点干预后动态通路信号的大规模多重分析。这种通路分析包括在非常小的样本（包括体外、临床前或临床活组织检查 ）中定量低丰度蛋白质和翻译后表位的水平。因此，蛋白质微阵列技术特别适用于研究调节微型细胞试验（包括人原代细胞模型）中的靶点扰动和对下游通路的影响。在靶点干预后的连续

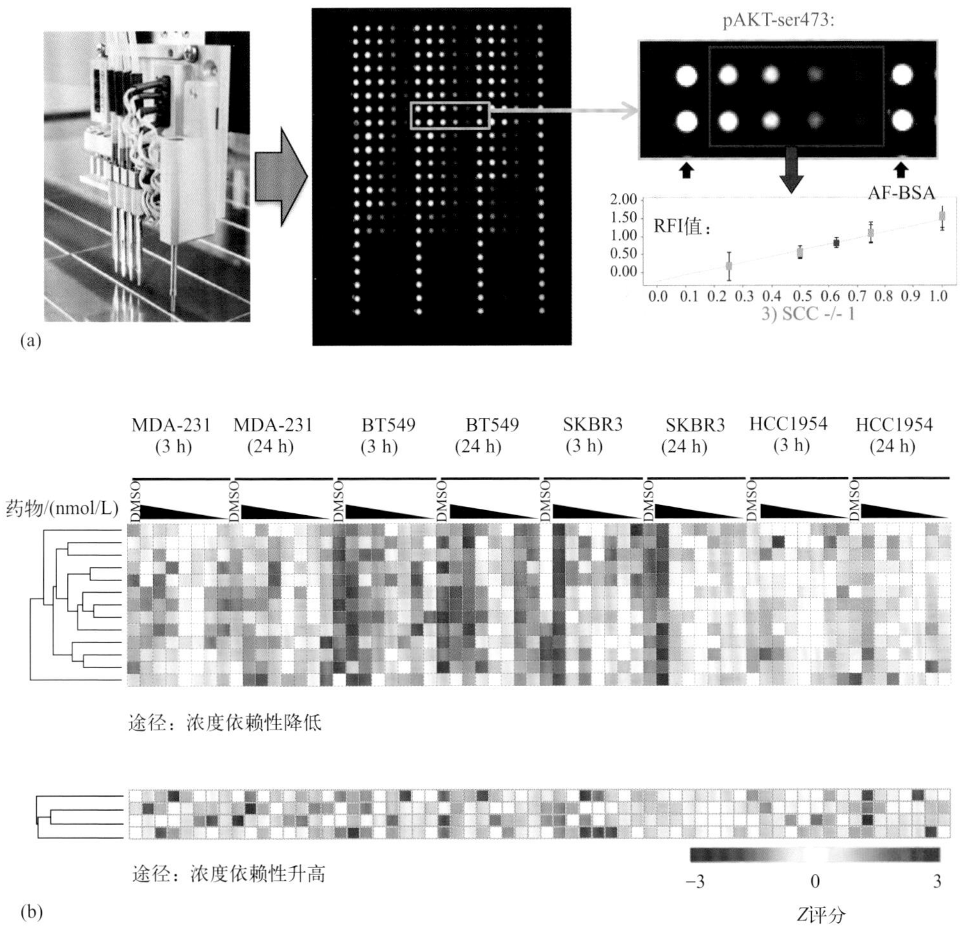

图 7.6　反相蛋白质阵列平台

（a）在固体表面微阵列上打印蛋白质提取物，用于检测荧光抗体介导的蛋白质分析物；（b）在化合物治疗后的 3 h 和 24 h，在一组人乳腺癌细胞系中应用 RPPA，以识别靶点干预后潜在的药效学途径生物标志物、代偿或耐药途径

时间点翻译后，通路网络的动态分析可以支持耐药性机制的识别，从而将假设靶点置于动态通路信号网络的背景下，这可能有助于耐药性的治疗［图 7.6（b）］。靶向干预后，在临床前和临床材料中发现的代偿性和冗余的翻译后机制，可以映射到公共或专利药物 - 靶点数据库，以生成新的药物组合或新的假设靶点，这可能抵消动态通路的重新连接和耐药性的治疗。临床样本中耐药性通路机制的表征也可以支持生物化学或基于细胞筛选分析的逆向工程，从而阐明临床耐药性机制，进一步确定新的耐药性靶点。在早期药物发现阶段（如靶点确证、靶点序列评价、先导化合物识别、先导化合物优化和候选药物评价），常规应用基于相关人体细胞模型的高通量蛋白质微阵列方法，可以在相关生物学背景下对药物作用机制进行更全面、更准确的药效学评估。这

些信息有助于对靶点进行评估，以及对药物作用机制进行更加翔实的分类，从而为后续投资提供信息，并在综合信号通路网络的背景下，制定更优化的临床前及临床开发策略。

7.6 总结

基因组学、蛋白质组学、成像和信息学工具等方面的新突破，正与基于细胞的检测分析技术相融合，从而能够在复杂的人体细胞和组织疾病模型中深入探索靶点的生物学性质和药物的作用机制。这些进展将很好地支持新一代体外和体内功能性生物学研究，相关研究结合了强有力的假设测试和假设生成，从而能够在相关组织和疾病背景下对靶点生物学进行更深入的评估和无偏评估。自动化图像采集、图像分析、转录组学和蛋白质组通路分析技术的应用，以及经过充分确证的质量控制程序，消除了主观性影响，并支持了在学术界和工业界对药物假设靶点进行更多的定量和可重复评估。这些进展支持多种药物发现模型，如基于靶点的、表型的、以化学为中心的模型和药物再利用模型，以及对药物 - 靶点作用机制进行强有力的功能表征。

一些回顾性综述分析了临床开发过程中的失败率，以及表型药物发现与靶向药物发现策略各自的优点和局限性[1, 2, 99-101]，但并未有效反映本章所述的新模型系统在进行广泛靶点确证和药物作用机制研究领域的最新进展。因此，这些技术的发展将如何单独或共同影响未来临床开发后期的失败率，以及针对新治疗靶点批准药物的总体数量，还有待进一步观察。然而，要将这些新突破性技术的影响最大化，并采用替代策略进行靶点识别和确证，需要专门的投资和大胆的决策，以取代更成熟和更具成本效益的临床前模型和药物发现策略。

精确预测临床结果的筛选方法和临床前模型的开发是一项重大挑战。到目前为止，还需要来自资助机构、工业界和生命科学投资者的更多投资，以减少临床开发后期的高失败率。支持逆向转化研究的临床前模型和相关技术的开发（详见第 6 章），将通过学术 - 行业 - 临床伙伴关系来共享与临床见解和治疗结果密切相关的数据和知识，以最有效地改善临床相关性和疗效预测。这种伙伴关系还应在各学科之间架起桥梁，以实现新的技术突破，并推进生物科学与微工程、物理学、数学和高级计算分析的不断融合。通过多学科联合，并将技术上的最新进展纳入到药物研发模型之中，可以实现更可靠的靶点确证，并制定更明智的临床前和临床开发策略（图 7.7）。

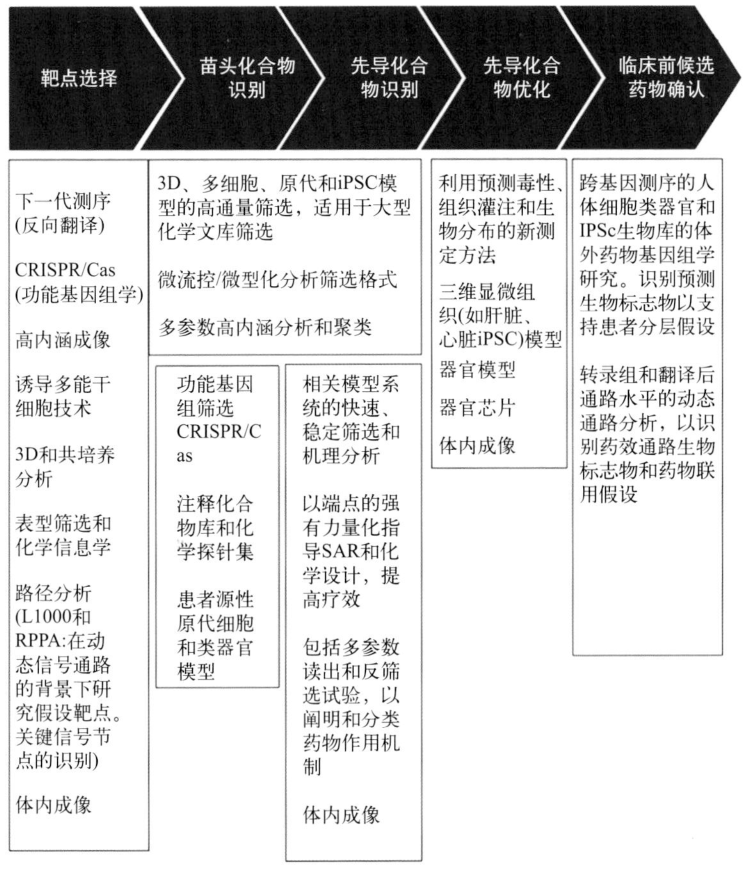

图 7.7　整合新的靶点确证技术，加强新药研发项目的运行模式

（马　朝 译，白仁仁 校）

参考文献

1 Hay, M., Thomas, D.W., Craighead, J.L. et al. (2014). Clinical development success rates for investigational drugs. *Nat. Biotechnol.* 32 (1): 40–51.

2 Kola, I. and Landis, J. (2004). Can the pharmaceutical industry reduce attrition rates? *Nat. Rev. Drug Discovery* 3 (8): 711–715.

3 Waring, M.J., Arrowsmith, J., Leach, A.R. et al. (2015). An analysis of the attrition of drug candidates from four major pharmaceutical companies. *Nat. Rev. Drug Discovery* 14 (7): 475–486.

4 Bunnage, M.E. (2011). Getting pharmaceutical R&D back on target. *Nat. Chem. Biol.* 7 (6): 335–339.

5 Gupta, R. (2017). Clinical success versus attrition of investigational pharmaceuticals: a vignette. *Crit. Rev. Ther. Drug Carrier Syst.* 34 (6): 527–549.

6 Zhang, L., Mchale, C.M., Greene, N. et al. (2014). Emerging approaches in predictive toxicology. *Environ. Mol. Mutagen.* 55 (9): 679–688.

7 O'brien, P.J., Irwin, W., Diaz, D. et al. (2006). High concordance of drug-induced human hepatotoxicity with in vitro cytotoxicity measured in a novel cell-based model using high content screening. *Arch. Toxicol.* 80 (9): 580–604.

8 Pilling, J., Garside, H., and Ainscow, E. (2010). Development of a quantitative 96-well method to image glycogen storage in primary rat hepatocytes. *Mol. Cell. Biochem.* 341 (1–2): 73–78.

9 Szkolnicka, D., Farnworth, S.L., Lucendo-Villarin, B. et al. (2014). Accurate prediction of drug-induced liver injury using stem cell-derived populations. *Stem Cells Transl. Med.* 3 (2): 141–148.

10 Clements, M., Millar, V., Williams, A.S., and Kalinka, S. (2015). Bridging functional and structural cardiotoxicity assays using human embryonic stem cell-derived cardiomyocytes for a more comprehensive risk assessment. *Toxicol. Sci.* 148 (1): 241–260.

11 Ma, Z., Wang, J., Loskill, P. et al. (2015). Self-organizing human cardiac microchambers mediated by geometric confinement. *Nat. Commun.* 6: 7413.

12 Schaaf, S., Shibamiya, A., Mewe, M. et al. (2011). Human engineered heart tissue as a versatile tool in basic research and preclinical toxicology. *PLoS One* 6 (10): e26397.

13 Kelm, J.M., Timmins, N.E., Brown, C.J. et al. (2003). Method for generation of homogeneous multicellular tumor spheroids applicable to a wide variety of cell types. *Biotechnol. Bioeng.* 83 (2): 173–180.

14 Leucht, S., Helfer, B., Gartlehner, G., and Davis, J.M. (2015). How effective are common medications: a perspective based on meta-analyses of major drugs. *BMC Med.* 13: 253.

15 Davis, C., Naci, H., Gurpinar, E. et al. (2017). Availability of evidence of benefits on overall survival and quality of life of cancer drugs approved by European Medicines Agency: retrospective cohort study of drug approvals 2009–13. *BMJ* 359: j4530.

16 Mcdermott, U. (2015). Next-generation sequencing and empowering personalised cancer medicine. *Drug Discovery Today* 20 (12): 1470–1475.

17 Kruglyak, K.M., Lin, E., and Ong, F.S. (2014). Next-generation sequencing in precision oncology: challenges and opportunities. *Expert Rev. Mol. Diagn.* 14 (6): 635–637.

18 Wang, I.M., Stone, D.J., Nickle, D. et al. (2013). Systems biology approach for new target and biomarker identification. *Curr. Top. Microbiol. Immunol.* 363: 169–199.

19 Zhao, S. and Iyengar, R. (2012). Systems pharmacology: network analysis to identify multiscale mechanisms of drug action. *Annu. Rev. Pharmacol. Toxicol.* 52: 505–521.

20 Bailey, P., Chang, D.K., Nones, K. et al. (2016). Genomic analyses identify molecular subtypes of pancreatic cancer. *Nature* 531 (7592): 47–52.

21 Dreyer, S.B., Chang, D.K., Bailey, P., and Biankin, A.V. (2017). Pancreatic Cancer Genomes: Implications for Clinical Management and Therapeutic

Development. *Clin. Cancer Res.* 23 (7): 1638–1646.
22 Secrier, M., Li, X., De Silva, N. et al. (2016). Mutational signatures in esophageal adenocarcinoma define etiologically distinct subgroups with therapeutic relevance. *Nat. Genet.* 48 (10): 1131–1141.
23 Cong, L., Ran, F.A., Cox, D. et al. (2013). Multiplex genome engineering using CRISPR/Cas systems. *Science* 339 (6121): 819–823.
24 O'duibhir, E., Carragher, N.O., and Pollard, S.M. (2017). Accelerating glioblastoma drug discovery: convergence of patient-derived models, genome editing and phenotypic screening. *Mol. Cell. Neurosci.* 80: 198–207.
25 Larson, M.H., Gilbert, L.A., Wang, X. et al. (2013). CRISPR interference (CRISPRi) for sequence-specific control of gene expression. *Nat. Protoc.* 8 (11): 2180–2196.
26 Nestor, C.E., Ottaviano, R., Reinhardt, D. et al. (2015). Rapid reprogramming of epigenetic and transcriptional profiles in mammalian culture systems. *Genome Biol.* 16: 11.
27 Takahashi, K. and Yamanaka, S. (2006). Induction of pluripotent stem cells from mouse embryonic and adult fibroblast cultures by defined factors. *Cell* 126 (4): 663–676.
28 Landgren, H. and Sartipy, P. (2014). Can stem-cell-derived models revolutionize drug discovery? *Expert Opin. Drug Discovery* 9 (1): 9–13.
29 Carragher, N., Piccinini, F., Tesei, A. et al. (2018). Concerns, challenges and promises of high-content analysis of 3D cellular models. *Nat. Rev. Drug Discovery* 17 (8): 606.
30 Osakada, F., Ikeda, H., Sasai, Y., and Takahashi, M. (2009). Stepwise differentiation of pluripotent stem cells into retinal cells. *Nat. Protoc.* 4 (6): 811–824.
31 Sato, T., Vries, R.G., Snippert, H.J. et al. (2009). Single Lgr5 stem cells build crypt-villus structures in vitro without a mesenchymal niche. *Nature* 459 (7244): 262–265.
32 Rios, A.C. and Clevers, H. (2018). Imaging organoids: a bright future ahead. *Nat. Methods* 15 (1): 24–26.
33 Li, X., Francies, H.E., Secrier, M. et al. (2018). Organoid cultures recapitulate esophageal adenocarcinoma heterogeneity providing a model for clonality studies and precision therapeutics. *Nat. Commun.* 9 (1): 2983.
34 Mills, R.J., Titmarsh, D.M., Koenig, X. et al. (2017). Functional screening in human cardiac organoids reveals a metabolic mechanism for cardiomyocyte cell cycle arrest. *Proc. Natl. Acad. Sci. U.S.A.* 114 (40): E8372–E8381.
35 Wenzel, C., Riefke, B., Gründemann, S. et al. (2014). 3D high-content screening for the identification of compounds that target cells in dormant tumor spheroid regions. *Exp. Cell. Res.* 323 (1): 131–143.
36 Madhavan, M., Nevin, Z.S., Shick, H.E. et al. (2018). Induction of myelinating oligodendrocytes in human cortical spheroids. *Nat. Methods* 15 (9): 700–706.
37 Verhulsel, M., Vignes, M., Descroix, S. et al. (2014). A review of microfabrication and hydrogel engineering for micro-organs on chips. *Biomaterials* 35 (6): 1816–1832.

38 Rimann, M. and Graf-Hausner, U. (2012). Synthetic 3D multicellular systems for drug development. *Curr. Opin. Biotechnol.* 23 (5): 803–809.

39 Olive, K.P., Jacobetz, M.A., Davidson, C.J. et al. (2009). Inhibition of Hedgehog signaling enhances delivery of chemotherapy in a mouse model of pancreatic cancer. *Science* 324 (5933): 1457–1461.

40 Smyth, M.J., Pietersz, G.A., and Mckenzie, I.F. (1987). Use of vasoactive agents to increase tumor perfusion and the antitumor efficacy of drug-monoclonal antibody conjugates. *J. Natl. Cancer Inst.* 79 (6): 1367–1373.

41 Nobis, M., Mcghee, E.J., Morton, J.P. et al. (2013). Intravital FLIM-FRET imaging reveals dasatinib-induced spatial control of src in pancreatic cancer. *Cancer Res.* 73 (15): 4674–4686.

42 Horvath, P., Aulner, N., Bickle, M. et al. (2016). Screening out irrelevant cell-based models of disease. *Nat. Rev. Drug Discovery* 15 (11): 751–769.

43 Curley, J.L. and Moore, M.J. (2011). Facile micropatterning of dual hydrogel systems for 3D models of neurite outgrowth. *J. Biomed. Mater. Res. Part A* 99 (4): 532–543.

44 Trietsch, S.J., Naumovska, E., Kurek, D. et al. (2017). Membrane-free culture and real-time barrier integrity assessment of perfused intestinal epithelium tubes. *Nat. Commun.* 8 (1): 262.

45 Sung, J.H., Kam, C., and Shuler, M.L. (2010). A microfluidic device for a pharmacokinetic-pharmacodynamic (PK-PD) model on a chip. *Lab Chip* 10 (4): 446–455.

46 Bauer, S., Wennberg Huldt, C., Kanebratt, K.P. et al. (2017). Functional coupling of human pancreatic islets and liver spheroids on-a-chip: towards a novel human ex vivo type 2 diabetes model. *Sci. Rep.* 7 (1): 14620.

47 Maschmeyer, I., Lorenz, A.K., Schimek, K. et al. (2015). A four-organ-chip for interconnected long-term co-culture of human intestine, liver, skin and kidney equivalents. *Lab Chip* 15 (12): 2688–2699.

48 Conway, J.R., Carragher, N.O., and Timpson, P. (2014). Developments in preclinical cancer imaging: innovating the discovery of therapeutics. *Nat. Rev. Cancer* 14 (5): 314–328.

49 Bremer, C., Tung, C.H., and Weissleder, R. (2001). In vivo molecular target assessment of matrix metalloproteinase inhibition. *Nat. Med.* 7 (6): 743–748.

50 Contag, P.R. (2002). Whole-animal cellular and molecular imaging to accelerate drug development. *Drug Discovery Today* 7 (10): 555–562.

51 Agasti, S.S., Kohler, R.H., Liong, M. et al. (2013). Dual imaging and photoactivated nanoprobe for controlled cell tracking. *Small* 9 (2): 222–227.

52 Wang, X., He, L., Wu, Y.I. et al. (2010). Light-mediated activation reveals a key role for Rac in collective guidance of cell movement in vivo. *Nat. Cell Biol.* 12 (6): 591–597.

53 Canel, M., Serrels, A., Miller, D. et al. (2010). Quantitative in vivo imaging of the effects of inhibiting integrin signaling via Src and FAK on cancer cell movement: effects on E-cadherin dynamics. *Cancer Res.* 70 (22): 9413–9422.

54 Bulina, M.E., Lukyanov, K.A., Britanova, O.V. et al. (2006). Chromophore-assisted light inactivation (CALI) using the phototoxic fluorescent protein KillerRed. *Nat. Protoc.* 1 (2): 947–953.

55 Sakaue-Sawano, A., Kurokawa, H., Morimura, T. et al. (2008). Visualizing spatiotemporal dynamics of multicellular cell-cycle progression. *Cell* 132 (3): 487–498.

56 Lee, M., Downes, A., Chau, Y.Y. et al. (2015). In vivo imaging of the tumor and its associated microenvironment using combined CARS / 2-photon microscopy. *Intravital* 4 (1): e1055430.

57 Scannell, J.W. and Bosley, J. (2016). When quality beats quantity: decision theory, drug discovery, and the reproducibility crisis. *PLoS One* 11 (2): e0147215.

58 Boutros, M., Heigwer, F., and Laufer, C. (2015). Microscopy-based high-content screening. *Cell* 163 (6): 1314–1325.

59 Bickle, M. (2010). The beautiful cell: high-content screening in drug discovery. *Anal. Bioanal. Chem.* 398 (1): 219–226.

60 Taylor, D.L., Woo, E.S., and Giuliano, K.A. (2001). Real-time molecular and cellular analysis: the new frontier of drug discovery. *Curr. Opin. Biotechnol.* 12 (1): 75–81.

61 Prinz, F., Schlange, T., and Asadullah, K. (2011). Believe it or not: how much can we rely on published data on potential drug targets? *Nat. Rev. Drug Discovery* 10 (9): 712.

62 Caie, P.D., Walls, R.E., Ingleston-Orme, A. et al. (2010). High-content phenotypic profiling of drug response signatures across distinct cancer cells. *Mol. Cancer Ther.* 9 (6): 1913–1926.

63 Bray, M.A., Singh, S., Han, H. et al. (2016). Cell painting, a high-content image-based assay for morphological profiling using multiplexed fluorescent dyes. *Nat. Protoc.* 11 (9): 1757–1774.

64 Bray, M.A., Gustafsdottir, S.M., Rohban, M.H. et al. (2017). A dataset of images and morphological profiles of 30 000 small-molecule treatments using the cell painting assay. *GigaScience* 6 (12): 1–5.

65 Perlman, Z.E., Slack, M.D., Feng, Y. et al. (2004). Multidimensional drug profiling by automated microscopy. *Science* 306 (5699): 1194–1198.

66 Wahlby, C., Kamentsky, L., Liu, Z.H. et al. (2012). An image analysis toolbox for high-throughput C. *elegans* assays. *Nat. Methods* 9 (7): 714–716.

67 Gough, A., Stern, A.M., Maier, J. et al. (2017). Biologically relevant heterogeneity: metrics and practical insights. *SLAS Discov.* 22 (3): 213–237.

68 Feng, Y., Mitchison, T.J., Bender, A. et al. (2009). Multi-parameter phenotypic profiling: using cellular effects to characterize small-molecule compounds. *Nat. Rev. Drug Discovery* 8 (7): 567–578.

69 Smith, K. and Horvath, P. (2014). Active learning strategies for phenotypic profiling of high-content screens. *J. Biomol. Screen.* 19 (5): 685–695.

70 Tanaka, M., Bateman, R., Rauh, D. et al. (2005). An unbiased cell morphology-based screen for new, biologically active small molecules. *PLoS Biol.* 3 (5): e128.

71 Ljosa, V., Caie, P.D., Ter Horst, R. et al. (2013). Comparison of methods for image-based profiling of cellular morphological responses to small-molecule treatment. *J. Biomol. Screen.* 18 (10): 1321–1329.

72 Godinez, W.J., Hossain, I., Lazic, S.E. et al. (2017). A multi-scale convolutional neural network for phenotyping high-content cellular images. *Bioinformatics* 33 (13): 2010–2019.

73 Kraus, O.Z., Grys, B.T., Ba, J. et al. (2017). Automated analysis of high-content microscopy data with deep learning. *Mol. Syst. Biol.* 13 (4): 924.

74 Gustafsdottir, S.M., Ljosa, V., Sokolnicki, K.L. et al. (2013). Multiplex cytological profiling assay to measure diverse cellular states. *PLoS One* 8 (12): e80999.

75 Rohban, M.H., Singh, S., Wu, X. et al. (2017). Systematic morphological profiling of human gene and allele function via cell painting. *eLife* 6.

76 Santos, R., Ursu, O., Gaulton, A. et al. (2017). A comprehensive map of molecular drug targets. *Nat. Rev. Drug Discovery* 16 (1): 19–34.

77 Reisen, F., Sauty De Chalon, A., Pfeifer, M. et al. (2015). Linking phenotypes and modes of action through high-content screen fingerprints. *Assay Drug Dev. Technol.* 13 (7): 415–427.

78 Young, D.W., Bender, A., Hoyt, J. et al. (2008). Integrating high-content screening and ligand-target prediction to identify mechanism of action. *Nat. Chem. Biol.* 4 (1): 59–68.

79 Warchal, S.J., Unciti-Broceta, A., and Carragher, N.O. (2016). Next-generation phenotypic screening. *Future Med. Chem.* 8 (11): 1331–1347.

80 Lee, J.A., Uhlik, M.T., Moxham, C.M. et al. (2012). Modern phenotypic drug discovery is a viable, neoclassic pharma strategy. *J. Med. Chem.* 55 (10): 4527–4538.

81 Gough, W., Hulkower, K.I., Lynch, R. et al. (2011). A quantitative, facile, and high-throughput image-based cell migration method is a robust alternative to the scratch assay. *J. Biomol. Screen.* 16 (2): 155–163.

82 Fraser, C., Dawson, J.C., Dowling, R. et al. (2016). Rapid discovery and structure-activity relationships of pyrazolopyrimidines that potently suppress breast cancer cell growth via SRC kinase inhibition with exceptional selectivity over ABL kinase. *J. Med. Chem.* 59 (10): 4697–4710.

83 Fraser, C., Carragher, N.O., and Unciti-Broceta, A. (2016). eCF309: a potent, highly-selective, cell-active mTOR inhibitor. *MedChemComm* https://doi.org/10.1039/C5MD00493D.

84 Edwards, A.M., Bountra, C., Kerr, D.J., and Willson, T.M. (2009). Open access chemical and clinical probes to support drug discovery. *Nat. Chem. Biol.* 5 (7): 436–440.

85 Lam, F.C. and Yaffe, M.B. (2016). Kicking genomic profiling to the curb: how re-wiring the phosphoproteome can explain treatment resistance in glioma. *Cancer Cell* 29 (4): 435–436.

86 Rodriguez, J.M., Monsalves-Alvarez, M., Henriquez, S. et al. (2016). Glucocorticoid resistance in chronic diseases. *Steroids* 115: 182–192.

87 Serrels, A., Lund, T., Serrels, B. et al. (2015). Nuclear FAK controls chemokine transcription, Tregs, and evasion of anti-tumor immunity. *Cell* 163 (1): 160–173.

88 Serrels, B., Mcgivern, N., Canel, M. et al. (2017). IL-33 and ST2 mediate FAK-dependent antitumor immune evasion through transcriptional networks. *Sci. Signal.* 10 (508).
89 Lamb, J., Crawford, E.D., Peck, D. et al. (2006). The connectivity map: using gene-expression signatures to connect small molecules, genes, and disease. *Science* 313 (5795): 1929–1935.
90 Hieronymus, H., Lamb, J., Ross, K.N. et al. (2006). Gene expression signature-based chemical genomic prediction identifies a novel class of HSP90 pathway modulators. *Cancer Cell* 10 (4): 321–330.
91 Liu, C., Su, J., Yang, F. et al. (2015). Compound signature detection on LINCS L1000 big data. *Mol. Biosyst.* 11 (3): 714–722.
92 Subramanian, A., Narayan, R., Corsello, S.M. et al. (2017). A next generation connectivity map: L1000 platform and the first 1,000,000 profiles. *Cell* 171 (6): 1437–1452.e17.
93 Pabon, N.A., Xia, Y., Estabrooks, S.K. et al. (2018). bioRxiv preprint first posted online 25 January 2018. https://doi.org/10.1101/254367.
94 Rees, M.G., Seashore-Ludlow, B., Cheah, J.H. et al. (2016). Correlating chemical sensitivity and basal gene expression reveals mechanism of action. *Nat. Chem. Biol.* 12 (2): 109–116.
95 Akbani, R., Becker, K.F., Carragher, N. et al. (2014). Realizing the promise of reverse phase protein arrays for clinical, translational, and basic research: a workshop report: the RPPA (Reverse Phase Protein Array) society. *Mol. Cell. Proteomics* 13 (7): 1625–1643.
96 Hellstrom, C., Dodig-Crnkovic, T., Hong, M.G. et al. (2017). High-density serum/plasma reverse phase protein arrays. *Methods Mol. Biol.* 1619: 229–238.
97 Wei, W., Shin, Y.S., Xue, M. et al. (2016). Single-cell phosphoproteomics resolves adaptive signaling dynamics and informs targeted combination therapy in glioblastoma. *Cancer Cell* 29 (4): 563–573.
98 Shi, Q., Qin, L., Wei, W. et al. (2012). Single-cell proteomic chip for profiling intracellular signaling pathways in single tumor cells. *Proc. Natl. Acad. Sci. U.S.A.* 109 (2): 419–424.
99 Moffat, J.G., Rudolph, J., and Bailey, D. (2014). Phenotypic screening in cancer drug discovery - past, present and future. *Nat. Rev. Drug Discovery* 13 (8): 588–602.
100 Eder, J., Sedrani, R., and Wiesmann, C. (2014). The discovery of first-in-class drugs: origins and evolution. *Nat. Rev. Drug Discovery* 13 (8): 577–587.
101 Swinney, D.C. and Anthony, J. (2011). How were new medicines discovered? *Nat. Rev. Drug Discovery* 10 (7): 507–519.

第 8 章

靶点确证中的细胞生物学方法

8.1 引言

当尚未有活性化合物可用时，通常采用经典方法进行靶点确证，如 RNA 干扰和基于规律间隔性成簇短回文重复序列（clustered regularly interspaced short palindromic repeats，CRISPR）的方法等，相关方法将在第 9 章中展开讨论。本章将探讨一个不同的问题：一旦生成了可在体外调节药物靶点的药物制剂，通常为抗体或小分子，当将该类化合物进行细胞或动物给药时，是否会发挥预期的生物效应？从宏观反应的角度而言，该问题可以表述为：调节靶点和细胞反应之间是否存在因果关系？

本章将着眼于解决和确切回答这一问题的考虑因素和方法：①讨论在不同水平上量化药物效果的生物标志物（biomarker）；②考虑这些生物标志物的相关性，以作为因果关系的必然结果，进而为药物作用方式提供间接证据；③讨论通过在假定药物靶点中引入突变和化学蛋白质组学方法，来直接证明某一靶点引起了所观察到的反应。

8.2 生物标志物

生物标志物一般是指药物治疗细胞或生物体时引起变化的参数。为了跟踪药物对细胞的影响，获得适当的生物标志物是先决条件。本节将区分三种类型的生物标志物（图 8.1）。当然，这并非定义生物标志物的唯一可能方式，但对于本章讨论的内容而言，这是一种合理的方式。

8.2.1 直接靶点参与生物标志物

直接靶点参与生物标志物（direct target engagement biomarker）是指在蛋白质与药物结合时，预期会立即改变的参数。此类生物标志物提供了与靶点直接相关药物活性的一种解读。当然，这些直接生物标志物的性质在很大程度上取决于所涉及药物靶点的类型。例如：

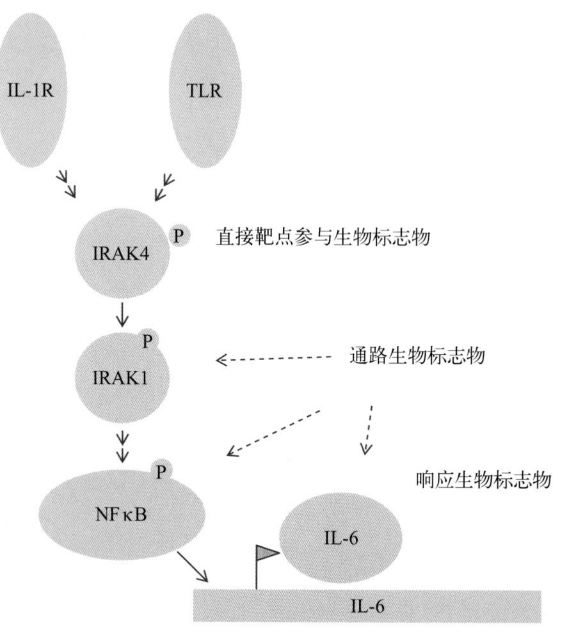

图 8.1 三种类型的生物标志物

该图描述了 IL-1 和 Toll 样受体（Toll-like receptor，TLR）下游的信号转导通路。这些受体的结合导致 IRAK4 的激活（本例中的目标药物靶点），也导致了 IRA 的激活，而 IRAK1 通过 IRAK4 磷酸化而激活；转录因子 NF-κB 被 IRAK1 下游的激酶磷酸化和激活；随后引起编码 IL-6 的效应基因。IRAK4 的自磷酸化状态可作为其活化状态的生物标志物，并可作为直接靶点参与生物标志物。IRAK1 和 NF-κB 的磷酸化状态直接或间接由 IRAK4 调控，其中任一种都可作为通路生物标志物。最后，IL-6 的 mRNA 或蛋白质水平可作为良好的响应生物标志物

- 对于共价结合的药物，药物-蛋白质复合物提供了一种方便的靶点参与度测试方法。
- 对于激酶而言，发生在大多数活化激酶上的自磷酸化是一个很好的靶点参与生物标志物。自磷酸化优于各自途径其他下游底物的磷酸化，因为后者可能受到其他激酶的影响，所以不一定是直接靶点参与生物标志物。与实际靶点相似的激酶通常也是抑制剂最有可能的脱靶对象，并且通常具有重叠的底物，这使得基于下游激酶底物的数据解释变得复杂化。作为生物标志物，激酶在其激活环中的典型自磷酸化位点可能是一个很好的选择。对于受体酪氨酸激酶（receptor tyrosine kinase）而言，如表皮生长因子受体（epidermal growth factor receptor，EGFR），多个酪氨酸残基上的自磷酸化是一个衡量蛋白质活性的优选方法。
- 对于一些核受体（nuclear receptor），如雄激素受体（androgen receptor），亚细胞定位的改变可以很好地直接读出靶点参与。在没有配体的情况下，雄激素受体主要定位于细胞质；当其与激动剂或拮抗剂配体结合后，会易位至细胞核，这可以通过 GFP 融合蛋白来进行观察（图 8.2）[1]。同样，对于 G 蛋白偶联受

体（G-protein-coupled receptor，GPCR），受体内化也是受体激活的一个良好生物标志物[2]。

- 测定荧光或放射性配体从靶蛋白中解离的实验（如 CXCR4[3]），可作为有力的直接靶点参与生物标志物。这种检测通常应用于细胞表面的跨膜受体或核受体。
- 在其他情况下，药物结合诱导的蛋白质降解是药物作用于靶点的良好指标。例如，当以氟维司群（fulvestrant）处理细胞时，雌激素受体会发生降解[4]。对于明确设计引起其靶点降解的药物，如蛋白质水解靶向嵌合物（proteolysis-targeting chimaera，PROTAC）[5]，药物靶点的消失是直接靶点参与生物标志物的自然选择。

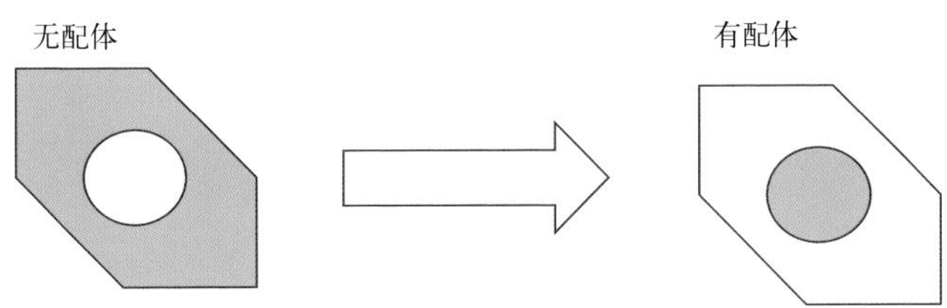

图 8.2 配体诱导的 GFP 融合蛋白的核易位，如雄激素受体可作为直接靶点参与生物标志物

8.2.2 间接靶点参与生物标志物和通路生物标志物

靶点活性的调节是产生药理效应的先决条件，但不是其本身的目的。为了引起生物学反应，靶点所起作用的细胞过程也必须受到影响。然而，实际情况并非总是如此。例如，在一个通路的冗余节点中，仅抑制两个具有重叠功能蛋白质中的一个，只会引起通路的轻微扰动。因此，需要合理的生物标志物来测量调节靶点对相关细胞过程的影响。我们将此类生物标志物称为间接靶点参与生物标志物（indirect target engagement biomarker）或通路生物标志物（pathway biomarker）。在大多数实际应用中，生物标志物越接近靶点越好，因为意外影响干扰的机会较低。

对于 EGFR 而言，通路调节的生物标志物包括 Ras GTP 负载的测量、MEK/ERK 的磷酸化或转录反应基因（如 DUSP6）的诱导。理论上而言，最接近的生物标志物包括信号蛋白与受体的结合，如 GRB2 或 PLCγ。在实践中，这些结合事件不如磷酸化事件实用，因为其更加难以精确测量，也不是通路激活的直接证据。与 Ras GTP 结合或激活 ERK 或 PI3K 上的磷酸化标记不同，这些磷酸化标记与相关蛋白的激活直接相关。对于涉及转录调控的药物靶点，如核受体或染色质因子（chromatin factor）、响应基因表达的升高或降低，以及染色质修饰标记的变化，都可作为实用的通路生物标志物，如在抑制甲基转移酶 EZH2 后对赖氨酸 27 中组蛋白 3 三甲基化的调节[6]。

8.2.3 响应生物标志物

药物活性物质预期的效果是对细胞行为造成影响。对于抗肿瘤药物而言，可以通过细胞凋亡来诱导细胞的死亡。对于此类药物，细胞凋亡标志物的剂量依赖性诱导（如通过诱导半胱氨酸蛋白酶活性或磷脂酰丝氨酸在细胞质膜外层表面的出现），可作为药物反应的生物标志物。对于抗炎药物，期望的效果可以是减少炎症因子（如 IL-1）的产生，通常通过 ELISA 或相关方法进行测量。在本章中，我们将细胞反应的生物标志物称为响应生物标志物（response biomarker）。

8.2.4 生物标志物间的相关性

如果上述三种类型生物标志物的检测方法是可行的，那么调节药物靶点的反应，可以从双分子药物 - 靶点相互作用的水平“上升”至宏观反应：

- 靶点参与生物标志物　药物是否调节了其假定靶点的活性？
- 通路生物标志物　靶点活性的调节是否导致通路输出的改变？
- 响应生物标志物　通路输出的改变是否会导致细胞反应？

通过药物化学研究，其中涉及化合物优化的药物发现项目，至少能够合成几十个甚至上千个不同的化合物，这些化合物对靶点的亲和力可以跨越多个数量级。当使用上述三类生物标志物进行检测时，靶点抑制导致细胞反应的因果关系预测了与靶点结合最强的化合物（如通过靶点参与生物标志物测试的低 IC_{50} 值），也将最有效地调节通路和响应生物标志物，而与靶点结合较弱的化合物将较弱地调节通路和响应生物标志物。因此，将三种类型生物标志物的 IC_{50} 值绘制成图表将显示出明显的相关性。

图 8.3 展示了一个不同的实例，其中生物标志物的相关性非常好，推断了所观察到现象之间的因果关系。本例中的靶点为 BCL6，是一种转录抑制蛋白，在淋巴癌中被认为是致癌驱动因子[7]。在一个药物研发项目中，发现了一系列与 BCL6 结合并诱导蛋白质降解的化合物[8]。这些化合物还能抑制法拉奇（Farage）淋巴瘤细胞系在含有基质的半固体培养基中的生长。一个需要回答的关键问题是：化合物与 BCL6 的结合、BCL6 的降解，以及抗增殖作用之间是否存在因果关系？如果存在，这三种现象的测试效力应该具有明显的相关性。首先，通过监测 BCL6 与其协同抑制蛋白 NCoR1 结合的抑制程度来测试化合物与细胞中 BCL6 的结合亲和力。其次，测试了化合物诱导 BCL6 降解的效力［图 8.3（a)］。然后，测试了其增殖抑制作用［图 8.3（b)］。在这种情况下，细胞生物标志物和响应生物标志物之间的良好相关性（R^2 分别为 0.8 和 0.67），与化合物和 BCL6 结合诱导蛋白质降解及 BCL6 的丢失，进而导致所观察到的抗增殖作用是一致的。这些数据支持了化合物与 BCL6 结合导致 BCL6 降解的假设，这与法拉奇细胞的生长不相容。

第二个例子是来自本章前文中强调的 IL-1 和 TLR 下游的信号通路。首先，将体外测试的 IRAK4 激酶抑制剂的 IC_{50} 值与细胞中靶点参与生物标志物测量的 IC_{50} 值相比较。图 8.4（a）展示了这种关系的双对数图。二者之间存在明显的相关性，说明这些化合物能够在细胞中接触并抑制其靶点。

为了将一条通路的输出抑制 50%，可能需要将药物靶点抑制到 50% 以上。只有当通路被抑制到 50% 以上时，细胞反应才会变得明显。这导致了回归线的平行移动，因此不会越过原点。在图 8.4（b）的实例中，将直接靶点参与生物标志物（IRAK4 的自

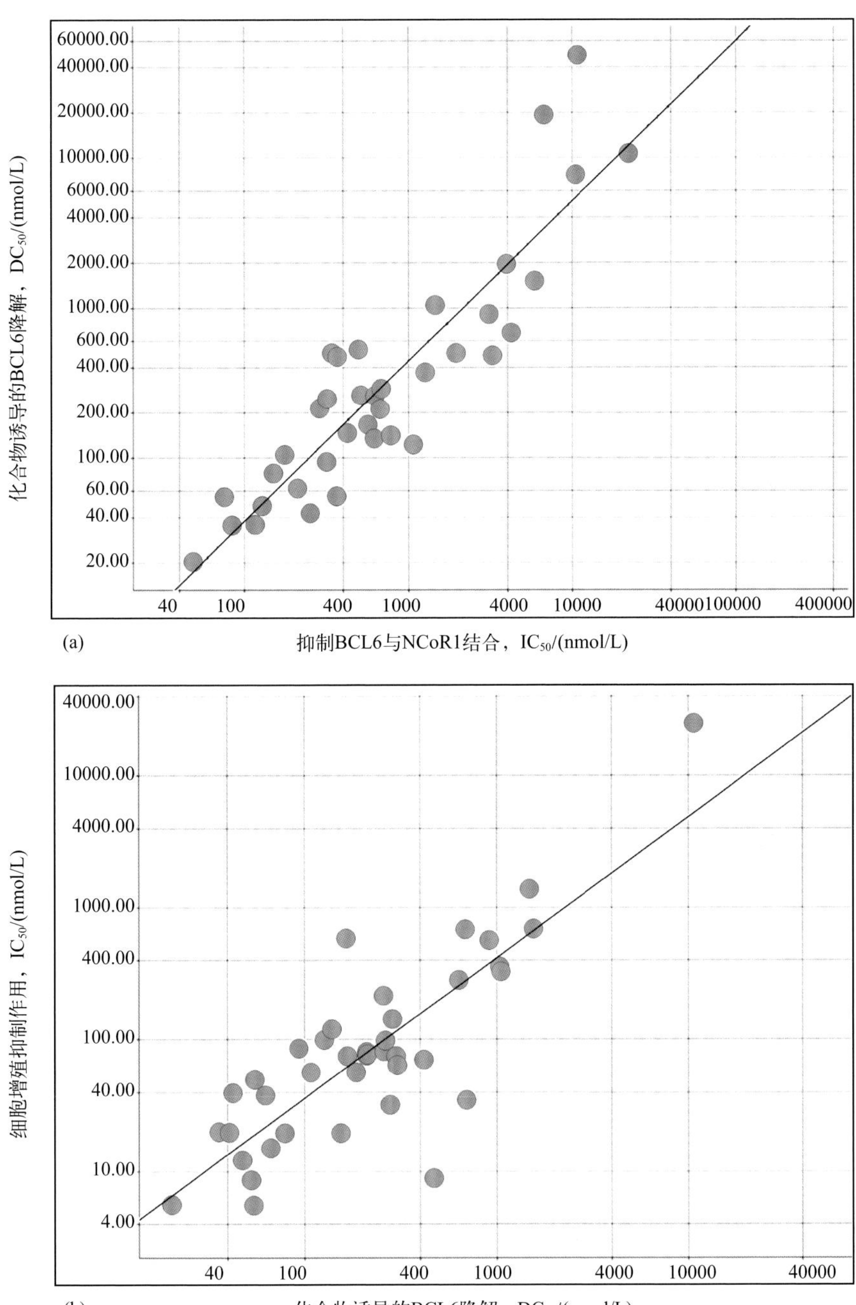

图 8.3 （a）BCL6 与其相互作用伴侣 NCoR1 结合的抑制作用，作为化合物与 BCL6 结合效力（无降解情况下）的衡量标准，进而绘制出化合物诱导 BCL6 降解的 DC_{50} 图。NCoR1 与 BCL6 的相互作用可在表达蛋白标记版本的瞬时转染细胞中被监测，随后通过结合伴侣的标记和定量进行下拉（相关系数 R^2= 0.8）。（b）在基质中生长的法拉奇细胞（Farage cell）中，化合物诱导的 BCL6 降解与增殖抑制之间的关系（相关系数 R^2 = 0.67）。DC_{50} 为半数最大降解浓度

磷酸化）与通路生物标志物（IRAK1 的磷酸化）相关联，这种偏移大于 30 倍。这表明，在这些细胞中几乎需要完全抑制 IRAK4 才能阻断 IRAK1 的激活。然而，在本例中，低相关系数使另一种解释同样成为可能，即 IRAK4 的抑制不会导致假定下游激酶 IRAK1 的抑制。在这种情况下，观察到的弱相关性也可以通过化合物与这两个高度相关激酶的交叉反应性来解释。

当化合物对 IRAK4 的影响与假定的下游效应（此时通过磷酸化激活促炎转录因子 NF-κB）相比较时，没有明显的相关性［图 8.4（c）］。这种相关性的缺失是可靠的

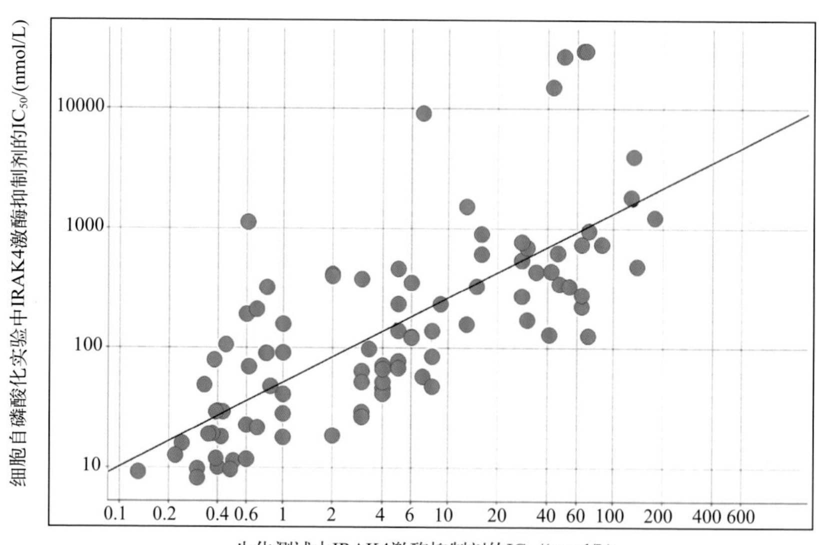

(a)

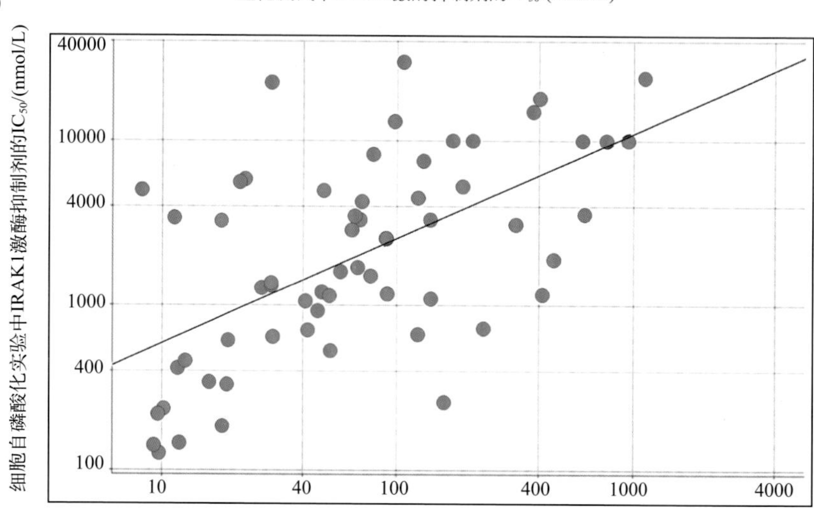

(b)

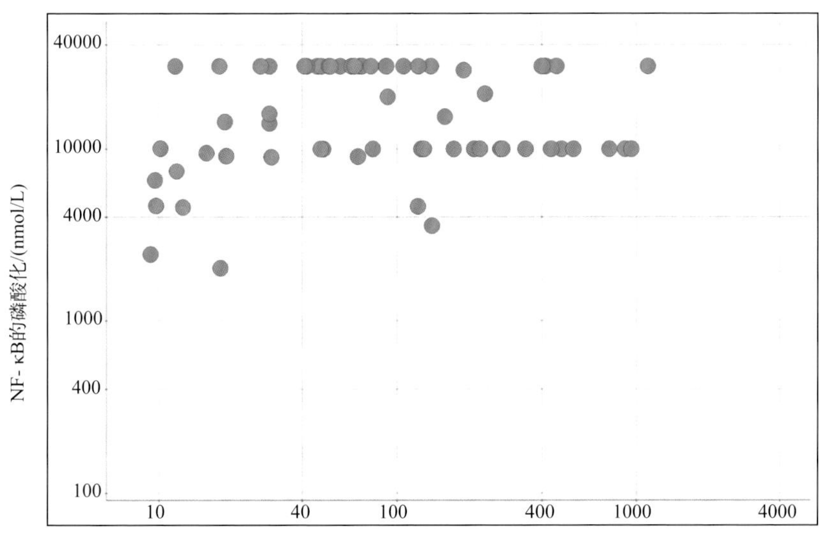

图 8.4 (a)生化试验(无细胞)中抑制 IRAK4 的 IC_{50} 值，与 IL-1 刺激的 A549 细胞中抑制 IRAK4 激酶自磷酸化的相关性(相关系数 R^2 = 0.6)。(b)在 IL-1 刺激的 A549 细胞中，通过自磷酸化测试的抑制 IRAK4 的 IC_{50} 值，与通过自磷酸化测量的抑制假定下游靶点激酶 IRAK1 的 IC_{50} 值的相关性(相关系数 R^2= 0.35)。需要提出疑问的是，通过 IRAK4 自磷酸化测试的 IRAK4 抑制，是否一定会导致 IRAK1 活性的抑制。需要注意的是，回归线发生了超过 30 倍的偏移。平均而言，抑制 IRAK1 自磷酸化所需的化合物浓度比抑制 IRAK4 自磷酸化所需的化合物浓度高 30 倍。(c)在 IL-1 刺激的 A549 细胞中，IRAK4 自磷酸化与 NF-κB 的磷酸化之间缺乏相关性。在这种情况下，该系列化合物的抗 IRAK4 效力的提高不可能导致 NF-κB 磷酸化抑制的改善

证据，表明靶点的抑制不可能是所观察到细胞反应的原因。相反，脱靶效应造成了所观察到的效应。这种逻辑显然不适用于从体外(无细胞)实验到细胞实验的相关性[图 8.4(a)]。在这种情况下，相关性可能会受到多种因素的干扰，如血浆蛋白结合、细胞摄取和外排，或化合物稳定性的差异等。若在细胞中测试的三种生物标志物缺乏相关性，就没有这样的推理，这可能预示着研究项目的终止。在药物发现的背景下，缺乏靶点参与生物标志物的相关性，意味着化合物的优化能够导致更有效的靶点参与，但不能期望带来更有效的靶点调节或细胞反应。因此，进一步改进化合物是徒劳的，进一步优化的努力也是不合理的。然而，必须牢记，信号通路的连通性可能依赖于细胞系，因此预期的相关性可能在一种细胞系中很明显，但在另一种细胞系中不存在。

“阴性对照化合物”在化学结构上与活性化合物非常相似，但不与靶点结合，是确定小分子对靶点作用的实用对照。最实用的化合物是那些只在三维结构上不同而不是在化学组成上不同的化合物，即化合物的对映异构体或非对映异构体。对于结构不同但密切相关的化合物，阴性对照化合物通常只有几个原子的差异。无活性化合物对三类生物标志物的无活性是将化合物的作用与细胞反应联系起来的第一步。然而，需要注意的是，这种阴性对照化合物仅是上述相关性的极端情况，从一对化合物对比中得出的任何结论，都不如从跨越几个效价数量级的大量化合物中得出的结论可靠。

8.3 靶点调控引起细胞响应的直接证据

虽然生物标志物的相关性是推断从靶点参与到细胞反应的因果关系所必需的，但这并不是充分的证据。对于这种相关性可以提出其他解释，特别是如果药物靶点是结构相关蛋白家族的一部分时。例如，对于激酶抑制剂而言，相关的激酶可能造成这一相关性。可以预期相关的激酶与受试化合物组的实际靶激酶具有相似的亲和力，导致明显令人信服的相关性，但实际上并非因果关系。

此外，在药物发现项目的初期，几乎难以获得在靶点亲和力上能跨越数量级的大量化合物。因此，任何基于生物标志物相关性的结论只能在化合物优化方面进行大量投资后才能得出。正因如此，需要其他方法来回答靶点参与是否具有预期后果这一问题。

为了证明靶点的抑制作用是导致反应的原因，可以获得的最佳证据来自对靶点的基因操作，从而改变细胞的反应。下面将讨论靶点操纵的两种方法：①人工生成对药物敏感的靶点；②人工生成对药物耐药的靶点。

8.4 通过突变赋予对现有药物敏感性的方式得到靶点调控导致细胞反应的直接证据

8.4.1 “碰撞－孔洞”方法获得敏感性小分子抑制剂

药物研发项目的一个关键步骤，是确证细胞对小分子治疗引起的反应是否与靶蛋白的药物抑制直接相关，而不是非靶点相关的脱靶效应的结果。

通过重新设计小分子 - 蛋白质界面，首次为 v-Src 激酶概念性地引入了一种将小分子抑制特异性连接至目标靶蛋白的方法[9]。在这种所谓的“碰撞 - 孔洞”（bump-and-hole）方法中（图 8.5），在 ATP 结合口袋中引入了一个突变，其中一个大的疏水氨基酸侧链被一个较小的残基（“孔洞”）取代。这使得激酶容易受到非选择性 Src 家族抑制剂 PP1 衍生物的影响[10]，PP1 被设计为通过添加一个大的亲水基团（“碰撞”）来适应扩展的 ATP 结合口袋。

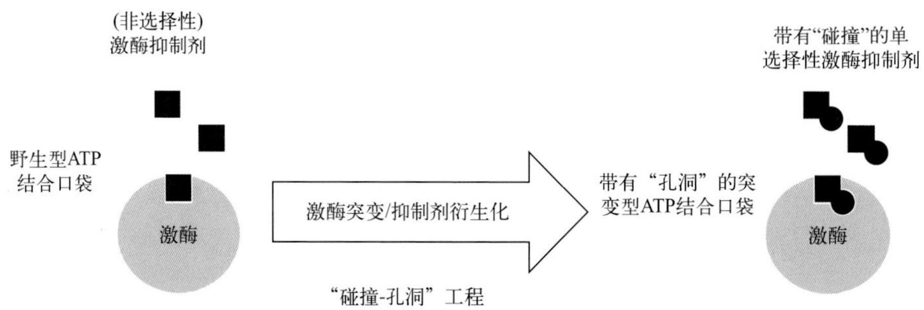

图 8.5　通过“碰撞－孔洞 ”方法获得小分子抑制剂的单一选择性。在靶蛋白小分子结合位点上引入突变，产生一个“孔洞”，以允许抑制剂的大体积衍生物“碰撞”进入扩展的靶蛋白结合位点

值得注意的是，类似物敏感的激酶突变体催化 ATP 的效率与野生型酶相似，因此不会表现出影响激酶功能的失活表型，进而不会影响激酶功能的细胞读出。由于存在空间位阻，修饰后体积较大的激酶抑制剂不与任何激酶的 ATP 结合框架相容，因此其代表了目标激酶靶点的单特异性抑制剂 [9]。虽然不能正式排除修饰后抑制剂的潜在脱靶效应，但这可以在不含有类似物敏感激酶突变体的细胞模型中进行精确监测。

利用了蛋白激酶家族中 ATP 结合口袋的保守骨架，这一概念已被推广至许多蛋白激酶领域 [11]。因此，“碰撞 - 孔洞”方法也可应用于没有工具抑制剂的激酶靶点。以疑似癌症靶点 RIOK1 为例 [12]，将该激酶 ATP 结合口袋中的甲硫氨酸替换为丙氨酸或甘氨酸，可以使 PP1 类似物 1-NA-PP1 与其结合，并且在细胞活性实验中，与 RIOK1 野生型母细胞相比，细胞对 1-NA-PP1 的敏感性提高了 10 倍以上。这使得药物抑制的效果得以被模拟，与利用 CRISPR 介导的基因敲除或 RNA 干扰方法（参见第 9 章）的遗传确证相比，这些方法通常缺乏对靶点抑制的精确时间控制。

在由类似物敏感的 BCR-ABL 变体驱动的白血病细胞模型中，采用 PP1 类似物进行单特异性 BCR-ABL 抑制也凸显了该方法的优点 [13]。尽管单特异性 BCR-ABL 的抑制精确地模拟了临床上 BCR-ABL 抑制剂格列卫［Gleevec，伊马替尼（imatinib）］在 BCR-ABL 驱动的 B 细胞急性淋巴细胞白血病模型中的疗效，但其未能同样抑制依赖 KIT 信号的骨髓增生障碍母细胞，从而表明格列卫的临床疗效部分归因于其多效激酶选择性。

在这一概念的相反实例中，通过引入与抑制剂结合不相容的大氨基酸，但不明显干扰激酶活性，可以使激酶对特定抑制剂产生耐药性。通过这种方式，可以生成等基因细胞对，其中野生型激酶对抑制剂做出反应，而表达突变激酶的细胞系则没有反应。该方法已被用于证明巨噬细胞对抑制剂的反应是由 SIK2 的抑制导致的。具有大体积氨基酸谷氨酰胺而不是苏氨酸的 SIK2 的表达，使这些细胞对一种相当混杂的抑制剂产生耐药性，从而证明了 SIK2 是所观察到效应的原因 [14]。

除了激酶外，“碰撞 - 孔洞”概念还成功应用于选择性靶向含溴结构域的蛋白质。这类似于 ATP 结合口袋的修饰。乙酰化赖氨酸结合位点中的亮氨酸残基被较小的丙氨酸替换，为溴结构域抑制剂 JQ1 的乙基衍生物创造了一个新的结合口袋 [15]。如图 8.6 所示，将这种突变引入至溴和外端（bromo and extra-terminal，BET）蛋白质家族的成员中，实现了能够特异性处理单个 BET 蛋白的功能，而这在混杂的（非选择性）BET 家族抑制剂 JQ1 中是不可能的。

因此，“碰撞 - 孔洞”方法成了一种强大的技术，可以设计单特异性小分子抑制剂，用于任何含有激酶和溴结构域靶蛋白的功能确证。在未来，这一概念可能会进一步扩展至其他蛋白质类别。随着 CRISPR/Cas9 技术的出现，将类似物敏感突变直接引入合适细胞模型的内源性位点也变得越来越可行。等基因细胞系的不同之处在于，其对单特异性小分子的良好敏感性，进而可以精确监测药物靶点抑制与潜在脱靶效应的生理结果。

8.4.2 诱导蛋白质靶点降解的化学基因组学方法

对于许多潜在药物靶点，特别是备受欢迎但研究不够充分的新靶点，尚不存在可

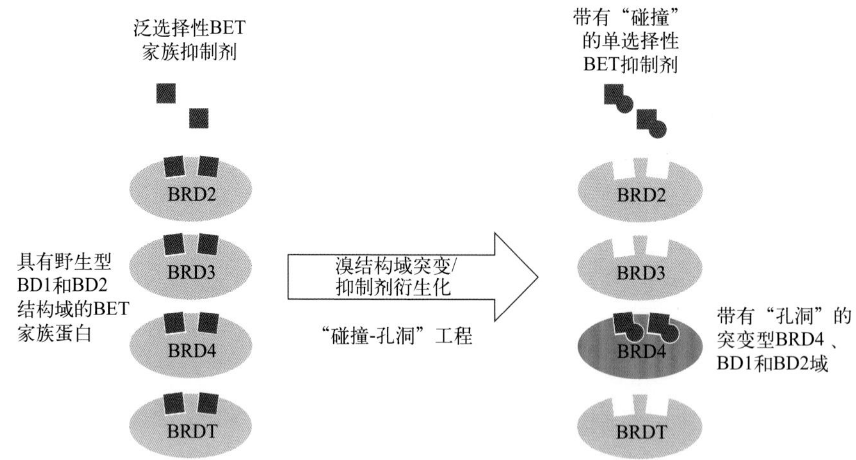

图 8.6 借助“碰撞－孔洞”方法生成具有单选择性的泛选择性 BET 家族抑制剂。在 BRD4 的 BD1 和 BD2 溴结构域中引入突变，可获得大量具有单选择性的泛选择性 BET 家族抑制剂衍生物，从而可以选择地检测 BRD4 抑制的效果

用作工具化合物的药物制剂。尽管基于 RNAi 或 CRISPR 技术已被证明在识别和确证潜在药物靶点方面非常实用，如用于癌症治疗 [16-18]，但在药物开发的早期阶段，能够评估潜在药物靶点的药理抑制效果通常会更为有利。如前所述，基因组敲低 / 敲除策略缺乏对靶基因抑制的严格时间控制，不能精确模拟复杂的药效学效应，如部分和短暂的靶点抑制。

在缺乏合理有效和选择性工具化合物的情况下，化学遗传学诱导降解方法已被证明对模拟药物靶点抑制非常具有价值。后文将详细介绍降解标记（degradation tag，dTAG）和基于生长素诱导的降解（auxin-inducible degron，AID）方法的相关概念。这两个系统的共同之处是，都借助通用小分子参与细胞 E3 泛素连接酶和蛋白酶体机制来降解目标靶蛋白。

AID 系统利用了植物中存在的蛋白酶体依赖性降解途径，该途径受生长素家族植物激素的控制 [19]。生长素与 F-box 蛋白转运抑制响应蛋白 1（transport inhibitor response 1，TIR1）结合，导致活性 Skp、Cullin、F-box（SCF）复合物的组装。SCF^{TIR1} 复合物靶向生长素或 IAA（AUX/IAA）转录抑制家族蛋白，产生多泛素化作用，随后通过蛋白酶体进行降解 [20, 21]（图 8.7）。

决定 AUX/IAA 蛋白质底物特异性的 F-box 蛋白 TIR1 是植物所特有的。然而，SCF 机制在真核生物中是保守的，因此哺乳动物细胞能够在其 SCF 复合物中功能性地结合 TIR1[22]。哺乳动物细胞中 TIR1 的表达对 AUX/IAA 蛋白质产生了一种新的 SCF 特异性，这也是任何哺乳动物蛋白质都无法匹配的。通过与 AID 兼容的降解标记融合，生长素可诱导降解任何目标靶蛋白。AUX/IAA 蛋白衍生的降解标记相当小（＜ 10 kDa）。然而，*N*- 端或 *C*- 端降解标记融合对靶蛋白功能的潜在影响必须经过彻底测试，以避免任何生物活性的干扰。通过基于 CRISPR 的敲入策略，可以将这些标记轻松地插入

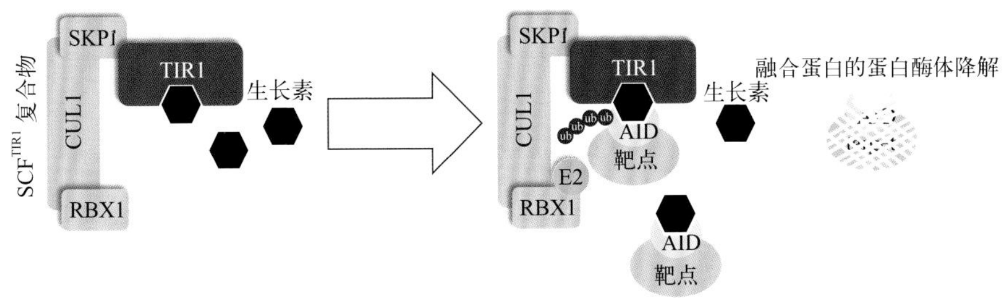

图 8.7　基于生长素诱导的降解（AID）系统

外源表达的植物 F-box 蛋白 TIR1 被纳入哺乳动物 SCF 复合物中，这为携带 AID 降解标记的蛋白质提供了一种新的靶向特异性。生长素处理导致靶蛋白 -AID 融合体通过蛋白酶体的多泛素化发生降解

内源性靶基因位点中，产生一种在接受生长素处理后可迅速降解的融合蛋白，其半衰期为 10 ～ 20 min[23]。

该系统的功能已被证明可用于评估尚未有药物作用靶点的急性抑制，已经针对转录因子 MYC 进行了演示[24]。这一蛋白质虽然在几十年前就被发现是一个有前途的癌症靶点，但却被认为是“不可成药的”[25]。因为采用 RNAi 或 CRISPR 方法很难分析 MYC 的直接和间接转录功能。事实上，由于广泛的启动子占据率，其被认为更像是一个全局“转录放大器”，而不是一个特定的转录因子[25, 26]。然而，在表达 TIR1 的慢性髓性白血病细胞系中对 MYC 进行 AID 标记，可使 MYC 能够在几分钟内在生长素诱导下快速降解。利用这一模型系统，结合一种定量合成 mRNA 的新测序方法，Muhar 等定义了一组直接 MYC 靶基因集，并强调蛋白质和核苷酸的生物合成是 MYC 下游的关键通路[24]。

dTAG 系统采用非常相似的方法，但完全基于内源性泛素连接酶机制，不需要生成稳定表达外源性 F-box 蛋白的细胞系。dTAG 方法使用一种双特异性分子，通过靶蛋白和 E3 泛素连接酶共同作用，将靶蛋白与蛋白酶体机制连接起来。这种双特异性分子被称为蛋白质水解靶向嵌合体（PROTAC），代表了一类新型小分子抑制剂，其可催化促进目标靶蛋白的降解[27]。该概念已成功应用于癌症靶点，如 BRD4[28,29]。PROTAC 使靶蛋白靠近 E3 连接酶，从而使其成为 E3 连接酶的人工底物，导致其泛素化并通过蛋白酶体机制进行降解。显然，该概念依赖于 E3 泛素连接酶和靶蛋白配体的可用性。尽管存在与 cereblon（CRBN）、希佩尔 - 林道（von Hippel-Lindau，VHL）肿瘤抑制因子和其他 E3 泛素连接酶结合的通用配体[30]，但往往无法获得对目标靶蛋白具有选择性的配体。

dTAG 系统通过利用一种双功能小分子，同时结合 E3 连接酶 cereblon 和 FK506 结合蛋白 FKBP12 的突变形式，将通用配体 - 靶蛋白元件引入至 PROTAC 方法中，以解决这一限制。该分子被称为 dTAG，由 CRBN 的选择性配体和 FKBP12 的苯丙氨酸 -36 通过碳连接链与其缬氨酸变体（FKBP12-F36V）偶联所得的结合物组成[31, 32]。FKBP12-F36V 对内源性蛋白质的选择性，对于避免 FKBP12 相关功能的干扰至关重要。类似于上述 AID 的概念，这对外源性靶点产生了单特异性。值得注意的是，对

FKBP12-F36V 的选择性是基于 FKBP 家族配体的非选择性，通过使用上述“碰撞 - 孔洞”方法实现[31]。然后，类似于 AID 的概念，dTAG 分子的选择性，通过与 FKBP12-F36V 变体融合，可被赋予到任何目标靶蛋白之上（图 8.8）。可以通过外源表达将融合蛋白引入到选定的细胞模型中。随后，内源性靶蛋白必须失活，如通过 CRISPR 介导的基因敲除，才能研究靶蛋白急性丧失的影响。或者，也可以使用 CRISPR 技术直接将 FKBP12-F36V 融合至内源性靶蛋白位点中，从而保留融合靶蛋白的转录调控。

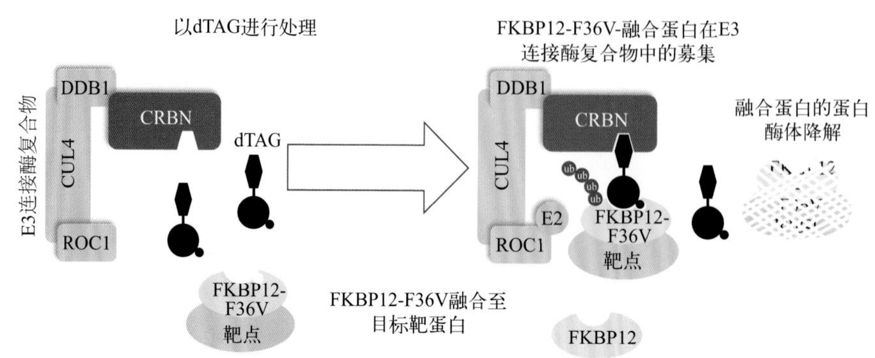

图 8.8 降解标记（dTAG）系统示意

使用一种双功能分子（dTAG）同时与 E3 连接酶 CRBN 和突变型 FKBP12（FKBP12-F36V）结合，将 FKBP12-F36V 融合的靶蛋白招募至蛋白酶体机制中，引起靶蛋白的降解。由于 dTAG 对 FKBP12 的突变形式具有选择性，因此内源性 FKBP12 不受影响

这种方法的功能首先在转录激活子 ENL 上得到证实，强调了其在白血病细胞模型中作为致癌生长驱动因子的关键功能[32]。在这项研究中，通过异位表达将 FKBP12-F36V-ENL 融合蛋白引入至白血病细胞模型中，随后通过 CRISPR 敲除内源性 ENL 基因。再以纳摩尔级浓度的 dTAG 处理，可以在 30 min 内有效降解 FKBP12-F36V 融合的 ENL，从而以与假定 ENL 小分子抑制剂相似的动力学来评估细胞失去 ENL 的反应[32]。同样，该方法已用于破译基于 dTAG 介导的 KRAS 和 MYC 靶向降解的下游信号通路的即时效应[33]。值得注意的是，dTAG 分子具有支持靶蛋白体内测试的药理学特性（如小鼠异种移植模型）[33]。

dTAG 方法也可以用于靶基因的内源性位点。利用 CRISPR 介导的敲入，研究人员设计了一种食管鳞状细胞癌细胞系，该细胞系在共激活子相关的精氨酸甲基转移酶 1（coactivator-associated arginine methyltransferase 1，CARM1）基因位点的 *C*- 端插入了 FKBP12-F36V 序列。在该模型系统中，dTAG 的处理导致 CARM1 蛋白水平强烈但并不完全降低，而并不会干扰细胞系的增殖（图 8.9），这与 CRISPR 敲除 CARM1 的完整基因不同（未显示）。

FKBP12 的分子质量为 12 kDa。对于 AID 标记，必须仔细监测 FKBP12-F36V 融合对靶蛋白功能的潜在影响，如干扰结合伴侣相互作用或改变亚细胞定位等。基于 CRBN 的 PROTAC 分子所特有的性质是，分子的 CRBN 结合片段本身就可以结合内源性蛋白，如 IKAROS 家族锌指蛋白 1/3（IKAROS family zinc-finger 1/3，IKZF1/3）、酪

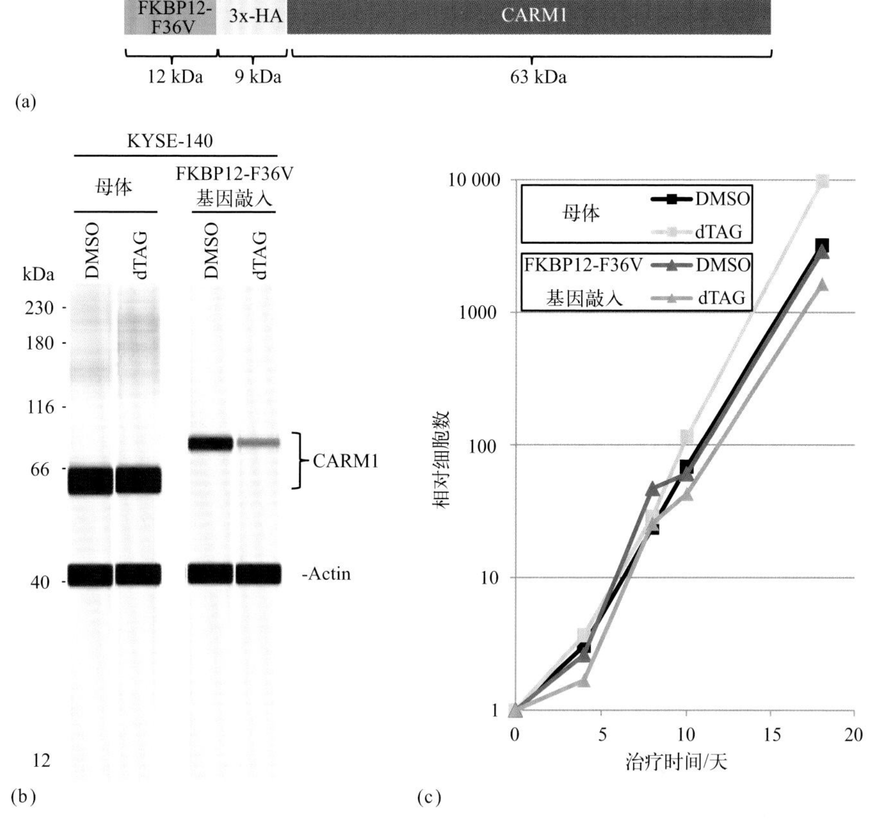

图 8.9　dTAG 介导的 CARM1 降解

（a）在食管鳞状细胞癌细胞系 KYSE-140 中，FKBP12-F36V 通过 CRISPR 介导的敲入与 CARM1 融合的示意图。另一个人流感血凝素（HA）标记还与 FKBP12-F36V 一起融合至靶蛋白。（b）使用 dTAG（500 nmol/L）处理细胞 18 h 后，FKBP12-F36V 融合的 CARM1 出现了（不完全）降解。在母体细胞系中，dTAG 处理对未编辑、未标记的 CARM1 蛋白水平没有影响。以抗 CARM1 抗体检测 CARM1 和 FKBP12-F36V-CARM1，并将肌动蛋白作为负载对照。需要注意，与母体细胞系相比，敲入细胞系中 CARM1 的表达水平较低。（c）长期使用 dTAG 处理并不会导致 FKBP12-F36V-CARM1 敲入细胞的增殖受损。母体细胞系和敲入细胞系以 1 μmol/L 的 dTAG 进行处理，时间为 18 天。培养基和化合物每 3 ～ 5 天更换一次，细胞进行计数、分离并重新培养，以长期监测细胞增殖情况。图片由 Katharina Ehrenhöfer-Wölfer（Boehringer Ingelheim，维也纳，奥地利）提供

蛋白激酶 1α 或翻译终止因子 GSPT1，并诱导其降解 [34-37]，却与 FKBP12-F36V 靶向片段无关。类似的脱靶降解效应在基于 VHL 的 PROTAC 中尚未被报道。然而，dTAG 处理的潜在脱靶效应可以在没有 FKBP12-F36V 融合的亲代等基因细胞模型中进行精确监测。

需要注意的是，与基因组敲低 / 敲除策略类似，在大多数情况下，靶向蛋白降解与药物靶点抑制的作用机制并不相似。某一蛋白质可能含有多个发挥不同酶或支架功能的结构域。虽然 dTAG 和 AID 方法会影响靶蛋白的整体完整性，从而阻断所有（包括潜在未知的）蛋白质功能，但小分子或生物制剂通常会选择性地干扰酶功能或蛋白质 - 蛋白质相互作用。

说明这种差异的一个实例是染色质重塑因子 BRM（SMARCA2）。BRM 包含一个 ATP 酶结构域和一个溴结构域，分别用于催化核小体重定位，以及与乙酰化赖氨酸的相互作用[38]。利用 RNA 干扰方法，BRM 已被确定为肺癌亚组的潜在药物靶点[39]。然而，使用溴结构域小分子抑制剂对 BRM 进行药理学靶向治疗，并不能反映 RNAi 介导的基因敲除所观察到的效应，因为 BRM 作为抗癌药物靶点的生物学相关功能与 ATP 酶结构域有关[40]。

总之，AID 和 dTAG 都代表了一些通用的方法，基本上可用于任何目标靶蛋白的药理学抑制。对于药物发现研究，能够模拟剂量依赖性靶点抑制，以及不同治疗方案的效果具有特别相关性。在获得工具抑制剂之前，在药物发现过程的靶点确证阶段降低出现这些问题的可能性，可以更好地审查和选择相关的不良药物靶点，并有助于降低药物开发项目的高失败率。目前可用的强大遗传学工具显著促进了这些技术在细胞模型中的应用。在未来，这些方法可能会被用于更复杂和与疾病相关的模型系统，如类器官培养或工程小鼠模型（在 dTAG 的情况下）。

8.5 耐药性突变

靶蛋白结合位点的突变能够阻止药物的结合，但保留了靶蛋白的生物学功能，从而对药物产生了耐药性。因此，比较两种仅因存在或不存在这种突变而有所不同的细胞系，就可以精确地指出药物对特定靶点的影响。

对于抗增殖药物而言，可通过在药物存在的情况下培养大量细胞，并分离继续生长的耐药克隆株，以一种“公正”的方式选择具有耐药性的突变。为了增加产生耐药性突变的机会，可以采用化学诱变或对细胞进行辐照，进而人为地增加细胞的突变率。随后，通过全外显子测序对耐药克隆株进行分析。在耐药克隆株中，突变率显著增加的基因可作为寻找药物靶点的候选基因。目前，这种方法已成功应用于单倍体细胞的原理确证实验中，以研究两种细胞毒性物质的靶点[41]。虽然该方法对靶点是“公正的”，但产生耐药性的方式不一定需要药物靶点的突变，如上调代谢药物的酶或将其排出细胞的酶。

如果对药物靶点的特性已经提出了有根据的假设，一种更简单的方法是在细胞中异位表达具有突变的假设靶点。可以通过多种选择以将突变引入编码靶点的 cDNA 中：

- 首先，由于大多数情况下靶点的活性（催化）位点已知，因此可能会引入一组有限的点突变，这些突变预计或已知会干扰靶点与药物的结合，同时保留靶点的功能，从而导致耐药性的产生。
- 其次，可以对靶点 cDNA 进行随机突变。这可以通过在易错的大肠杆菌菌株中扩增表达质粒，或使用易错的 PCR 扩增 cDNA 来实现。也可以使用一种化学诱变剂（如 *N*- 乙基 -*N*- 亚硝基脲）在已转化或转导质粒的细胞上，进行 dCas9 介导的超级突变[42]。在后一种情况下，突变不仅影响靶点表达质粒，还会影响整个基因组。因此，并非所有具有耐药性的突变都存在于异位表达的靶点中，因为影响相应途径或药物摄取活性的其他突变也可能导致耐药性。
- 最后，由于基因合成技术的出现，有计划地创建 cDNA 库已成为可能，其中每个密码子都被系统地改变，以编码所有可能的氨基酸[43]。

因此，针对靶点突变表达所构建的集合可以在细胞系中逐一表达，并检查细胞对药物的反应（图 8.10）。

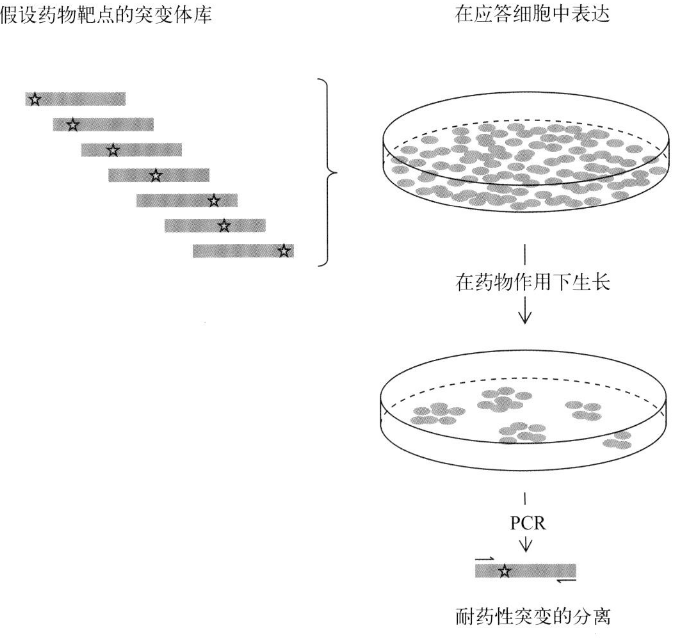

图 8.10　从假设靶点突变的 cDNA 库中选择耐药克隆体，证明假设的药物靶点确实能发挥药物的抗增殖作用

如果所讨论的药物会诱导细胞死亡，则可使用汇集的质粒库来指导突变靶点 cDNA 的表达，如 EGFR 抑制剂和 T790M 突变 [44]。对靶点的耐药性将使细胞在药物致死剂量下存活，导致在药物治疗下产生耐药闭合。从存活细胞中分离和分析 cDNA，如果可以发现这样的突变，那么药物是通过与靶点结合来发挥其功能，同时研究哪些突变会导致靶点耐药。在开发转录因子 HIF2α 的首创抑制剂 PT2399 时，使用了 HIF2α 的 PAS 结构域突变来测试该抑制剂是否确实按预期设想发挥作用 [45]。研究发现，是 PAS 结构域突变型 HIF2α 的表达，而不是野生型 HIF2α 的表达，赋予了细胞对 PT2399 的耐药性，明确证明了 HIF2α 是 PT2399 的相关药物靶点。

为了构建一个令人信服的数据包，可以在体外测试药物靶点的耐药性及药物结合作用，以预估其能够表现出显著降低的药物结合效力。

这些实验的难点在于，导致耐药性的突变必须保留所研究蛋白质本身的功能，而这可能是一个艰巨的挑战。在某些情况下，可通过交换靶点的相关结构域来实现这一目标。这种结构域交换实验利用了这样的观察结果，即尽管不同蛋白质中同类蛋白质结构域在序列和结构上存在显著差异，但其基本功能通常是保守的。这一策略已经在 BRD9 的溴结构域中得到证实 [46]。这一结构域可被小分子 BI-7273 抑制，而 BRD4 的溴结构域则不与该化合物结合。在依赖 BRD9 功能的 MV-4-11 白血病细胞中，将 BRD4 的溴结构域替换为 BRD9 嵌合版本，可以替代野生型 BRD9 并维持增殖。虽然已经证明 MV-4-11 的母细胞对 BI-7273 敏感，但在该化合物存在的情况下，表达嵌合版本的细胞会继续不受限制地增殖（图 8.11）。同样，EZH2 的甲基转移酶结构域可以被 EZH1 的相同结构域替代，从而对 EZH2 选择性抑制剂产生耐药性[46]。

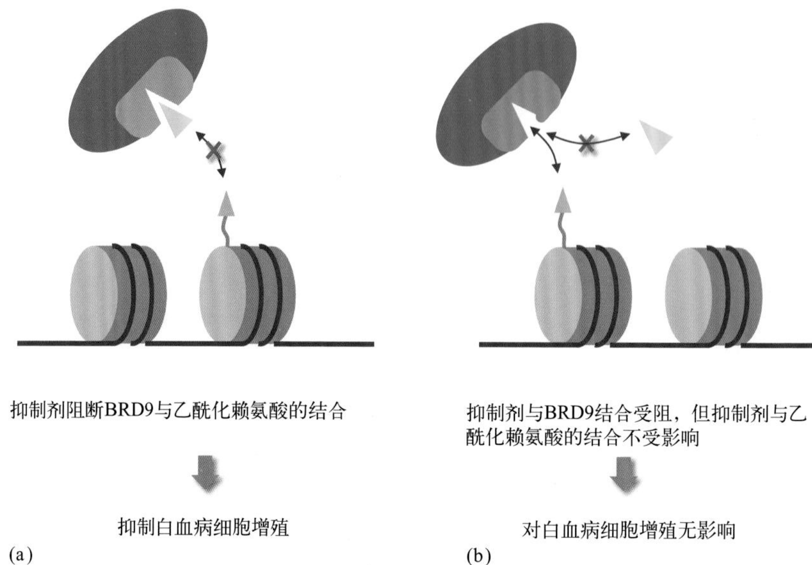

图 8.11　将 BRD9 的溴结构域替换为 BRD4 的溴结构域，不会影响溴结构域与乙酰化赖氨酸的结合，但会阻止抑制剂的结合和抗增殖作用的发挥，从而证明其具有靶向活性

确证一种蛋白质能否作为药物靶点一直是一项艰巨的挑战。常言道，除非相应的药物在临床上显示出疗效，否则靶点无法得到真正的确证。值得注意的是，候选药物在临床上失败的主要原因是缺乏疗效和合适的治疗窗口，这表明潜在的治疗理念可能存在缺陷[47]。然而，随着 RNA 干扰技术的出现，可以敲低靶点的表达，加之利用 CRISPR/Cas 进行有效基因组操作，以及进行全基因组测序的能力，这一挑战或许能够得到解决（如具有耐药性突变的发现可使药物靶点的确证任务更加简单）。总之，上述技术的发展将会降低早期药物发现中的风险，并有助于减少药物开发的临床失败率。

（蒋筱莹　周建良 译，白仁仁 校）

参考文献

1 Marcelli, M., Stenoien, D.L., Szafran, A.T. et al. (2006). Quantifying effects of ligands on androgen receptor nuclear translocation, intranuclear dynamics, and solubility. *J. Cell. Biochem.* 98: 770–788.

2 Amarandi, R.M., Hjorto, G.M., Rosenkilde, M.M., and Karlshoj, S. (2016). Probing biased signaling in chemokine receptors. *Methods Enzymol.* 570: 155–186.

3 Van Hout, A., D'Huys, T., Oeyen, M. et al. (2017). Comparison of cell-based assays for the identification and evaluation of competitive CXCR4 inhibitors. *PLoS One* 12: e0176057.

4 McDonnell, D.P. and Wardell, S.E. (2010). The molecular mechanisms underlying the pharmacological actions of ER modulators: implications for new drug discovery in breast cancer. *Curr. Opin. Pharmacol.* 10: 620–628.

5 Neklesa, T.K., Winkler, J.D., and Crews, C.M. (2017). Targeted protein degradation by PROTACs. *Pharmacol. Ther.* 174: 138–144.

6 Knutson, S.K., Kawano, S., Minoshima, Y. et al. (2014). Selective inhibition of EZH2 by EPZ-6438 leads to potent antitumor activity in EZH2-mutant non-Hodgkin lymphoma. *Mol. Cancer Ther.* 13: 842–854.

7 Basso, K. and Dalla-Favera, R. (2012). Roles of BCL6 in normal and transformed germinal center B cells. *Immunol. Rev.* 247: 172–183.

8 Kerres, N., Steurer, S., Schlager, S. et al. (2017). Chemically induced degradation of the oncogenic transcription factor BCL6. *Cell Rep.* 20: 2860–2875.

9 Bishop, A.C., Shah, K., Liu, Y. et al. (1998). Design of allele-specific inhibitors to probe protein kinase signaling. *Curr. Biol.* 8: 257–266.

10 Hanke, J.H., Gardner, J.P., Dow, R.L. et al. (1996). Discovery of a novel, potent, and Src family-selective tyrosine kinase inhibitor. Study of Lck- and FynT-dependent T cell activation. *J. Biol. Chem.* 271: 695–701.

11 Bishop, A.C., Ubersax, J.A., Petsch, D.T. et al. (2000). A chemical switch for inhibitor-sensitive alleles of any protein kinase. *Nature* 407: 395–401.

12 Hormann, A., Hopfgartner, B., Kocher, T. et al. (2018). RIOK1 kinase activity is required for cell survival irrespective of MTAP status. *Oncotarget* 9: 28625–28637.

13 Wong, S., McLaughlin, J., Cheng, D. et al. (2004). Sole BCR-ABL inhibition is insufficient to eliminate all myeloproliferative disorder cell populations. *Proc. Natl. Acad. Sci. U.S.A.* 101: 17456–17461.

14 Clark, K., MacKenzie, K.F., Petkevicius, K. et al. (2012). Phosphorylation of CRTC3 by the salt-inducible kinases controls the interconversion of classically activated and regulatory macrophages. *Proc. Natl. Acad. Sci. U.S.A.* 109: 16986–16991.

15 Baud, M.G., Lin-Shiao, E., Cardote, T. et al. (2014). Chemical biology. A bump-and-hole approach to engineer controlled selectivity of BET bromodomain chemical probes. *Science* 346: 638–641.

16 McDonald, E.R. 3rd,, de Weck, A., Schlabach, M.R. et al. (2017). Project DRIVE: a compendium of cancer dependencies and synthetic lethal relationships uncovered by large-scale, deep RNAi screening. *Cell* 170: 577–592 e10.

17 Tsherniak, A., Vazquez, F., Montgomery, P.G. et al. (2017). Defining a cancer dependency map. *Cell* 170: 564–576 e16.

18 Zuber, J., Shi, J., Wang, E. et al. (2011). RNAi screen identifies Brd4 as a therapeutic target in acute myeloid leukaemia. *Nature* 478: 524–528.

19 Nishimura, K., Fukagawa, T., Takisawa, H. et al. (2009). An auxin-based degron system for the rapid depletion of proteins in nonplant cells. *Nat. Methods* 6: 917–922.

20 Kepinski, S. and Leyser, O. (2005). The *Arabidopsis* F-box protein TIR1 is an auxin receptor. *Nature* 435: 446–451.

21 Dharmasiri, N., Dharmasiri, S., and Estelle, M. (2005). The F-box protein TIR1 is an auxin receptor. *Nature* 435: 441–445.

22 Tan, X., Calderon-Villalobos, L.I., Sharon, M. et al. (2007). Mechanism of auxin perception by the TIR1 ubiquitin ligase. *Nature* 446: 640–645.

23 Natsume, T., Kiyomitsu, T., Saga, Y., and Kanemaki, M.T. (2016). Rapid protein depletion in human cells by auxin-inducible degron tagging with short homology donors. *Cell Rep.* 15: 210–218.

24 Muhar, M., Ebert, A., Neumann, T. et al. (2018). SLAM-seq defines direct gene-regulatory functions of the BRD4-MYC axis. *Science* 360: 800–805.

25 Dang, C.V. (2012). MYC on the path to cancer. *Cell* 149: 22–35.

26 Nie, Z., Hu, G., Wei, G. et al. (2012). c-Myc is a universal amplifier of expressed genes in lymphocytes and embryonic stem cells. *Cell* 151: 68–79.

27 Toure, M. and Crews, C.M. (2016). Small-molecule PROTACs: new approaches to protein degradation. *Angew. Chem. Int. Ed.* 55: 1966–1973.

28 Zengerle, M., Chan, K.H., and Ciulli, A. (2015). Selective small molecule induced degradation of the BET bromodomain protein BRD4. *ACS Chem. Biol.* 10: 1770–1777.

29 Winter, G.E., Buckley, D.L., Paulk, J. et al. (2015). DRUG DEVELOPMENT. Phthalimide conjugation as a strategy for in vivo target protein degradation. *Science* 348: 1376–1381.

30 Ottis, P. and Crews, C.M. (2017). Proteolysis-targeting chimeras: induced protein degradation as a therapeutic strategy. *ACS Chem. Biol.* 12: 892–898.

31 Clackson, T., Yang, W., Rozamus, L.W. et al. (1998). Redesigning an FKBP-ligand interface to generate chemical dimerizers with novel specificity. *Proc. Natl. Acad. Sci. U.S.A.* 95: 10437–10442.

32 Erb, M.A., Scott, T.G., Li, B.E. et al. (2017). Transcription control by the ENL YEATS domain in acute leukaemia. *Nature* 543: 270–274.

33 Nabet, B., Roberts, J.M., Buckley, D.L. et al. (2018). The dTAG system for immediate and target-specific protein degradation. *Nat. Chem. Biol.* 14: 431–441.

34 Kronke, J., Fink, E.C., Hollenbach, P.W. et al. (2015). Lenalidomide induces ubiquitination and degradation of CK1alpha in del(5q) MDS. *Nature* 523: 183–188.

35 Lu, G., Middleton, R.E., Sun, H. et al. (2014). The myeloma drug lenalidomide promotes the cereblon-dependent destruction of Ikaros proteins. *Science* 343: 305–309.

36 Kronke, J., Udeshi, N.D., Narla, A. et al. (2014). Lenalidomide causes selective degradation of IKZF1 and IKZF3 in multiple myeloma cells. *Science* 343: 301–305.

37 Ishoey, M., Chorn, S., Singh, N. et al. (2018). Translation termination factor GSPT1 is a phenotypically relevant off-target of heterobifunctional phthalimide degraders. *ACS Chem. Biol.* 13: 553–560.

38 St Pierre, R. and Kadoch, C. (2017). Mammalian SWI/SNF complexes in cancer: emerging therapeutic opportunities. *Curr. Opin. Genet. Dev.* 42: 56–67.

39 Oike, T., Ogiwara, H., Tominaga, Y. et al. (2013). A synthetic lethality-based strategy to treat cancers harboring a genetic deficiency in the chromatin remodeling factor BRG1. *Cancer Res.* 73: 5508–5518.

40 Vangamudi, B., Paul, T.A., Shah, P.K. et al. (2015). The SMARCA2/4 ATPase domain surpasses the bromodomain as a drug target in SWI/SNF mutant cancers: insights from cDNA rescue and PFI-3 inhibitor studies. *Cancer Res.* 75: 3865–3878.

41 Horn, M., Kroef, V., Allmeroth, K. et al. (2018). Unbiased compound-protein interface mapping and prediction of chemoresistance loci through forward genetics in haploid stem cells. *Oncotarget* 9: 9838–9851.

42 Hess, G.T., Fresard, L., Han, K. et al. (2016). Directed evolution using dCas9-targeted somatic hypermutation in mammalian cells. *Nat. Methods* 13: 1036–1042.

43 Li, A., Sun, Z., and Reetz, M.T. (2018). Solid-phase gene synthesis for mutant library construction: the future of directed evolution? *ChemBioChem* 19: 2023–2032.

44 Ercan, D., Zejnullahu, K., Yonesaka, K. et al. (2010). Amplification of EGFR T790M causes resistance to an irreversible EGFR inhibitor. *Oncogene* 29: 2346–2356.

45 Cho, H., Du, X., Rizzi, J.P. et al. (2016). On-target efficacy of a HIF2alpha antagonist in preclinical kidney cancer models. *Nature* 539: 107–111.

46 Hohmann, A.F., Martin, L.J., Minder, J.L. et al. (2016). Sensitivity and engineered resistance of myeloid leukemia cells to BRD9 inhibition. *Nat. Chem. Biol.* 12: 672–679.

47 Harrison, R.K. (2016). Phase II and phase III failures: 2013–2015. *Nat. Rev. Drug Discovery* 15: 817–818.

第 9 章

靶点识别和确证的遗传操作与调节

9.1 引言

分子的靶点识别和确证仍是药物发现面临的一个重大挑战。不断发展的遗传操作（genetic manipulation）技术，对于发现和确证新的药物靶点，以及药物发现的整个过程都具有根本性价值。特别是基于介导核酸酶（nuclease）的新型遗传操作技术，能够通过使用疾病相关的模型和读数，进行高特异性的全基因组基因筛选来发现靶点，并能够快速、准确地生成疾病模型，进行早期的靶点确证（参见第 7 章）。

遗传操作，即对基因序列的操纵，已被应用了数十年。随机诱变（random mutagenesis）被广泛用于产生突变和新的微生物菌株，以研究基因型 - 表型的关系。第一个有针对性的遗传操作是 20 世纪 80 年代在酵母和小鼠中完成的[1-4]，并依赖于同源重组。然而，重组体的恢复仍然需要强有力的选择，且整个过程会非常耗时[5]。除了需要不断积累遗传操作的经验和知识，如果没有生物学其他领域的科学进步（如高质量基因组数据的生成和管理），如今遗传操作技术的巨大进步是难以实现的。仅仅是基因组数据的提供，就可通过促进单个基因与疾病的联系而使生物医学研究成为可能，同时也为遗传操作试剂的合理设计及实现对疾病位点的高度特异性奠定了基础。特别是像帕金森病这样复杂的病症[6]，其中大量的遗传易感因素与环境风险因素相互作用。而基因组数据与现代遗传操作技术结合，可以促进研究人员快速、高效、精确地进行疾病 - 基因之间联系的研究。转录激活因子样效应物核酸酶（transcription activator-like effector nuclease，TALEN）、锌指核酸酶（zinc-finger nuclease，ZFN）和规律成簇间隔短回文重复序列（clustered regularly interspaced short palindromic repeats，CRISPR），已成为生物医学研究和药物发现中不可或缺的现代遗传操作技术，通常被称为反映其位点特异性的基因编辑（gene editing）技术。用来访问、识别和确证生物医学相关靶点的全新途径正在开启，即将基因编辑与复杂细胞模型［包括原代细胞、诱导多能干细胞（induced pluripotent stem cell，iPSC）或 3D 模型］以及强大的技术（如流式细胞术和微流体技术等）相结合。基因筛查正以前所未有的规模、速度及特异性不断发展，以探索分子生物学的新领域，如长链非编码 RNA（long non-coding RNA，lncRNA）在疾病相关组织中发挥重要作用，包括胰腺 β 细胞[7]和免疫系统[8]。但是，分子生物学家、筛查专家和生物信息学专家之间密切的跨学科合作同样不可或缺。

在现有技术中，首选 CRISPR/Cas 技术，其灵活性使研究人员能够探索全新的生物医学领域。本章将讨论现代基因编辑技术的发展和原理，重点介绍 CRISPR/Cas 技术。具体将概述 CRISPR/Cas 技术的当前方法和应用，以及成功进行基因编辑实验的关键因素。此外，还将进一步介绍技术的发展，并强调 CRISPR/Cas 技术对靶点识别和确证的影响。

9.2 主要遗传操作技术的发展概况

9.2.1 RNAi、ZFN 和 TALEN

十多年来，RNA 干扰（RNA interference，RNAi）为功能分子的筛选带来了一种全新方法。RNAi 是一种快速、灵活的技术，与现有针对人类基因组的高通量系统和流程兼容，以确定新的药物靶点并显著推进实验生物学研究。RNAi 不直接作用于基因组，是由双链 RNA（double-stranded RNA，dsRNA）介导的同源 RNA 的降解过程，最初在研究秀丽新小杆线虫（*C. elegans*）反义 RNA 的过程中被发现[9]。此后，RNAi 技术被证实能够控制许多真核生物（包括人类）的基因表达[10]。RNAi 途径由 dsRNA 触发，dsRNA 被 Dicer 酶［一种核糖核酸酶（RNAase）Ⅱ酶］剪切成微小核糖核酸（microRNA，miRNA）或干扰小 RNA（small interfering RNA，siRNA）。siRNA 长度为 20 ～ 25 个碱基对，3′端有两个核苷酸延伸。dsRNA 的异源双链被加载到 RNA 诱导的沉默复合体（RNA-induced silencing complex，RISC）的核蛋白体，用来识别互补的靶点 mRNA，通过沃森 - 克里克（Watson-Crick）碱基配对来启动 RNA 降解[11]。

多个研究小组对癌症依赖性进行了大规模的 RNAi 筛选，系统评估了单基因敲除对细胞活力的影响，这些细胞系反映了肿瘤类型的多样性[12-14]。RNAi 筛选促进了基因的识别，如神经母细胞瘤的易感基因 ALK 作为 HDAC8 抑制剂的候选基因[15]。RNAi 技术也被用于体内，通过向小鼠肝脏输送小发夹结构 RNA（small hairpin RNA，shRNA），确定了激酶 MKK4 是肝脏再生的主要调节器[16]。此外，RNAi 技术也被用于复杂的模型，如沃尔巴克氏体与昆虫的相互作用（*Wolbachia*-insect interaction）[17]。RNAi 技术还被成功用于探测可成药基因组中 α- 突触核蛋白（α-synuclein）水平的修饰物，确定了 60 个理想的药物靶点[18]。商业上可获得且经过充分确证的人类全基因组 RNAi 文库，使得这一方法变得更加直接。

1980 年，罗伯特 • 罗德（Robert Roeder）和唐纳德 • 布朗（Donald Brown）研究发现，转录的正确启动需要结合一个 40 kDa 的蛋白质因子，也称为因子 A 或转录因子 IIIA（transcription factor IIIA，TFIIIA）[19]。TFIIIA 可与位于 50 bp 处的特定区域（一个内部控制区域）相互作用，是第一个被描述的真核生物转录因子。1982 年，米列尔（Miller）和默茨（Mertz）在 TFIIIA 中发现了一个重复的基因序列，后来被称为锌指。与先前描述的 DNA 结合蛋白中发现的经典螺旋 - 转角 - 螺旋基因序列相比，锌指被认为具有独特的 DNA 识别原理[20]。锌指（可与核酸酶融合，这种复合物被称为 ZFN）以串联的方式与 DNA 结合，其极性表面可识别不同长度的 DNA 或 RNA。锌指的每个指域都有一个类似的结构，但因关键氨基酸残基的变化而有所不同。这种模块化的设计允许大量的组合可能性，进而与 DNA 或 RNA 发生相互作用。使用 ZFN 一个有趣的可能性是选择性靶向突变或工程细胞中的遗传差异。1994 年，Choo 和 Klug 首次提出了一种含有人工设计锌指的蛋白质，其在体外和体内都能识别特定的 DNA 序列[21]。这一原理使人们认识到工程锌指在研究和治疗方面的潜力，并为第一批应用 ZFN 的生物技术公司奠定了基础。

使用 ZFN 进行基因编辑的主要应用是基于在“感兴趣的基因”位点引入一个特异性的 DNA 双链断裂（double-strand break，DSB）。所有真核细胞都能够通过同源定向修复（homology-directed repair，HDR）或非同源末端连接（non-homologous end-joining，NHEJ）的 DNA 修复途径修复 DSB。这些修复途径在各种真核细胞中高度保守，但在 HDR 和 NHEJ 缺陷的原核生物中却表现不同，DSB 通常会导致生物体的死亡。在真核生物中，这些修复途径可用于在断裂位点引入突变或进行人工构建，从而实现靶基因的修饰。基于 ZFN 的遗传操作最常见的应用是在 DNA 修复过程中引入错误基因，这些错误基因会使基因失去功能。

这种方法已被应用于不同的物种和细胞，在单一步骤中敲除特定的基因，而不需要选择所需的事件，可适用于广泛的生物模型。基因干扰已被用于哺乳动物体细胞的基因工程，其中 ZFN 被瞬时表达，然后对单细胞衍生的克隆进行分析[22, 23]。2000 年以来，从事药物研发的人员利用 ZFN 敲除基因，识别那些促进疾病的基因，或更好地了解多个基因和蛋白质相互作用的重要性，从而设计更复杂的治疗方法[24]。利用 ZFN，研究人员在从大鼠[25, 26]到人体的许多物种中研究了基因的病理作用，相关基因与一系列的病理有关，如肾损伤[27, 28]、高血压[29]、癌症[30, 31]和免疫系统疾病[32, 33]。ZFN 还为研究小鼠[34]或人体细胞[35, 36]的表观遗传变化提供了机会。

2000 年初，首次被提出的 TALEN 是一种人工限制性内切酶，由被称为转录激活因子样效应子（transcription activator-like effector，TALE）的 DNA 结合结构域与核酸酶结构域融合而成。TALEN 是在研究黄单胞菌（*Xanthomonas*，一种著名的植物病原菌）时发现的[37]。黄单胞菌可产生一种叫作 TALE 的蛋白质，该蛋白质可与被感染植物中的特定 DNA 序列结合，然后影响植物基因的表达。这种细菌会使植物的细胞异常地增大。2007 年，研究人员确定，黄单胞菌通过 TALE 蛋白与 DNA 结合导致了这种表型，并在第二年描述了 TALE 蛋白识别靶点 DNA 的密码[38]。

TALE 在遗传操作实际应用中的突破是基于两个重要发现。第一，这些蛋白质单元可以很容易被合成[39]，并连接在一起合成 TALE，识别并靶向任何所需的 DNA 序列。第二，一种剪切 DNA 的酶，即核酸酶，可以连接到 TALE 蛋白上[40]。这种合成 TALE 蛋白与其附加核酸酶的组合就是 TALEN。TALEN 介导的特定 DNA 剪切可以在活细胞（包括培养细胞或干细胞）中进行，科学家们已经证明其是一种强大的基因编辑工具，适用于各种人体细胞[41-44]。

与 ZFN 一样，TALEN 可以在许多种生物中引入特定的突变，如斑马鱼[45-47]、青蛙[48]、大鼠[49]和猪[50]。TALEN 主要通过使用 NHEJ 内源机制来敲除基因，科学家们也使用一对 TALEN 在同一染色体上进行双切，以产生染色体片段的大量缺失 / 反转[50]。与 ZFN 类似，TALEN 也被用于参与靶点研究，如 HIV 感染中的 CCR5[51] 或癌症领域研究[52-54]。研究人员还使用一系列的 TALEN 构建体在 iPSC 衍生心肌细胞中敲除了 88 个与心肌病相关的人体基因，这也说明 iPSC 和基因编辑技术的强大组合，有助于理解基因的生物学功能，以及基因变异在人体心血管疾病中的病理学意义[55]。然而，TALEN 仍存在其局限性。由于空间重组，识别基因序列的构建非常具有挑战性，而且在克隆时通常不稳定，每个靶点 2 ～ 3 kb 编码序列的构建进一步限制了高通量筛选（high throughput screening，HTS），并且需要进行昂贵且耗时的实验（图 9.1）。

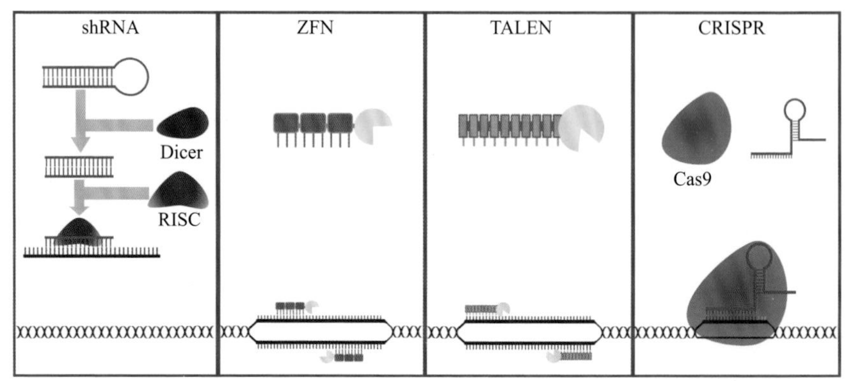

图 9.1 shRNA、锌指核酸酶（ZFN）、TALEN 和 CRISPR 作用于 RNA 或 DNA 并引发分子修饰的图示

相比于仅与 RNA 结合引发 RNA 降解，但对基因组没有直接影响的 shRNA，ZFN 二聚体、TALEN 二聚体和 CRISPR 试剂直接与 DNA 结合。ZFN 和 TALEN 靶点由独特的“左”和“右”位点组成，由间隔序列（ZFN 为 5 ～ 7 bp，TALEN 为 12 ～ 20 bp）分隔。每个锌指结构域（深棕色框）与 3 ～ 4 bp 接触，包含 33 ～ 35 个氨基酸的单个 TALE 重复（绿色框）。与 ZFN 和 TALEN 不同，CRISPR 需要一个基于 RNA 的桥接元件（红色块），其赋予了特定 DNA 序列的选择性

9.2.2 规律成簇间隔短回文重复序列

基于多年的基础科学研究，CRISPR/Cas 技术的发展已成为生物研究中不可或缺的工具[56]。许多科学家的贡献使得 CRISPR/Cas 系统从被认为是一种独特的原核生物特征，转变为一种可重新编程的基因编辑技术，该技术具有巨大的前景，并有可能给生物医学研究带来革命性的变化。下文将简要概述相关领域的重要里程碑。

尽管很早以前就引起了研究人员的关注，但直到 2002 年，路德 • 詹森（Ruud Jansen）等[57]才揭示原核生物中的一个重复 DNA 序列家族，其特征是长度在 21 ～ 37 bp 之间的直接重复序列，且与一组相邻定位的基因有关。由于这些特征，将这一重复 DNA 序列家族称为 CRISPR，将相关基因称为 CRISPR 相关（CRISPR-associated，*cas*）基因。由于 CRISPR 基因位点仅存在于原核生物，而不存在于真核生物，且来源于噬菌体 DNA，研究人员假设 CRISPR 位点可能构成细菌免疫系统[58-61]。2007 年的一项研究证实了这一假设，该研究表明，CRISPR 与相关的 *cas* 基因一起为原核生物

提供对病毒的获得性抵抗[62]。随后的研究集中在 CRISPR/Cas 系统的机制方面，发现在 Cas 编码的蛋白质中，有些具有核酸内切酶活性，并且 DNA 剪切是细菌免疫的关键[63, 64]。2012 年研究发现，Cas 内切酶可以在核糖核蛋白（ribonucleoprotein，RNP）复合物中的短 CRISPR RNA（crRNA）转录物的引导下，介导特定的可编码 DNA 剪切，从而沉默入侵的核酸，这也是 CRISPR/Cas 技术发展的一个重要里程碑[65, 66]。虽然内源性 CRISPR 系统需要一个桥接元件，即反式激活的 crRNA（trans-activating crRNA，tracrRNA），以使 crRNA 与 Cas 核酸酶复合，但同样的研究表明，通过将 tracrRNA 与 crRNA 融合在单一向导 RNA（guide RNA，gRNA）中，可以进一步简化该系统。在这些发现不久之后，2013 年的几项研究将 CRISPR/Cas 系统用于真核细胞的基因编辑，从而为该技术在多个方向上的进一步发展铺平了道路[67-69]。

9.3 设计和阐释 CRISPR 实验的注意事项

9.3.1 CRISPR/Cas 技术进行遗传操作的方法学思考

随着 CRISPR/Cas 系统知识的迅速扩展，已经发表了将该系统作为一种技术的使用指南，并使研究人员能够在几周内对细胞进行遗传操作 / 修饰[70]。为了实现高精度的遗传操作，必须进行一些方法学上的思考。在原核生物中已经发现了几种 CRISPR/Cas 系统，尽管分类工作正在进行，但常见的一种分类方法是，基于包括普遍存在的 *cas* 基因系统发育在内的多种特征而提出的三种类型（Ⅰ～Ⅲ）[71]。每个系统都包括 CRISPR 阵列内的重复 DNA 序列，这些序列被称为间隔区的可变 DNA 序列（间隔），每个序列形成一个具有 DNA 重复序列的功能单元。该单元编码 crRNA，通过沃森 - 克里克（Watson-Crick）碱基配对为 DNA 靶点提供对 Cas 核酸酶的特异性。Cas 核酸酶需要一个额外的特征才能准确定位在 DNA 靶区域，也就是所谓的原型间隔区相邻基序（protospacer adjacent motif，PAM），即紧邻靶序列的短 DNA 基序。表征最好、使用最多的系统是化脓链球菌（*Streptococcus pyogenes*）的Ⅱ型 CRISPR 系统。在这种情况下，crRNA 的间隔元件由 20 bp 组成。在 *cas* 基因中，*cas9* 编码效应核酸酶，是一种需要 5′-NGG PAM 位点的、由 1366 个氨基酸组成的蛋白质。值得注意的是，其他物种的 Cas 核酸酶可能依赖于不同的 PAM 位点，并具有不同的分子量和切割位点[56]。为了在哺乳动物细胞中实现 CRISPR/Cas 介导的遗传操作，必须将 Cas9 和 gRNA（crRNA 和 tracrRNA 的融合体）递送至细胞中（参见 9.3.4 节）。设计 gRNA 序列以匹配哺乳动物基因组中 PAM 位点两侧的靶序列，可将 Cas9 重新定向到该特定位点。一旦 Cas9/gRNA RNP 复合物与靶位点结合，Cas9 就可以水解 PAM 位点附近的两条 DNA 链，从而产生 DSB。值得注意的是，单个链的水解是由不同的 Cas9 结构域介导的，这就为通过 Cas9 酶结构域的设计进行单链修饰提供了可能性[65]（详见下文）。与其他基因编辑技术类似，DSB 也会受到内源性 DNA 修复过程的影响，即 NHEJ 或 HDR 过程。DNA 修复的结果取决于是否使用了 NHEJ 或 HDR。除非存在修复模板，否则 DSB 将被 NHEJ 修复，这是一个容易出错的过程，经常会在目标基因位点引入 / 删除（indel）突变。NHEJ 在基因中引入的 indel 可能导致移码突变（frameshift mutation）和密码子的提前终止（premature termination codon，PTC），从而产生功能性基因敲除。修复模板的存在，如外源 DNA 模板的形式，由靶点基因同源臂两侧的一个插入序列组成，可将 DNA 修复转向 HDR，产生精确的基因插入操作，尽管与 NHEJ 相比频率较低。由于 CRISPR/Cas 介导的基因编辑的特异性取决于 gRNA，并且在非目标位点进行不必要的编辑可能会带来隐患，因此 gRNA 的设计显然至关重要（参见 9.3.3 节）。除了 gRNA 设计，Cas9 也是进一步减少脱靶编辑的研究重点。Cas9 由两个催化结构域组成，即 HNH 和 RuvC，每个催化结构域负责剪切 gRNA 位点两条 DNA 链中的一条。虽然两个结构域关键残基的突变使 Cas9 的催化作用失效，但只有一个催化结构域的突变会导致一个切口酶的形成，并且有方案描述了使用 Cas9 切口酶突变体与成对 gRNA 的双切口策略，以最大限度地减少脱靶切割[70]。

因此，所描述的 CRISPR/Cas 技术实现了从功能基因敲除到精确模板介导的修饰，如用于探测因果遗传变异的单核苷酸突变[70]。实际上，CRISPR/Cas 编辑实验的一个常用方法包括以下内容：

① 通过扫描感兴趣的基因寻找合适的靶点及选择间隔序列来设计 gRNA。

② 将 gRNA 和 Cas9 递送到细胞中。

③ 成功编辑必须确认的靶点基因。

gRNA 的设计是高效和特异性编辑的关键，多种生物信息学工具可以帮助 gRNA 的设计。在概述 CRISPR/Cas 技术成功应用的其他重要考虑因素之前，9.3.3 节将对 gRNA 设计进行了更详细的描述。

9.3.2 细胞模型的选择：生物学和基因组学方面

编辑基因组需要对 CRISPR/Cas 方法和目标序列具有充分的了解。基因组编辑还需要确定测试假设的最佳生物学模型。出于 CRISPR/Cas 筛选目的，细胞模型必须遵循经典的筛选参数（如倍增时间、培养条件），并在基因组操作的功能分析之前保持可培养性。尽管使用 CRISPR/Cas 技术成功测试了疾病相关的细胞，如原代细胞，但其使用仍然具有挑战性，如与永生细胞相比的成本和转染率方面（有关探索生物学的人体细胞模型系统，参见第 7 章）[72, 73]。此外，由于 CRISPR/Cas 的靶点是基因组，长期传代后的遗传稳定性和细胞模型的基因组特征也是必不可少的参数。

CRISPR 实验中使用的细胞系，通常来自具有非典型染色体拷贝数的肿瘤细胞。一些常用的细胞，如 HEK293 和 K-562 是假三倍体，意味着这些细胞至少含有三个拷贝的染色体组，因此大多数 gRNA 靶点也有三个拷贝。HeLa（ATCC® CCL2™）细胞中的染色体包括四分之一的异常染色体[74]。对于非整倍体细胞，基因编辑变得更具挑战性，因为设计的 gRNA 靶点是一个、多个或没有拷贝的基因或基因组序列[75]。由于 NHEJ 的随机作用，所有序列拷贝的靶点编辑可能是不完整的，或导致结构的改变。因此，细胞倍性的确定对于正确和有效的基因编辑至关重要。

近期研究发现，小鼠单倍体胚胎干细胞（embryonic stem cell，ESC）的产生在分化步骤中自发地进行二倍体化，揭示了提高基因编辑效率的重要前景[76]。此外，可以在单倍体状态下对细胞进行工程改造，从而实现比二倍体 ESC 更有效的修饰和更高的靶向效率。

至于多倍体，由于基因组结构的改变，基因拷贝数变异（copy number variation，CNV）会影响基因编辑的效率。CNV 的产生可能是由于一个基因或包含多个基因的基因组区域的缺失或更频繁的重复[77]。复发性和非复发性 CNV 经常与疾病相关，并与染色体不稳定区域一致[78, 79]。在 CNV 区域进行 CRISPR/Cas 筛选可能导致严重的 DNA 损伤[80]。细胞反应与基因组 CNV 数量的增加和靶点 DNA 切割的总数相关。在多个染色体结构改变中都能观察到这种相关性，并诱发细胞增殖等生理参数的降低[80]。

使用 CRISPR 的基于功能缺失方法的筛选读数通常是表型的改变。预期表型的缺失可能是由于效率低下，也可能是由于遗传冗余或遗传补偿。除了一些关键点外，其作用机制仍未得到完全阐明。遗传冗余通常与重要基因有关。同源基因（paralog gene）是在进化过程中通过复制从传统基因衍生而来的，通常具有独特的功能，但有些同源基因仍然保持着类似的功能。冗余也可能发生在不同起源但功能趋同的基因上[81]。因此，一个基因的敲除可能并不会导致表型的改变，因为另一个基因会通过类似的功能补偿这种破坏。遗传补偿（genetic compensation）也可能发生在由 mRNA 突变或低效翻译而导致的 mRNA 衰变中[82]。这种补偿机制改变了参与同一途径的基因表达，以补偿缺陷。虽然这种现象降低了特定基因筛选中基因敲除的表观效率，但使用直系同源 CRISPR/Cas 系统的组合筛选，提供了发现新靶点和冗余或补偿基因的机会[83]。

在使用 CRISPR/Cas 之前，需要对参考序列进行生物信息学研究。Ensembl[84] 和 RefSeq[85] 数据库提供了给定基因的参考序列，并列出了剪接变体和多态性。然而，参考基因组是来自不同样本类型已知（有时是预测）序列的人工组合。如 HeLa 细胞所示，参考序列可能在很大程度上与主要转录序列不同，因此需要使用最相关的序列[74]。FANTOM[86] 是另一个有趣的数据库，其依赖于基于基因表达帽分析（cap analysis of gene expression，CAGE）技术的转录起始位点（transcription start site，TSS）注释。FANTOM 可能特别适用于 CRISPRa 和集群规则间隔短回文重复干扰（clustered regularly interspaced short palindromic repeats interference，CRISPRi），在这种应用中需要使用特征明确的 TSS[87]。人类基因组的注释是动态的，相关变化包括发现新的剪接变体，以及次要或主要的单核苷酸多态性（single nucleotide polymorphism，SNP）[87]。因此，有必要根据样本中可能存在的 SNP 或组织和细胞特定的剪接变体来调整参考序。下一代测序（next-generation sequencing，NGS）数据库的发展允许检索越来越多细胞模型的特定主要转录序列。CRISPR/Cas 技术的另一个优势是，生成的突变细胞可以与野生型同源基因对照进行比较。CRISPR/Cas 还可用于研究疾病，具体方法是改造突变疾病的相关细胞，并通过纠正突变将这些细胞恢复为“正常表型”[88]。因此，在将其用于 CRISPR/Cas 实验之前，必须检查细胞特征（如组织来源、物种、菌株或群体特定数据）。

选择性剪接将“一个基因 - 一个蛋白质”假说转变为“一个基因 - 多个潜在转录物和蛋白质”。这些多个转录本被称为剪接变体，会出现在大约 95% 的多外显子基因中[89]，可以产生与主要转录物相同的蛋白质。在许多情况下，这些剪接变体可以是非编码变体，在其他情况下可以生成具有不同功能的蛋白质。剪接变体甚至可以产生具有相反功能的蛋白质（如促血管生成和抗血管生成 VEGF-A、功能性 caspase 1 和抑制性 caspase 1 变体）[90-92]。不同的剪接还涉及病理学或对现有药物的抵抗（如 CD19 对 CART-19 免疫疗法的抵抗）[93]。这些不同的剪接事件增加了 CRISPR gRNA 选择的复杂性，即根据所研究的功能来靶向一个常见或特定的外显子[94]。特定的外显子靶向可用于确定剪接变体的确切作用，如对 M 线肌动蛋白（横纹肌中一种丰富的蛋白质）的作用[95]。特定的外显子靶向也可用于筛选特定的治疗性化合物[93]。lncRNA 上也存在选择性剪接。CRISPR/Cas 介导的对 lncRNA Xist 剪接的调控表明，Xist 的短异构体足以诱导 X 染色体失活[96]。

非编码 DNA 占基因组的 98%，包含许多调控域（如启动子、增强子）。CRISPR/Cas 在该领域的应用代表了新靶点识别的巨大潜力，这一点从识别新的增强子元素[97]和 lncRNA 功能[98]中可以看出。与蛋白质编码基因不同，许多 lncRNA 充当分子调节剂，对其靶点的转录依赖性和转录非依赖性功能发挥作用。虽然 RNAi 方法在 lncRNA 的无效研究中非常有效，但由于 CRISPR/Cas 的顺式调节功能，其在 lncRNA 研究中具有巨大的优势。CRISPR/Cas 为进一步研究 lncRNA 的功能提供了新的突破口，揭示了全新的功能和复杂的相互作用[99]。

通常，对于蛋白质编码基因，一个 gRNA 就足以使目标基因失效，因为插入缺失可能会破坏 mRNA 的阅读框架。然而，由于 lncRNA 在不同物种之间的保守性较低，且其活性和作用模式差异很大，在其他物种模型的有效性是不可预测的，因此，gRNA 的设计和效果评估不太容易。

尽管存在上述困难，CRISPR/Cas 已被证明在阐明不同 lncRNA 的新功能方面非常有效。与 lncRNA 相比，miRNA 相对容易被敲除。一些结果表明，miRNA 的敲除效率高于 lncRNA[100]。这可能是由于 miRNA 基因比 lncRNA 小得多。然而，其潜在 PAM 位点的数量较少，因此，选择潜在有效 gRNA 的灵活性较低。

9.3.3 gRNA 设计

gRNA 的设计是一个关键过程，其决定了任何 CRISPR/Cas 编辑实验的成功概率，并建立在细胞生物学、基因组学和生物信息学的整合之上。自从发现了 gRNA 靶向基因组中精确位置的基本要求，即识别与 PAM 位点相邻的 20 个核苷酸序列以来，已经积累了丰富的相关知识，可以帮助科研人员提高靶基因编辑效率，同时减少人为错误和脱靶（off-target）效应的发生。

9.3.3.1 靶点位置的识别

设计 gRNA 中靶点位置的选择主要取决于预期的 CRISPR/Cas 诱导修饰。虽然基因敲入的遗传扰动在预期插入点的附近极大地限制了 gRNA 的设计，但基因敲除研究的限制相对较少。然而，由于功能缺失实验旨在将特定表型归因于一个特定的基因，因此战略性地选择 gRNA 设计的位置对于避免误导性的解释至关重要。

NHEJ 介导的蛋白质编码序列中 indel 的产生最终会产生移码突变［图 9.2（a）］，

从而破坏 mRNA 的阅读框，并经常导致 PTC 的引入。突变的转录物要么经历细胞质 mRNA 介导的“质量控制”过程，即无意义介导的衰变（nonsense-mediated decay，NMD）途径或其他途径降解；要么转化为一个异常的 *C*- 端截断的蛋白质。利用 NMD 规则进行 gRNA 设计为限制截断蛋白质的产生提供了机会，因为 NMD 监控系统会在第一轮翻译后降解转录物，从而产生意想不到的结果 [101]。在最近描述的一组人体细胞 NMD 的规则中 [102]，PTC 在最后一个外显子连接点上游至少第 50 个核苷酸的位置，是触发转录物降解的关键。此外，位于起始密码子下游第 200 个核苷酸范围内的 PTC，其 NMD 效率也会降低。因此，gRNA 应该位于最后一个外显子连接点的上游及起始密码子的附近，以利于携带 PTC 的 mRNA 的降解。

为了探测基因功能，所有编码蛋白质的转录变体必须共享选定的靶点位置序列。为此，基因组数据库，如 Ensembl 或 RefSeq，提供了由独立启动子或选择性剪接产生的带注释转录本。然而，来自所有可用转录变体的重叠外显子序列可能不存在，或者可能大大限制了可用于 gRNA 设计的基因区域范围。 Ensembl 中的转录物类别和分数有助于识别和优先处理基于支持信息的相关转录物。此外，可以从大规模测序数据集 [103, 104] 中获得有关特定细胞系中遇到的遗传改变信息，如 SNP、拷贝数或转录变体，以便根据特定的细胞模型来设计 gRNA。此外，靶向目标基因 5′ 编码区会增加移码突变破坏蛋白质序列的可能性，并阻止具有潜在功能降低或异常功能的 *C*- 末端截短蛋白质的翻译 [105-107]。

最近的研究表明，CRISPR/Cas 编辑可能会通过外显子跳跃（exon skipping）诱导替代剪接变体的产生 [108-112]，这可能是基因敲除研究中的意外结果所导致的。至少有两种看似独立的机制可以解释外显子跳跃。首先，Mou 等观察到较大的基因组缺失，这导致剪接受体位点的移除、剩余框内转录物的剪接和异常新形态蛋白质的翻译，即具有潜在有害的显性负效应或功能增益效应的蛋白质 [110]。因此，有研究报道称，CRISPR/Cas 编辑确实可能会诱发频繁的靶向大基因组缺失，其范围甚至超过数千个碱基 [113]。尽管如此，在内含子 - 外显子边界外含有少量核苷酸 indel 的细胞克隆中也观察到了外显子跳跃，这表明存在着另一种机制。Sui 等提供了令人信服的证据，表明除了第一个外显子之外，外显子跳跃依赖于 PTC 的产生，但并不是由框内突变产生的 [112]。这一机制支持了尚不清楚的核扫描过程的假设，即不同的潜在结果取决于 PTC 的位置。在非对称外显子（即长度不是三个核苷酸倍数的外显子）中诱导 PTC 生成的 gRNA，将通过外显子缺失导致阅读框的破坏，从而导致 NMD 途径的激活和随后的转录降解［图 9.2（a）］。相反，由对称外显子中产生 PTC 诱导的外显子跳跃将导致阅读框的维持，并可能导致新形态异常蛋白质的翻译［图 9.2（b）］。尽管如此，依然无法预测由 indel 诱发的 PTC 的确切位置。另一种策略是以一个大的外显子为靶点，该外显子的缺失会显著干扰蛋白质的结构。无论如何，外显子跳跃诱导的选择性剪接都促使我们需要在转录水平上评估基因编辑的后果。

替代翻译启动是有助于蛋白质组多样性的一个过程，也可能在基因敲除研究中造成误导性结果。根据核糖体扫描机制，mRNA 的 5′- 近端 AUG 三联体启动翻译。然而，如果第一个 AUG 的核苷酸偏离了科扎克共有序列（Kozak consensus sequence），则可能会将其绕过，从而导致下游 AUG 启动翻译，这种机制被称为“漏洞扫描”（leaky

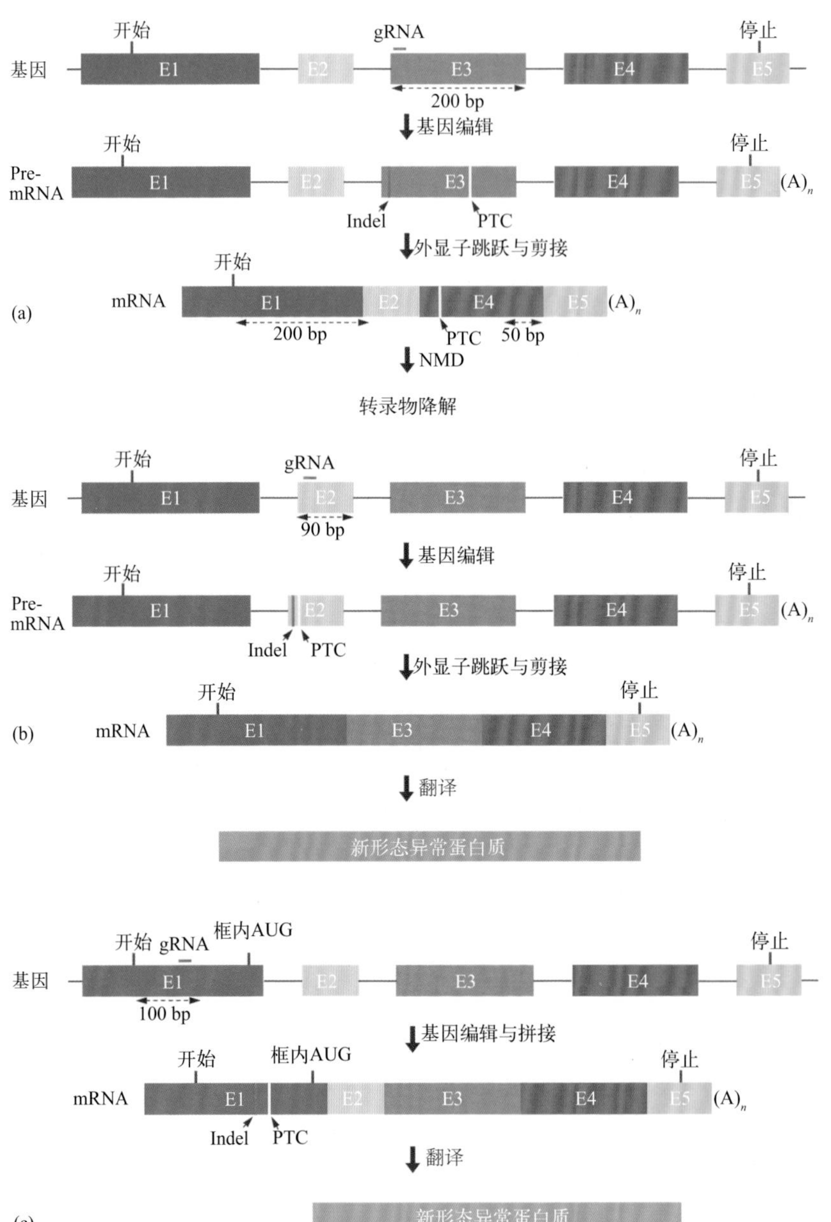

图 9.2　基因编辑结果取决于 gRNA 的位置

（a）靶向非对称外显子，在同一外显子中诱导 PTC 的 gRNA，通过外显子跳跃与剪接产生移码。新形成的 PTC 位于第 200 个核苷酸的下游和最后一个外显子连接的第 50 个核苷酸的上游，激活了 NMD 途径，从而导致转录物降解。（b）靶向对称外显子，在同一外显子中诱导 PTC 的 gRNA，通过外显子跳跃和剪接来删除外显子。维持 mRNA 阅读框可能有利于异常蛋白质的翻译。（c）靶向起始密码子下游前 100 个核苷酸的 gRNA，有利于在框内 AUG 密码子处重新启动翻译，导致异常蛋白质的产生

scanning）[114, 115]。靶向带注释的翻译起始位点（translation initiation site，TIS）的 gRNA 可能会破坏 AUG 三联体或最佳的周边序列，从而有利于下游起始密码子的翻译开始。框内替代的 TIS 将导致具有潜在不同性质的 *N*- 末端蛋白质变体的翻译[116]。因此，在功能缺失实验中，gRNA 不应以 TIS 区域为靶点，以防止产生替代起始点变体。此外，替代性 TIS 可能是由短上游开放阅读框（upstream open reading frame，uORF）翻译终止后核糖体扫描的恢复引起的。这种重新启动过程取决于几个变量，如 uORF 的长度和顺反子间序列[117]。研究表明，人体转录物中的 uORF 中值大小约为 50 个核苷酸[118, 119]。在实验系统中，延长至 100 个核苷酸的 uORF 再启动效率大大降低[120]。因此，gRNA 应针对从起始密码子开始前 100 个核苷酸的下游位置，以防止框内 AUG 的再启动和替代蛋白质的翻译［图 9.2（c）］。

总之，要考虑转录水平上的几种复杂机制，如 NMD、外显子跳跃、漏洞扫描和翻译的重新启动，以确定目标位置，防止产生新的异常蛋白质和潜在有偏见的表型解释。另一种策略依赖于使用两个 gRNA 去除目标基因的整个编码序列，但涉及更多的靶点和非靶切割位点，这可能与复杂的基因组重排[121]和毒性细胞反应[80, 122, 123]有关。此外，某些特征可能会影响或破坏基因功能的效率。特别是蛋白质水平的注释，如蛋白质结构域、种间保护和无序状态，显著影响基因编辑的功能结果，因为不仅是移码，框内突变也可能导致功能丧失[124-126]。

9.3.3.2　间隔序列的选择

一旦确定了靶点位置，就在 Cas9 的 NGG PAM 位点附近选择 20 个核苷酸的间隔序列，该位点在人类基因组中平均每 8 个 bp 出现一次。然而，研究表明，gRNA 在有效和选择性破坏基因功能的能力之间存在显著差异。因此，定义管理 gRNA 诱变活性的规则，对预测和控制全基因组筛选和小规模靶点确证研究中的基因编辑结果具有重要意义。

间隔物 On-Target 活性的优化　研究人员进行了一系列的大规模研究，来破译决定诱变效率的关键因素。为此，我们采用了一些方法在核酸或蛋白质水平上评估了 gRNA 在多种细胞类型和生物体中对靶点活性的影响[105-107, 127-132]。相关研究有助于确定改进 gRNA 设计的关键参数。

结果表明，具有低或高 GC 含量的间隔物往往不太活跃，GC 百分比在 40% ～ 60% 之间，是确保高诱变率的最佳选择[105, 107, 128, 130]。此外，间隔物中二级结构的存在可能通过稳定 gRNA[130] 或干扰 Cas9 活性[133]而对基因编辑效率产生不利影响。尽管间隔核苷酸偏好存在很大差异，但大多数研究表明，靠近 PAM-1 位的鸟嘌呤可以提高诱变效率[105, 107, 127, 128, 131, 132]，而腺嘌呤的存在似乎是不利的[128, 130]。在间隔序列的 3′- 端，从位置 1 到位置 4，也观察到对胸腺嘧啶的负偏倚，这可能是由于富含 U 的区域诱导 RNA 聚合酶Ⅲ的终止信号，从而使慢病毒或质粒载体传递的 gRNA 转录下降[105, 132, 134]。因此，这些发现强调了一个事实，即在特定的实验条件下观察到的一些间隔核苷酸偏好可能无法外推到其他环境，如体外转录的 gRNA 的递送。

DNA 切割位点周围的核苷酸环境也会影响修复过程和基因编辑效率。微同源介导的末端连接机制，通过对发生在切割位点两侧的微同源序列之间的一部分缺失的贡献而区别于 NHEJ 途径[135]，并通过诱导框外或框内突变而影响 gRNA 破坏基因功能的能力[136, 137]。此外，研究表明，表观遗传特征会影响 Cas9 的结合和功能。虽然 DNA 甲基化和核糖体占有率似乎对切割效率有间接或微弱的影响[129, 134, 138]，但可能是因为染色质不断重塑的过程，三维染色质结构会抑制特定靶点的编辑[139, 140]。特别是 RNA 聚合酶的转录活性提高了基因编辑效率，因为其将 Cas9 复合物从 DNA 链中移除，有利于修复过程[141]。这些发现可以解释染色质状态和编辑结果之间的相互关系。

间隔物 Off-Target 活性的测定 初步的研究表明，Cas9 切割活性可使 gRNA 和靶点基因组位点之间出现错配[129, 142]，并决定了错配的数量、分布和位置。与被定义为种子区域的 PAM 位点近端 10 ～ 12 bp 内的错配相比，间隔序列 5′- 末端的错配更容易被容忍。此外，错配碱基性质[143]，以及 gRNA 与基因组位点之间存在的非对称配对或凸起，会影响 Cas9 的特异性[144]。尽管效率很低，但 Cas9 切割也可能发生在其他 PAM 位点[129]。所有上述影响脱靶活性的参数，已经通过筛选数千个完全匹配或突变的 gRNA 靶向 *CD33* 基因的活性进行了研究[106]。总之，错配的位置和碱基组成似乎是决定 gRNA 脱靶活性的主要因素。

研究人员已采用各种技术来准确检测脱靶位点。染色质免疫共沉淀测序（chromatin immunoprecipitation sequencing，ChiP-seq）可以提供有关 Cas9 结合情况的信息[134, 145]，但不一定与 Cas9 切割相关，这通常需要与靶点序列进行更高水平的 gRNA 碱基配对[146]。基于细胞的无偏方法，如通过 SEQuencing（GUIDEseq）实现的全基因组无偏 DSB 识别，依赖于捕获的寡核苷酸进入 DSB 的测序[121]，或基于 DSB 染色体易位的高通量全基因组易位测序（high throughput genome-wide translocation sequencing，HTGTS）[147]，被证明是敏感的技术，给脱靶位点识别带来进一步的启示。

实验设计可以显著提高 gRNA 的特异性。事实上，可以通过减少细胞对 CRISPR/Cas 组分的暴露[129]来最大限度地减少脱靶修饰，可以通过递送 RNP 复合物，迅速从细胞中清除[148]；或者通过诱导性启动子来控制 Cas9 的表达[149]。此外，通过合理设计[150, 151]或无偏筛选[152]开发的高保真 Cas9 版本，以及具有截断间隔序列的 gRNA[121]，可以降低脱靶活性，但也可能限制靶向效率[153]。最后，通过使用预测工具来优化 gRNA 设计有助于提高特异性。

9.3.3.3 预测工具

目前，已开发几种不同的工具来预测 gRNA 对靶点活性的影响，最近对其中的 36 种工具进行了比较[154]。最基本的工具依赖于 PAM 位点的定位来识别间隔序列。基于公开的 gRNA 大规模研究，计算设计规则已被定义，几个研究小组开发了具体的预测算法。基于这些预测算法的工具结合了一个或多个决定因素，相关决定因素已被证明可以调节靶点活性。例如，CRISPR-ERA[155] 提供了一个 gRNA 评分，该评分考虑了 GC 含量等基本信息；而 CHOPCHOP[156] 则优先考虑 PAM 近端 1 号位置的鸟嘌呤。此外，基于机器学习（machine learning，ML）的工具已被用于逻辑回归模型的训练，来提高可预测性。由于这些工具是在特定的实验条件下，根据 gRNA 的特征开发的，因此其性能可能无法在其他环境中重现。例如，莫雷诺 - 马特奥斯（Moreno-Mateos）评分[131]的算法是基于从体外转录的 gRNA 中获得的斑马鱼数据进行训练的，并不能很好地转化为登奇（Doench）评分[106]，登奇评分则是通过使用慢病毒递送的 gRNA 在人体细胞系中实现的筛选[157]。虽然这些模型主要依赖于间隔物特征，但最近的一个预测分数是通过在两个独立的数据集上训练 ML 模型[106, 124]，并将间隔物的决定因素与转录水平（如替代转录、NMD 激活）和蛋白质水平（如结构域、序列保护）的注释相结合而获得的，与登奇评分相比，预测能力有所增强[125]。

大多数预测靶点活性的工具也可根据错配的身份和位置，通过计算得分来评估潜在的脱靶位点。当前可用的算法对不同的参数有着不同的影响，如每个位置的可能核苷酸变化、错配的连续性或到 PAM 的距离[157]。切割频率测定（cutting frequency determination，CFD）评分基于最大的数据集[106]，被证明是最准确的[157]，其评估了 gRNA 在脱靶位点诱导切割的可能性。另外，实施了一个 gRNA 特异性评分，汇总了一个给定 gRNA 的所有潜在脱靶活动[129]，基于 ML 的建模方法增加了其预测潜力[158]。

CRISPOR[159]是一个基于网络的实用工具，用于靶点确证敲除研究，支持多种预测模型。基于对靶点位置序列中 PAM 位点的识别，间隔物被识别并按特异性进行评分排序，该评分可预测参考基因组中多达四个错配的总 gRNA 脱靶活性[129, 157]。识别基因组中的独特位置并表现出高特异性间隔物的特征，使其分值高于 50。此外，所有可能的脱靶位点都按 CFD 评分排序，并标注其在外显子、内含子或基因间区域的位置。登奇评分、莫雷诺 - 马特奥斯评分，以及预测框外突变的微结构评分，都显示在网络工具的结果页面上，以选择具有更高基因破坏潜力的间隔物。此外，该方法还提供了基因组变异的信息，并允许排除针对 SNP 的间隔物，以防止间隔物和靶点序列之间的错配。

虽然目前可用的工具能够选择潜在高效且具有选择性的 gRNA，但整合其他相关信息，如基因、转录物、蛋白质结构、转录变体的产生和表观遗传特征，有助于进一步提高计算机的预测能力。此外，这些从特定实验条件下获得数据开发的工具，对其他生物模型或 CRISPR/Cas 递送方法的可翻译性是有限的，需要积累和比较大量的靶上和靶外基因编辑数据。考虑到当前计算工具的预测潜力，对全基因组筛选或小规模靶点确证研究的分析，应包括从几种不同 gRNA 获得的结果，以减轻与基因编辑相关的脱靶效应和潜在人为错误。除了 gRNA 效率外，由于修复过程似乎是非随机的，并由目标序列决定[137, 160]，未来的模型可能会通过结合对 gRNA 获得特定基因编辑结果的预测，从而显著提高 CRISPR/Cas 技术的精度[137, 160]。

9.3.4　CRISPR/Cas 技术的成功应用

9.3.4.1　递送 CRISPR 试剂至靶细胞

无论选择何种生物模型，其基本成分（DNA、RNA 或蛋白质）都是相同的，但提供编辑基因所必需成分的方法却有着很大的差异，选择最适合的实验方法是成功的关键。递送可分为两大类：递送工具和运输[220]（图 9.3）。关于 CRISPR/Cas9 载体，通常有三种选择：编码 Cas9 蛋白和 gRNA 的 DNA 质粒、与单独 gRNA 结合的 Cas9 翻译的 mRNA，以及与 gRNA 相关的 Cas9 蛋白［也称为核糖核蛋白（RNP）复合物］[161]。

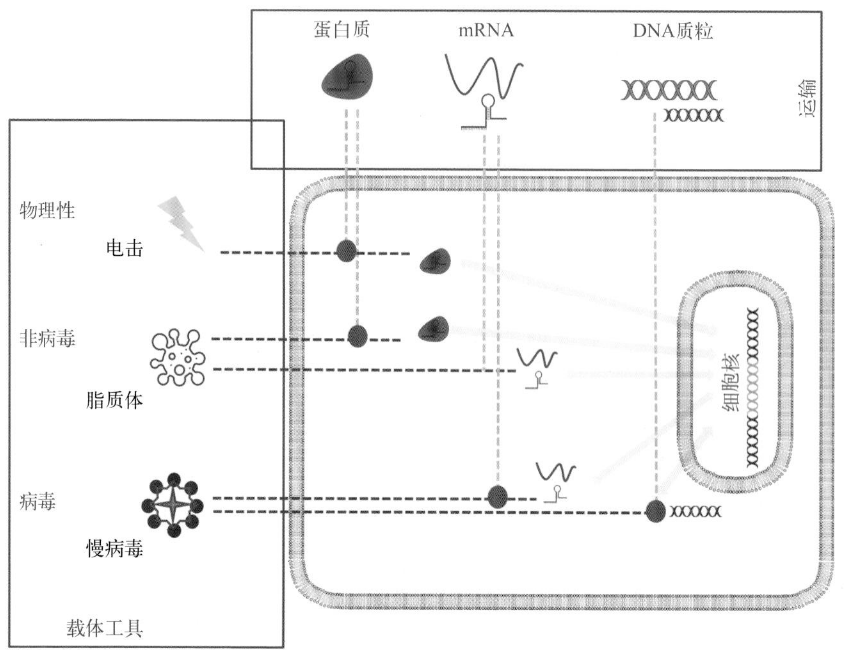

图 9.3 将基因编辑组件递送至细胞的选项图示

蓝色虚线表示最常成功运送和编辑基因组位点。gRNA 和 Cas9 蛋白的核糖核蛋白复合物可通过电穿孔或脂质转染直接递送至细胞核。编码 Cas9 和 gRNA 的 mRNA 也可通过电穿孔或脂质转染传递，但在作用于基因组之前必须在细胞质中翻译。传递编码 gRNA 和 Cas9 的 DNA 通常通过慢病毒传递，但需要首先到达细胞核并转录为 mRNA，输出到细胞质进行翻译，然后返回细胞核作用于基因组

编码 Cas9 和 gRNA 的质粒是用于基因组体外编辑的第一批载体。由于 Addgene 等可以提供公开的质粒试剂，这种方法已被广泛采用。学术界也开发了许多质粒修饰和协议变体，但前者通常仍包含共同的特征，如使用赋予抗生素抗性的基因或荧光蛋白便于可视化和选择。质粒试剂易于修饰和大规模生产，但使用质粒表达 Cas9 和 gRNA 面临着组分表达率及其在细胞内存在时长等方面的问题。质粒或病毒递送 Cas9 和 gRNA 需要使用内源性细胞转录 / 翻译机制，以生成功能性 Cas9/gRNA 复合物，这导致 Cas9 蛋白表达的峰值显著滞后。通常，研究人员使用同一质粒来共同表达蛋白 Cas9 和 gRNA。然而，从 DNA 中表达蛋白质，需要质粒进入细胞核，才能在功能上与 Cas9 蛋白和 gRNA 之间的功能滞后进行关联（图 9.3）。在使用 Cas9 的早期，研究人员选择了质粒基因组插入的方式。这种人工连续表达的 Cas9 与潜在的脱靶效应增加有关。为了限制脱靶效应并尽量减少对基因组的不利影响，研究人员研究了多种诱导 Cas9 瞬时表达的解决方案。首先，在 Cas9/ 核酸内切酶失活的 Cas9（Cas9/dead Cas9，dCas9）序列上游放置诱导型启动子（如四环素操纵子）（参见 9.4 节）是实现基因组编辑基本成分瞬时表达的经典解决方案 [80, 162]。这种按需要提供的方法也被用于磁体系统或光敏蛋白，从而形成了光活化的 dCas9 系统 [163, 164]。条件基因组编辑也可以通过 CRISPR 与

Cre/loxP 系统结合来实现，其中 Cre 作为触发因子，通过 Cre/loxP 介导的重组使 loxP 侧翼（floxed）等位基因失活。

对于药物发现而言，DNA 质粒载体仍是一种选择，但仍然需要实现大规模、低成本生产质粒的简单方法。由于慢病毒载体化，DNA 质粒载体被广泛用于筛选。结合高感染率和微粒生产的规模化和并行化方法，基于慢病毒的基因编辑目前是运行 CRISPR 筛选的金标准。

体外转录的 mRNA 为 DNA 提供了一个极具吸引力的替代品。一旦 mRNA 到达细胞质，无须进入细胞核，翻译可瞬间开启（图 9.3）。这种只需要翻译步骤的特性为 mRNA 方法创造了附加价值，特别是在静止期（染色质高度紧密）或难以转染的细胞（转染的材料数量较少）中具有良好的效果，降低了插入突变的潜在风险。但这种选择受到内吞过程中 mRNA 细胞内定位的限制。mRNA 将被转运到核内体中，其中 mRNA 载体通过核内体破坏促进核内体逃逸。例如，通过含 9 个精氨酸肽的心脏靶向序列，在培养的小鼠心脏成纤维细胞中成功实现了 mRNA 方法。结果表明，由于 mRNA 高效转染且毒性低，部分心脏成纤维细胞重编程为心肌细胞 [165]。直接递送 Cas9 编码的 mRNA 作为 CRISPR 的载体，在药物发现中仍然相当少见。部分原因是难以大规模生产高质量 Cas9 编码的 mRNA，及其他替代方案可用性的限制。

Cas9 RNP 作为预先存在的功能性 gRNA/Cas9 蛋白异质复合物被递送，用于准备基因组的切割，无须转录和翻译，并可通过蛋白质降解途径迅速从细胞中清除（图 9.3）。与其他载体相比，RNP 复合物有两个主要的优势：首先，各组分诱导靶点基因突变的效率极高；其次，从细胞中快速清除 Cas9 RNP 可以通过减少 Cas9 用于脱靶切割的时间来提高 CRISPR 的特异性。RNP 的特点使此类载体对 CRISPR 很实用，其中需要 Cas9 的有限表达，如基因敲除生成或 DNA 序列插入。如果需要，虽然融合了荧光探针的 gRNA 市售可得，但在 RNP 复合物的情况下选择更为困难。就 RNP 复合物的递送而言，通常平行递送 3 ～ 5 个 gRNA，与从质粒表达 gRNA 相比，切割效率通常更高且更具特异性。然而，确认基因编辑的标准分析可用于快速比较 gRNA 的效率，以便在效率和特异性两个方面选择最佳的 gRNA[70]。RNP 载体目前是一种成熟的选择，可商业化购买，并广泛用于敲除基因，特别是用于靶点确证。RNP 的主要问题是复合物的递送，以及 Cas9 的纯化成本。RNP 复合物可用于并行的多个靶点无效实验，但对于大规模筛选而言仍然有限。

由于包装能力的原因，所使用的运送工具通常会受到载体选择的强烈影响。用于递送基因编辑系统的载体可分为三大类：物理递送、病毒载体和非病毒载体（图 9.3）。

最常见的物理递送方法是电穿孔，尤其是用于体外。目前正在研究其他方法，如渗透压休克递送 [166]。尽管微注射非常有效，但这种递送方法通量低且耗时 [167]。

病毒递送载体包括专门设计的非整合腺相关病毒（adeno-associated virus，AAV）和整合慢病毒载体。由于缺乏基因组插入，AAV 不太适合体外研究，但可用于非增殖细胞模型。对于难以转染的细胞系或原代细胞，优选慢病毒载体。慢病毒递送是目前 CRISPR 筛选中最流行的递送系统，其可使用 gRNA 条形码，简化筛选结果的反卷积。非整合慢病毒颗粒现已上市，为高效递送 Cas9 编码的 RNA 和适当的 gRNA 开辟了道路，同时保留了原有的细胞表型和活力。

非病毒载体递送不同于病毒载体方法那样显著。然而，非病毒载体拥有比病毒载体更多的优势。许多转染试剂已经商业化，并提供了先进、高效的解决方案，而递送系统的开发是一个非常活跃的研究领域。非病毒载体系统包括脂质纳米颗粒、细胞穿透肽（cell penetrating peptide，CPP）[168]，以及 DNA“纳米管”和金纳米颗粒[169]等。研究人员仍在研究其他的创新载体递送，如无机纳米颗粒、碳纳米管（carbon nanotube，CNT）[170]、裸介孔二氧化硅纳米颗粒（mesoporous silica nanoparticle，MSNP），以及密集的二氧化硅纳米颗粒（silica nanoparticle，SiNP）[171]。

9.3.4.2 预期敲除 / 敲入的检查

使用靶向突变位点的引物进行的直接聚合酶链式反应（direct polymerase chain reaction，PCR）介导的检测，基本上无法测试紧密的缩减基因组修饰。为了更好地评估基因编辑，已开发了高效的解决方案，如 Surveyor 检测和错配检测（mismatch detection，MDA 和 T7E1 检测）。T7 核酸内切酶 1（T7 endonuclease 1，T7E1）MDA 是一种广泛使用的评估位点特异性核酸酶（如 Cas9）活性的方法。但与 NGS 相比，T7E1 测定低估了被编辑细胞中观察到的活性[172]。事实上，诸如 MDA 和 T7E1 之类的酶错配切割（enzyme mismatch cleavage，EMC）检测无法提供准确的识别，而这种独特的插入和缺失很可能被观察到，并且是 DSB 生成和 NHEJ 介导的修复之后基因编辑中最常见的修饰类型。因此，应谨慎使用这些检测方法。

为了精确地确定 indel 修饰，还需要对从 gRNA 靶点两侧的基因组区域扩增的 PCR 产物进行桑格（Sanger）测序。为了更好地解码所有等位基因上的特定突变，必须对 PCR 产物进行克隆和测序。然而，Sanger 测序成本高、耗时耗力，不适合 HTS。基于 Sanger 的技术也可以预测编辑效率，如基于分解跟踪缺失（tracking of indel by decomposition，TIDE）检测或基于扩增分析的缺失检测（indel detection by amplicon analysis，IDAA）。据报道，这些技术可以实现更精确和可靠的识别，但仍然耗时费力，且在某些情况下，在编辑的克隆中显示出令人费解的结果[172]。

NGS 等新的测序技术可以高通量地生成测序数据，并大大有助于更好地检测和描述 CRISPR 诱导的不完全基因形成。由于该技术在速度、通量和成本方面取得了巨大进步，对于研究大样本量非常实用。事实上，NGS 已被越来越多地用于 CRISPR/Cas9 基因编辑实验的分析。许多用于基因编辑评估的公共工具可用于分析 CRISPR NGS 数据，如 CRISPR-GA[173]、CRISPResso[174]、BATCH-GE[175] 和 Cas-Analyzer[176]。大规模并行 NGS 分析为基于基因组编辑的药物发现开辟了道路。基于直接 gRNA 深度测序，DNA 测序技术的这种巨大发展对于提高 CRISPR 筛选中反卷积步骤的可行性、准确性和特异性也是必不可少的[177]。然而，所有上述技术都不能直接检测基因组编辑研究中可能发生的易位和其他主要结构变化。NGS 管道实验调整给出了解决这些问题的方法。例如，CRISPR-DAV 可以并行或串联分析大量的样本[178]。

9.4 CRISPR/Cas 技术的进一步发展促进了遗传扰动的其他模式

9.4.1 CRISPRi

除了产生功能性的基因敲除，CRISPR/Cas 技术还经历了进一步的发展，实现了更多的遗传扰动模式，特别是 Cas9 催化结构域的突变开辟了新的可能性。当存在合适的 gRNA 时，催化死亡的 dCas9 仍会与 DNA 靶点结合，但不会发生 DNA 切割。靶基因上 dCas9 的存在会对转录延伸、RNA 聚合酶结合或转录因子结合造成障碍。这一原理被 CRISPRi 技术所利用，有助于降低基因的表达[179]。在研究重要基因的情况下，CRISPRi 可能比功能敲除更适合，因为在这种情况下，功能的完全丧失将是致命的。为了进一步增强 CRISPRi 的基因抑制，Gilbert 等将 dCas9 融合至转录抑制结构域，如 Krüppel 关联框（Krüppel-associated box，KRAB），实现了稳健且高度特异的沉默，他们认为 CRISPRi 可能是对 RNAi 的补充更为有利[180]。设置 CRISPRi 实验的一个重要考虑因素是 gRNA 的设计，其应位于目标基因的启动子区域，以有效地干扰转录。

9.4.2 CRISPRa

与 CRISPRi 和转录抑制的情况一样，使用 dCas9 作为可融合至具有不同调控功能效应器结构域的靶向 DNA 结合实体的原理，也可被用来实现基因激活。有效的转录激活结构域，如病毒蛋白 16（virus protein 16，VP16）[来自单纯疱疹病毒 -1（herpes simplex virus-1）] 与 ZFN 或 TALEN[181] 的联用，已成功用于各种内源性基因的转录激活，同样也适用于 dCas9。该复合物促进了靶基因启动子区域预启动复合物的组装。dCas9 激活结构域融合物与 gRNA 结合在人体细胞中的表达诱导了内源性靶基因的特异性表达[180]。因此，除了 CRISPRi，dCas9 也是 CRISPR/Cas 介导的基因激活（CRISPRa）的核心，表明催化不活跃的 dCas9 蛋白可作为 RNA 引导 DNA 靶向的通用平台[180]。Tanenbaum 等对 CRISPRa 技术进行了进一步改进，在 dCas9 上附加了一个肽阵列（SunTag）[182]。通过将 dCas9-SunTag 与由 VP16 和 SunTag 结合结构域组成的融合蛋白共同表达，他们创造了一个强有力的合成转录因子，可以招募到多个转录激活结构域的拷贝。

9.4.3 基础编辑

最近开发的 CRISPR/Cas 技术的另一种遗传操作模式是碱基编辑。特别是将 dCas9 或切口酶 Cas9 与胞苷脱氨酶（cytidine deaminase）结构域 [如来自 APO 脂蛋白 B mRNA 编辑催化多肽样家族（APO lipoprotein B mRNA editing catalytic polypeptide-like family，APOBEC）] 结合起来，就有可能在没有 DSB 的情况下对靶位点的单个碱基进行突变[161]。胞苷脱氨酶结构域在 PAM 位点附近的一个小碱基窗口内将胞苷修饰为尿苷，从而形成一个可接受多种修复机制的 DNA 损伤[183]。进一步的技术发展提高了导致 C>T 替代的修复机制的效率，如通过添加阻断碱基切除修复的尿嘧啶糖基化酶抑制剂。因此，碱基编辑为精确的遗传操作提供了一个实用策略，该策略与涉及 DNA 切割的模板介导的基因编辑正交，因此可以在限制损伤的同时提高效率。

9.5 CRISPR/Cas 技术在靶点识别和确证中的应用

9.5.1 用于早期靶点确证的 CRISPR/Cas 技术

鉴于制药项目不断的失败，必须加大力度加强新项目的科学基础。这一过程中的关键步骤是对分子靶点的早期确证，以保证该靶点在疾病中真正发挥关键作用，并保证靶点参与有可能产生预期的治疗效果。如本书其他章节所述，早期的靶点确证可以通过不同的互补技术进行，包括操纵预测靶点的功能基因表达，以及对相关细胞模型中下游信号通路和表型的后续分析（参见第 11 章）。RNAi 技术过去一直是基因表达操作的主要工具[10]，但存在混杂的脱靶效应问题。另外，ZFN 和 TALEN 通常需要大量的时间投入，用于试剂设计和识别具有预期操作的稀有细胞。在这方面，CRISPR/Cas 技术为早期靶点确证提供了快速、精确的模型生成优势。该技术与经典的救援实验（rescue experiment）相兼容，即在敲除后重新表达一个催化死亡的靶点，以更好地反映一种治疗方案的优劣，即药物干扰靶点的活性而不是其丰度。此外，由于 CRISPR/Cas 技术可以开展基于模板的基因组工程，精确突变也可被引入到内源基因座。这种方法的威力体现在 rocaglates 的研究案例中，该化合物通过优先抑制关键致癌 mRNA 的翻译而显示出抗肿瘤活性，同时为其提出了几种可能靶点[184]。通过 CRISPR/Cas 将耐药性突变引入内源性真核启动因子 *4F* 基因，Chu 等确证发现 eIF4A1 是 rocaglates 的主要靶点。此外，使用 CRISPR/Cas 技术用于靶点确证，也扩展了大规模功能基因筛选的后续发现工作，下面将讨论几个实例。同样值得注意的是，CRISPR/Cas 技术已迅速被小鼠建模界所接受，在小鼠子代中进行遗传操作，用于小鼠模型的生成和体内靶点确证[185]。CRISPR 修饰的动物模型目前可确证研究结果，以便在更短的时间内作出决定，特别是在涉及具有堆叠修饰的复杂品系时[186]。

9.5.2 CRISPR 筛选及其靶点识别

靶点识别，特别是全新和潜在可成药生物靶点的识别和后续确证，仍然是生物医学研究中一个具有挑战性的学科。在靶点识别中，遗传操作是评估相应蛋白质的调节是否影响与疾病相关表型的常用方法，可应用于正向基因筛选。最近的研究进展揭示了 CRISPR/Cas 基因编辑的巨大潜力。如上所述，CRISPR/Cas 基因编辑技术的原理（参见 9.2.1 节和 9.3.1 节）建立在两个因素之上：①水解双链 DNA 的效应核酸酶 Cas9；② 靶向 Cas9 到特定 DNA 序列的 RNA 分子 gRNA。CRISPR/Cas 技术的特点使其能够通过大规模的功能性基因筛选来发现靶点。在大规模筛选中，成千上万个独立的

gRNA 引导 Cas9 核酸酶在细胞群中实现大量的定向基因组操作。通过靶点相关的分析读出，如药物诱导的细胞增殖改变或通过荧光激活细胞分选（fluorescence-activated cell sorting，FACS）对信号分子进行探针检测，然后识别相关的 gRNA 和基因。过去，通过 RNAi 进行功能缺失的基因筛选，并在转录水平上干扰目标基因表达，是大规模功能基因筛选的主要方法。尽管这种方法取得了一些成功，但存在蛋白质缺乏和混杂的脱靶效应[187, 188]。为了能够使用 DNA 靶向 CRISPR/Cas 技术进行功能性基因筛选，研究人员采用了改进的 RNAi 功能性基因筛选方法[189]。大多数情况下，对 CRISPR 技术与 RNAi 技术进行头对头的基准测试，会使应用 CRISPR/Cas9 技术时的敏感性和特异性更高，尽管这两种技术在某些情况下可能具有补偿作用[190-192]。Morgens 等报道了有关这两种技术互补潜力的一个实例。他们比较了 shRNA 和 CRISPR/Cas 筛选识别人体细胞中重要基因的能力，发现尽管这两种技术在检测重要基因方面的精度相似，但相关性不大。他们认为，每种技术都能识别不同的生物过程，结合数据能够提高性能[190]。然而，在 2013 年 12 月公布的第一批筛选结果的鼓舞下[107, 189]，工业界和学术界迅速开展了更复杂的 CRISPR 筛选活动，以确定疾病的相关靶点并支持药物发现工作。尽管这项技术刚问世仅几年，但已进行了大量的筛选工作，确定了各种疾病的靶点，而且该技术仍具有巨大的前景。

9.5.3 CRISPR 筛选：一般原则和注意事项

从方法学的角度而言，建立一个强大的 CRISPR 筛选需要注意几个事项，包括仔细选择遗传扰动模式、筛选模型和检测方法（图 9.4）。虽然最初 CRISPR/Cas 技术仅促进了基因敲除模式的筛选，其中基因敲除是通过 NHEJ 介导的在 gRNA 靶点上的 indel 生成来实现的，但进一步的技术发展使更多的模式成为可能。通过 CRISPRi 进行基因沉默[179]、通过 CRISPRa 进行基因激活[193-195]，以及合成组合模式只是目前可用的筛选模式的几个实例（更多详情参考 9.4 节）。由于 CRISPR/Cas 技术的试剂可以通过多种技术递送，因此适用于多种细胞模型，从非哺乳动物到癌细胞系、原代细胞、iPSC，甚至是在小鼠体内。根据所需的灵敏度，可进行相对粗略的测试，如诱导细胞凋亡，识别赋予化合物抗性的基因。对涉及 FACS 分析的敏感测试，如识别调节疾病靶点细胞内的基因丰度[196]，都可以纳入筛选设计中。另一个考虑因素是 CRISPR 筛选的形式。最常用的是混合模式，即把表达载体上编码的多个 gRNA 混合在一起，作为一个集合递送至靶细胞。虽然这种模式成本效益高，与大规模筛选兼容，并且几乎不需要自动化，但缺点是可评估的表型灵活性有限。因此，在对特定表型感兴趣的情况下，如需要对被编辑的细胞进行显微镜评估，并且焦点可以限制在较小的基因组上，阵列形式的筛选可能是更为理想的，因为单个 CRISPR 试剂被逐孔递送至微量滴定板中的细胞。

虽然在设计 CRISPR 筛选时有多种选择，但迄今为止进行的筛选大多遵循一个统一的主题。为了解释一般的原则，我们描述了一个敲除模式集合 CRISPR 筛选的简单设置（图 9.4），然后是关键的技术考虑，以突出优化机会。为了说明该技术的应用范围，下文将概述与直接 CRISPR 筛选设置不同的更复杂筛选示例。

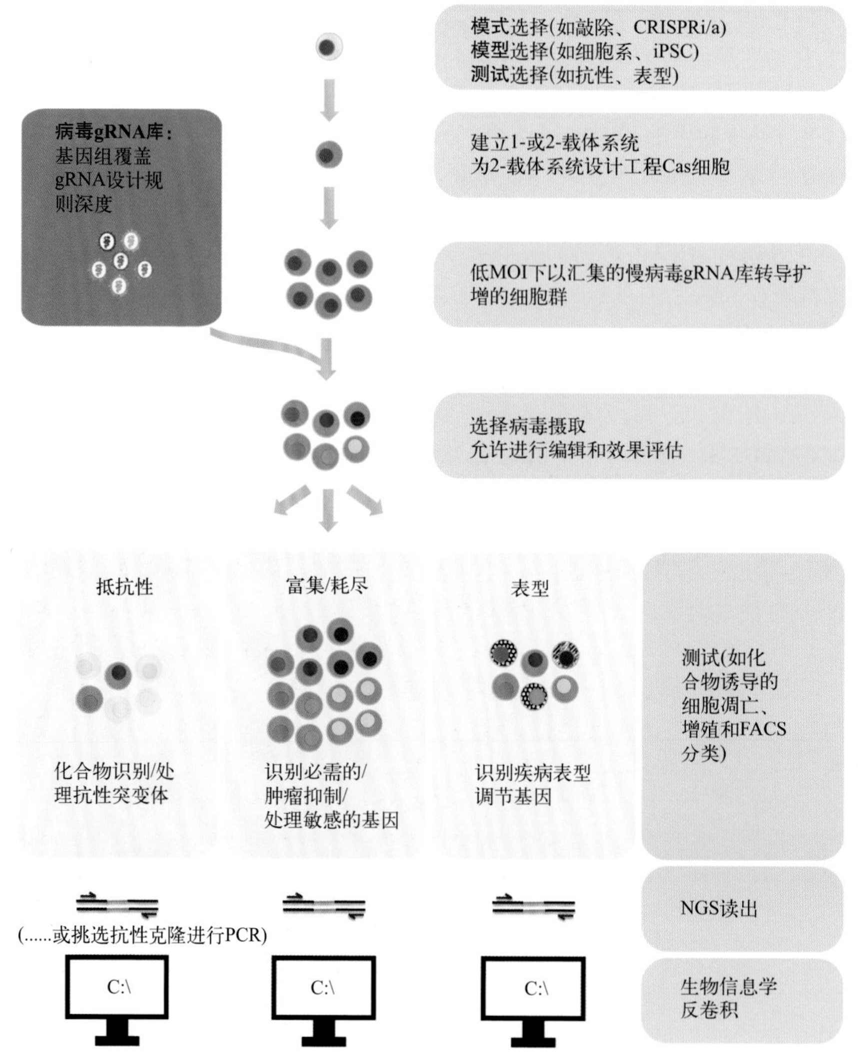

图 9.4 CRISPR 筛选的一般原则和注意事项

本图示描述了 CRISPR 筛选的一般工作流程：从细胞模型到通过生物信息学对 NGS 数据进行反卷积，以进行稳健的苗头靶点选择。主要的注意事项以绿色突出显示

第一批 CRISPR 筛选的重点是识别重要的基因，这些筛选的设置可用于描述基因敲除模式混合型 CRISPR 筛选的一般原则 [197]。在该筛选中，构成 gRNA 库的慢病毒 Cas9/gRNA 表达载体池被病毒递送至增殖的人体癌细胞群。库中各个载体的 gRNA 成分不同：包含多达数十万种不同的 gRNA，靶向数千种不同的基因。为了提高分析后处理步骤的统计能力，通常会在不同位置包含针对同一基因的多个 gRNA。低病毒与细胞比率的感染倍数（multiplicity of infection，MOI）可确保群体中的每个细胞最多接受一个病毒载体。感染后，将慢病毒表达盒整合至宿主细胞的基因组中，从而使盒内

成分成为可遗传的特征。除了 gRNA 和 Cas9 核酸酶，慢病毒盒中还编码了可选择的标志物，主要是经典的抗生素抗性基因，可富集感染的细胞。在 Cas9 和 gRNA 表达后，那些含有表达针对重要基因的 gRNA 的盒式细胞，将随着时间的推移停止增殖，甚至死亡，导致细胞的数量减少，并因此引起带有相应 gRNA 的盒式细胞数量的减少。在一个预定的终点，具有靶向重要基因的 gRNA 盒相对于起始 gRNA 库的代表性不足。评估代表性是通过在各自的时间点从整个细胞群中提取基因组 DNA，并使用盒状特异性引物对进行 NGS 后计数 gRNA 盒来实现的。NGS 产生的大量数据需要熟练的生物信息学家进行解旋，并从原始的 NGS 读出推进到重要的基因水平值和生物途径富集分析。

尽管这是对 CRISPR 筛选的一个相当直接的描述，但为了最大限度地提高筛选结果，科学家应考虑一些技术因素。一旦确定了一个特定的模式，就必须选择合适的 CRISPR 库。对于混合格式筛选，有多种商业可用的库。这些库在其复杂性方面有所不同，即有多少基因被靶向，以及有多少 gRNA 靶向单一基因。当试剂有限，并且要测试一个狭义的生物学假设时，可以使用一个更集中的库，如一个专注于激酶的库，用于分析对药物反应的特定信号通路。另一方面，全基因组库允许非常全面的基因组询问，可能不需要对靶点有很深的认识。库的深度，即有多少 gRNA 靶向某个基因，对筛选的统计能力至关重要，并将影响苗头基因鉴定的稳健性。全基因组库的典型数量是每个基因具有 4 ～ 6 条 gRNA，但对于有特殊用途的库而言，可能要高得多。在对库进行选择时，应考虑 gRNA 序列的设计规则，因为有多种设计算法，输出结果可能包含外显子偏差，如 5′ 构成性表达的外显子，或提高切割效率及减少脱靶效应的措施（有关 gRNA 设计的更多细节，参见 9.3.3 节）[106, 107, 189, 198]。进一步的重要考量是将 Cas9 运送至所选模型和模型的等位基因频率，因为二者都会影响到效果。虽然 Cas9 可以与 gRNA 一同在一个大的载体中递送，但这将限制转染 / 感染效率，以及 Cas9 的表达和切割效率。另外，可以使用两个载体系统，其中 Cas9 和 gRNA 由不同的载体编码。两种载体系统的优点是，有可能产生和选择高效性能的克隆细胞系，这些细胞系既可组成式表达 Cas9，也可诱导式表达以控制表达时间。单载体和双载体类型的库都可以使用。在选择模型时，可以审查具体的核型，因为等位基因频率可能会影响到效应大小（从概率的角度而言），二倍体基因组的编辑显然会比有三个或更多等位基因拷贝的基因组产生更少的功能性等位基因。

9.5.4　CRISPR 筛选应用范围的靶点识别示例

迄今为止，研究人员已经进行了大量复杂的 CRISPR 筛选，来识别一系列疾病的靶点。Zhang 等进行了 CRISPR/Cas 筛选，识别在编辑时可减少黄病毒感染的宿主基因。黄病毒每年感染数亿人，且没有可用的抗病毒疗法[199]。研究人员在人体细胞中以超过 12 万个 gRNA 进行了全基因组敲除筛选，并寻找西尼罗河病毒诱导细胞凋亡后的存活细胞。通过 PCR 扩增个别存活细胞的 gRNA，并进行测序，他们确证了黄病毒感染性所需的 9 个人类基因，并确定了抑制感染的潜在药物靶点，包括 SPCS1，这是一种内质网相关信号肽酶复合物的蛋白质，也是黄病毒结构蛋白质的正确切割和病毒的分泌所必需的蛋白质。

Park 等设计了一个生理相关的 $CD4^+$ T 细胞系模型，其中生殖性艾滋病毒感染导致绿色荧光蛋白（green fluorescent protein，GFP）的表达[200]。在感染包含超过 18 万条 gRNA 的靶向基因组库及感染 HIV 后，他们通过 FACS 分离出有活力的 GFP 阴性细胞，并使用 NGS 测试该群体中所有 gRNA 的丰度。同时，研究人员将 HIV 感染前收集的初始细胞群和未感染 HIV 的细胞群作为参考。最终确定了 5 种 HIV 感染所需的因素，但这些因素对细胞增殖和存活是可有可无的，包括 HIV 的共受体 CD4 和 CCR5，以及在一个共同途径中 CCR5 硫酸盐的酪氨酸残基的蛋白质，促进 CCR5 被 HIV 病毒包膜识别。他们通过 Cas9 介导的敲除进一步确证了原代人 $CD4^+$ T 细胞的结果，表明由这些因素构成的生物途径可用于治疗性干预。为了进一步实现对 HIV 治疗的研究，Huang 和 Nair 介绍了一个基于星形胶质细胞的平台。星形胶质细胞是人体内多种 HIV 储库之一，用于识别 HIV 潜伏细胞基因编辑的候选药物[201]。

Sidik 等发表了一个有趣的 CRISPR 筛选示例，该示例有助于未来扩大抗寄生虫干预范围的视野[202]。寄生虫弓形虫（*Toxoplasma gondii*）在免疫力低下的个体或先天性感染时，可引发威胁生命的疾病。研究人员在弓形虫中首次进行了全基因组的基因筛查，并评估了每个基因在人体成纤维细胞感染期间的贡献。他们针对大约 8 千条 gRNA 的弓形虫基因，设计了一个包含 10 种不同 gRNA 的库，并将其克隆到表达载体中，然后定期转染到表达 Cas9 的寄生虫。他们定义了 200 个以前未被描述的适应性赋予基因，并对其中的 16 个基因进行了进一步研究，揭示了其在人体细胞感染期间的基本功能。

生物医学研究中的一个紧迫挑战是耐药性癌症，Han 等[203]提出了一种 CRISPR 筛选策略，用于成对的基因相互作用，以确定协同的药物组合。他们介绍了一个基于 CRISPR 的双基因敲除系统，该系统采用了有效的克隆及成对 gRNA 库的测序，并采用统计学评分方法计算 CRISPR 删除基因对的基因相互作用。他们使用针对超过 2 万对药物靶点的 49 万双 gRNA 库，在白血病细胞系中鉴定了相应药物表现出协同杀伤的致死合成药物靶点对，从而提供了筛选协同药物组合的有效策略。

通过将 CRISPR/Cas 诱变靶向编码功能蛋白质结构的外显子，Shi 等克服了经典 CRISPR/Cas 方法的局限性，靶向候选基因的 5′外显子（通常产生保留功能的框内变体）[126]。靶向蛋白结构域产生了更高比例的无效突变，并显著提高了阴性选择的效力，如靶向小鼠急性髓系白血病细胞中的 192 个染色质调节结构域，识别了 6 个已知药物靶点和 19 个额外的相关靶点。作者建议，更广泛地应用这种方法可能会全面识别维持癌细胞并适合药物靶向的蛋白质结构域。

瑞格色替（rigosertib）的实例展现了结合多种 CRISPR 筛选模式的力量。该药物是一种治疗高危骨髓增生异常综合征的临床开发药物，其分子靶点一直存在争议。Jost 等[204]通过感染慢性髓系白血病细胞，将其表达融合到 SunTag 的 dCas9 KRAB（CRISPRi）[180]或 dCas9，以及融合到转录激活域（CRISPRa）的 SunTag 结合域，其基因组 CRISPR 和 CRISPRa sgRNA 库可靶向约 1.6 万个基因。在实验开始时采集了一个亚群后，他们通过 NGS 测试每个群体中每个 gRNA 的相对丰度，以揭示每个 gRNA 如何在没有瑞格色替的情况下影响生长，以及对瑞格色替的敏感性。通过结合 CRISPRi 和 CRISPRa 筛选，以及集中的化学遗传分析比较，最终将微管精确确定为瑞格色替的靶点。

其他实例还包括以成对 gRNA 筛选功能性非编码元素，鉴定了具有致癌或肿瘤抑制活性的 lncRNA[205]；以及筛选转移驱动基因，包括将 CRISPR 诱变的小鼠细胞植入小鼠体内，再分析被编辑基因的远端转移情况[206]。Kim 等证明了以阵列形式进行筛选也是可行的，其使用了含有 4542 个阵列的 gRNA 和基于图像的检测，发现了柯萨奇病毒（*Coxsackievirus*，引起多种疾病的人类病原体）感染所需的宿主基因[207]。

9.6 CRISPR基因组编辑在免疫学研究中的应用

长期以来，免疫学家缺乏直接和可靠的工具，直接在原代免疫细胞中进行基因编辑，不得不严重依赖基因敲入或敲除来研究基因在小鼠免疫调节中的作用。虽然 RNAi 技术已被广泛用于癌症研究，但由于原代免疫细胞的技术挑战（包括脱靶效应和 siRNA/shRNA 相关的免疫原性），RNAi 在免疫学中的应用价值较为有限。新兴的 CRISPR/Cas 基因编辑技术可成为免疫学家剖析疾病机制和识别新型治疗靶点的有力工具。值得注意的是，由于操纵原代免疫细胞的挑战，CRISPR/Cas 在免疫学研究中的应用仍然受限。在此，下文讨论了 CRISPR/Cas 在免疫学研究中应用的潜在技术障碍和最新进展。

事实证明，通过基于慢病毒转导实现的低表达水平，很难将 Cas9 蛋白有效递送到原代免疫细胞中。为了解决这一问题，研究人员将从 Cas9 基因敲入小鼠中分离的免疫细胞用于稳定表达 Cas9。Parnas 等将慢病毒 gRNA 库引入 Cas9 基因敲入的骨髓中，获得了分化的树突状细胞。使用该方法成功进行了全基因组的小鼠树突状细胞 TLR4 通路筛选，发现了一些先前未知的脂多糖/Toll 样受体（lipopolysaccharide/toll-like receptor，LPS/TLR）通路调节因子（如 Tmem258）[208]。然而，这种策略显然不适用于研究人体原代免疫细胞。为了解决这一问题，Schumann 等以电穿孔法将纯化的 Cas9 蛋白与 gRNA 复合物递送至原代 T 细胞中，达到合理的敲除效率，从而产生预期的细胞表型[209]。例如，以 CXCR4 为靶点的 Cas9 RNP 的电穿孔导致约 40% 的细胞在细胞表面失去 CXCR4 的高水平表达能力。此外，Marson 实验室开发了一种新方法，通过结合慢病毒 gRNA 库感染与 Cas9 蛋白电穿孔，称为单向导 RNA（single guide RNA，sgRNA）慢病毒感染与 Cas9 蛋白电穿孔（SLiCE），以促进原代 T 细胞的全基因组筛选[210]。在这一筛选中，确定了一组潜在的 T 细胞刺激和免疫抑制的调节因子。敲除新鉴定的免疫抑制因子可以促进 T 细胞活化和体外癌细胞杀伤。此外，Ting 等开发了一种引导交换方法，通过引入 Cas9 与非靶向 gRNA 复合体来提高 Cas9 的递送效率，这使得使用 $CD4^+$ T 细胞与 $CD34^+$ 造血干细胞和祖细胞的两个基因组规模的筛选成为可能[211]。

虽然在优化 Cas9 的递送和在原代免疫细胞中的表达方面取得了重大进展，但仍存在一些其他的技术注意事项。一方面，gRNA 或编码 gRNA 的慢病毒可能会激活核酸免疫传感器。这种与靶点无关的免疫反应可能会改变细胞的状态并影响实验的读出。因此，用多个 gRNA 靶向一个基因将有助于获得可靠的结果。另一个问题是很难获得足够的原代细胞进行全基因组筛选，因为许多免疫细胞群不会在体外增殖和扩增。从大尺寸的白细胞或绒毛中分离出所需的免疫细胞可以在一定程度上克服这一问题[212]。

最后，在这些实验中，供体的变异性可能很高，需要多个供体来进行可靠的数据解释。

除了基于 CRISPR/Cas 的基因敲除，一些创新的 CRISPR/Cas 基因编辑方法已被开发用于免疫学研究。Jaitin 等开发了 CRISPR-seq，这是一种用于 CRISPR-pooled 筛选和单细胞转录组学的综合方法 [213]。这种新方法允许在同一细胞内相应的转录组中对基因扰动进行分析。研究人员在小鼠中成功应用 CRISPR-seq 来剖析一组基因在先天免疫激活后的作用。此外，还可以在单细胞水平上跟踪体内基因失活相关的转录组变化，以确定特定转录因子控制的免疫细胞分化。

总之，越来越多的报道表明，原代免疫细胞中的 CRISPR/Cas 基因编辑在技术上是可行的。未来，CRISPR/Cas 将有助于剖析基因和遗传通路的作用，并促进发现免疫疾病的新药靶点。

9.7 总结

如本章所述，遗传操作技术不仅对靶点识别和靶点确证的发展有促进作用，而且对整个生物医学研究都产生了巨大的影响。尤其是 CRISPR/Cas 技术，尽管还很“年轻”，但已经得到了广泛的应用，并继续以惊人的速度朝多个方向发展。在这一点上，需要强调的是，CRISPR/Cas 技术的应用存在着一定的局限性。虽然靶向选择受限于邻近 PAM 位点的可用性，但这一问题通常可以通过使用具有不同 PAM 要求的替代 Cas 酶来解决。然而，将单个 CRISPR 组分递送至所选择模型上可能是最大的障碍。另一个未解决的问题是，CRISPR/Cas 技术的脱靶切割程度。在这方面，gRNA 的精心设计至关重要。据一些科学家指出，这可能会导致杂散突变频率低于自发背景突变频率 [214]。此外，最近的两项研究表明，CRISPR/Cas 可以诱导细胞周期停滞并对具有功能性 p53 通路的细胞进行选择，这是值得关注的发现 [122, 215]。同样，Aguirre 等 [80] 观察到 CRISPR/Cas9 的基因编辑引起了一种与基因无关的抗增殖细胞反应。他们认为这种效应对 CRISPR/Cas 筛选数据的解释有重要的实际意义，并混淆了使用该技术来识别扩增区域的基本基因。该领域正在迅速发展，解决主要问题的方案可能很快就会出现。展望未来，尤其是催化不活跃 dCas9 蛋白作为 RNA 引导的 DNA 靶点通用平台的建立，可能使该技术更适合未来的发展。

新的进展，如 dCas9/Cas9 与阿维菌素蛋白融合，为科学家建立自己的灵活工具开启了大门，将生物素化蛋白招募到基因组靶点，并通过多种作用机制（如表观遗传修饰）对基因组采取行动。Cas9 蛋白也可被分割成两个片段，以减小 Cas9 的大小，从而实现有效递送。研究人员证明了将两个分割的 Cas9 片段与内含子（即在蛋白剪接过程中切除的蛋白片段）融合 [216, 217]，可在共表达时进行二聚化和核酸内切酶重组 [218]。从 CRISPR/Cas9 衍生的新工具，如 CRISPR-SKIP，已被开发用于研究基因的特定外显子跳跃 [219]，或在病理背景下研究表观遗传甲基化和乙酰化。很明显，利用 CRISPR/Cas 技术可以探索的生物医学领域将继续拓展，最终使我们能够全面地模拟单个患者的生物学情况，以测试药物分子的有效性，并为合适的患者确定合适的药物 [220]。

（郭子立 译，白仁仁 校）

参考文献

1 Scherer, S. and Davis, R.W. (1979). Replacement of chromosome segments with altered DNA sequences constructed in vitro. *Proc. Natl. Acad. Sci. U.S.A.* 76: 4951–4955.

2 Smithies, O., Gregg, R.G., Boggs, S.S. et al. (1985). Insertion of DNA sequences into the human chromosomal beta-globin locus by homologous recombination. *Nature* 317: 230–234.

3 Thomas, K.R., Folger, K.R., and Capecchi, M.R. (1986). High frequency targeting of genes to specific sites in the mammalian genome. *Cell* 44: 419–428.

4 Rothstein, R.J. (1983). One-step gene disruption in yeast. *Methods Enzymol.* 101: 202–211.

5 Mansour, S.L., Thomas, K.R., and Capecchi, M.R. (1988). Disruption of the proto-oncogene int-2 in mouse embryo-derived stem cells: a general strategy for targeting mutations to non-selectable genes. *Nature* 336: 348–352.

6 Lu, S. and Zhou, J. (2017). Finding the 'guilty' gene variant of sporadic Parkinson's disease via CRISPR/Cas9. *Neurosci. Bull.* 33: 115–117.

7 Akerman, I., Tu, Z., Beucher, A. et al. (2016). Human pancreatic beta cell lncRNAs control cell-specific regulatory networks. *Cell Metab.* 25: 400–411.

8 Covarrubias, S., Robinson, E.K., Shapleigh, B. et al. (2017). CRISPR/Cas-based screening of long non-coding RNAs (lncRNAs) in macrophages with an NF-kappaB reporter. *J. Biol. Chem.* 292: 20911–20920.

9 Fire, A., Xu, S., Montgomery, M.K. et al. (1998). Potent and specific genetic interference by double-stranded RNA in *Caenorhabditis elegans*. *Nature* 391: 806–811.

10 Dykxhoorn, D.M. and Lieberman, J. (2005). The silent revolution: RNA interference as basic biology, research tool, and therapeutic. *Annu. Rev. Med.* 56: 401–423.

11 Tijsterman, M. and Plasterk, R.H. (2004). Dicers at RISC; the mechanism of RNAi. *Cell* 117: 1–3.

12 Tsherniak, A., Vazquez, F., Montgomery, P.G. et al. (2017). Defining a cancer dependency map. *Cell* 170: 564, e16–576.

13 McDonald, E.R. 3rd,, de Weck, A., Schlabach, M.R. et al. (2017). Project DRIVE: a compendium of cancer dependencies and synthetic lethal relationships uncovered by large-scale, deep RNAi screening. *Cell* 170: 577–592. e10.

14 Marcotte, R., Sayad, A., Brown, K.R. et al. (2016). Functional genomic landscape of human breast cancer drivers, vulnerabilities, and resistance. *Cell* 164: 293–309.

15 Shen, J., Najafi, S., Stable, S. et al. (2018). A kinome-wide RNAi screen identifies ALK as a target to sensitize neuroblastoma cells for HDAC8-inhibitor treatment. *Cell Death Differ.* 25: 2053–2070.

16 Wuestefeld, T., Pesic, M., Rudalska, R. et al. (2013). A Direct in vivo RNAi screen identifies MKK4 as a key regulator of liver regeneration. *Cell* 153: 389–401.

17 Grobler, Y., Yun, C.Y., Kahler, D.J. et al. (2018). Whole genome screen reveals a novel relationship between Wolbachia levels and Drosophila host translation. *PLoS Pathog.* 14: e1007445.

18 Rousseaux, M.W.C., Vazquez-Velez, G.E., Al-Ramahi, I. et al. (2018). A druggable genome screen identifies modifiers of alpha-synuclein levels via a tiered cross-species validation approach. *J. Neurosci.* 38: 9286–9301.

19 Segall, J., Matsui, T., and Roeder, R.G. (1980). Multiple factors are required for the accurate transcription of purified genes by RNA polymerase III. *J. Biol. Chem.* 255: 11986–11991.

20 Miller, T.J. and Mertz, J.E. (1982). Template structural requirements for transcription in vivo by RNA polymerase II. *Mol. Cell. Biol.* 2: 1595–1607.

21 Choo, Y. and Klug, A. (1994). Selection of DNA binding sites for zinc fingers using rationally randomized DNA reveals coded interactions. *Proc. Natl. Acad. Sci. U.S.A.* 91: 11168–11172.

22 Liu, P.Q., Tan, S., Mendel, M.C. et al. (2005). Isogenic human cell lines for drug discovery: regulation of target gene expression by engineered zinc-finger protein transcription factors. *J. Biomol. Screening* 10: 304–313.

23 Davis, D. and Stokoe, D. (2010). Zinc finger nucleases as tools to understand and treat human diseases. *BMC Med.* 8: 42.

24 Urnov, F.D., Rebar, E.J., Holmes, M.C. et al. (2010). Genome editing with engineered zinc finger nucleases. *Nat. Rev. Genet.* 11: 636–646.

25 Jacob, H.J., Lazar, J., Dwinell, M.R. et al. (2010). Gene targeting in the rat: advances and opportunities. *Trends Genet.* 26: 510–518.

26 Geurts, A.M. and Moreno, C. (2010). Zinc-finger nucleases: new strategies to target the rat genome. *Clin. Sci. (London)* 119: 303–311.

27 Chen, C.C., Geurts, A.M., Jacob, H.J. et al. (2013). Heterozygous knockout of transforming growth factor-beta1 protects Dahl S rats against high salt-induced renal injury. *Physiol. Genomics* 45: 110–118.

28 Mattson, D.L., Lund, H., Guo, C. et al. (2013). Genetic mutation of recombination activating gene 1 in Dahl salt-sensitive rats attenuates hypertension and renal damage. *Am. J. Physiol. Regul. Integr. Comp. Physiol.* 304: R407–R414.

29 Gopalakrishnan, K., Kumarasamy, S., Abdul-Majeed, S. et al. (2012). Targeted disruption of Adamts16 gene in a rat genetic model of hypertension. *Proc. Natl. Acad. Sci. U.S.A.* 109: 20555–20559.

30 Le Floch, R., Chiche, J., Marchiq, I. et al. (2011). CD147 subunit of lactate/H+ symporters MCT1 and hypoxia-inducible MCT4 is critical for energetics and growth of glycolytic tumors. *Proc. Natl. Acad. Sci. U.S.A.* 108: 16663–16668.

31 Bentley, C., Jurinka, S.S., Kljavin, N.M. et al. (2013). A requirement for wild-type Ras isoforms in mutant KRas-driven signalling and transformation. *Biochem. J.* 452: 313–320.

32 Provasi, E., Genovese, P., Lombardo, A. et al. (2012). Editing T cell specificity towards leukemia by zinc finger nucleases and lentiviral gene transfer. *Nat. Med.* 18: 807–815.

33 Zou, J., Mali, P., Huang, X. et al. (2011). Site-specific gene correction of a

point mutation in human iPS cells derived from an adult patient with sickle cell disease. *Blood* 118: 4599–4608.

34 Goldberg, A.D., Banaszynski, L.A., Noh, K.M. et al. (2010). Distinct factors control histone variant H3.3 localization at specific genomic regions. *Cell* 140: 678–691.

35 Gutschner, T. and Diederichs, S. (2012). The hallmarks of cancer: a long non-coding RNA point of view. *RNA Biol.* 9: 703–719.

36 Chen, W.T., Alpert, A., Leiter, C. et al. (2013). Systematic identification of functional residues in mammalian histone H2AX. *Mol. Cell. Biol.* 33: 111–126.

37 Bonas, U., Stall, R.E., and Staskawicz, B. (1989). Genetic and structural characterization of the avirulence gene avrBs3 from *Xanthomonas campestris* pv. vesicatoria. *Mol. Gen. Genet.* 218: 127–136.

38 Mukherjee, K. and Burglin, T.R. (2007). Comprehensive analysis of animal TALE homeobox genes: new conserved motifs and cases of accelerated evolution. *J. Mol. Evol.* 65: 137–153.

39 Garg, A., Lohmueller, J.J., Silver, P.A., and Armel, T.Z. (2012). Engineering synthetic TAL effectors with orthogonal target sites. *Nucleic Acids Res.* 40: 7584–7595.

40 Gabsalilow, L., Schierling, B., Friedhoff, P. et al. (2013). Site- and strand-specific nicking of DNA by fusion proteins derived from MutH and I-SceI or TALE repeats. *Nucleic Acids Res.* 41: e83.

41 Fontes, A. and Lakshmipathy, U. (2013). Advances in genetic modification of pluripotent stem cells. *Biotechnol. Adv.* 31: 994–1001.

42 Christian, M., Cermak, T., Doyle, E.L. et al. (2010). Targeting DNA double-strand breaks with TAL effector nucleases. *Genetics* 186: 757–761.

43 Cermak, T., Doyle, E.L., Christian, M. et al. (2011). Efficient design and assembly of custom TALEN and other TAL effector-based constructs for DNA targeting. *Nucleic Acids Res.* 39: e82.

44 Hockemeyer, D., Wang, H., Kiani, S. et al. (2011). Genetic engineering of human pluripotent cells using TALE nucleases. *Nat. Biotechnol.* 29: 731–734.

45 Sander, J.D., Cade, L., Khayter, C. et al. (2011). Targeted gene disruption in somatic zebrafish cells using engineered TALENs. *Nat. Biotechnol.* 29: 697–698.

46 Huang, P., Xiao, A., Zhou, M. et al. (2011). Heritable gene targeting in zebrafish using customized TALENs. *Nat. Biotechnol.* 29: 699–700.

47 Clark, K.J., Balciunas, D., Pogoda, H.M. et al. (2011). In vivo protein trapping produces a functional expression codex of the vertebrate proteome. *Nat. Methods* 8: 506–515.

48 Lei, Y., Guo, X., Liu, Y. et al. (2012). Efficient targeted gene disruption in Xenopus embryos using engineered transcription activator-like effector nucleases (TALENs). *Proc. Natl. Acad. Sci. U.S.A.* 109: 17484–17489.

49 Tesson, L., Usal, C., Menoret, S. et al. (2011). Knockout rats generated by embryo microinjection of TALENs. *Nat. Biotechnol.* 29: 695–696.

50 Carlson, D.F., Tan, W., Lillico, S.G. et al. (2012). Efficient TALEN-mediated gene knockout in livestock. *Proc. Natl. Acad. Sci. U.S.A.* 109: 17382–17387.

51 Shi, B., Li, J., Shi, X. et al. (2017). TALEN-mediated knockout of CCR5 con-

fers protection against infection of human immunodeficiency virus. *J. Acquir. Immune Defic. Syndr.* 74: 229–241.

52 Wang, T., Jiao, J., Zhang, H. et al. (2017). TGF-beta induced PAR-1 expression promotes tumor progression and osteoclast differentiation in giant cell tumor of bone. *Int. J. Cancer* 141: 1630–1642.

53 Xiao, L., Wang, Y., Liang, W. et al. (2018). LRH-1 drives hepatocellular carcinoma partially through induction of c-myc and cyclin E1, and suppression of p21. *Cancer Manag. Res.* 10: 2389–2400.

54 Li, B., Qian, M., Cao, H. et al. (2017). TGF-beta2-induced ANGPTL4 expression promotes tumor progression and osteoclast differentiation in giant cell tumor of bone. *Oncotarget* 8: 54966–54977.

55 Karakikes, I., Termglinchan, V., Cepeda, D.A. et al. (2017). A comprehensive TALEN-based knockout library for generating human-induced pluripotent stem cell-based models for cardiovascular diseases. *Circ. Res.* 120: 1561–1571.

56 Adli, M. (2018). The CRISPR tool kit for genome editing and beyond. *Nat. Commun.* 9: 1911.

57 Jansen, R., Embden, J.D., Gaastra, W., and Schouls, L.M. (2002). Identification of genes that are associated with DNA repeats in prokaryotes. *Mol. Microbiol.* 43: 1565–1575.

58 Mojica, F.J., Diez-Villasenor, C., Garcia-Martinez, J., and Soria, E. (2005). Intervening sequences of regularly spaced prokaryotic repeats derive from foreign genetic elements. *J. Mol. Evol.* 60: 174–182.

59 Bolotin, A., Quinquis, B., Sorokin, A., and Ehrlich, S.D. (2005). Clustered regularly interspaced short palindrome repeats (CRISPRs) have spacers of extrachromosomal origin. *Microbiology* 151: 2551–2561.

60 Pourcel, C., Salvignol, G., and Vergnaud, G. (2005). CRISPR elements in *Yersinia pestis* acquire new repeats by preferential uptake of bacteriophage DNA, and provide additional tools for evolutionary studies. *Microbiology* 151: 653–663.

61 Makarova, K.S., Grishin, N.V., Shabalina, S.A. et al. (2006). A putative RNA-interference-based immune system in prokaryotes: computational analysis of the predicted enzymatic machinery, functional analogies with eukaryotic RNAi, and hypothetical mechanisms of action. *Biol. Direct* 1: 7.

62 Barrangou, R., Fremaux, C., Deveau, H. et al. (2007). CRISPR provides acquired resistance against viruses in prokaryotes. *Science* 315: 1709–1712.

63 Brouns, S.J., Jore, M.M., Lundgren, M. et al. (2008). Small CRISPR RNAs guide antiviral defense in prokaryotes. *Science* 321: 960–964.

64 Garneau, J.E., Dupuis, M.E., Villion, M. et al. (2010). The CRISPR/Cas bacterial immune system cleaves bacteriophage and plasmid DNA. *Nature* 468: 67–71.

65 Jinek, M., Chylinski, K., Fonfara, I. et al. (2012). A programmable dual-RNA-guided DNA endonuclease in adaptive bacterial immunity. *Science* 337: 816–821.

66 Gasiunas, G., Barrangou, R., Horvath, P., and Siksnys, V. (2012). Cas9-crRNA ribonucleoprotein complex mediates specific DNA cleavage for adaptive

immunity in bacteria. *Proc. Natl. Acad. Sci. U.S.A.* 109: E2579–E2586.

67 Jinek, M., East, A., Cheng, A. et al. (2013). RNA-programmed genome editing in human cells. *eLife* 2: e00471.

68 Cong, L., Ran, F.A., Cox, D. et al. (2013). Multiplex genome engineering using CRISPR/Cas systems. *Science* 339: 819–823.

69 Mali, P., Yang, L., Esvelt, K.M. et al. (2013). RNA-guided human genome engineering via Cas9. *Science* 339: 823–826.

70 Ran, F.A., Hsu, P.D., Wright, J. et al. (2013). Genome engineering using the CRISPR-Cas9 system. *Nat. Protoc.* 8: 2281–2308.

71 Makarova, K.S., Haft, D.H., Barrangou, R. et al. (2011). Evolution and classification of the CRISPR-Cas systems. *Nat. Rev. Microbiol.* 9: 467–477.

72 Chu, H.W., Rios, C., Huang, C. et al. (2015). CRISPR-Cas9-mediated gene knockout in primary human airway epithelial cells reveals a proinflammatory role for MUC18. *Gene Ther.* 22: 822–829.

73 Dekkers, J.F., Wiegerinck, C.L., de Jonge, H.R. et al. (2013). A functional CFTR assay using primary cystic fibrosis intestinal organoids. *Nat. Med.* 19: 939–945.

74 Landry, J.J., Pyl, P.T., Rausch, T. et al. (2013). The genomic and transcriptomic landscape of a HeLa cell line. *G3 (Bethesda Md.)* 3: 1213–1224.

75 Boettcher, M. and McManus, M.T. (2015). Choosing the right tool for the job: RNAi, TALEN, or CRISPR. *Mol. Cell* 58: 575–585.

76 Horii, T. and Hatada, I. (2015). Genome editing using mammalian haploid cells. *Int. J. Mol. Sci.* 16: 23604–23614.

77 Sudmant, P.H., Rausch, T., Gardner, E.J. et al. (2015). An integrated map of structural variation in 2,504 human genomes. *Nature* 526: 75–81.

78 Greene, S.B., Dago, A.E., Leitz, L.J. et al. (2016). Chromosomal instability estimation based on next generation sequencing and single cell genome wide copy number variation analysis. *PLoS One* 11: e0165089.

79 Hart, L. and O'Driscoll, M. (2013). Causes and consequences of structural genomic alterations in the human genome. In: *eLS* (ed. American Cancer Society). Wiley.

80 Aguirre, A.J., Meyers, R.M., Weir, B.A. et al. (2016). Genomic copy number dictates a gene-independent cell response to CRISPR/Cas9 targeting. *Cancer Discovery* 6: 914–929.

81 Piergiorge, R.M., de Miranda, A.B., Guimaraes, A.C., and Catanho, M. (2017). Functional analogy in human metabolism: enzymes with different biological roles or functional redundancy? *Gen. Biol. Evol.* 9: 1624–1636.

82 Karousis, E.D. and Muhlemann, O. (2018). Nonsense-mediated mRNA decay begins where translation ends. *Cold Spring Harbor Perspect. Biol.* 11: a032862.

83 Najm, F.J., Strand, C., Donovan, K.F. et al. (2018). Orthologous CRISPR-Cas9 enzymes for combinatorial genetic screens. *Nat. Biotechnol.* 36: 179–189.

84 Zerbino, D.R., Achuthan, P., Akanni, W. et al. (2018). Ensembl 2018. *Nucleic Acids Res.* 46: D754–D761.

85 O'Leary, N.A., Wright, M.W., Brister, J.R. et al. (2016). Reference sequence

(RefSeq) database at NCBI: Current status, taxonomic expansion, and functional annotation. *Nucleic Acids Res.* 44: D733–D745.
86 Lizio, M., Abugessaisa, I., Noguchi, S. et al. (2019). Update of the FANTOM web resource: expansion to provide additional transcriptome atlases. *Nucleic Acids Res.* 47: D752–d758.
87 Doench, J.G. (2018). Am I ready for CRISPR? A user's guide to genetic screens. *Nat. Rev. Genet.* 19: 67–80.
88 Jeziorowska, D., Korniat, A., Salem, J.E. et al. (2015). Generating patient-specific induced pluripotent stem cells-derived cardiomyocytes for the treatment of cardiac diseases. *Expert Opin. Biol. Ther.* 15: 1399–1409.
89 Pan, Q., Shai, O., Lee, L.J. et al. (2008). Deep surveying of alternative splicing complexity in the human transcriptome by high-throughput sequencing. *Nat. Genet.* 40: 1413–1415.
90 Guyot, M. and Pages, G. (2015). VEGF splicing and the role of VEGF splice variants: from physiological-pathological conditions to specific pre-mRNA splicing. *Methods Mol. Biol.* 1332: 3–23.
91 Kikuchi, R., Stevens, M., Harada, K. et al. (2019). Anti-angiogenic isoform of vascular endothelial growth factor-A in cardiovascular and renal disease. *Adv. Clin. Chem.* 88: 1–33.
92 Alnemri, E.S., Fernandes-Alnemri, T., and Litwack, G. (1995). Cloning and expression of four novel isoforms of human interleukin-1 beta converting enzyme with different apoptotic activities. *J. Biol. Chem.* 270: 4312–4317.
93 Sotillo, E., Barrett, D.M., Black, K.L. et al. (2015). Convergence of acquired mutations and alternative splicing of CD19 enables resistance to CART-19 immunotherapy. *Cancer Discovery* 5: 1282–1295.
94 Tabaglio, T., Low, D.H., Teo, W.K.L. et al. (2018). MBNL1 alternative splicing isoforms play opposing roles in cancer. *Life Sci. Alliance* 1: e201800157.
95 Charton, K., Suel, L., Henriques, S.F. et al. (2016). Exploiting the CRISPR/Cas9 system to study alternative splicing in vivo: application to titin. *Hum. Mol. Genet.* 25: 4518–4532.
96 Yue, M. and Ogawa, Y. (2018). CRISPR/Cas9-mediated modulation of splicing efficiency reveals short splicing isoform of Xist RNA is sufficient to induce X-chromosome inactivation. *Nucleic Acids Res.* 46: e26.
97 Simeonov, D.R., Gowen, B.G., Boontanrart, M. et al. (2017). Discovery of stimulation-responsive immune enhancers with CRISPR activation. *Nature* 549: 111–115.
98 Bester, A.C., Lee, J.D., Chavez, A. et al. (2018). An integrated genome-wide CRISPRa approach to functionalize lncRNAs in drug resistance. *Cell* 173: 649–664.e20.
99 Liu, S.J. and Lim, D.A. (2018). Modulating the expression of long non-coding RNAs for functional studies. *EMBO Rep.* 19: e46955.
100 Ho, T.T., Zhou, N., Huang, J. et al. (2015). Targeting non-coding RNAs with the CRISPR/Cas9 system in human cell lines. *Nucleic Acids Res.* 43: e17.
101 Popp, M.W. and Maquat, L.E. (2016). Leveraging rules of nonsense-mediated mRNA decay for genome engineering and personalized medicine. *Cell* 165: 1319–1322.
102 Lindeboom, R.G.H., Supek, F., and Lehner, B. (2016). The rules and impact

of nonsense-mediated mRNA decay in human cancers. *Nat. Genet.* 48: 1112–1118.

103 Barretina, J., Caponigro, G., Stransky, N. et al. (2012). The Cancer Cell Line Encyclopedia enables predictive modelling of anticancer drug sensitivity. *Nature* 483: 603–607.

104 Forbes, S.A., Beare, D., Boutselakis, H. et al. (2017). COSMIC: Somatic cancer genetics at high-resolution. *Nucleic Acids Res.* 45: D777–D783.

105 Doench, J.G., Hartenian, E., Graham, D.B. et al. (2014). Rational design of highly active sgRNAs for CRISPR-Cas9-mediated gene inactivation. *Nat. Biotechnol.* 32: 1262–1267.

106 Doench, J.G., Fusi, N., Sullender, M. et al. (2016). Optimized sgRNA design to maximize activity and minimize off-target effects of CRISPR-Cas9. *Nat. Biotechnol.* 34: 184–191.

107 Wang, T., Wei, J.J., Sabatini, D.M., and Lander, E.S. (2014). Genetic screens in human cells using the CRISPR-Cas9 system. *Science* 343: 80–84.

108 Kapahnke, M., Banning, A., and Tikkanen, R. (2016). Random splicing of several exons caused by a single base change in the target exon of CRISPR/cas9 mediated gene knockout. *Cells* 5: E45.

109 Lalonde, S., Stone, O.A., Lessard, S. et al. (2017). Frameshift indels introduced by genome editing can lead to in-frame exon skipping. *PLoS One* 12: e0178700.

110 Mou, H., Smith, J.L., Peng, L. et al. (2017). CRISPR/Cas9-mediated genome editing induces exon skipping by alternative splicing or exon deletion. *Genome Biol.* 18: 108.

111 Prykhozhij, S.V., Steele, S.L., Razaghi, B., and Berman, J.N. (2017). A rapid and effective method for screening, sequencing and reporter verification of engineered frameshift mutations in zebrafish. *Dis. Model. Mech.* 10: 811–822.

112 Sui, T., Song, Y., Liu, Z. et al. (2018). CRISPR-induced exon skipping is dependent on premature termination codon mutations. *Genome Biol.* 19: 164.

113 Kosicki, M., Tomberg, K., and Bradley, A. (2018). Repair of CRISPR–Cas9-induced double-stranded breaks leads to large deletions and complex rearrangements. *Nat. Biotechnol.* 36: 765–771.

114 Hinnebusch, A.G. (2011). Molecular mechanism of scanning and start codon selection in eukaryotes. *Microbiol. Mol. Biol. Rev.* 75: 434–467. first page of table of contents.

115 Kozak, M. (1986). Point mutations define a sequence flanking the AUG initiator codon that modulates translation by eukaryotic ribosomes. *Cell* 44: 283–292.

116 Bazykin, G.A. and Kochetov, A.V. (2011). Alternative translation start sites are conserved in eukaryotic genomes. *Nucleic Acids Res.* 39: 567–577.

117 Gunišová, S., Hronová, V., Mohammad, M.P. et al. (2018). Please do not recycle! Translation reinitiation in microbes and higher eukaryotes. *FEMS Microbiol. Rev.* 42: 165–192.

118 Calvo, S.E., Pagliarini, D.J., and Mootha, V.K. (2009). Upstream open reading frames cause widespread reduction of protein expression and are polymorphic among humans. *Proc. Natl. Acad. Sci. U.S.A.* 106: 7507–7512.

119 Kochetov, A.V., Ahmad, S., Ivanisenko, V. et al. (2008). uORFs, reinitiation and alternative translation start sites in human mRNAs. *FEBS Lett.* 582: 1293–1297.

120 Kozak, M. (2001). Constraints on reinitiation of translation in mammals. *Nucleic Acids Res.* 29: 5226–5232.

121 Tsai, S.Q., Zheng, Z., Nguyen, N.T. et al. (2015). GUIDE-seq enables genome-wide profiling of off-target cleavage by CRISPR-Cas nucleases. *Nat. Biotechnol.* 33: 187–198.

122 Haapaniemi, E., Botla, S., Persson, J. et al. (2018). CRISPR–Cas9 genome editing induces a p53-mediated DNA damage response. *Nat. Med.* 24: 927–930.

123 Ihry, R.J., Worringer, K.A., Salick, M.R. et al. (2018). p53 inhibits CRISPR-Cas9 engineering in human pluripotent stem cells. *Nat. Med.* 24: 937–946.

124 Munoz, D.M., Cassiani, P.J., Li, L. et al. (2016). CRISPR screens provide a comprehensive assessment of cancer vulnerabilities but generate false-positive hits for highly amplified genomic regions. *Cancer Discovery* 6: 900–913.

125 Schoonenberg, V.A.C., Cole, M.A., Yao, Q. et al. (2018). CRISPRO: Identification of functional protein coding sequences based on genome editing dense mutagenesis. *Genome Biol.* 19: 1–19.

126 Shi, J., Wang, E., Milazzo, J.P. et al. (2015). Discovery of cancer drug targets by CRISPR-Cas9 screening of protein domains. *Nat. Biotechnol.* 33: 661–667.

127 Chari, R., Mali, P., Moosburner, M., and Church, G.M. (2015). Unraveling CRISPR-Cas9 genome engineering parameters via a library-on-library approach. *Nat. Methods* 12: 823–826.

128 Gagnon, J.A., Valen, E., Thyme, S.B. et al. (2014). Efficient mutagenesis by Cas9 protein-mediated oligonucleotide insertion and large-scale assessment of single-guide RNAs. *PLoS One* 9: e98186.

129 Hsu, P.D., Scott, D.A., Weinstein, J.A. et al. (2013). DNA targeting specificity of RNA-guided Cas9 nucleases. *Nat. Biotechnol.* 31: 827–832.

130 Liu, X., Homma, A., Say, J. et al. (2016). Sequence features associated with the cleavage efficiency of CRISPR/Cas9 system. *Sci. Rep.* 6: 19675.

131 Moreno-Mateos, M.A., Vejnar, C.E., Beaudoin, J.D. et al. (2015). CRISPRscan: designing highly efficient sgRNAs for CRISPR-Cas9 targeting in vivo. *Nat. Methods* 12: 982–988.

132 Xu, H., Xiao, T., Chen, C.H. et al. (2015). Sequence determinants of improved CRISPR sgRNA design. *Genome Res.* 25: 1147–1157.

133 Thyme, S.B., Akhmetova, L., Montague, T.G. et al. (2016). Internal guide RNA interactions interfere with Cas9-mediated cleavage. *Nat. Commun.* 7: 11750.

134 Wu, X., Scott, D.A., Kriz, A.J. et al. (2014). Genome-wide binding of the CRISPR endonuclease Cas9 in mammalian cells. *Nat. Biotechnol.* 32: 670–676.

135 McVey, M. and Lee, S.E. (2008). MMEJ repair of double-strand breaks

(director's cut): deleted sequences and alternative endings. *Trends Genet.* 24: 529–538.

136 Bae, S., Kweon, J., Kim, H.S., and Kim, J.S. (2014). Microhomology-based choice of Cas9 nuclease target sites. *Nat. Methods* 11: 705–706.

137 van Overbeek, M., Capurso, D., Carter, M.M. et al. (2016). DNA repair profiling reveals nonrandom outcomes at Cas9-mediated breaks. *Mol. Cell* 63: 633–646.

138 Horlbeck, M.A., Witkowsky, L.B., Guglielmi, B. et al. (2016). Nucleosomes impede cas9 access to DNA in vivo and in vitro. *eLife* 5: e12677.

139 Chen, X., Rinsma, M., Janssen, J.M. et al. (2016). Probing the impact of chromatin conformation on genome editing tools. *Nucleic Acids Res.* 44: 6482–6492.

140 Daer, R.M., Cutts, J.P., Brafman, D.A., and Haynes, K.A. (2017). The impact of chromatin dynamics on Cas9-mediated genome editing in human cells. *ACS Synth. Biol.* 6: 428–438.

141 Clarke, R., Heler, R., MacDougall, M.S. et al. (2018). Enhanced bacterial immunity and mammalian genome editing via RNA-polymerase-mediated dislodging of Cas9 from double-strand DNA breaks. *Mol. Cell* 71: 42–55.

142 Fu, Y., Foden, J.A., Khayter, C. et al. (2013). High-frequency off-target mutagenesis induced by CRISPR-Cas nucleases in human cells. *Nat. Biotechnol.* 31: 822–826.

143 Fu, B.X.H., Hansen, L.L., Artiles, K.L. et al. (2014). Landscape of target: guide homology effects on Cas9-mediated cleavage. *Nucleic Acids Res.* 42: 13778–13787.

144 Lin, Y., Cradick, T.J., Brown, M.T. et al. (2014). CRISPR/Cas9 systems have off-target activity with insertions or deletions between target DNA and guide RNA sequences. *Nucleic Acids Res.* 42: 7473–7485.

145 Kuscu, C., Arslan, S., Singh, R. et al. (2014). Genome-wide analysis reveals characteristics of off-target sites bound by the Cas9 endonuclease. *Nat. Biotechnol.* 32: 677–683.

146 Duan, J., Lu, G., Xie, Z. et al. (2014). Genome-wide identification of CRISPR/Cas9 off-targets in human genome. *Cell Res.* 24: 1009–1012.

147 Frock, R.L., Hu, J., Meyers, R.M. et al. (2015). Genome-wide detection of DNA double-stranded breaks induced by engineered nucleases. *Nat. Biotechnol.* 33: 179–188.

148 Liang, X., Potter, J., Kumar, S. et al. (2015). Rapid and highly efficient mammalian cell engineering via Cas9 protein transfection. *J. Biotechnol.* 208: 44–53.

149 Cao, J., Wu, L., Zhang, S.M. et al. (2016). An easy and efficient inducible CRISPR/Cas9 platform with improved specificity for multiple gene targeting. *Nucleic Acids Res.* 44: 1–10.

150 Kleinstiver, B.P., Pattanayak, V., Prew, M.S. et al. (2016). High-fidelity CRISPR-Cas9 nucleases with no detectable genome-wide off-target effects. *Nature* 529: 490–495.

151 Slaymaker, I.M., Gao, L., Zetsche, B. et al. (2016). Rationally engineered Cas9 nucleases with improved specificity. *Science* 351: 84–88.

152 Vakulskas, C.A., Dever, D.P., Rettig, G.R. et al. (2018). A high-fidelity Cas9 mutant delivered as a ribonucleoprotein complex enables efficient gene editing in human hematopoietic stem and progenitor cells. *Nat. Med.* 24: 1216–1224.

153 Kulcsár, P.I., Tálas, A., Huszár, K. et al. (2017). Crossing enhanced and high fidelity SpCas9 nucleases to optimize specificity and cleavage. *Genome Biol.* 18: 1–17.

154 Chuai, G.-h., Wang, Q.-L., and Liu, Q. (2017). In silico meets in vivo: towards computational CRISPR-based sgRNA design. *Trends Biotechnol.* 35: 12–21.

155 Liu, H., Wei, Z., Dominguez, A. et al. (2015). CRISPR-ERA: a comprehensive design tool for CRISPR-mediated gene editing, repression and activation. *Bioinformatics* 31: 3676–3678.

156 Labun, K., Montague, T.G., Gagnon, J.A. et al. (2016). CHOPCHOP v2: a web tool for the next generation of CRISPR genome engineering. *Nucleic Acids Res.* 44: W272–W276.

157 Haeussler, M., Schönig, K., Eckert, H. et al. (2016). Evaluation of off-target and on-target scoring algorithms and integration into the guide RNA selection tool CRISPOR. *Genome Biol.* 17: 148.

158 Listgarten, J., Weinstein, M., Kleinstiver, B.P. et al. (2018). Prediction of off-target activities for the end-to-end design of CRISPR guide RNAs. *Nat. Biomed. Eng.* 2: 38–47.

159 Concordet, J.P. and Haeussler, M. (2018). CRISPOR: Intuitive guide selection for CRISPR/Cas9 genome editing experiments and screens. *Nucleic Acids Res.* 46: W242–W245.

160 Chakrabarti, A.M., Henser-Brownhill, T., Monserrat, J. et al. (2018). Target-specific precision of CRISPR-mediated genome editing. *Mol. Cell* 73: 699–713.e6.

161 Schuster, A., Erasimus, H., Fritah, S. et al. (2019). RNAi/CRISPR screens: from a pool to a valid hit. *Trends Biotechnol.* 37: 38–55.

162 Braun, S.M.G., Kirkland, J.G., Chory, E.J. et al. (2017). Rapid and reversible epigenome editing by endogenous chromatin regulators. *Nat. Commun.* 8: 560.

163 Nihongaki, Y., Kawano, F., Nakajima, T., and Sato, M. (2015). Photoactivatable CRISPR-Cas9 for optogenetic genome editing. *Nat. Biotechnol.* 33: 755–760.

164 Nihongaki, Y., Yamamoto, S., Kawano, F. et al. (2015). CRISPR-Cas9-based photoactivatable transcription system. *Chem. Biol.* 22: 169–174.

165 Lee, K., Yu, P., Lingampalli, N. et al. (2015). Peptide-enhanced mRNA transfection in cultured mouse cardiac fibroblasts and direct reprogramming towards cardiomyocyte-like cells. *Int. J. Nanomed.* 10: 1841–1854.

166 Li, L., He, Z.Y., Wei, X.W. et al. (2015). Challenges in CRISPR/CAS9 delivery: potential roles of nonviral vectors. *Hum. Gene Ther.* 26: 452–462.

167 Glass, Z., Lee, M., Li, Y., and Xu, Q. (2018). Engineering the delivery system for CRISPR-based genome editing. *Trends Biotechnol.* 36: 173–185.

168 Radis-Baptista, G., Campelo, I.S., Morlighem, J.R.L. et al. (2017). Cell-penetrating peptides (CPPs): from delivery of nucleic acids and antigens to transduction of engineered nucleases for application in transgenesis. *J. Biotechnol.* 252: 15–26.

169 Sun, W., Ji, W., Hall, J.M. et al. (2015). Self-assembled DNA nanoclews for the efficient delivery of CRISPR-Cas9 for genome editing. *Angew. Chem. Int. Ed.* 54: 12029–12033.

170 Yue, H., Zhou, X., Cheng, M., and Xing, D. (2018). Graphene oxide-mediated Cas9/sgRNA delivery for efficient genome editing. *Nanoscale* 10: 1063–1071.

171 Glass, Z., Li, Y., and Xu, Q. (2017). Nanoparticles for CRISPR-Cas9 delivery. *Nat. Biomed. Eng.* 1: 854–855.

172 Sentmanat, M.F., Peters, S.T., Florian, C.P. et al. (2018). A survey of validation strategies for CRISPR-Cas9 editing. *Sci. Rep.* 8: 888.

173 Guell, M., Yang, L., and Church, G.M. (2014). Genome editing assessment using CRISPR genome analyzer (CRISPR-GA). *Bioinformatics* 30: 2968–2970.

174 Pinello, L., Canver, M.C., Hoban, M.D. et al. (2016). Analyzing CRISPR genome-editing experiments with CRISPResso. *Nat. Biotechnol.* 34: 695–697.

175 Boel, A., Steyaert, W., De Rocker, N. et al. (2016). BATCH-GE: batch analysis of next-generation sequencing data for genome editing assessment. *Sci. Rep.* 6: 30330.

176 Park, J., Lim, K., Kim, J.S., and Bae, S. (2017). Cas-analyzer: an online tool for assessing genome editing results using NGS data. *Bioinformatics* 33: 286–288.

177 Yau, E.H. and Rana, T.M. (2018). Next-generation sequencing of genome-wide CRISPR Screens. *Methods Mol. Biol.* 1712: 203–216.

178 Wang, X., Tilford, C., Neuhaus, I. et al. (2017). CRISPR-DAV: CRISPR NGS data analysis and visualization pipeline. *Bioinformatics* 33: 3811–3812.

179 Qi, L.S., Larson, M.H., Gilbert, L.A. et al. (2013). Repurposing CRISPR as an RNA-guided platform for sequence-specific control of gene expression. *Cell* 152: 1173–1183.

180 Gilbert, L.A., Larson, M.H., Morsut, L. et al. (2013). CRISPR-mediated modular RNA-guided regulation of transcription in eukaryotes. *Cell* 154: 442–451.

181 Zhang, F., Cong, L., Lodato, S. et al. (2011). Efficient construction of sequence-specific TAL effectors for modulating mammalian transcription. *Nat. Biotechnol.* 29: 149–153.

182 Tanenbaum, M.E., Gilbert, L.A., Qi, L.S. et al. (2014). A protein-tagging system for signal amplification in gene expression and fluorescence imaging. *Cell* 159: 635–646.

183 Hess, G.T., Tycko, J., Yao, D., and Bassik, M.C. (2017). Methods and applications of CRISPR-mediated base editing in eukaryotic genomes. *Mol. Cell* 68: 26–43.

184 Chu, J., Galicia-Vazquez, G., Cencic, R. et al. (2016). CRISPR-mediated drug-target validation reveals selective pharmacological inhibition of the RNA helicase, eIF4A. *Cell Rep.* 15: 2340–2347.

185 Dow, L.E. (2015). Modeling disease in vivo with CRISPR/Cas9. *Trends Mol. Med.* 21: 609–621.

186 Smalley, E. (2016). CRISPR mouse model boom, rat model renaissance. *Nat. Biotechnol.* 34: 893–894.

187 Jackson, A.L., Burchard, J., Schelter, J. et al. (2006). Widespread siRNA “off-target” transcript silencing mediated by seed region sequence complementarity. *RNA* 12: 1179–1187.

188 Echeverri, C.J., Beachy, P.A., Baum, B. et al. (2006). Minimizing the risk of reporting false positives in large-scale RNAi screens. *Nat. Methods* 3: 777–779.

189 Shalem, O., Sanjana, N.E., Hartenian, E. et al. (2014). Genome-scale CRISPR-Cas9 knockout screening in human cells. *Science* 343: 84–87.

190 Morgens, D.W., Deans, R.M., Li, A., and Bassik, M.C. (2016). Systematic comparison of CRISPR/Cas9 and RNAi screens for essential genes. *Nat. Biotechnol.* 34: 634–636.

191 DeJesus, R., Moretti, F., McAllister, G. et al. (2016). Functional CRISPR screening identifies the ufmylation pathway as a regulator of SQSTM1/p62. *eLife* 5: e17290.

192 Evers, B., Jastrzebski, K., Heijmans, J.P. et al. (2016). CRISPR knockout screening outperforms shRNA and CRISPRi in identifying essential genes. *Nat. Biotechnol.* 34: 631–633.

193 Perez-Pinera, P., Kocak, D.D., Vockley, C.M. et al. (2013). RNA-guided gene activation by CRISPR-Cas9-based transcription factors. *Nat. Methods* 10: 973–976.

194 Maeder, M.L., Linder, S.J., Cascio, V.M. et al. (2013). CRISPR RNA-guided activation of endogenous human genes. *Nat. Methods* 10: 977–979.

195 Gilbert, L.A., Horlbeck, M.A., Adamson, B. et al. (2014). Genome-scale CRISPR-mediated control of gene repression and activation. *Cell* 159: 647–661.

196 Potting, C., Crochemore, C., Moretti, F. et al. (2018). Genome-wide CRISPR screen for PARKIN regulators reveals transcriptional repression as a determinant of mitophagy. *Proc. Natl. Acad. Sci. U.S.A.* 115: E180–E189.

197 Wang, T., Birsoy, K., Hughes, N.W. et al. (2015). Identification and characterization of essential genes in the human genome. *Science* 350: 1096–1101.

198 Hart, T., Chandrashekhar, M., Aregger, M. et al. (2015). High-resolution CRISPR screens reveal fitness genes and genotype-specific cancer liabilities. *Cell* 163: 1515–1526.

199 Zhang, R., Miner, J.J., Gorman, M.J. et al. (2016). A CRISPR screen defines a signal peptide processing pathway required by flaviviruses. *Nature* 535: 164–168.

200 Park, R.J., Wang, T., Koundakjian, D. et al. (2017). A genome-wide CRISPR screen identifies a restricted set of HIV host dependency factors. *Nat. Genet.* 49: 193–203.

201 Huang, Z. and Nair, M. (2017). A CRISPR/Cas9 guidance RNA screen platform for HIV provirus disruption and HIV/AIDS gene therapy in astrocytes. *Sci. Rep.* 7: 5955.

202 Sidik, S.M., Huet, D., Ganesan, S.M. et al. (2016). A genome-wide CRISPR screen in toxoplasma identifies essential Apicomplexan genes. *Cell* 166: 1423–1435 e12.
203 Han, K., Jeng, E.E., Hess, G.T. et al. (2017). Synergistic drug combinations for cancer identified in a CRISPR screen for pairwise genetic interactions. *Nat. Biotechnol.* 35: 463–474.
204 Jost, M., Chen, Y., Gilbert, L.A. et al. (2017). Combined CRISPRi/a-based chemical genetic screens reveal that rigosertib is a microtubule-destabilizing agent. *Mol. Cell* 68: 210–223 e6.
205 Zhu, S., Li, W., Liu, J. et al. (2016). Genome-scale deletion screening of human long non-coding RNAs using a paired-guide RNA CRISPR-Cas9 library. *Nat. Biotechnol.* 34: 1279–1286.
206 Chen, S., Sanjana, N.E., Zheng, K. et al. (2015). Genome-wide CRISPR screen in a mouse model of tumor growth and metastasis. *Cell* 160: 1246–1260.
207 Kim, H.S., Lee, K., Kim, S.J. et al. (2018). Arrayed CRISPR screen with image-based assay reliably uncovers host genes required for coxsackievirus infection. *Genome Res.* 28: 859–868.
208 Parnas, O., Jovanovic, M., Eisenhaure, T.M. et al. (2015). A genome-wide CRISPR screen in primary immune cells to dissect regulatory networks. *Cell* 162: 675–686.
209 Schumann, K., Lin, S., Boyer, E. et al. (2015). Generation of knock-in primary human T cells using Cas9 ribonucleoproteins. *Proc. Natl. Acad. Sci. U.S.A.* 112: 10437–10442.
210 Shifrut, E., Carnevale, J., Tobin, V. et al. (2018). Genome-wide CRISPR screens in primary human T cells reveal key regulators of immune function. *Cell* 175: 1958–1971.
211 Ting, P.Y., Parker, A.E., Lee, J.S. et al. (2018). Guide swap enables genome-scale pooled CRISPR-Cas9 screening in human primary cells. *Nat. Methods* 15: 941–946.
212 Biotec. (2018) M. MACS Online Handbook. https://www.miltenyibiotec.com/US-en/resources/macs-handbook/human-cells-and-organs/human-cell-sources/blood-human.html (accessed 20 December 2018).
213 Jaitin, D.A., Weiner, A., Yofe, I. et al. (2016). Dissecting immune circuits by linking CRISPR-pooled screens with single-cell RNA-seq. *Cell* 167: 1883–1896 e15.
214 (2018). Keep off-target effects in focus. *Nat. Med.* 24: 1081.
215 Ihry, R.J., Worringer, K.A., Salick, M.R. et al. (2018). p53 inhibits CRISPR-Cas9 engineering in human pluripotent stem cells. *Nat. Med.* 24: 939–946.
216 Shao, Y., Xu, M.Q., and Paulus, H. (1995). Protein splicing: characterization of the aminosuccinimide residue at the carboxyl terminus of the excised intervening sequence. *Biochemistry* 34: 10844–10850.
217 Xu, M.Q. and Perler, F.B. (1996). The mechanism of protein splicing and its modulation by mutation. *EMBO J.* 15: 5146–5153.

218 Truong, D.J., Kuhner, K., Kuhn, R. et al. (2015). Development of an intein-mediated split-Cas9 system for gene therapy. *Nucleic Acids Res.* 43: 6450–6458.

219 Gapinske, M., Luu, A., Winter, J. et al. (2018). CRISPR-SKIP: programmable gene splicing with single base editors. *Genome Biol.* 19: 107.

220 Lino, C. A., Harper, J. C., Carney, J. P., and Timlin, J. A. (2018). Delivering CRISPR: a review of the challenges and approaches. *Drug Delivery*, 25(1), 1234–1257. doi:10.1080/10717544.2018.1474964.

第10章

靶点推断的计算方法

10.1 引言

近几十年来，药物发现通常遵循“一个靶点一种疾病”的假设，这促进了许多基于靶点药物发现的项目的开展[1]。在对2016年和2017年进入临床试验化合物的分析发现，大多数都来自基于靶点的药物研究项目[2]。然而，药物的作用机制通常与多个靶蛋白的相互作用有关。这些相互作用并非都会产生理想的药理作用，甚至可能产生不理想的“脱靶”副作用 。因此，进行早期的体外分析至关重要，可以推导出关于理想药理作用的靶点假设，以及脱靶机制。此外，网络和系统生物学分析证明，大多数疾病是由强大且高度相关的通路所调控的，因此能与多种疾病相关蛋白质结合的分子可能会更好地调控疾病[3,4]。

表型筛选（phenotypic screening）是处理复杂生物学问题的主要方法。分析一个生物学相关复杂分析系统所给出的信息，可识别出所需表型的生物活性化合物。因此，表型筛选近年来又重新得到了关注[5,6]。表型分析侧重于读取生理相关信息，但与分子靶点无关。因此，其提供了发现新疾病和治疗方法的机会[7,8]。虽然表型读出能指导化合物的优化，但识别分子靶点更具意义。通过确认靶点的相关信息，可以确定新的作用机制，并进一步发掘构效关系（structure-activity relationship，SAR）来指导化合物的优化。因此，目前已经建立了许多靶点发现的实验方法，具体可以参见本书其他章节的介绍[9-11]。

用于预测靶点 - 配体相互作用的计算方法已经非常成熟，并广泛应用于基于虚拟筛选的先导化合物（lead）识别、生物活性优化，以及亲和力预测[12-17]。而对于表型筛选苗头化合物（hit）的靶点发现，问题就截然不同了。在表型分析中确定了活性化合物后，必须推断出一个合理的靶点假说。尽管蛋白质 - 配体相互作用的预测在先导化合物的发现和优化、脱靶预测，以及药物再利用和靶点发现中得到了广泛应用，但预测仍然存在一定的不确定性。因此，类似的计算技术被应用于先导化合物的发现和优化、脱靶预测，以及老药新用（药物再利用）和靶点发现。多篇综述介绍了计算机模拟工具借助于配体与靶蛋白和脱靶蛋白的结合，来预测多重药理学（polypharmacology）和老药新用[12-18]。因此，计算机模拟方法为表型筛选结果的分析提供了高度相关的工具，从而获得靶点假说。这一操作可以将在复杂分析系统中观察到的效果与靶点联系起来。计算机模拟方法也可用于分析基于靶点的筛选，进而提出脱靶假说。这些假说必须使用相关通路的药理学知识进行评估，并通过实验确证来确定深层的潜在机制。本章将总结最新的计算机模拟在靶点识别领域的趋势，并介绍一些具体工具的潜在应用，讨论其在药物发现项目中的实用性。

10.2 用于靶点识别的数据注释

在过去的十年间，公共生物活性数据的数量无论是在范围还是在精确度上都有了显著的增加 [19]。PubChem[20] 目前是生物活性数据的最大来源，其他数据库如 DrugBank[21,22]、Liceptor[23]、ChEMBL[24] 和 WOMBAT[25] 也包含大量的开源生物活性数据。此外，还有一些其他商业化的大型数据库，如 GOSTAR[26] 和 ReaxysMedChem[27]。由于数据库的数据质量参差不齐，因此必须仔细检查输入源的一致性、重复性和完整性 [28,29]。数据库和资源的详细列表可以参见相关参考文献 [12,15,16,30,31]。

数据挖掘是从大型注释数据库中进行数据的自动提取和关联的模式。靶点与化学结构、特征或者描述符之间相互关联，可以跨多种靶点进行自动提取，从而为表型筛选提供了大量机会 , 如表型筛选集的设计或筛选苗头化合物的注释。这也为这些化合物的其他潜在靶点提供了有价值的信息。

完善的生物活性注释可以指导表型筛选信息集的编译 [32]。理想情况下，筛选库中会包含众所周知的生物活性化合物。这些化合物应该对其主要靶点有效，对其他靶点具有选择性，并且显示出细胞渗透性。理想的信息集还应该包含尽可能广泛的生物空间，以便确定不同的作用机制 [32]。通常，由于对许多化合物的选择性不完全了解，以及化学探针分子对众多靶点的可用性有限，上述目标无法完全实现。然而，从注释完备的化合物库中筛选苗头化合物可以为靶点假说提供重要的提示。在 Open PHACTS Discovery Platform[33] 中已经描述了大量的相关工作流程，相关流程可以检索生物活性及基因本体（gene ontology, GO）的相关术语 [34,35] 和通路信息 [36]，并有助于以其推定的生物学功能注释筛选苗头化合物。

在典型的表型筛选中，先前筛选数据揭示了许多苗头化合物的复杂性，如许多化合物都作用于几个不同的靶点。在这种情况下，如果表型无活性的化合物命中了假定的靶点，那么就可以帮助去除这些假阳性靶点假说。此外，对同一靶点具有活性的相似化合物聚类，会使相应的靶点假说更具可信度。比较先前靶点筛选出的活性化合物数量和表型筛选出的活性化合物数量，根据两组数据之间的重叠也可以产生新的靶点假说。因此，对 ChemBank[37] 中测试数据的系统分析表明，重叠非混杂苗头化合物（non-promiscuous hits）的生物测试倾向于说明两种测试之间的生物学关系 [38]。Wassermann 等也报道了相似的结果 [39]。

尽管如此，考虑到这个特定靶点的筛选集中可能含有大量的化合物，因此简单的计数方案可能会带来人为的影响。需要更为细致、全面地进行筛选，以确保结果的准确性。最近建立的富集分析，可用于寻找基于靶点和基于表型筛选的苗头化合物列表之间统计学上的良好关联，这可以显著提高建议靶点假说的统计置信度 [40]。例如，波利亚科夫（Polyakov）团队将糖原合酶激酶 3（glycogen synthase kinase 3，GSK3）与肿瘤细胞对肿瘤坏死因子相关的凋亡诱导配体（TNF-related apoptosis-inducing ligand，

TRAIL）的致敏作用联系起来。在类似的方法中，博尔诺特（Bornot）等使用来自阿斯利康（AstraZeneca）内部和外部的生物活性数据，如 ChEMBL[24]、GOSTAR[26] 和 BioPrint[41]，在脂多糖刺激的 THP-1 细胞模型中通过富集分析识别肿瘤坏死因子 -α（tumour necrosis factor-α，TNF-α）的抑制剂 [42]。有趣的是，使用组合的生物活性数据来进行筛选，可以选择最适合的化合物并缩减集合至大约 10000 个。这个筛选库应该包含尽可能多的靶点，并且在表型筛选时可以显著富集。后来，基于靶点的富集分析补充了结合化学信息学和生物信息学通路信息的通路富集分析，提出了哪些靶点和通路可能驱动所观察到的表型效应假说。这种基于富集分析的方法利用了全套现有的生物活性数据。默克公司（Merck）的研究人员将数据系统地整合至 CHEMGENIE 信息平台中，强调了将外部和内部数据结合起来用于不同类型筛选分析的价值 [43]。

比较来自表型筛选的苗头化合物与基于靶点筛选的数据，可以为靶点假说提供线索，并指导进一步的后续工作。对推断的作用靶点机制具有活性的化合物可以在表型筛选中进行系统的测试，以发现在初始表型筛选中没有检测到的化学结构类型。然而，基于数据注释（data annotation）的分析只能依赖于可用的数据，并反映出对给定靶点的可用数据量。特别是在仅有少量生物活性数据可用的情况下，是不可能发现靶点假说的。在这里，不同的计算机模拟技术可以多次利用可用的生物活性数据生成预测模型。尽管如此，数据质量、分析协调和化合物标准化是获得计算机模拟模型相关数据集的基本步骤。需要特别注意的是，对于涉及基于细胞检测的一些更先进的检测方式，数据质量和多种潜在机制都可能使“噪声”显著增加，从而导致相关解释的不确定性。这是一个非常重要的问题，特别是在使用公共数据库的情况下。因为在这种情况下，需要对来自不同实验室、不同条件或读数的数据进行标准化，这往往是比较困难的。Kramer 等 [44] 以及 Wenlock 和 Carlsson[45] 已经严谨地讨论了这种不确定性对数据建模的影响。因此，数据管理和集成对于构建和维护计算机模型至关重要，因为只有可靠的数据才能产生更好的模型。

10.3 靶点识别的计算方法

对于已经注释良好的分子而言，现有的生物活性数据是一种快速有效的方法。这种方法可以用来为筛选表型的苗头化合物提供靶点假说，并且为基于靶点筛选的苗头化合物提供更广泛的生物活性信息。然而，这样的数据通常比较稀少。由于大多数化合物只针对有限的靶点进行了测试，所以并不是所有化合物的生物活性都被注释。因此，利用计算机模拟方法预测某一特定靶点的活性，为发现现有化合物的其他靶点提供了重要的机会。计算机模拟靶点识别的计算方法大致可分为以下几类：

① 基于配体的方法，如 2D 和 3D 配体的相似性或药效团方法。

② 机器学习（machine learning，ML）和来源于配体 - 靶点系列的定量构效关系（quantitative structure-activity relationship，QSAR）模型。

③ 基于结构的蛋白质 3D 结构方法，包括面板对接（pannel docking）。

④ 蛋白质 - 蛋白质和配体 - 靶点网络的方法。

用于靶点识别的计算模拟方法的概述如图 10.1 所示，公开可用的 web 工具如

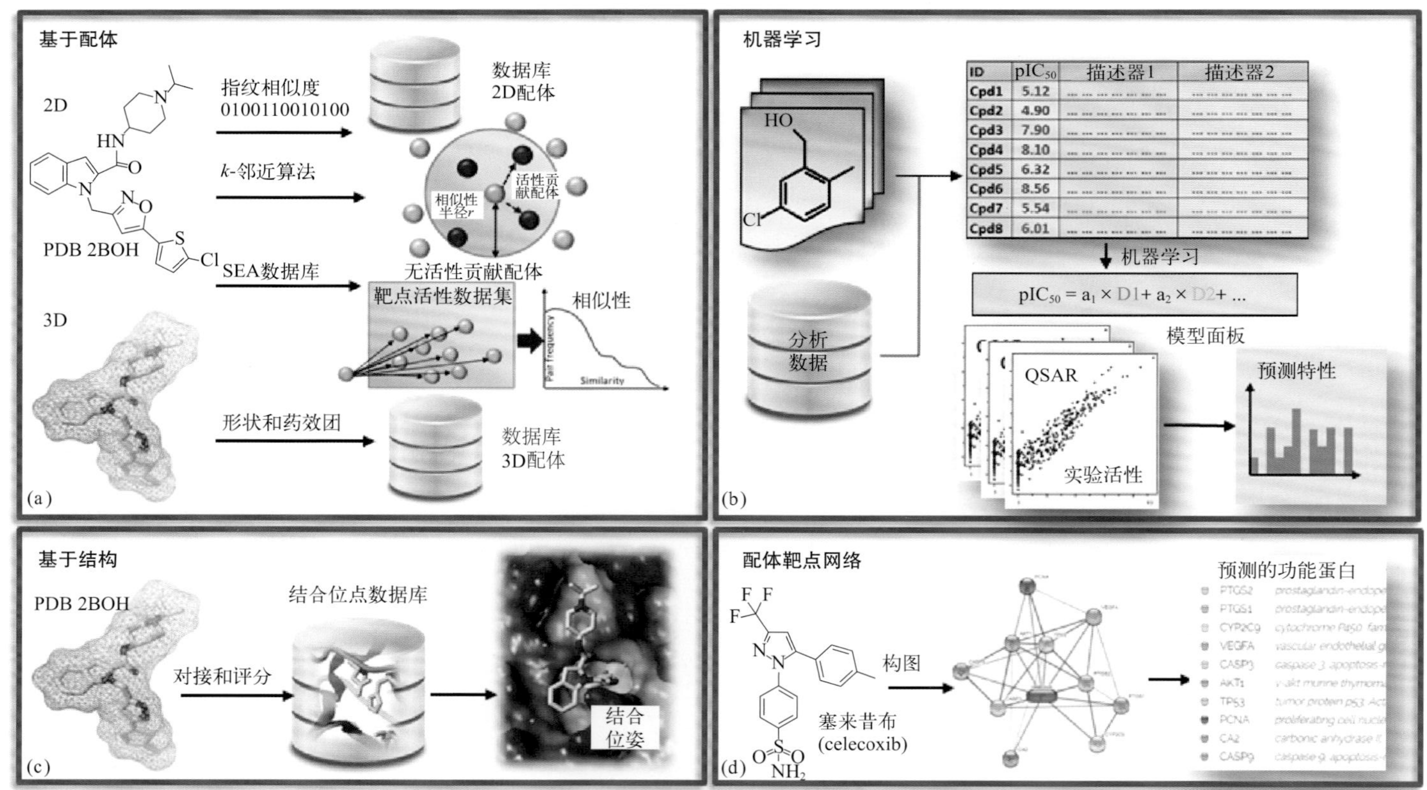

图10.1 计算机模拟靶点识别的不同计算方法概述。配体和蛋白质结构来源于公共因子Xa结构与化合物1的复合物（PDB 2BOH，分辨率2.20 Å）[46]

（a）基于配体的方法，如基于 2D 或 3D 配体的相似性、形状或药效团。（b）ML 和基于靶点系列的 QSAR 模型。（c）基于结构的方法，包括与蛋白质结合位点数据库的对接。（d）基于配体 - 靶点网络的方法。有关各种方法的详细信息，请参见参考文献 [46]。经 ACS Publications 授权，引自 Nazaré et al.，2005

表 10.1 所示。此外，表 10.2 列举了计算机模拟靶点识别方面的一些成功前瞻性研究，具体将在下文中进行讨论。

表 10.1　用于计算机模拟靶识别的开源工具示例

工具	链接	方法	参考文献
SuperPred	http://prediction.charite.de	相似性搜索	[47, 48]
SEA	http://sea.bkslab.org/	基于配体集合的相似性搜索	[49, 50]
ChemProt	http://www.cbs.dtu.dk/services/ChemProt/	相似性搜索	[51]
SwissTarget Prediction	http://swisstargetprediction.ch/	二维和三维近似相似性搜索（ChEMBL 中的 28 万个化合物）	[52]
TargetHunter	https://www.cbligand.org/Targe tHunter/	ChEMBL 配体集的相似性搜索	[53]
PharmMapper	http://lilab-ecust.cn/pharmmapper/index.html	超过 50000 个药效团模型的基于 3D 药效团的查询	[54, 55]
FINDSITEcomb2.0	http://pwp.gatech.edu/cssb/FINDSITE-COMB-2	线程结合配体相似性	[56]
HitPick	http://mips.helmholtz-muenchen.de/hitpick/cgi-bin/index.cgi?content=help.htm	基于 STITCH 中提取的约 150000 个交互进行的相似性搜索与 ML	[57]
CSNAP	https://services.mbi.ucla.edu/CSNAP/index.htm	化学相似性网络分析	[58]
Scaffold Hunter	http://scaffoldhunter.sourceforge.net/	数据集的可视化分析	[59]
PASS	http://www.pharmaexpert.ru/passonline/index.ph	物质活性谱的预测	[60]
GUSAR	http://www.pharmaexpert.ru/GUSAR/antitargets.htm	化合物的 QSAR	[61]

表 10.2　本章引用的计算机模拟靶识别的成功前瞻性研究实例

方法	技术	简述	参考文献
SEA	相似性搜索	斑马鱼表型分析靶点的鉴定	[62]
TIGER	基于 SOM 的相似性搜索	天然产物未知靶点的识别	[63]
LigandScout	药效团搜索	天然产物的靶点确定	[64]
Fragments（Reker）	基于片段的相似性	揭示 Archazolid A 的靶点	[65]
Fragments	基于片段的相似性	发现天然产物片段的未知靶点	[66]
TIGER and SPiDER	基于 SOM 的相似性搜索	新型刺猬（Hedgehog）信号通路抑制剂的发现	[63]
Clarity	链接至数据库的相似性搜索	环苯扎林（cyclobenzaprine）与血清素综合征关联	[67]
Clarity	链接至数据库的相似性搜索	马斯林酸的多靶点活性分析	[68]
SuperTarget	2D 和 3D 相似性搜索	揭示已知激酶抑制剂的新功能	[69]
Scaffold Hunter	分级骨架树（Hierarchical scaffold trees）	γ- 吡酮天然产物的靶点注释	[70]
HTS-FP	实验指纹	利用 HTS-FP 的新靶点识别	[71]

10.3.1 靶点推断的 2D 相似性方法

Johnson 和 Maggiora[72] 提出的相似性原理为基于配体的 2D 和 3D 相似性方法打下了基础。其假设是相似的分子会表现出相似的理化和生物学性质。这一假设在药物化学和化学信息学方法中得到了广泛应用[73]，如相似性搜索[74]和 QSAR[75]。相似性搜索可以使用多种描述符捕获不同的分子特征。虽然经典的 2D 描述符和 2D 指纹常用于检索类似物[76]，但高级的 2D 方法或 3D 相似性搜索可用于检索更深层次的关系[77]。这可能有利于查询一个没有紧密 2D 类似物并且带有注释的配体 - 靶点分子。Kubinyi[78] 汇编了相似性原则中具有指导性的特殊实例，这些例子通过微小的改变引起惊人的活性变化，从而揭示了结构与活性[79]两者之间极其复杂的关系[80]。与活性化合物相似的化合物在相同靶点上发挥作用的概率是很小的[81,82]。

利用许多计算机分析工具讨论了相似性原理，其中一个是 Nickel 等结合相似性搜索和靶蛋白信息的 SuperPred[47,48]。该模型编译了 66.5 万个实验配体 - 靶点相互作用，涉及 341000 个配体和 1800 个靶点。该数据集来源于公共数据库 SuperTarget[83]、ChEMBL[24] 和 BindingDB[84]，广泛涵盖了众所周知的靶点交互。研究结果显示，扩展连通性指纹（extended-connectivity fingerprint，ECFP）[85] 在回溯式测试中的相似性搜索中表现最好。实验中采用 WHO 提供的解剖治疗化学（anatomical therapeutic chemical，ATC）分类系统对药物类别进行回顾性预测确证，正确分类率为 75%。

相似集成方法（similarity ensemble approach，SEA）是识别靶点假说的另一种方法（图 10.2）[49,50]。SEA 根据相似性的查询，将分子与针对不同靶点的活性组合进行比较。然后将得到的相似系数分布与随机分布进行比较，探讨其意义。该方法已经成功用于识别许多分子的新靶点，再通过实验进一步确认[86]。Keiser 等使用 SEA 对 1400 个靶点进行了分析，得到了 3665 个已批准和正在研究的药物。在 3832 个预测的特殊配体 - 靶点关联中，选择了 30 个进行了测试。结果发现，对于 23 个以前未知的靶点，得到了 5 个有效和 14 个中度到低度有效的苗头化合物。Lounkine 等将这一确证扩展到一组含有 656 个药物的数据集，其中副作用靶点有 73 个[87]。从 SEA 预测的 1042 个脱靶相互作用中，有 48% 可以通过文献或实验测试进行确证。此外，一些相互作用的体内效应相关性也可得到证明。虽然苗头化合物的命中率很高，但只能根据分类来预测活性，而不能区分有效和无效的苗头化合物。

在另一个实例中，通过 SEA 方法确定了斑马鱼表型筛选活性分子的靶点假说[62]。研究人员对 20 个不同靶点的高分化合物进行了实验测试，以确证所提出的靶点假说。其中 11 个分子对预测的 31 个靶点中的 22 个具有活性，活性范围从纳摩尔至微摩尔不等。在另一个实例中，进食行为的靶点假说可以从基于秀丽隐杆线虫（*C. elegans*）的表型筛选获得苗头化合物，其中计算机模拟衍生的假说通过四个靶点的基因敲除得到确证[88]。SEA 方法与基于谷本相似性（Tanimoto similarity）的查询相结合，形成了一种称为 SEA+TC 的方法[89]。当 SEA 根据每个靶点的配体集合评估其相似性时，基于谷本相似性通过单最近邻（single-nearest neighbour）方法对这一方法进行了补充。交叉确证研究表明，与经典的 SEA 方法相比，组合方法通常更准确。研究人员

SEA Search Server　Datasets

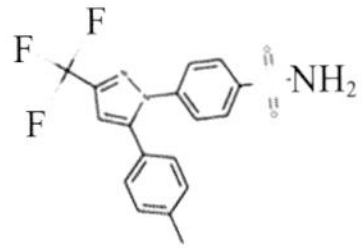

Query	Target Key	Name	Description	P-Value	MaxTC
celecoxib	PGH2_HUMAN+5	PTGS2	Prostaglandin G/H synthase 2 = COX-2	3.946e-167	1.00
	PGH2_MOUSE+5	Ptgs2	Prostaglandin G/H synthase 2	2.095e-106	1.00
	Q8SPQ9_CANLF+5	COX-2	Cyclooxygenase 2	1.374e-91	1.00
	PGH1_HUMAN+5	PTGS1	Prostaglandin G/H synthase 1	4.565e-88	1.00
	CAH9_HUMAN+5	CA9	Carbonic anhydrase 9	4.014e-59	1.00
	PGH1_SHEEP+5	PTGS1	Prostaglandin G/H synthase 1	1.129e-54	1.00
	PGH1_CANLF+5	PTGS1	Prostaglandin G/H synthase 1	2.238e-51	1.00
	CAH2_HUMAN+5	CA2	Carbonic anhydrase 2	2.202e-48	1.00
	CAH12_HUMAN+5	CA12	Carbonic anhydrase 12	1.399e-47	1.00
	MTCA2_MYCTU+5	mtcA2	Carbonic anhydrase 2	8.49e-42	1.00
	PGH2_SHEEP+5	PTGS2	Prostaglandin G/H synthase 2	2.713e-38	1.00
	Q5U9J1_THAWE+5	ca1	Delta carbonic anhydrase	1.186e-35	1.00
	CAH_METTE+5		Carbonic anhydrase	5.561e-34	1.00
	C0IX24_STYPI+5	CA2	Carbonic anhydrase	9.087e-33	1.00
	CAH5B_HUMAN+5	CA5B	Carbonic anhydrase 5B, mitochondrial	1.861e-32	1.00
	A6YCJ1_9METZ+5		Astrosclerin-3	3.164e-32	1.00
	B5SU02_STYPI+5	CA	Alpha carbonic anhydrase	1.146e-31	1.00
	CAH5A_HUMAN+5	CA5A	Carbonic anhydrase 5A, mitochondrial	2.616e-31	1.00
	Q5TU56_ANOGA+5		Carbonic anhydrase	5.089e-28	1.00
	COX2_SHEEP+5	MT-CO2	Cytochrome c oxidase subunit 2	1.739e-26	1.00
	CAH6_HUMAN+5	CA6	Carbonic anhydrase 6	2.707e-26	1.00
	P96878_MYCTU+5		Probable transmembrane carbonic anhydrase (Carbonate dehydratase) (Carbonic dehydratase)	3.131e-26	1.00

图 10.2　基于非甾体抗炎药（non-steroidal anti-inflammatory drug，NSAID）塞来昔布（celecoxib）的结构，使用相似集成方法（SEA）对服务器进行搜索

图中清单显示了 SEA 的靶点、名称、p 值以说明预测的重要性，以及靶点集合最接近类似物的相似系数（T_c）。塞来昔布的药理学靶点为 COX-2（前列腺素 G/H 合成酶 2，PTGS2）

将 SEA+TC 用于预测 ZINC 数据库中商业化合物对 2629 个靶点的生物活性[90]。对于大约 40% 的市售化合物，靶点预测是可能的并且是可以下载的[91]，而对于 60% 的化合物，无法推导出其靶点假说。目前尚不清楚这些化合物是否真的是暗化学物质（dark chemical matter）[92]，或者这仅仅反映了一个事实，即尚未发现具有生物活性的类似化合物。

相似性方法依赖于现有的配体来预测生物活性。因此，有预测意义的化学空间被限制在可用配体定义的空间内。靶点假说不能推导出新的化学型，这些化学型在配体空间中没有表示，从而限制了在没有已知配体的情况下确定新靶点假说的可能性。

可以用描述符来打破相似性方法的局限性，以更抽象的方式捕获分子，如通过药效特征。这种策略与靶点推理生成器（target inference generator，TIGER）方法[94]中的自组织映射（self-organizing map，SOM）[93]相结合。TIGER 通过化学高级模板搜索（chemically advanced template search，CATS）表示法[95]查询分子，这是一种使用拓扑药效团描述的分子描述符，用来查找活性化合物未知的靶点。代表化合物被投放至两个 SOM 的标识参考化合物和已知靶点中。具有最相似参考化合物的聚类被用来计算每个注释的靶点的评分。在很多情况下直接查询而得分子性质的测量值从而确定两个化合物之间的相似性，但 SOM 提供了进一步扩展的机会。因为相似的化合物被分组，并且与新化合物的相似性是使用这些分子的质心向量计算出来的。

该方法可应用于表型苗头化合物的筛选。例如，天然产物 Marinpyrrole A 的作用模式未知，研究人员对其得分最高的假说进行测试后发现了其新的靶点，并支持由 Gomez-Bougie 等 [96] 发表的作用假说。随后，通过两个例子进一步探索了这种方法，并确定了 COX-2 抑制剂塞来昔布（celecoxib）的新靶点 [97]，分析了功能性药物 - 药物关系 [98]。概念上相关的 SPiDER 方法 [99] 也使用 SOM 和拓扑药效团表示 CATS。因此，两种方法的结果有一定的重叠。

Kremer 等 [63] 将基于细胞的生物活性化合物筛选与化学信息学靶点预测（SPiDER[99] 和 TIGER[94]）相结合，发现了刺猬（Hedgehog，Hh）信号通路抑制剂的新靶点。据报道，这种吡唑并咪唑化合物 smoothib 不仅是 Hh 信号通路的抑制剂，并且是 smoothened（SMO）蛋白的新型拮抗剂。研究发现，smoothib 可靶向 SMO 的七螺旋束并降低 Hh 靶基因的表达 [63]。

活性数据库与相似性搜索和 *k*- 最近邻（*k*-nearest neighbour，kNN）统计的结合是 Mestres 等发表的 kNN 统计学方法的基础 [100]。kNN 统计是一种用于分类和回归的非参数方法。对于要预测的化合物，对特定相似半径内的所有邻近化合物的属性值求平均。这些概念集成在商业软件 Clarity[101] 中，该软件精选的训练集含有来自广泛覆盖化学空间的专利文献、期刊和公共数据库的 260 万个化合物。当前版本包括公共结构 - 活性数据库，如 BindingDB[84]、PubChem[20,102]、ChEMBL[24]、DrugBank[103] 和 IUPHARdb[104]。其包括 3600 个靶点模型、7 个临床前毒理学终点模型和 520 个临床毒理学终点模型。图 10.3 显示了使用 Clarity 的搜索示例。

首先，开发了分子描述符，如基于特征的拓扑香农熵描述符（Shannon entropy descriptor，SHED）[105-107]、特征对（feature pair，FPD）和药效团片段（pharmacophore fragment，PHRAG）[108, 109]，描述了不同抽象级别的分子。随后，通过基于相似性的方法将配体的亲和力评估为相似性半径内预定义邻近数的加权平均值，提高邻近关系的重要性。

Clarity 中的计算机模拟分析，首先确证了其预测的 13 个抗精神病药物与 34 个靶点之间实验相互作用矩阵的能力 [109]，然后前瞻性地预测亲和力谱，并给出了药物环苯扎林（cyclobenzaprine）的其他靶点 [67]。此外，还利用计算机模拟分析预测了抗疟天然产物山楂酸（maslinic acid）的多靶点活性谱。在预测的假定新靶点中，一些活性得到了实验的确证 [68]。在另一项应用中，Antolín 和 Mestres 鉴定了可与两种疾病相关靶点发生相互作用的配体，即 PARP1/2 抑制剂 UPF1069 和 ROCK1/2 抑制剂羟基法舒地尔（hydroxyfasudil）[110]。已证实这两个化合物对这两个靶点均有活性，因此可用于探索 PARP 和 ROCK 激酶双重抑制剂在相关疾病模型中的影响 [110]。

Clarity 中的相似性方法通过基于简化骨架的算法［最小活性子图（smallest active subgraph，SAS）］、剖面相似性的比较评估［交叉药理学指数（cross-pharmacology index，XPI）］和活性子图的 QSAR 模型，以及基于 SHED、FPD 和 PHRAG 描述符的相似性集成算法得以实现 [49]。SAS 是为每个靶点定义的最简单的子图，具有与活性相

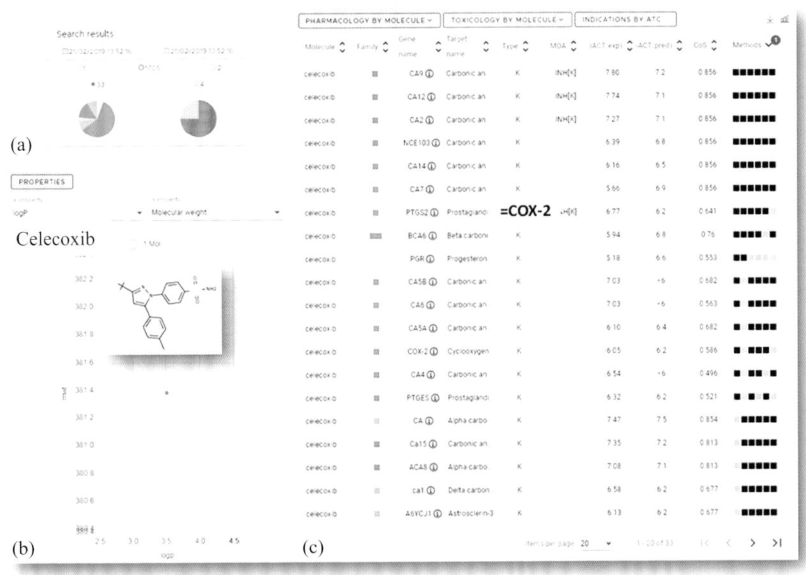

图 10.3　Clarity v3.0 页面，包含 NSAID 塞来昔布的靶点预测和实验知识

（a）基于蛋白质靶点家族（左，蓝色 = EC）和毒理学结果（右，红色 = 心脏毒性）总结的药理学相互作用。（b）塞来昔布及其分子特性。（c）与实验和靶点预测、相互作用常数（预测：pACT [pred]，实验：pACT [exp]）、特定靶点关联的置信评分（confidence score，CoS）和共识预测方法的交互列表，这表明 Clarity 中有多少个人计算机预测方法预测了这一特定靶点（黑色方块）。对于特殊相互作用，方法越多置信度越高

关的药效基序。然后，利用这个子图推导出化合物匹配的 2D-QSAR 模型，并在基于相似性的方法中加入预测模型。将这些不同的方法集成到 Clarity 中，目前可以进行一致预测，一旦其被多种方法发现，可以增加为新靶点假说的可信度。

交叉药理学的概念为寻找新的配体 - 靶点关系提供了更多的价值：密切相关的靶蛋白将与相似配体产生相互作用 [111,112]。蛋白质之间的这种关系可能被用来预测生物活性分子新的靶蛋白，并设置副作用警报。其中一个实例是识别新型配体 G- 蛋白偶联受体（G-protein coupled receptor，GPCR）的相互作用，以及 GPCR 配体潜在不良特性的预测 [49,86]。例如，奈法唑酮（nefazodone）、氟伏沙明（fluvoxamine）、培高利特（pergolide）和氟西汀（fluoxetine），就是由一组与 5-HT_{2A} 和钠依赖性血清素转运体（sodium-dependent serotonin transporter，SERT）相关联的配体组成 [113]。为了利用这个概念，Clarity 计算所有可能的靶点组合的 XPI，并定义为靶点 A 的活性分数，以及靶点 B 的活性分数。

如前所述，每种相似性方法都依赖于数据源的多样性和覆盖面。如果没有任何类比，就不可能进行预测。SAR 数据的公共收集通常是不够的，因为制药行业的 SAR 数据与公共数据库的重叠有限。因此，将公共数据和公司数据结合起来通常是有益的，这可以显著扩大化学空间的覆盖范围，有利于更相关的预测。例如，在整合赛诺菲

（Sanofi）数据后，利用公共或专有模块预测抗精神病药物[17]。这个组合模块涵盖了新的靶点，提供了额外的数据，并允许涵盖更广泛的靶点空间以进行更多的预测。

基于相似性的靶点预测的另一个有趣应用是分子探针的额外靶点识别。分子探针是生物学研究必不可少的工具，但一个“明确的答案”取决于探针的选择性。来自美国国立卫生研究院（National Institutes of Health，NIH）分子库计划（molecular libraries program，MLP）的全套化学探针的计算机模拟靶点分析预测，通过实验测试确证了与化学探针 ML006、ML123、ML141 和 ML204 主要靶点有远亲关系的蛋白质体外亲和力。更多地了解这些 MLP 探针的多向药理学行为，有助于更好地理解进一步研究中的生物学效应[114]。另一个具有显著脱靶效应的化学探针实例是 PARP 家族抑制剂 PJ34，其被预测并经证实对 PIM1/2 激酶具有活性[115]。该探针分子在文献中被广泛用于探索 PARP 的作用。因此，计算机模拟分析有助于更好地表征化学探针化合物。

相似性搜索仅限于单个或连续的配体分析，而化学相似性网络分析下拉（chemical similarity network analysis pulldown，CSNAP）[58,116]将不同的配体整合至一个化学相似性网络中，用于化学结构类型的识别。对于具有生物活性的查询化合物，注释良好的相似参考化合物被识别并分组至化学相似性子网络中。基于网络的评分可用于指导和量化推定的蛋白质 - 配体相互作用。在一组约 200 个化合物中，CSNAP 表现出比 SEA 更好的靶点预测准确度。基于这种方法，从肿瘤细胞的细胞筛选中发现了有丝分裂主要的靶点，并鉴定了靶向微管的全新化合物。

Gohlke 等的一项前瞻性应用基于 2D 和 3D 之间的相似性，揭示了已知激酶抑制剂的新功能[69]。研究人员在 2D 相似性矩阵中比较了 SuperTarget 数据库中超过 10000 个具有 12 个抗癌靶点活性的分子[117]。虽然 VEGFR 抑制剂和 PARP 抑制剂仅显示较低的 2D 相似性，但在 3D 分析中却显示出更高的相似性。VEGFR 抑制剂瓦他拉尼（vatalanib）的 PARP 脱靶活性尤其明显[69]。

10.3.2 靶点推断的 3D 相似性方法

用分子描述符来进行 2D 相似性搜索，该描述符捕获了存在或不存在的化学基团及其拓扑排列结构。然而，其没有捕获与蛋白质 - 配体相互作用高度相关的构象。基于形状的筛选方法利用分子的 3D 形状，结合静电或药效特征来寻找相似的分子。

其中化学结构快速叠加（rapid overlay of chemical structure，ROCS）是最快捷，也是最好的方法[118-120]。分子叠加是基于其之间空间形状重叠的最大化。分子形状与高斯函数近似，化学环境也包含在色力场（colour force field）中。与 2D 方法相比，3D 相似性方法需要分子的代表性构象集合。ROCS 可以识别具有相似形状和静电分布的不太直观的类似物，即可以实现骨架跃迁（scaffold hopping）。虽然 ROCS 主要用于虚拟筛选，但也可通过将表型筛选的结果与具有类似生物活性注释的化合物联系起来用于靶点识别。

AbdulHameed 等开发了一种基于配体的靶点钓鱼算法[121]。研究人员首先建立了一个化学基因组数据库，将 245 个靶点分为 13 组，并将 1150 个获批药物的活性与靶点进行关联，得到大小为 1150 × 245 的矩阵。因此，数据集中的每个靶点都用一些活性配体表示，而这些配体用于相似性搜索。基于这些靶点代表的最大相似性得分，指示查询组合的潜在靶点关系。在 DUD 集确证研究中，使用这种方法可以识别来自不同靶点集的大量苗头化合物，包括 2D 化学指纹空间中相似性较低的化合物[122]。这一 DUD 集通常用于基准对接程序，即一个包含各种蛋白质靶点的假定非活性化合物的数据库。第二步，生成一个药物 - 药物矩阵，计算所有 1150 个药物之间的所有 ROCS 组合相似性评分（1150 × 1150 矩阵）。这一 ROCS 组合得分提供了形状对齐和化学功能匹配的得分总和。然后，将两个矩阵填充一个药物靶点矩阵，为给定的靶点选择药物集。研究人员用 14 个已知脱靶药物分子的外部测试集确证了他们的方法。

Lo 等[123]提出了另一种 CSNAP3D 方法，即用 3D 形状叠加进行基于结构的靶点预测方法。在筛选了不同的 3D 叠加算法（Shape-it[124, 125]、Align-it[124, 125]和 ROCS[118-120]）后，研究人员使用了药效团指标和形状相似性指标的组合。增加 2D 指纹进一步提高了预测率。最终使用这种方法从一系列抗有丝分裂化合物中鉴定出几种新的紫杉醇模拟物，作为细胞筛选测定的苗头化合物。

基于形状的方法（如 ROCS）在寻找新靶点方面的主要限制是配体的大小。由于分子是根据其体积排列的，因此更有可能检索到相似大小的苗头化合物。而非常小或非常大的分子可能会产生误导性的相似性评分或不正确的叠合。这些问题可以通过 subROCS 来避免，但其计算成本增加了约 20 倍[126]。

药效团模型为一系列化学功能的空间叠合提供了不同的视角，也可作为预测蛋白质 - 配体相互作用的 3D 方法。药效团模型描述了立体和电子特征的集合，这些特征是配体与特定蛋白质结合所必需的[127]。因此，药效团模型代表一个更抽象的描述，通常包含氢键供体和受体、正电荷或负电荷特征，以及不同的疏水特征等。使用药效团模型的一个主要原因是生物活性相关的分子特征不依赖于化学骨架的描述，这使得该技术在骨架跃迁方面具有巨大潜力。3D 药效团模型在药物化学中的概念已经耳熟能详，在很多综述中都有所介绍[128 - 130]。药效团模型可以由一组不同的生物活性配体生成不同的构象，并在 3D 条件下进行比较，以确定产生生物活性的共同药效特征。另一方面，药效团模型也可以源自蛋白质 - 配体复合物，直接提取促进蛋白质 - 配体相互作用的药效团特征[131]。对于靶点确证，可针对不同靶点生成了一组药效团模型，以对新型配体进行计算机筛选[132,133]。这种模型组方法成功应用于推导靶点假说。在一个实例中，研究人员确认了相关天然产物对三种不同靶点表现出了微摩尔级的活性[64]。目前，已开发出了许多可用的药效团模型。其中，Inte:Ligand 是一种药效团活性分析器（pharmacophore activity profiler），是一个包括涵盖约 300 个药学相关靶点的约 10000 个药效团模型（PharmacophoreDB）的数据库[134]。该数据库来源于蛋白质 - 配体三维复合物，以及配体数据集。来自 BIOVIA 的 Discovery Studio Suite[135]包含来自 scPDB[136, 137]的药效团模型数据库，是一个从 PDB 数据库提取的可成药结合位点数据库[138]。

10.3.3 基于片段的方法

由于相似性搜索依赖于与数据库中捕获现有分子的相似性，因此对新化学物质或复杂分子的预测具有挑战性。现常用的一种方法是将化学描述符修改为更抽象的表示形式。Reker 等介绍了另一种预测天然产物靶点的方法 [65]。该方法首先将天然产物分解成片段，即逆合成分析，而后将碎片与对照药物进行比较。原则上，片段代表着化合物模拟药效特征的一小部分化学结构，可以通过实验确证，从而扩展和建立药效团的概念。与前文描述的 SPiDER 方法 [99] 一样，该方法使用 SOM 对具有注释靶点活性的对照化合物进行聚集。在该研究中，研究人员还研究了该方法从母体天然产物开始和从碎片开始的性能差别。虽然完整的天然产物似乎对靶点更具选择性，但碎片可以帮助预测有潜力的替代靶点，并有助于揭示具有药理活性天然产物的作用机制。该方法已经成功应用于复杂大环天然产物 Archazolid A 的靶点识别 [65]。

此外，Rodrigues 等利用这种方法发现和确证了片段状天然产物甲状腺肿素（goitrin）、异长角苷（isomacroin）和芸香宁碱（graveolinine）迄今未知的靶点（图 10.4）[66]。Brand 等使用相关的 SPiDER 方法 [99] 与结合蛋白质组学分析发现 5- 脂氧合酶（5-lipoxygenase，5-LOX）是 Wnt 通路中脂氧素（lipoxygenin）的靶点 [139]。脂氧素和化学上独特的 5-LOX 抑制剂 CJ-13610 也可促进人诱导的多功能干细胞的心肌分化，并抑制 Hh、TGF-β、BMP 和 Activin A 信号通路，因此清楚地表明 5-LOX 在这些通路中发挥重要作用 [139]。Rodrigues 等使用 SPiDER 和一种药效探针化合物揭示了 (–)-englerin 为 L 型钙通道的调节剂 [140]，而 Schneider 等提出了一项概念性研究，将前列腺素 E 受体作为天然抗肿瘤化合物环缩肽多糖内酯（cyclodepsipeptide doliculide）的作用靶点，并使用计算机模拟脱孤化（de-orphanization）表型筛选苗头化合物 [141]。这一靶点假说随后通过实验得到了确证。

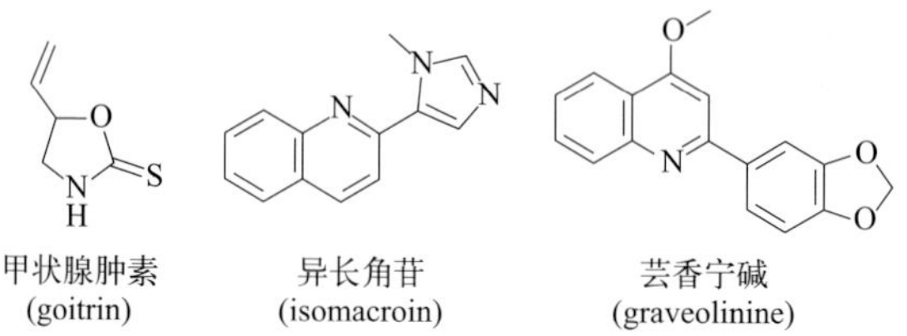

甲状腺肿素
(goitrin)

异长角苷
(isomacroin)

芸香宁碱
(graveolinine)

图 10.4 Rodrigues 等 [66] 在基于片段的计算机模拟靶点识别中使用的天然产物及其结构

Schuffenhauer 等 [142] 提出了另一种方法，即分层分子骨架树（hierarchical scaffold tree）法。分子骨架是一个分子的化学表征，该分子中所有的非环侧链都被移除。该方法聚焦于中心基团，是对 2D 相似性方法的补充。将分子骨架的环去除，会产生更高的分层。分子骨架是明确的实体，而分类和搜索是相对直观的。分子骨架树和生物活性是建造树的前提条件，可以实现化学空间的高效映射、可视化和定位，并建立分子骨架与生物活性的关联。这可以指导新分子的设计，如发现靶向 5-LOX 和雌激素受体 α（estrogen receptor α，ERα）的新结构骨架 [143]。

Wetzel 等 [144] 使用 Scaffold Hunter 软件对复杂 SAR 进行了化学空间的交互式探索。Scaffold Hunter 是一个化学数据组织和分析工具，具有交互式可视化的分层分子骨架树 [59, 145]。

这种分子骨架组织概念的应用包括识别致突变性相关的结构特征 [146]，或从筛选的

100 种不相关蛋白质或 172 个激酶 [147] 的集合中识别与生物复杂性相关的分子骨架 [146]。该方法也被应用于数据富集，从而识别高通量筛选（high-throughput screen，HTS）中的活性化学系列 [148, 149]。此外，该方法还用于确定了一系列 γ- 吡酮天然产物的潜在靶点和生物活性注释 [70]。天然产物骨架与具有已知生物活性的分子骨架连接可以鉴定潜在靶蛋白 [150]。受该假说的启发，研究人员识别出了具有保守的 Src 同源性 2 结构域（Src homology 2 domain）的单胺氧化酶（monoamine oxidase）、鞘磷脂酶（sphingomyelinase）和 STAT [70]。

10.3.4 QSAR 模型与机器学习

相似性搜索通常认为查询分子的所有结构部分都是同等重要的。药物化学的经验指出，药物的有效成分只有部分结构对药效起到决定性作用，而其他结构则可以被适当地调整或删除。这一方面涉及片段、特征基序和药效团概念。

ML 算法通过捕获 SAR 来考虑这一方面，因为权重是针对不同的分子描述符得出的，更加强调与活性相关的特征。生成 QSAR 模型的示例工作流程见图 10.5。ML 用生物活性数据将结构衍生的描述符与靶点或测试活性关联起来 [151]。该描述符包括原子及其性质、化学键、亚结构和碎片、芳香性、一般分子拓扑结构、表面、理化性质等。许多线性和非线性统计方法，如偏最小二乘法（partial least square，PLS）[152,153]、支持向量机（support vector machine，SVM）[154]、随机森林（random forest，RF）[155,156] 和深度神经网络（deep neural network，DNN）[157-159]，已成功应用于建立较大的数据集，以建立预测蛋白质 - 配体相互作用强度的 QSAR 模型 [75]，或推导分类模型来区分活性

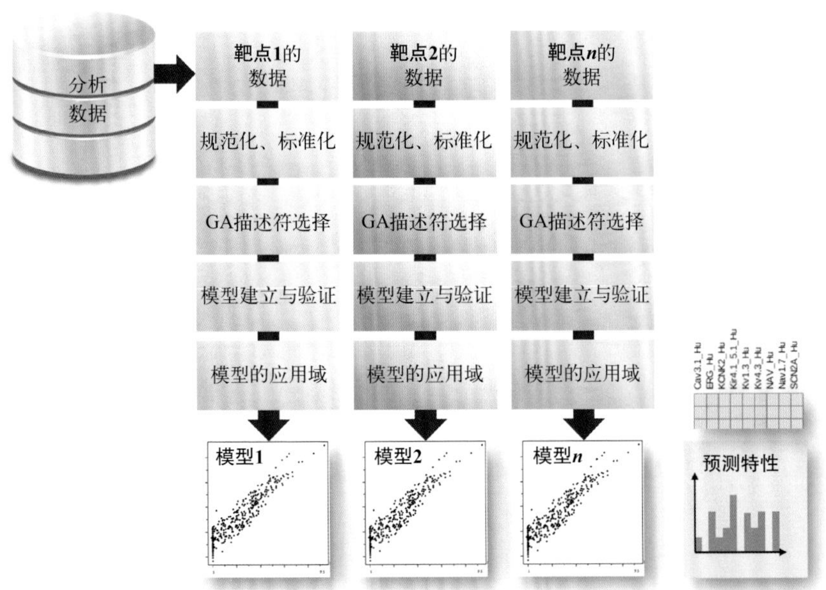

图 10.5　在构建和确证计算机模拟模型流程中建立的 QSAR 模型，覆盖了不同的蛋白质靶点和脱靶蛋白，并将 QSAR 模型应用于计算机模拟和脱靶预测

分子和非活性分子。此类计算机模型提供了很好的工具来预测化合物是否对某些靶点有效，因此也可以用于靶点推断或脱靶预测。最近的一项分析进一步表明，ML 方法在老药新用方面的表现优于基于相似性的方法，更有助于识别出新的靶点 [160]。

21 世纪初，Poroikov 及其同事用 2D 描述符预测物质的活性，开发了物质活性谱预测（prediction of activity spectra for substance，PASS）模型 [60,161]。根据分子是否具有靶蛋白和药理活性，PASS 对化合物进行了分类。最近，研究人员对 4000 个化合物数据集上 18 个重要脱靶蛋白（13 个受体、2 个酶、3 个转运蛋白）进行了计算机模拟分析 [61,162]。然后，使用 ChEMBL 中的配体 - 靶点数据库结合类贝叶斯（Bayesian-like）方法对该方法进行扩展，推导出超过 2500 个靶点的预测模型 [163]。将这一方法的结果与表型筛选结果相关联有助于推断相关的靶点。

作为一种替代方法，Reymond 及其同事基于 ChEMBL (v22) 生物活性数据提出了靶点预测工具 Polypharmacology Browser version 2（PPB2）[164]。该工具使用三种不同的指纹编码组成（MQN）、形状与药效团（Xfp）或亚结构（ECFP4）来评估配体相似性。最邻近搜索结合局部朴素贝叶斯（Naïve Bayesian）ML 模型，可以从子结构指纹中获得最佳的统计量。该方法成功预测了 TRPV6 抑制剂 CIS22a[165] 的 hERG 脱靶。显然，PPB2 搜索的结果也可用来定位分子产生表型效应的潜在靶点。PPB2 的 web 服务器截图如图 10.6 所示 [166]。

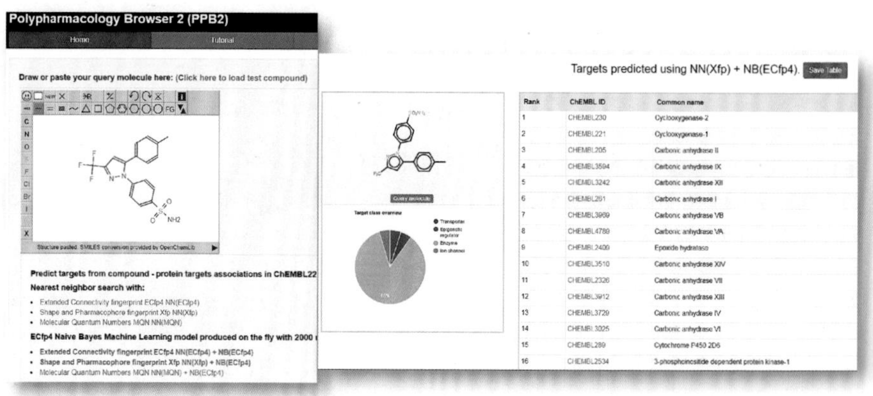

图 10.6 Polypharmacology Browser version 2（PPB2, PPB2.gdb.tools）查询 NSAID 塞来昔布的搜索结果。结果页面通过 ChEMBL 中最相似化合物和靶点名称的链接对潜在的苗头化合物进行排序

朴素贝叶斯分类（Naïve Bayesian classification）结合了训练集中统计方法中存在的特征，如亚结构和官能团，从而获得化合物活性。该方法也可用于推导广泛的靶点家族和重点单靶点统计模型，如激酶抑制剂 [167]。贝叶斯多类模型（Bayesian multi-class model）是将多个靶点结合在一个计算模拟模型的一种有效方法 [168]。未被归类为“活性”的分子有助于对“非活性”靶点进行定义，但这并不能反映真正的活性。

在计算机模拟亲和性指纹图谱中，Bender 等将这种朴素贝叶斯分类得到的指纹图谱用于脱靶分析[169]。该方法采用贝叶斯亲和指纹来编码配体生物活性空间信息。与传统的相似性搜索不同，该方法主要是根据分子活性的不同将分子进行分类比较。每个化学结构都以贝叶斯分数进行描述，而分数是由来自 WOMBAT 数据库中大约 1000 个活性类组成的参比配体组成。首先使用皮尔森相关系数（Pearson correlation coefficient）进行成对结构的比较，然后捕捉成对贝叶斯分数的相似程度，即面板活动类别。计算机模拟面板被命名为“贝叶斯亲和指纹”（Bayes affinity fingerprint）。与化学指纹图谱相比，这些指纹在相似性搜索中显示了对已知活性的提取能力。因此，这些指纹图谱可视为体外亲和指纹图谱[170]对配体生物活性化学空间的拓展。

基于贝叶斯多类模型，Martin 等[171]报道了一种名为 Profile-QSAR 的 2D-QSAR 方法，并用于激酶的计算机模拟分析。由于一个新蛋白激酶分子的活性被表示为对 92 个参考激酶预测活性的线性组合，因此称其为一种 meta-QSAR 方法。首先建立了 92 个训练激酶的贝叶斯模型，该模型作为一个完整的预测矩阵，用这一矩阵推导出预测新激酶活性的 PLS 模型。使用基于结构的化学基因组学，可将该方法扩展到覆盖激酶靶蛋白的一个重要子集[172]。该方法也被推广至蛋白酶领域[173]，并应用于药物发现项目。在 Profile-QSAR 2.0 中，由于性能的提高，朴素贝叶斯模型被 RF 回归取代[174]。用深度学习（deep learning，DL）作为 Profile-QSAR 2.0 的统计引擎[175]可以进一步提高预测能力。

在大型专有激酶生物活性数据集基础上，结合开源的配体 - 靶点数据，Merget 等[176]通过 ML 报道了超过 280 个激酶的基于配体的活性预测模型。研究人员通过结合公共数据和专有数据，获得了对约 200 种激酶具有统计学意义的高质量 RF 模型。RF 模型优于其他 ML 模型，如朴素贝叶斯分类器或 DL 模型。在选择性分析和虚拟筛选方面具有潜在应用前景的衍生模型均匀地分布在激酶组树（kinome tree）中，从而可对所有分支进行可靠的分析。有趣的是，研究人员只需通过使用一个小型激酶子集的实验生物活性指纹就能提高预测质量。

以 Cubist 程序[178-180]作为统计引擎，我们开发了一种内部计算机模拟分析方法来预测不同的靶点和脱靶信息[17,177]，该方法已应用于计算机模拟和脱靶模型建立，如孕烷 X 受体（pregnane X receptor，PXR）[181]。Cubist 采用回归树算法，该算法通过规则将数据集划分为同质 SAR 组。该回归树（regression tree）定义的每个节点都有一个相关的多元线性回归（multiple linear regression，MLR）模型，描述了该特定组中分子的 SAR[182]。Cubist 根据规则使用结构参数对分子进行分类，并为每个子集评估一个单独的 SAR 模型，而不是将单个模型拟合到整个数据集中。这种方法提供了比经典决策树更准确的预测。使用这种方法，根据赛诺菲公司数据库中的分析数据建立了约 600 个脱靶全局模型[17]。最终的模型集合可以有效地预测新化合物的性质。为每个靶点返回定量预测，在相互作用的阈值为 10 μmol/L 时被转换成一个分类方案。通过化学相似性方法[183]可以探索每个模型的适用范围，该方法将新化合物定义为与训练集相似性为 50% 的阈值，由 UNITY 进行评估[184]。对于已报道的涉及激酶抑制剂的案例研究，对不在训练集中分子的预测与实验数据显示出良好的相关性，并证实了这些分子观察到的体内心脏毒性作用的趋势[17]。图 10.7 给出了这种预测的一个实例。除了识别脱靶效应外，模型面板还用来识别表型筛选苗头化合物的靶点假说。

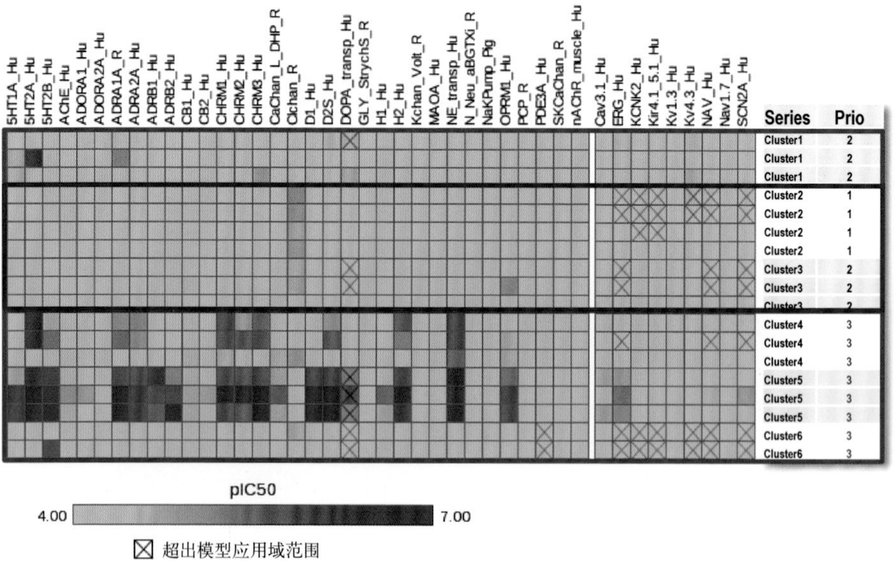

图 10.7　在计算机脱靶预测中，使用赛诺菲内部 QSAR 模型面板对多个集群的热图表示

赛诺菲 GLP1 受体的正变构调节剂的 HTS 出现了有趣的化学簇。在分类过程中，对这些对象进行了计算机非靶点分析，从而实现基于较高的预测靶点混杂性对群集进行优先级划分。热图中的绿色场表示 x 轴上靶点与 y 轴上配体之间的预测 pIC_{50} 较低，而红色表示潜在的相互作用（比照色图）。"×"表示模型适用范围之外的不可靠预测

另一种方法是高斯过程（Gaussian process）[185]，广泛用于 ML，但尚未用于药物设计。Obrezanova 等提出用高斯过程预测 QSAR 及吸收、分布、代谢和排泄（ADME），讨论了其适用性和自动模型生成的能力，并将其与人工神经网络或贝叶斯神经网络等方法进行了比较 [186]。后来，Reutlinger 等应用高斯过程模型对来自 ChEMBL 数据库 [24] 的标记药物靶点进行训练，预测来自 DeanFlow 反应器芯片的合成化合物的生物靶点。将微反应器芯片中快速高效的合成与计算靶点预测相结合，可以生成以生物活性为中心的文库，这些文库可以用来识别新分子骨架 [187]。作者将他们的研究扩展到生成以靶点为中心的化合物库，通过将高斯过程模型与蚁群算法相结合来实现自动挑选化合物 [188]。

DL 是一种不断发展的技术，有许多成功的应用，如属性预测 [189-191]。DNN 复杂训练过程的挑战包括合适超参数的选择，以及缺乏大规模比较，这使得 Mayr 等使用 ChEMBL 数据库广泛比较 ML 方法的分子特征表示，以进行靶点预测 [159]。研究人员使用接受者操作特性曲线（receiver operating characteristic curve）下面积作为比较指标。研究发现，尽管差异很小，前馈神经网络（feedforward neural network）的性能优于如 SVM、kNN 或 RF 等其他方法。此外，尽管差异很小，但前馈神经网络的性能优于其他神经网络，如使用图形的卷积神经网络（convolutional neural network）和使用 SMILES 的递归神经网络（recurrent neural network）。由于基于图形或 SMILES 的预测方法不需要特征选择，因此此类方法为模型构建提供了一个实用的替代方案。

也报道了 ML 相关方法，该方法使用化学描述符与蛋白质描述相结合，从而将配

体与其相互作用的蛋白质直接连接起来。目前已经开发出一些应用于药物 - 靶点相互作用的 DL 方法。Bosc 等开发了一种基于化学计量学的方法，结合蛋白质和配体描述来模拟激酶选择性 [192]。其中，激酶以 3D 描述符表示，而配体使用 2D 指纹表示。新型蛋白质描述符能够根据组成成员及其 DFG 型构象对激酶进行分类。内部确证也显示出了该模型区分“活性”与“非活性”蛋白激酶 - 配体相互作用的潜力；而外部确证表明高估了非活性对的数量。

Öztürk 等提出了新思路，即使用基于配体的 SMILES 字符串和蛋白质序列来建立预测结合亲和力的回归模型 [193]。总体结果与已建立的基线模型相当，但该方法在较大的数据集上表现得更好。由于仅使用蛋白质序列和 SMILES，该方法可能有望靶向未探索的蛋白质靶点。同样，Feng 等提出了 PADME[194] 模型，将用于表示分子的图形卷积网络与蛋白质序列组成描述符相结合。通过将蛋白质信息纳入网络，这两种方法都能够预测未包括在训练集中蛋白质的分子 - 靶点相互作用。Gao 等提出了端到端（end-to-end）神经网络模型。蛋白质由其氨基酸和 GO 注释编码，而分子则表示为化学图。通过预测药物 - 蛋白质相互作用而不需要专业领域知识和特征工程（feature engineering），该方法也可以推广至全新的蛋白质 [195]。由于最后三种有趣的方法尚未开展应用，因此其在预期应用中的表现尚不得而知。

10.3.5　实验衍生的分子描述符

在许多应用中，分子的描述源自其化学结构。一个非常有趣的扩展是实验衍生描述符的使用。许多现有化合物的丰富信息允许基于先前的实验结果生成描述符，如高通量筛选指纹图谱（high-throughput screening fingerprint，HTS-FP）[196]。在该方法中，分子由一种载体描述，而该载体捕获了一组不同的生物、生化和细胞测试中的活性。活性是由化合物的 Z 评分来捕获的，即测量活性与通过标准偏差归一化平均值的偏差。结果表明，使用 HTS-FP 描述符进行相似性搜索的性能取决于靶点类别。然而，对于识别出许多与化学指纹所识别化合物不同的化合物新型骨架，还是获得了良好的结果。这种互补性使 HTS-FP 成为靶点推断一个有趣的扩展，有望在更广阔的化学空间中得以应用。与高通量数据相关的缺失数据和实验噪声是潜在的限制，这可能需要进一步优化指纹图谱中的检测方法 [197]。

HTS-FP 也被证明可用来建立 ML 模型，从而预测靶点的活性，且其显示出比化学描述符更好的富集和化学类型多样性 [198]。在一项更广的研究中，该模型对天然产物和一组药物的靶点假说得到了实验确证，这也说明了 HTS-FP 对靶点识别的适用性 [71]。在该研究中，研究人员对 1400 个药物和 1300 个天然产物进行了靶点预测，分别预测到了 5281 和 2798 个先前未知的药物和天然产物靶点。有趣的是，这两组预测的靶点重叠部分很少。研究发现，药物更偏向于膜受体，而天然产物偏向于可溶性酶。在体外研究了 65 个药物靶点预测，一致率达到 74%，包括 HIV 蛋白酶（HIV protease）抑制剂替拉那韦（tipranavir）对 COX-1/2 的抑制 [71]。

HTS-FP 也被用于生成 DNN[199]，在神经网络中训练多个端点进行多任务学习。与化学描述符模型相比，生物指纹衍生模型可以识别出不同的化合物，突出了 HTS-FP 的附加值。受 SEA 方法的启发，BioSEA 使用 HTS-FP 作为描述符和基于集合的相似性计算 [200]。该方法可以成功地应用于鉴定不同结构骨架的微管蛋白抑制剂，而不是用来查询天然产物。然而，所鉴定的化合物再现了表型分析中的表型和天然产物的作用机制。

基因表达谱也是一种有趣的分子描述符（详见第 11 章）[201]。简言之，研究中将来自高通量 L1000 平台 [202] 的数据用于 31761 个样本，并结合基于支持向量机的两个靶点模型，即 HSP90 和 NR3C1。数据集中的其他化合物被预测对这两个靶点都具有活性，并对 275 个候选分子中的 22 个进行实验确证。与最初的筛选工作相比，富集了 300 倍。

在筛选工作中，高内涵筛选（high-content screening，HCS）可以测量许多不同的细胞参数，如细胞和细胞核的形态，这些变化可以在细胞图像中捕捉到（参见第 11 章）。在最近的一项研究中，基于 HCS 衍生的图像建立了 ML 模型，以预测生物活性 [203]。为此，使用 CellProfiler[204] 分析 HTS 图像（该图像用来检测三通道糖皮质激素受体核移位），并将其转换为基于图像的指纹。这些基于图像的指纹用作不同 ML 模型的训练数据，并应用于 535 种不同生化和细胞分析的预测。DNN 和基于贝叶斯矩阵分解的方法 [205] 在交叉确证研究中得到了具有良好预测性的模型。其中两个模型可以成功地应用于肿瘤学和中枢神经系统（central nervous system，CNS）项目中生物活性化合物的选择，可以成功选择具有亚微摩尔活性的多种化合物。

实验衍生的描述符可以捕获分子在不同生物测试中的生物学反应。因此，其提供了不同于化学描述符的视角，拓宽了用于靶点发现的计算机模拟方法的范围。这种描述符的潜力已在许多研究中得到确证，以及在某些基于靶点寻找新化合物领域得到了证明。靶点识别的第一个前瞻性应用说明了识别新型配体 - 靶点关联的潜力。在靶点推断的背景下，对于所使用的任何分子结果的要求并不像设计新分子那样严格限制。

10.3.6 基于结构的筛选

如果靶蛋白的 3D 结构信息可靠，可以应用基于结构的筛选方法。这些 3D 信息可以通过如 X 射线结晶学、核磁共振光谱或低温电子显微镜（cryogenic electron microscopy，Cryo-EM）等实验方法获得。此外，还可以使用基于相关蛋白质实验结构的确证性同源模型。基于结构方法的主要优点是，其提供了可用于分析蛋白质 - 配体相互作用的更多信息，而不是配体系列生物活性数据的相关性（图 10.8 和图 10.9）。已发表了广泛介绍有关基于结构方法的综述 [208,209]。虽然人源蛋白质组的结构覆盖率随着时间的推移在显著增加 [210]，但某些靶点类别（如膜蛋白）仍然不足。

通常，基于结构的设计方法比基于配体的设计方法成本更高，尤其是分子动力学模拟、蒙特卡罗采样（Monte Carlo sampling）、自由能微扰理论（free-energy-perturbation theory）和马尔可夫状态建模（Markov state modelling）。尽管这些方法可用于探索结合过程、估算结合亲和力，以及挖掘与不同靶点的结合情况，但可能靶点和模拟的数量受到计算资源的限制。

靶点推断需要高通量法，其中最重要的方法是对接，这比模拟要快得多。在靶点

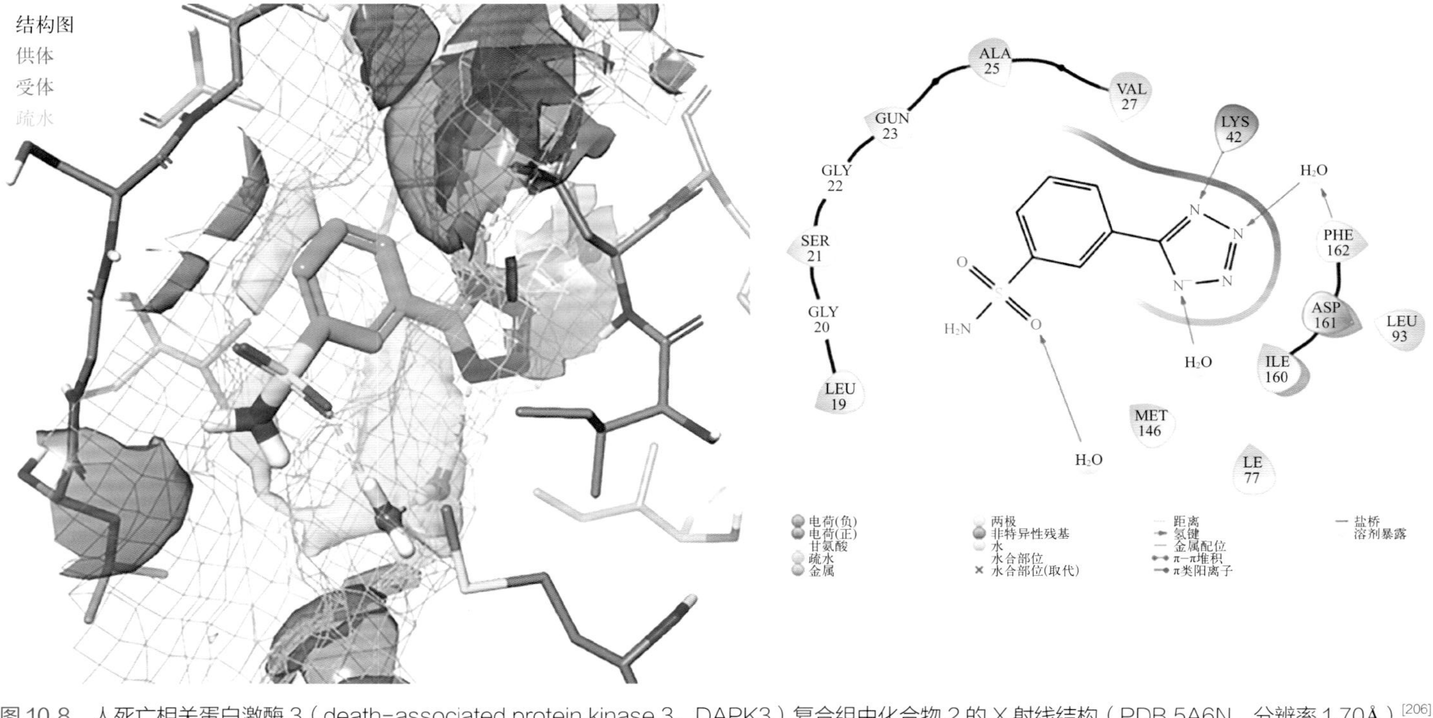

图 10.8　人死亡相关蛋白激酶 3（death-associated protein kinase 3，DAPK3）复合组中化合物 2 的 X 射线结构（PDB 5A6N，分辨率 1.70Å）[206]

图中显示了必要的相互作用。使用 SiteMap（Schrödinger）分析结合位点：黄色线表示氢键；绿色线表示 π-π 相互作用；蓝色轮廓表示蛋白质衍生的氢键供体区域；红色轮廓表示氢键受体区域；黄色轮廓表示疏水相互作用 [206]

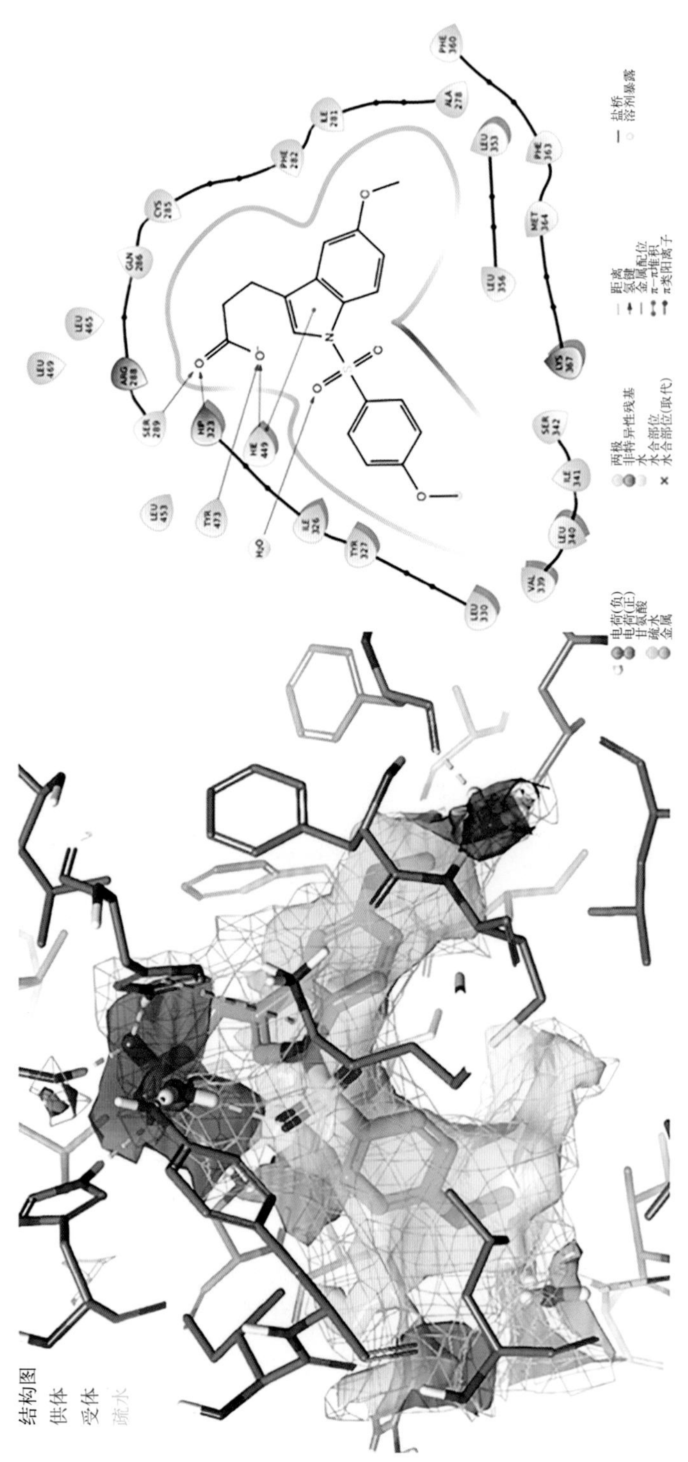

图 10.9　PPARγ 与化合物 3-[5- 甲氧基 -1-(4- 甲氧基 - 苯磺酰基)-1*H*- 吲哚 -3- 基] 丙酸的复合物 X 射线晶体结构（PDB 3ET3，分辨率 1.95Å）[207]

有关详细信息请参见图 10.8

推断的对接中，采用大量的蛋白质结构数据库将配体与所有可能的结合位点进行交叉对接。Sturm 等研究了配体 - 蛋白质复合物对配体复杂性的结构效应，即配体与不同靶点结合的能力。围绕类药性配体和可成药靶点，他们发现配体复杂性是由不相关靶点中的相似结合位点或配体的特定特征（如构象灵活性）引起的 [211]。然后，将对接得分关联起来，可以帮助识别有希望的靶点 [209,212]。在这种情况下，所获得数据库的优化对这种筛选十分有利。例如，来自 OpenEye 的大分子数据服务（MacroMolecular Data Service，MMDS）数据库采用蛋白质 - 配体结构的铱（Iridium）数据库 [213]。同样，Kufareva 等创建了 PockeTome 数据库 [214,215]，其收集了药物可结合位点的构象集合。随后，Bhagavat 等提出了一种使用计算预测口袋的增强口袋组 [216]。

Schomburg 等开发了基于反向快速索引的筛选引擎（inverse Rapid Index-based Screening Engine，iRAISE）方法 [217]。该方法用于反向对接，即识别给定配体的可能靶点。尤为特别的是，作者讨论了反向对接中需要克服的四个主要挑战：①许多蛋白质的预处理和处理；②结构数据的有效和一致处理；③靶点排序；④重要的基准数据，如包含具有靶点和非靶点注释分子可靠信息的数据集。虽然已经提出了解决前三个挑战的方案，但第四个挑战仍然是一个正在进行的研究主题。

Kim 等提出了一种克服主要挑战的方法，即对不同靶点的苗头化合物进行排名和打分 [218]。从经验上看，大多数打分函数都是参数化的，从而将真阳性化合物在列表排名中最高。当来自多个靶点的结果混合在一起时，假阳性率会增加。因此，Kim 等使用了组合 Z 评分，即配体和蛋白质 Z 评分的加权分数，进而提高反向对接性能。该方法已通过 Astrex、DUD 和 DUD-E 数据集进行了确证，其中组合 Z 评分表现优于单个 Z 评分或标准对接打分。

另一个常见的工具是 TarFisDock 网络服务器 [219]，其使用对接到含有约 700 个蛋白质结构的蛋白质药物靶点数据库，以预测新的靶点。遵循类似的想法，Málnási-Csizmadia 等提出了药物特征匹配（drug profile matching，DPM）法 [220,221]，使用概率评分预测化合物的完整效应特征，即具有针对不同靶点活性的载体。当将这些结果与已知药物靶点活性相关联时，一些苗头化合物的结果得到了确证。在后续研究中，新的预测靶点可以通过文献检索和实验得到确证 [222]。这证明了 DPM 的有效性及其在寻找新靶点和老药新用方面的实用性。

另一种新方法是 FINDSITEcomb2.0，这是一种将基于线程的结构预测方法与相似性搜索相结合的方法 [56]。对于给定的序列，使用线程来识别合适的蛋白质结构模板。基于这些模板，从 ChEMBL 和 DrugBank 中选择蛋白质结合位点及其相应的配体。最后，将选定的配体集与查询化合物进行比较，以评估其基于化学相似性与给定序列结合的潜力。确证结果表明，该方法具有良好的富集因子，高达 50。相较于先前的 FINDSITEcomb 方法，新方法的许多预测都得到了实验确证 [223]。对于 8 个不同的蛋白质，4% ～ 47% 的预测配体和测试配体都得到了实验证实。

10.3.7　蛋白质-蛋白质和配体-靶点网络

复杂的生物系统涉及许多蛋白质与蛋白质之间的相互作用，可以用网络来表示。对这些网络的分析可能提供有关特定分子作用机制的见解[224]。基于不同数据库的数据整合进行药物通路富集分析，可以为阐明作用机制和老药新用假设带来有趣的见解[225]。因此，这些技术还为表型筛选苗头化合物的靶点假设提供了机会。

此外，研究人员还开发了一些用于导航生化相互作用网络的工具[226]，如Cytoscape[227,228]、ChEMBLSpace[229]，以及用于化学物质相互作用的搜索工具（Search Tool for Interactions of Chemicals，STITCH）（图 10.10）[231,232]。后者是分析配体 - 靶点网络的重要资源。STITCH 整合了不同来源的 430000 个分子的相互作用信息。

蛋白质 - 蛋白质相互作用网络的研究已经比较透彻，并且有可能应用于药物 - 靶点相互作用的研究。具有相同作用机制的药物靶向的蛋白质通常在功能上是相关的。这些蛋白质通常与蛋白质 - 蛋白质网络密切相关，可用于探索药物 - 蛋白质相互作用假说[233,234]。因此，与药物靶向的另一种蛋白质相关的网络空间，也可能与该药物发生相互作用。这一假设催生了 drugCIPHER 的开发，通过整合药物治疗信息、化学结构和蛋白质 - 蛋白质相互作用网络来预测药物 - 靶点相互作用[235]。其他方法已经考虑了网络属性，如药物靶点的中心性和表征程度，并假设在这些生物网络中某些节点比其他节点发挥着更重要的作用。特别注意的是，网络中高度互联中心节点的中断可能导致广泛和不期望的药理学效应[234]。

配体 - 靶点网络可以表示为分析网络拓扑结构和识别关键特征的模型。例如，可以应用这些方法来了解多种激酶抑制剂在癌症治疗中的临床价值[236]。配体 - 靶点网络中相关模式的计算机模拟分析，可以为老药新用提供实用的假说[237]。虽然药物可能针对不同的疾病，但其可能通过结构相似性联系在一起，“共享”同一个蛋白质靶点的相互作用，甚至“共享”同一副作用。为此，网络分析提出了抗病毒药物奈非那韦（nelfinavir）抗癌潜力的假说[238, 239]，这是基于药物对细胞信号传导中涉及的多种激酶弱亲和力脱靶效应提出的。

Campillos 等提出了一种基于药物副作用相似性预测药物靶点的新方法，其假设是具有相关副作用的分子可能共享共同的靶蛋白[240,241]。研究人员从 FDA 报告系统中提取药物相关不良反应，并存储在数据库 SIDER[242,243] 中。挖掘这些信息可以发现不同适应证的化学无关药物之间的意外联系。结合化学结构与副作用谱显著提高了预测的准确性，并提出了有关蛋白质靶点的新假说。在一项应用中，研究人员报道了 261 个结构不同分子副作用驱动的药物相互作用关系，并对其中 20 个意外的药物相互作用关系进行了实验测试，其中 13 个得到了结合实验的确证[240]。

尽管具有数据分析的价值，但当今的网络方法在配体 - 蛋白质相互作用数据方面缺乏完整性，这些数据还偏向于重要的研究领域（如激酶和 GPCR），这可能会限制其适用性。

10.4 实际考量

靶点识别和脱靶识别的合理方法需要计算机预测和实验确证之间的紧密协作。需要多学科的合作，包括药物化学、分子建模、结构生物学、分子生物学和药理学。

基于知识的方法能够捕获可用信息，以便直接将其用于推导靶点假说。这为做出明智的决定提供了一个巨大的机会，有助于指导实验工作以探索合理的假说。对于不同的

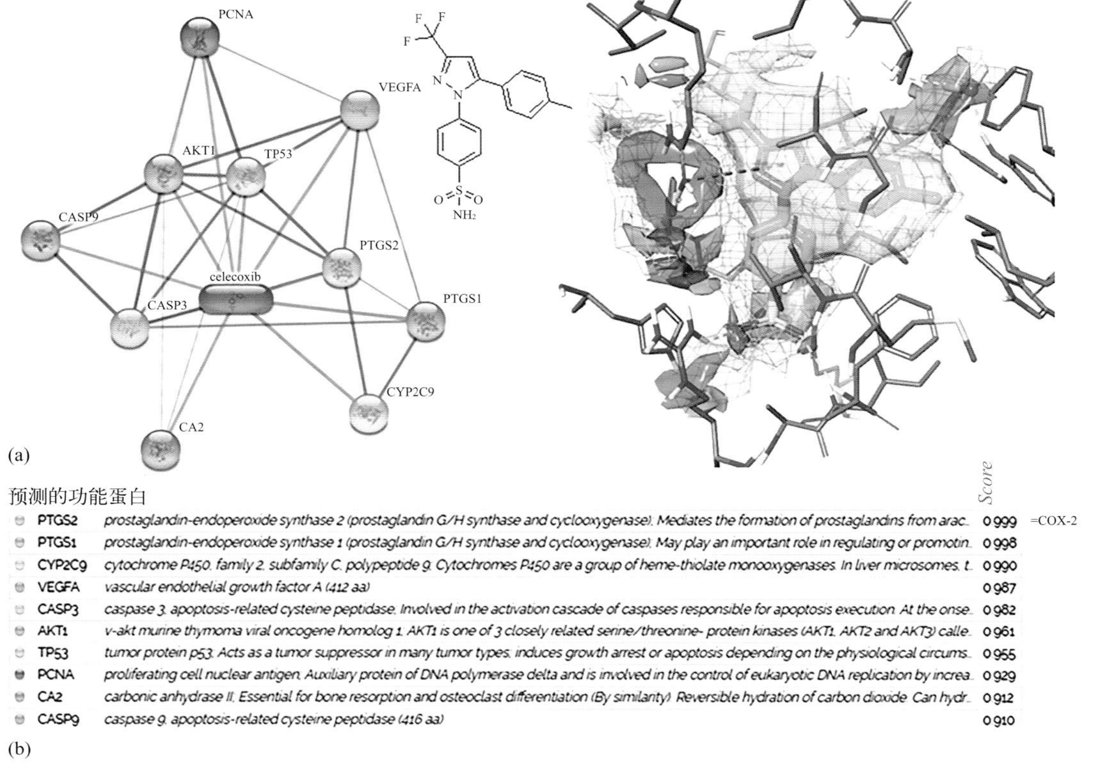

预测的功能蛋白

		Score
PTGS2	prostaglandin-endoperoxide synthase 2 (prostaglandin G/H synthase and cyclooxygenase). Mediates the formation of prostaglandins from arac...	0.999
PTGS1	prostaglandin-endoperoxide synthase 1 (prostaglandin G/H synthase and cyclooxygenase). May play an important role in regulating or promotin...	0.998
CYP2C9	cytochrome P450, family 2, subfamily C, polypeptide 9. Cytochromes P450 are a group of heme-thiolate monooxygenases. In liver microsomes, t...	0.990
VEGFA	vascular endothelial growth factor A (412 aa)	0.987
CASP3	caspase 3, apoptosis-related cysteine peptidase. Involved in the activation cascade of caspases responsible for apoptosis execution. At the onse...	0.982
AKT1	v-akt murine thymoma viral oncogene homolog 1. AKT1 is one of 3 closely related serine/threonine- protein kinases (AKT1, AKT2 and AKT3) calle...	0.961
TP53	tumor protein p53. Acts as a tumor suppressor in many tumor types; induces growth arrest or apoptosis depending on the physiological circums...	0.955
PCNA	proliferating cell nuclear antigen. Auxiliary protein of DNA polymerase delta and is involved in the control of eukaryotic DNA replication by increa...	0.929
CA2	carbonic anhydrase II. Essential for bone resorption and osteoclast differentiation (By similarity). Reversible hydration of carbon dioxide. Can hydr...	0.912
CASP9	caspase 9, apoptosis-related cysteine peptidase (416 aa)	0.910

图 10.10　基于 STITCH 构建的靶点 - 配体网络

（a）用于治疗骨关节炎症状的 NSAID 塞来昔布与其靶点 COX-2（PTGS2）的相互作用。网络节点代表蛋白质；对于较大的节点，蛋白质的 3D 结构是已知的；边缘表示蛋白质 - 蛋白质相互作用（灰色）；化学 - 蛋白质相互作用显示为绿色；较强的关联表示为较粗的线条。图中还显示了预测的主要功能协作蛋白质和预测得分。（b）通过塞来昔布 /COX-2 复合物（PDB 3LN1，分辨率 2.40 Å）的 X 射线结构说明其与靶点 COX-2 的相互作用 [230]

方法，塞来昔布作为查询分子的示例结果如图 10.2、图 10.3 和图 10.6 所示。然而，基于知识的方法在很大程度上依赖于公共和企业数据库的可用性，这些数据库包含来自 HTS、中通量和活性分析相关的文献信息及公司数据信息。挖掘和导航这种大量的异构数据对底层数据库信息系统也有特殊的要求，这些系统可以与新的大数据可视化方法相结合。

显然，所有这些方法都高度依赖于先前已知的方法。利用仅有的几个外来配体，通常无法完成对新靶蛋白的开发，无法确定完全新颖或未公开的靶点，也无法预测从未与蛋白质家族或靶点相关的化学结构的特性。尽管存在这种局限性，但可以预期的是，随着数据量的提高和计算方法的增强，可将更多的公司数据集成至预测算法中，使得上述情况得以迅速改善。

化学驱动的先导化合物发现和优化总是试图确定新的分子骨架，扩大化学空间，并获得专利保护。这里的可专利性是指结构新颖性，是相似性搜索范式的补充。因此，在某些情况下，仅使用 2D 描述或基于知识的方法来鉴定新系列的配体 - 靶点相互作用，可能具有挑战性。为了改善这些局限性，任何基于知识的检索都需要使用公司数据库，将相似性扩展到 3D、对接蛋白，以及其他用于建立新型配体 - 靶点假说的可行补充方法，从而得出超过公共数据库中简单的 2D 相似性结论。因此，除了简单的 2D 相似性之外，用高级术语描述关系的新方法将产生更大影响。

捕获新化学结构的挑战也可使用替代分子描述符来解决。例如，化学结构的抽象表示（如 CATS 描述符）可将基于相似性的方法应用于更新的化学类型。另一个相同方向的步骤是使用实验衍生指纹图谱，而在确证研究中已显示出新分子骨架的良好性能。这项技术利用了制药公司内部的大型数据库。然而，即使在制药公司内部，这样的指纹图谱也很有限。此外，此类方法只能用于已经在许多测定中测试过的化合物。

通常会应用 3D 计算策略来克服这一限制。首先，可以应用涉及形状和药效团的高级 3D 描述符，但是这需要增加计算成本。然后，制备的蛋白质结构数据库用于配体的反向对接。此外，靶蛋白空间可以通过蛋白质或结合位点的序列或 3D 相似性来扩展。然而，即使不考虑对接工作流程中涉及构象和亲和力关系预测的技术难度，在一些蛋白质家族中，达到足够分辨率蛋白质结构的数量仍然有限。

许多 ML 技术可通过建立预测模型将活性和非活性分子的集合转换为知识，该模型可成功用于预测靶蛋白相互作用。大多数工具仅考虑阳性配体 - 靶点相互作用，即所报道的配体对特定靶蛋白的活性。公司数据库包含有关 HTS 活性或重点优化计划中特定靶点非活性化合物的更多信息，这有助于提高计算机模型的预测性 [244]。但是，这也给计算性能增加了一系列挑战，因为通常至少在公司数据库中，针对特定靶点的非活性化合物通常比活性化合物更多。

借助于不同的技术（如贝叶斯分类器、RF 或 SVM）开发了不同的预测模型，可以成功地应用于活性预测和靶点推断。最近，DL 神经网络已成为一种新的预测工具。虽然确证研究表明，这项新技术可以提高模型质量，但严格的确证标准对于优化预测性至关重要，如使用外部测试集和时间确证 [245]。

需要注意的是，ML 模型的适用范围是有限的，取决于训练集中表示的化学空间，以及用于模型构建的描述符。实用的计算机模型需要一个概念来估计适用范围。检验化合物是否属于方法的适用范围，对于每个预测都至关重要。否则，错误预测的风险会显著增加。这有助于为计算方法提供额外的置信度。其他可能性包括并行报告查询分子的实验数据（如果可用），或用于预测的最近邻数据。此外，并非所有计算工具都能清楚地区分不同的生化读数，如结合、抑制或激活活性。因此，必须针对个别情况进行检查，明确基础数据的数值是否真的证明了生化识别的合理性。计算机模拟预测的评估通常包括最终结果的目测步骤[246]，以分析对接位姿并判断其是否适合药效团模型。因此，仍然需要更强大且公正的分析工具，以最大限度地减少目测的必要性，从而使这些方法能够应用于更广泛的蛋白质和药效团模型。

对相关尺寸的面板进行计算机模拟靶点推断的技术要求一般相对较高。对于基于配体的方法，必须检索训练数据，并且需要准备分子。输入分子需要处理并检查一致性。那些具有明显反应性和不需要的化学亚结构和片段应被标记且不予考虑。2D 相似性方法通常缺乏有关配体手性的信息，并且无法预测对映异构体和非对映异构体之间的差异。在许多情况下，这些信息在大型数据库中也不是始终可用的。通常，较低级化合物的实验数据来自立体化学混合物（如外消旋物）。虽然大多数 3D 描述符能够区分对映异构体，但当基础数据不能证明这种区分的合理性时，相关方法可能不再适用。

10.5 总结

蛋白质 - 配体相互作用的优化是药物发现的核心。目前，已经开发了许多计算机模拟方法来预测相互作用，包括基于配体和基于结构的方法。不同方法可确保从蛋白质 3D 结构或大量配体生物活性数据中系统地开发知识。新的计算机模拟方法还将成像和表型分析数据与化学结构相结合，以获得探索“生物活性空间”的信息系统。计算机模拟靶点识别可以被视为对靶点经典亲和力预测的逆转。对于选定的配体，必须预测针对一组靶点的活性，以确定推定的靶点。因此，所有目前用于快速预测蛋白质 - 配体相互作用的计算机模拟技术都可以被应用于靶点的推断。

基于相似性的方法以其识别相对接近类似物的可靠性而闻名，因此在靶点推理方法中得到广泛应用，且已报道了许多成功的案例。然而，对于所有基于知识的方法，由于在不同测定中测试的化合物数量有限，因此对已知配体的化学相似性只能进行有限的新靶点预测。而对化学部分的高级描述是一个活跃的研究领域。通过对化合物进行更抽象的表示，如将 CATS 描述符与 TIGER 结合使用，已经实现了化学空间覆盖范围的改进。对于实验衍生的描述符（如 HTS-FP）也有相关的报道。对于靶点发现，这些描述符对在许多不同测定中已广泛测试化合物的限制，并不像设计新化合物那样严重。

ML 技术能够从现有的生物活性数据中系统地构建模型，该模型可成功用于多种化合物的靶点预测。在该领域，许多 ML 技术（如 RF、贝叶斯分类器或 SVM）是公认为的可靠技术。近年来，DL 技术的兴起在许多确证研究中显示出令人满意的结果，但是潜在的应用数量仍然有限。对于具有许多不同靶点面板的 ML 方法，必须建立强大的工作流程，其中包括模型确证和适用性范围评估。

基于结构的靶点预测利用蛋白质结构的信息。系统对接可以推导出靶点假说，并通过生物信息学进一步研究。相关方法也可与基于配体的方法相结合，以获得对可用3D结构信息靶点预测的更高置信度。

事实证明，计算机模拟方法能够建立有效的靶点假说，并且是靶点识别工作的重要组成部分。有趣的是，前瞻性研究主要是基于相似性和ML方法。这当然部分归因于易于使用，特别是基于相似性的方法。

此外，计算机模拟方法在经典计算机辅助药物设计的虚拟筛选和化合物优化方面已得到了广泛应用。因此，这些技术积累了大量经验。例如，在虚拟筛选中，30%～40%的命中率已经达到了绝对的技术高端。虽然本章介绍的一些示例确实揭示了所提出靶点假说表现出了较高的准确率，但这些假说仍然不是最佳的。因此，实验确证仍然是必不可少的步骤。在计算机模拟方法中，可以将实验资源集中在最合理的假说上。一个重要的步骤是分析靶点假说是否符合所观察到的表型，生物通路中的靶点是否与药理学效应一致。因此，化学信息学与生物信息学工具的结合是计算机靶点识别的关键因素。

虽然计算方法通常不足以安全地识别靶点，但毋庸置疑的是，其相关模型已经足够成熟，足以指导进一步的靶点识别实验工作。

（王　鹏 译，白仁仁 校）

参考文献

1 Swinney, D.C. and Anthony, J. (2011). How were new medicines discovered? *Nat. Rev. Drug Discovery* 10 (7): 507–519.

2 Brown, D.G. and Boström, J. (2018). Where do recent small molecule clinical development candidates come from? *J. Med. Chem.* 61 (21): 9442–9468.

3 Hopkins, A.L. (2008). Network pharmacology: the next paradigm in drug discovery. *Nat. Chem. Biol.* 4 (11): 682–690.

4 Antolin, A.A., Workman, P., Mestres, J., and Al-Lazikani, B. (2016). Polypharmacology in precision oncology: current applications and future prospects. *Curr. Pharm. Des.* 22 (46): 6935–6945.

5 Lee, J.A. and Berg, E.L. (2013). Neoclassic drug discovery: the case for lead generation using phenotypic and functional approaches. *J. Biomol. Screen.* 18 (10): 1143–1155.

6 Moffat, J.G., Rudolph, J., and Bailey, D. (2014). Phenotypic screening in cancer drug discovery — past, present and future. *Nat. Rev. Drug Discovery* 13 (8): 588–602.

7 Moffat, J.G., Vincent, F., Lee, J.A. et al. (2017). Opportunities and challenges in phenotypic drug discovery: an industry perspective. *Nat. Rev. Drug Discovery* 16 (8): 531–543.

8 Swinney, D.C. (2013). Phenotypic vs. target-based drug discovery for first-in-class medicines. *Clin. Pharmacol. Ther.* 93 (4): 299–301.

9 Heilker, R., Lessel, U., and Bischoff, D. (2019). The power of combining phenotypic and target-focused drug discovery. *Drug Discovery Today* 24 (2): 526–532.

10 Kubota, K., Funabashi, M., and Ogura, Y. (2019). Target deconvolution from phenotype-based drug discovery by using chemical proteomics approaches. *Biochim. Biophys. Acta, Proteins Proteomics* 1867 (1): 22–27.
11 Schirle, M. and Jenkins, J.L. (2016). Identifying compound efficacy targets in phenotypic drug discovery. *Drug Discovery Today* 21 (1): 82–89.
12 Chen, X., Yan, C.C., Zhang, X. et al. (2015). Drug–target interaction prediction: databases, web servers and computational models. *Briefings Bioinf.* 17 (4): 696–712.
13 Jenkins, J.L., Bender, A., and Davies, J.W. (2006). In silico target fishing: predicting biological targets from chemical structure. *Drug Discovery Today: Technol.* 3 (4): 413–421.
14 Katsila, T., Spyroulias, G.A., Patrinos, G.P., and Matsoukas, M.-T. (2016). Computational approaches in target identification and drug discovery. *Comput. Struct. Biotechnol. J.* 14: 177–184.
15 Koutsoukas, A., Simms, B., Kirchmair, J. et al. (2011). From in silico target prediction to multi-target drug design: current databases, methods and applications. *J. Proteomics* 74 (12): 2554–2574.
16 Lavecchia, A. and Cerchia, C. (2016). In silico methods to address polypharmacology: current status, applications and future perspectives. *Drug Discovery Today* 21 (2): 288–298.
17 Schmidt, F., Matter, H., Hessler, G., and Czich, A. (2014). Predictive in silico off-target profiling in drug discovery. *Future Med. Chem.* 6 (3): 295–317.
18 Chen, R., Liu, X., Jin, S. et al. (2018). Machine learning for drug-target interaction prediction. *Molecules* 23 (9): 2208–2223.
19 James, K. (2012). The evolution of quantitative drug design. In: *Drug Design Strategies: Quantitative Approaches*, Personal foreword (eds. D.J. Livingstone and A.M. Davis), 1–34. The Royal Society of Chemistry.
20 Pubchem project. http://pubchem.ncbi.nlm.nih.gov (last accessed 31 January 2019).
21 DrugBank. www.drugbank.ca (last accessed 02 February 2019).
22 Wishart, D.S., Feunang, Y.D., Guo, A.C. et al. (2017). DrugBank 5.0: a major update to the DrugBank database for 2018. *Nucleic Acids Res.* 46 (D1): D1074–D1082.
23 Evolvus. Liceptor. http://www.evolvus.com/Products/Databases/LiceptorDatabase.html (last accessed 31 January 2019).
24 Gaulton, A., Bellis, L.J., Bento, A.P. et al. (2012). ChEMBL: a large-scale bioactivity database for drug discovery. *Nucleic Acids Res.* 40 (D1): D1100–D1107.
25 Olah, M., Rad, R., Ostopovici, L. et al. (2007). WOMBAT and WOMBAT-PK: bioactive databases for lead and drug discovery. In: *Chemical Biology: From Small Molecules to Systems Biology and Drug Design* (eds. S.L. Schreiber, T.M. Kapoor and G. Wess), 760–786. Wiley-VCH.
26 GOSTAR. https://www.gostardb.com/gostar (last accessed 02 February 2019).
27 ReaxysMedChem. https://www.reaxys.com/#/search/quick (last accessed 02 February 2019).
28 Tiikkainen, P., Bellis, L., Light, Y., and Franke, L. (2013). Estimating error rates in bioactivity databases. *J. Chem. Inf. Model.* 53 (10): 2499–2505.

29 Tiikkainen, P. and Franke, L. (2012). Analysis of commercial and public bioactivity databases. *J. Chem. Inf. Model.* 52 (2): 319–326.

30 Oprea, T.I. and Tropsha, A. (2006). Target, chemical and bioactivity databases – integration is key. *Drug Discovery Today: Technol.* 3 (4): 357–365.

31 Williams, A.J. (2008). Public chemical compound databases. *Curr. Opin. Drug Discovery Dev.* 11 (3): 393–404.

32 Jones, L.H. and Bunnage, M.E. (2017). Applications of chemogenomic library screening in drug discovery. *Nat. Rev. Drug Discovery* 16 (4): 285.

33 Open PHACTS Discovery Platform. www.openphacts.org (last accessed 02 February 2019).

34 Ashburner, M., Ball, C.A., Blake, J.A. et al. (2000). Gene ontology: tool for the unification of biology. The Gene Ontology Consortium. *Nat. Genet.* 25 (1): 25–29.

35 The Gene Ontology Consortium (2019). The Gene Ontology Resource: 20 years and still GOing strong. *Nucleic Acids Res.* 47 (D1): D330–D338.

36 Digles, D., Zdrazil, B., Neefs, J.M. et al. (2016). Open PHACTS computational protocols for in silico target validation of cellular phenotypic screens: knowing the knowns. *MedChemComm* 7 (6): 1237–1244.

37 Seiler, K.P., George, G.A., Happ, M.P. et al. (2007). ChemBank : a small-molecule screening and cheminformatics resource database. *Nucleic Acids Res.* 36 (Suppl. 1): D351–D359.

38 Liu, X. and Campillos, M. (2014). Unveiling new biological relationships using shared hits of chemical screening assay pairs. *Bioinformatics* 30 (17): i579–i586.

39 Wassermann, A.M., Lounkine, E., Davies, J.W. et al. (2015). The opportunities of mining historical and collective data in drug discovery. *Drug Discovery Today* 20 (4): 422–434.

40 Polyakov, V.R., Moorcroft, N.D., and Drawid, A. (2014). Enrichment analysis for discovering biological associations in phenotypic screens. *J. Chem. Inf. Model.* 54 (2): 377–386.

41 Krejsa, C.M., Horvath, D., Rogalski, S.L. et al. (2003). Predicting ADME properties and side effects: the BioPrint approach. *Curr. Opin. Drug Discovery Dev.* 6 (4): 470–480.

42 Bornot, A., Blackett, C., Engkvist, O. et al. (2014). The role of historical bioactivity data in the deconvolution of phenotypic screens. *J. Biomol. Screen.* 19 (5): 696–706.

43 Kutchukian, P.S., Chang, C., Fox, S.J. et al. (2018). CHEMGENIE: integration of chemogenomics data for applications in chemical biology. *Drug Discovery Today* 23 (1): 151–160.

44 Kramer, C., Kalliokoski, T., Gedeck, P., and Vulpetti, A. (2012). The experimental uncertainty of heterogeneous public Ki data. *J. Med. Chem.* 55 (11): 5165–5173.

45 Wenlock, M.C. and Carlsson, L.A. (2015). How experimental errors influence drug metabolism and pharmacokinetic QSAR/QSPR models. *J. Chem. Inf. Model.* 55 (1): 125–134.

46 Nazaré, M., Will, D.W., Matter, H. et al. (2005). Probing the subpockets of factor Xa reveals two binding modes for inhibitors based on a 2-carboxyindole scaffold: a study combining structure-activity relationship and X-ray crystallography. *J. Med. Chem.* 48 (14): 4511–4525.
47 Nickel, J., Gohlke, B.-O., Erehman, J. et al. (2014). SuperPred: update on drug classification and target prediction. *Nucleic Acids Res.* 42 (Web Server issue): W26–W31.
48 SuperPred. http://prediction.charite.de (last accessed 31 January 2019).
49 Keiser, M.J., Roth, B.L., Armbruster, B.N. et al. (2007). Relating protein pharmacology by ligand chemistry. *Nat. Biotechnol.* 25 (2): 197–206.
50 SEA. http://sea.bkslab.org (last accessed 31 January 2019).
51 Bora, A., Edsgärd, D., Roque, F.S. et al. (2010). ChemProt: a disease chemical biology database. *Nucleic Acids Res.* 39 (Suppl. 1): D367–D372.
52 Gfeller, D., Grosdidier, A., Wirth, M. et al. (2014). SwissTargetPrediction: a web server for target prediction of bioactive small molecules. *Nucleic Acids Res.* 42 (Web Server issue): W32–W38.
53 Wang, L., Ma, C., Wipf, P. et al. (2013). TargetHunter: an in silico target identification tool for predicting therapeutic potential of small organic molecules based on chemogenomic database. *AAPS J.* 15 (2): 395–406.
54 Liu, X., Ouyang, S., Yu, B. et al. (2010). PharmMapper server: a web server for potential drug target identification using pharmacophore mapping approach. *Nucleic Acids Res.* 38 (Web Server issue): W609–W614.
55 Wang, X., Shen, Y., Wang, S. et al. (2017). PharmMapper 2017 update: a web server for potential drug target identification with a comprehensive target pharmacophore database. *Nucleic Acids Res.* 45 (W1): W356–W360.
56 Zhou, H., Cao, H., and Skolnick, J. (2018). FINDSITEcomb2.0: a new approach for virtual ligand screening of proteins and virtual target screening of biomolecules. *J. Chem. Inf. Model.* 58 (11): 2343–2354.
57 Liu, X., Vogt, I., Haque, T., and Campillos, M. (2013). HitPick: a web server for hit identification and target prediction of chemical screenings. *Bioinformatics* 29 (15): 1910–1912.
58 CSNAP (Chemical Similarity Network Analysis Pull-down) Web. https://services.mbi.ucla.edu/CSNAP/index.html (last accessed 31 January 2019).
59 Scaffold Hunter. http://scaffoldhunter.sourceforge.net (last accessed 31 February 2019).
60 PASS webserver. http://www.pharmaexpert.ru/passonline/index.php (last accessed 31 January 2019).
61 GUSAR webserver. http://www.pharmaexpert.ru/GUSAR/antitargets.html (last accessed 31 January 2019).
62 Laggner, C., Kokel, D., Setola, V. et al. (2011). Chemical informatics and target identification in a zebrafish phenotypic screen. *Nat. Chem. Biol.* 8 (2): 144–146.
63 Kremer, L., Schultz-Fademrecht, C., Baumann, M. et al. (2017). Discovery of a novel inhibitor of the hedgehog signaling pathway through cell-based compound discovery and target prediction. *Angew. Chem. Int. Ed.* 56 (42): 13021–13025.

64 Rollinger, J.M., Schuster, D., Danzl, B. et al. (2009). In silico target fishing for rationalized ligand discovery exemplified on constituents of Ruta graveolens. *Planta Med.* 75 (3): 195–204.

65 Reker, D., Perna, A.M., Rodrigues, T. et al. (2014). Revealing the macromolecular targets of complex natural products. *Nat. Chem.* 6 (12): 1072–1078.

66 Rodrigues, T., Reker, D., Kunze, J. et al. (2015). Revealing the macromolecular targets of fragment-like natural products. *Angew. Chem. Int. Ed.* 127 (36): 10662–10666.

67 Mestres, J., Seifert, S.A., and Oprea, T.I. (2011). Linking pharmacology to clinical reports: cyclobenzaprine and its possible association with serotonin syndrome. *Clin. Pharmacol. Ther.* 90 (5): 662–665.

68 Moneriz, C., Mestres, J., Bautista, J.M. et al. (2011). Multi-targeted activity of maslinic acid as an antimalarial natural compound. *FEBS J.* 278 (16): 2951–2961.

69 Gohlke, B.-O., Overkamp, T., Richter, A. et al. (2015). 2D and 3D similarity landscape analysis identifies PARP as a novel off-target for the drug Vatalanib. *BMC Bioinf.* 16 (1): 308.

70 Wetzel, S., Wilk, W., Chammaa, S. et al. (2010). A scaffold-tree-merging strategy for prospective bioactivity annotation of γ-pyrones. *Angew. Chem. Int. Ed.* 49 (21): 3666–3670.

71 Wassermann, A.M., Lounkine, E., Urban, L. et al. (2014). A screening pattern recognition method finds new and divergent targets for drugs and natural products. *ACS Chem. Biol.* 9 (7): 1622–1631.

72 Johnson, M.A. and Maggiora, G.M. (1990). *Concepts and Applications of Molecular Similarity*, 99–117. New York: Wiley.

73 Wawer, M., Lounkine, E., Wassermann, A.M., and Bajorath, J. (2010). Data structures and computational tools for the extraction of SAR information from large compound sets. *Drug Discovery Today* 15 (15): 630–639.

74 Willett, P., Barnard, J.M., and Downs, G.M. (1998). Chemical similarity searching. *J. Chem. Inf. Comput. Sci.* 38 (6): 983–996.

75 Hansch, C., Leo, A., and Hoekman, D. (1995). *Exploring QSAR: Fundamentals and Applications in Chemistry and Biology*. Washington, DC: American Chemical Society.

76 Matter, H. (1997). Selecting optimally diverse compounds from structure databases: a validation study of two-dimensional and three-dimensional molecular descriptors. *J. Med. Chem.* 40 (8): 1219–1229.

77 Nettles, J.H., Jenkins, J.L., Bender, A. et al. (2006). Bridging chemical and biological space: "target fishing" using 2D and 3D molecular descriptors. *J. Med. Chem.* 49 (23): 6802–6810.

78 Kubinyi, H. (1998). Similarity and dissimilarity: a medicinal chemist's view. In: *3D QSAR in Drug Design: Ligand-Protein Interactions and Molecular Similarity* (eds. H. Kubinyi, G. Folkers and Y.C. Martin), 225–252. Dordrecht: Springer Netherlands.

79 Bajorath, J., Peltason, L., Wawer, M. et al. (2009). Navigating structure–activity landscapes. *Drug Discovery Today* 14 (13): 698–705.

80 Maggiora, G.M. (2006). On outliers and activity cliffs–why QSAR often disappoints. *J. Chem. Inf. Model.* 46 (4): 1535–1535.

81 Martin, Y.C., Kofron, J.L., and Traphagen, L.M. (2002). Do structurally similar molecules have similar biological activity? *J. Med. Chem.* 45 (19): 4350–4358.

82 Muchmore, S.W., Debe, D.A., Metz, J.T. et al. (2008). Application of belief theory to similarity data fusion for use in analog searching and lead hopping. *J. Chem. Inf. Model.* 48 (5): 941–948.

83 Hecker, N., Ahmed, J., von Eichborn, J. et al. (2012). SuperTarget goes quantitative: update on drug-target interactions. *Nucleic Acids Res.* 40 (Database issue): D1113–D1117.

84 Liu, T., Lin, Y., Wen, X. et al. (2007). BindingDB: a web-accessible database of experimentally determined protein-ligand binding affinities. *Nucleic Acids Res.* 35 (Database issue): D198–D201.

85 Rogers, D. and Hahn, M. (2010). Extended-connectivity fingerprints. *J. Chem. Inf. Model.* 50 (5): 742–754.

86 Keiser, M.J., Setola, V., Irwin, J.J. et al. (2009). Predicting new molecular targets for known drugs. *Nature* 462 (7270): 175–181.

87 Lounkine, E., Keiser, M.J., Whitebread, S. et al. (2012). Large-scale prediction and testing of drug activity on side-effect targets. *Nature* 486 (7403): 361–367.

88 Lemieux, G.A., Keiser, M.J., Sassano, M.F. et al. (2013). In silico molecular comparisons of *C. elegans* and mammalian pharmacology identify distinct targets that regulate feeding. *PLoS Biol.* 11 (11): e1001712.

89 Irwin, J.J., Gaskins, G., Sterling, T. et al. (2018). Predicted biological activity of purchasable chemical space. *J. Chem. Inf. Model.* 58 (1): 148–164.

90 ZINC 15 database. https://zinc15.docking.org (last accessed 02 February 2019).

91 ZINC 15 predictions. https://zinc15.docking.org/predictions/home (last accessed 02 February 2019).

92 Wassermann, A.M., Lounkine, E., Hoepfner, D. et al. (2015). Dark chemical matter as a promising starting point for drug lead discovery. *Nat. Chem. Biol.* 11 (12): 958–966.

93 Kohonen, T. (1982). Self-organized formation of topologically correct feature maps. *Biol. Cybern.* 43 (1): 59–69.

94 Schneider, P. and Schneider, G. (2017). De-orphaning the marine natural product (±)-marinopyrrole A by computational target prediction and biochemical validation. *Chem. Commun.* 53 (14): 2272–2274.

95 Schneider, G., Neidhart, W., Giller, T., and Schmid, G. (1999). "Scaffold-hopping" by topological pharmacophore search: a contribution to virtual screening. *Angew. Chem. Int. Ed.* 38 (19): 2894–2896.

96 Gomez-Bougie, P., Dousset, C., Descamps, G. et al. (2018). The selectivity of Marinopyrrole A to induce apoptosis in MCL1^{high} BCL2^{low} expressing myeloma cells is related to its ability to impair protein translation. *Br. J. Haematol.* 180 (1): 157–159.

97 Schneider, P. and Schneider, G. (2017). A computational method for unveiling the target promiscuity of pharmacologically active compounds. *Angew. Chem. Int. Ed.* 56 (38): 11520–11524.

98 Schneider, P. and Schneider, G. (2018). Polypharmacological drug–target inference for chemogenomics. *Mol. Inf.* 37 (9–10): 1800050.

99 Reker, D., Rodrigues, T., Schneider, P., and Schneider, G. (2014). Identifying the macromolecular targets of de novo-designed chemical entities through self-organizing map consensus. *Proc. Natl. Acad. Sci. U.S.A.* 111 (11): 4067–4072.

100 Zheng, W. and Tropsha, A. (2000). Novel variable selection quantitative structure–property relationship approach based on the k-nearest-neighbor principle. *J. Chem. Inf. Comput. Sci.* 40 (1): 185–194.

101 Chemotargets SL. Clarity v3.0. https://www.chemotargets.com (last accessed 31 January 2019).

102 Wang, Y., Suzek, T., Zhang, J. et al. (2014). PubChem BioAssay: 2014 update. *Nucleic Acids Res.* 42 (Database issue): D1075–D1082.

103 Law, V., Knox, C., Djoumbou, Y. et al. (2014). DrugBank 4.0: shedding new light on drug metabolism. *Nucleic Acids Res.* 42 (Database issue): D1091–D1097.

104 Harmar, A.J., Hills, R.A., Rosser, E.M. et al. (2009). IUPHAR-DB: the IUPHAR database of G protein-coupled receptors and ion channels. *Nucleic Acids Res.* 37 (Database issue): D680–D685.

105 Gregori-Puigjane, E. and Mestres, J. (2008). A ligand-based approach to mining the chemogenomic space of drugs. *Comb. Chem. High Throughput Screen.* 11 (8): 669–676.

106 Gregori-Puigjané, E. and Mestres, J. (2006). SHED: shannon entropy descriptors from topological feature distributions. *J. Chem. Inf. Model.* 46 (4): 1615–1622.

107 Mestres, J., Martín-Couce, L., Gregori-Puigjané, E. et al. (2006). Ligand-based approach to in silico pharmacology: nuclear receptor profiling. *J. Chem. Inf. Model.* 46 (6): 2725–2736.

108 Vidal, D., Garcia-Serna, R., and Mestres, J. (2011). Ligand-based approaches to in silico pharmacology. In: *Chemoinformatics and Computational Chemical Biology* (ed. J. Bajorath), 489–502. Totowa, NJ: Humana Press.

109 Vidal, D. and Mestres, J. (2010). In silico receptorome screening of antipsychotic drugs. *Mol. Inf.* 29 (6–7): 543–551.

110 Antolín, A.A. and Mestres, J. (2018). Dual inhibitors of PARPs and ROCKs. *ACS Omega* 3 (10): 12707–12712.

111 Schuffenhauer, A., Floersheim, P., Acklin, P., and Jacoby, E. (2003). Similarity metrics for ligands reflecting the similarity of the target proteins. *J. Chem. Inf. Comput. Sci.* 43 (2): 391–405.

112 Hert, J., Keiser, M.J., Irwin, J.J. et al. (2008). Quantifying the relationships among drug classes. *J. Chem. Inf. Model.* 48 (4): 755–765.

113 Garcia-Serna, R. and Mestres, J. (2010). Anticipating drug side effects by comparative pharmacology AU - Garcia-Serna, Ricard. *Expert Opin. Drug Metab. Toxicol.* 6 (10): 1253–1263.

114 Antolín, A.A. and Mestres, J. (2015). Distant polypharmacology among MLP chemical probes. *ACS Chem. Biol.* 10 (2): 395–400.

115 Antolín, A.A., Jalencas, X., Yélamos, J., and Mestres, J. (2012). Identification of pim kinases as novel targets for PJ34 with confounding effects in PARP biology. *ACS Chem. Biol.* 7 (12): 1962–1967.

116 Lo, Y.-C., Senese, S., Li, C.-M. et al. (2015). Large-scale chemical similarity networks for target profiling of compounds identified in cell-based chemical screens. *PLoS Comput. Biol.* 11 (3): e1004153.

117 Günther, S., Kuhn, M., Dunkel, M. et al. (2008). SuperTarget and Matador: resources for exploring drug-target relationships. *Nucleic Acids Res.* 36 (Database issue): D919–D922.

118 Grant, J.A., Gallardo, M.A., and Pickup, B.T. (1996). A fast method of molecular shape comparison: a simple application of a Gaussian description of molecular shape. *J. Comput. Chem.* 17 (14): 1653–1666.

119 Grant, J.A. and Pickup, B.T. (1995). A Gaussian description of molecular shape. *J. Phys. Chem.* 99 (11): 3503–3510.

120 Hawkins, P.C.D., Skillman, A.G., and Nicholls, A. (2007). Comparison of shape-matching and docking as virtual screening tools. *J. Med. Chem.* 50 (1): 74–82.

121 AbdulHameed, M.D.M., Chaudhury, S., Singh, N. et al. (2012). Exploring polypharmacology using a ROCS-based target fishing approach. *J. Chem. Inf. Model.* 52 (2): 492–505.

122 Huang, N., Shoichet, B.K., and Irwin, J.J. (2006). Benchmarking sets for molecular docking. *J. Med. Chem.* 49 (23): 6789–6801.

123 Lo, Y.-C., Senese, S., Damoiseaux, R., and Torres, J.Z. (2016). 3D chemical similarity networks for structure-based target prediction and scaffold hopping. *ACS Chem. Biol.* 11 (8): 2244–2253.

124 Silicos IT. http://silicos-it.be.s3-website-eu-west-1.amazonaws.com/index.html (last accessed 19 February 2019).

125 Taminau, J., Thijs, G., and De Winter, H. (2008). Pharao: pharmacophore alignment and optimization. *J. Mol. Graph. Model.* 27 (2): 161–169.

126 OpenEye Scientific (2015). Webinar: subROCS: A Gold Standard in Molecular Alignment. https://www.eyesopen.com/news/webinars/2015/05/subrocs-gold-standard-molecular-alignment (last accessed 12 February 2019).

127 Wermuth, C.G., Ganellin, C.R., Lindberg, P., and Mitscher, L.A. (1998). Glossary of terms used in medicinal chemistry (IUPAC Recommendations 1998). *Pure Appl. Chem.* 70: 1129.

128 Langer, T. (2010). Pharmacophores in drug research. *Mol. Inf.* 29 (6–7): 470–475.

129 Leach, A.R., Gillet, V.J., Lewis, R.A., and Taylor, R. (2010). Three-dimensional pharmacophore methods in drug discovery. *J. Med. Chem.* 53 (2): 539–558.

130 Lu, X., Yang, H., Chen, Y. et al. (2018). The development of pharmacophore modeling: generation and recent applications in drug discovery. *Curr. Pharm. Des.* 24 (29): 3424–3439.

131 Gaurav, A. and Gautam, V. (2014). Structure-based three-dimensional pharmacophores as an alternative to traditional methodologies. *J. Recept. Ligand Channel Res.* 2014 (7): 27–38.
132 Steindl, T.M., Schuster, D., Laggner, C., and Langer, T. (2006). Parallel screening: a novel concept in pharmacophore modeling and virtual screening. *J. Chem. Inf. Model.* 46 (5): 2146–2157.
133 Steindl, T.M., Schuster, D., Wolber, G. et al. (2006). High-throughput structure-based pharmacophore modelling as a basis for successful parallel virtual screening. *J. Comput.-Aided Mol. Des.* 20 (12): 703–715.
134 Inteligand. www.inteligand.com (last access 03 February 2019).
135 Biovia. https://www.3ds.com/products-services/biovia (last accessed 31 January 2019).
136 Desaphy, J., Bret, G., Rognan, D., and Kellenberger, E. (2014). sc-PDB: a 3D-database of ligandable binding sites—10 years on. *Nucleic Acids Res.* 43 (D1): D399–D404.
137 sc-PDB. http://bioinfo-pharma.u-strasbg.fr/scPDB (last accessed 03 February 2019).
138 RCSB PDB database. www.rcsb.org (last accessed 03 February 2019).
139 Brand, S., Roy, S., Schröder, P. et al. (2018). Combined proteomic and in silico target identification reveal a role for 5-lipoxygenase in developmental signaling pathways. *Cell Chem. Biol.* 25 (9): 1095–1106.e23.
140 Rodrigues, T., Sieglitz, F., Somovilla, V.J. et al. (2016). Unveiling (−)-englerin A as a modulator of L-type calcium channels. *Angew. Chem. Int. Ed.* 128 (37): 11243–11247.
141 Schneider, G., Reker, D., Chen, T. et al. (2016). Deorphaning the macromolecular targets of the natural anticancer compound doliculide. *Angew. Chem. Int. Ed.* 128 (40): 12596–12599.
142 Schuffenhauer, A., Ertl, P., Roggo, S. et al. (2007). The scaffold tree – visualization of the scaffold universe by hierarchical scaffold classification. *J. Chem. Inf. Model.* 47 (1): 47–58.
143 Renner, S., van Otterlo, W.A.L., Dominguez Seoane, M. et al. (2009). Bioactivity-guided mapping and navigation of chemical space. *Nat. Chem. Biol.* 5 (8): 585–592.
144 Wetzel, S., Klein, K., Renner, S. et al. (2009). Interactive exploration of chemical space with Scaffold Hunter. *Nat. Chem. Biol.* 5 (8): 581–583.
145 Schäfer, T., Kriege, N., Humbeck, L. et al. (2017). Scaffold Hunter: a comprehensive visual analytics framework for drug discovery. *J. Cheminf.* 9 (1): 28.
146 Hsu, K.-H., Su, B.-H., Tu, Y.-S. et al. (2016). Mutagenicity in a molecule: identification of core structural features of mutagenicity using a scaffold analysis. *PLoS One* 11 (2): e0148900.
147 Yongye, A.B. and Medina-Franco, J.L. (2013). Toward an efficient approach to identify molecular scaffolds possessing selective or promiscuous compounds. *Chem. Biol. Drug Des.* 82 (4): 367–375.
148 Varin, T., Gubler, H., Parker, C.N. et al. (2010). Compound set enrichment: a novel approach to analysis of primary HTS data. *J. Chem. Inf. Model.* 50 (12): 2067–2078.

149 Varin, T., Schuffenhauer, A., Ertl, P., and Renner, S. (2011). Mining for bioactive scaffolds with scaffold networks: improved compound set enrichment from primary screening data. *J. Chem. Inf. Model.* 51 (7): 1528–1538.

150 van Hattum, H. and Waldmann, H. (2014). Biology-oriented synthesis: harnessing the power of evolution. *J. Am. Chem. Soc.* 136 (34): 11853–11859.

151 Lo, Y.-C., Rensi, S.E., Torng, W., and Altman, R.B. (2018). Machine learning in chemoinformatics and drug discovery. *Drug Discovery Today* 23 (8): 1538–1546.

152 Wold, S., Albano, C., Dunn, W.J. et al. (1984). Multivariate data analysis in chemistry. In: *Chemometrics: Mathematics and Statistics in Chemistry* (ed. B.R. Kowalski), 17–95. Dordrecht: Springer Netherlands.

153 Dunn, W.J. III,, Wold, S., Edlund, U. et al. (1984). Multivariate structure-activity relationships between data from a battery of biological tests and an ensemble of structure descriptors: the PLS method. *Quant. Struct.-Act. Relat.* 3 (4): 131–137.

154 Cortes, C. and Vapnik, V. (1995). Support-vector networks. *Mach. Learn.* 20 (3): 273–297.

155 Chen, B., Sheridan, R.P., Hornak, V., and Voigt, J.H. (2012). Comparison of random forest and Pipeline Pilot Naïve Bayes in prospective QSAR predictions. *J. Chem. Inf. Model.* 52 (3): 792–803.

156 Svetnik, V., Liaw, A., Tong, C. et al. (2003). Random forest: a classification and regression tool for compound classification and QSAR modeling. *J. Chem. Inf. Comput. Sci.* 43 (6): 1947–1958.

157 LeCun, Y., Bengio, Y., and Hinton, G. (2015). Deep learning. *Nature* 521 (7553): 436–444.

158 Schmidhuber, J. (2015). Deep learning in neural networks: an overview. *Neural Netw.* 61: 85–117.

159 Mayr, A., Klambauer, G., Unterthiner, T. et al. (2018). Large-scale comparison of machine learning methods for drug target prediction on ChEMBL. *Chem. Sci.* 9 (24): 5441–5451.

160 Murtazalieva, K.A., Druzhilovskiy, D.S., Goel, R.K. et al. (2017). How good are publicly available web services that predict bioactivity profiles for drug repurposing? *SAR QSAR Environ. Res.* 28 (10): 843–862.

161 Lagunin, A., Stepanchikova, A., Filimonov, D., and Poroikov, V. (2000). PASS: Prediction of activity spectra for biologically active substances. *Bioinformatics* 16 (8): 747–748.

162 Zakharov, A.V., Lagunin, A.A., Filimonov, D.A., and Poroikov, V.V. (2012). Quantitative prediction of antitarget interaction profiles for chemical compounds. *Chem. Res. Toxicol.* 25 (11): 2378–2385.

163 Pogodin, P.V., Lagunin, A.A., Filimonov, D.A., and Poroikov, V.V. (2015). PASS targets: ligand-based multi-target computational system based on a public data and naïve Bayes approach. *SAR QSAR Environ. Res.* 26 (10): 783–793.

164 Awale, M. and Reymond, J.-L. (2019). Polypharmacology browser PPB2: target prediction combining nearest neighbors with machine learning. *J. Chem. Inf. Model.* 59 (1): 10–17.

165 Simonin, C., Awale, M., Brand, M. et al. (2015). Optimization of TRPV6 calcium channel inhibitors using a 3D ligand-based virtual screening method. *Angew. Chem. Int. Ed.* 54 (49): 14748–14752.

166 PPB2. ppb2.gdb.tools (last accessed 11 February 2019).

167 Xia, X., Maliski, E.G., Gallant, P., and Rogers, D. (2004). Classification of kinase inhibitors using a Bayesian model. *J. Med. Chem.* 47 (18): 4463–4470.

168 Bender, A. (2011). Bayesian methods in virtual screening and chemical biology. In: *Chemoinformatics and Computational Chemical Biology* (ed. J. Bajorath), 175–196. Totowa, NJ: Humana Press.

169 Bender, A., Jenkins, J.L., Glick, M. et al. (2006). "Bayes affinity fingerprints" improve retrieval rates in virtual screening and define orthogonal bioactivity space: when are multitarget drugs a feasible concept? *J. Chem. Inf. Model.* 46 (6): 2445–2456.

170 Kauvar, L.M., Higgins, D.L., Villar, H.O. et al. (1995). Predicting ligand binding to proteins by affinity fingerprinting. *Chem. Biol.* 2 (2): 107–118.

171 Martin, E., Mukherjee, P., Sullivan, D., and Jansen, J. (2011). Profile-QSAR: a novel meta-QSAR method that combines activities across the kinase family to accurately predict affinity, selectivity, and cellular activity. *J. Chem. Inf. Model.* 51 (8): 1942–1956.

172 Martin, E. and Mukherjee, P. (2012). Kinase-kernel models: accurate in silico screening of 4 million compounds across the entire human kinome. *J. Chem. Inf. Model.* 52 (1): 156–170.

173 Mukherjee, P. and Martin, E. (2012). Profile-QSAR and Surrogate AutoShim protein-family modeling of proteases. *J. Chem. Inf. Model.* 52 (9): 2430–2440.

174 Martin, E.J., Polyakov, V.R., Tian, L., and Perez, R.C. (2017). Profile-QSAR 2.0: kinase virtual screening accuracy comparable to four-concentration IC_{50}s for realistically novel compounds. *J. Chem. Inf. Model.* 57 (8): 2077–2088.

175 Martin, E.J., Polyakov, V., and Tian, L. (2017). Deep learning profile-QSAR 2.0 IC_{50} predictions as accurate as 4-pt IC_{50}s: applications to polypharmacology; Abstracts of Papers of The American Chemical Society, 253

176 Merget, B., Turk, S., Eid, S. et al. (2017). Profiling prediction of kinase inhibitors: toward the virtual assay. *J. Med. Chem.* 60 (1): 474–485.

177 Baringhaus, K.H., Hessler, G., Matter, H., and Schmidt, F. (2013). Development and applications of global ADMET models. In: *Chemoinformatics for Drug Discovery* (ed. J. Bajorath), 245–265. Hoboken, NJ: Wiley.

178 Aha, D.W., Kibler, D., and Albert, M.K. (1991). Instance-based learning algorithms. *Mach. Learn.* 6 (1): 37–66.

179 Quinlan, R. (1998). Learning with continuous classes. Proceedings of Australian Joint Conference on Artificial Intelligence.

180 Data Mining with Cubist. RuleQuest Research Pty Ltd. Computer software: https://www.rulequest.com/cubist-info.html.

181 Matter, H., Anger, L.T., Giegerich, C. et al. (2012). Development of in silico filters to predict activation of the pregnane X receptor (PXR) by structurally diverse drug-like molecules. *Bioorg. Med. Chem.* 20 (18): 5352–5365.

182 Butina, D. and Gola, J.M.R. (2003). Modeling aqueous solubility. *J. Chem. Inf. Comput. Sci.* 43 (3): 837–841.

183 Sheridan, R.P., Feuston, B.P., Maiorov, V.N., and Kearsley, S.K. (2004). Similarity to molecules in the training set is a good discriminator for prediction accuracy in QSAR. *J. Chem. Inf. Comput. Sci.* 44 (6): 1912–1928.

184 Certara (2018). UNITY Chemical Information Software. St. Lous, MO.

185 Rasmussen, C.E. and Williams, C.K.I. (2006). Gaussian processes for machine learning. In: *Adaptive Computation and Machine Learning* (ed. T. Dietterich). Cambridge, MA: MIT Press.

186 Obrezanova, O., Csányi, G., Gola, J.M.R., and Segall, M.D. (2007). Gaussian processes: a method for automatic QSAR modeling of ADME properties. *J. Chem. Inf. Model.* 47 (5): 1847–1857.

187 Reutlinger, M., Rodrigues, T., Schneider, P., and Schneider, G. (2014). Combining on-chip synthesis of a focused combinatorial library with computational target prediction reveals imidazopyridine GPCR ligands. *Angew. Chem. Int. Ed.* 53 (2): 582–585.

188 Bieler, M., Reutlinger, M., Rodrigues, T. et al. (2016). Designing multi-target compound libraries with Gaussian process models. *Mol. Inf.* 35 (5): 192–198.

189 Ma, J., Sheridan, R.P., Liaw, A. et al. (2015). Deep neural nets as a method for quantitative structure–activity relationships. *J. Chem. Inf. Model.* 55 (2): 263–274.

190 Mayr, A., Klambauer, G., Unterthiner, T., and Hochreiter, S. (2016). DeepTox: toxicity prediction using deep learning. *Front. Environ. Sci.* 3: 80.

191 Wenzel, J., Matter, H., and Schmidt, F. (2019). Predictive multitask deep neural network models for ADME-tox properties: learning from large data sets. *J. Chem. Inf. Model.* https://doi.org/10.1021/acs.jcim.8b00785 53 (3): 1253–1268.

192 Bosc, N., Wroblowski, B., Meyer, C., and Bonnet, P. (2017). Prediction of protein kinase–ligand interactions through 2.5D kinochemometrics. *J. Chem. Inf. Model.* 57 (1): 93–101.

193 Öztürk, H., Özgür, A., and Ozkirimli, E. (2018). DeepDTA: deep drug-target binding affinity prediction. *Bioinformatics* 34 (17): i821–i829.

194 Feng, Q., Dueva, E., Cherkasov, A., and Ester, M. (2018). PADME: A Deep Learning-based Framework for Drug-Target Interaction Prediction. *arXiv:1807.09741.*

195 Gao, K.Y., Fokoue, A., Luo, H. et al. (2018). Interpretable drug target prediction using deep neural representation. Proceedings of the 27th International Joint Conference on Artificial Intelligence, p. 3371–3377.

196 Petrone, P.M., Simms, B., Nigsch, F. et al. (2012). Rethinking molecular similarity: comparing compounds on the basis of biological activity. *ACS Chem. Biol.* 7 (8): 1399–1409.

197 Cortes Cabrera, A. and Petrone, P.M. (2018). Optimal HTS fingerprint definitions by using a desirability function and a genetic algorithm. *J. Chem. Inf. Model.* 58 (3): 641–646.

198 Riniker, S., Wang, Y., Jenkins, J.L., and Landrum, G.A. (2014). Using information from historical high-throughput screens to predict active compounds. *J. Chem. Inf. Model.* 54 (7): 1880–1891.

199 Sturm, N., Sun, J., Vandriessche, Y. et al. (2018). Application of bioactivity profile-based fingerprints for building machine learning models. https://doi.org/10.26434/chemrxiv.6969584.v1.

200 Cortes Cabrera, A., Lucena-Agell, D., Redondo-Horcajo, M. et al. (2016). Aggregated compound biological signatures facilitate phenotypic drug discovery and target elucidation. *ACS Chem. Biol.* 11 (11): 3024–3034.

201 De Wolf, H., Cougnaud, L., Van Hoorde, K. et al. (2018). High-throughput gene expression profiles to define drug similarity and predict compound activity. *Assay Drug Dev. Tech.* 16 (3): 162–176.

202 Subramanian, A., Narayan, R., Corsello, S.M. et al. (2017). A next generation connectivity map: L1000 platform and the first 1,000,000 profiles. *Cell* 171 (6): 1437–1452.e17.

203 Simm, J., Klambauer, G., Arany, A. et al. (2018). Repurposing high-throughput image assays enables biological activity prediction for drug discovery. *Cell Chem. Biol.* 25 (5): 611–618.e3.

204 Gustafsdottir, S.M., Ljosa, V., Sokolnicki, K.L. et al. (2013). Multiplex cytological profiling assay to measure diverse cellular states. *PLoS One* 8 (12): e80999.

205 Simm, J., Arany, A., Zakeri, P. et al. (2015). Macau: Scalable Bayesian Multi-Relational Factorization with Side Information using MCMC. https://arxiv.org/abs/1509.04610v2.

206 Rodrigues, T., Reker, D., Welin, M. et al. (2015). De novo fragment design for drug discovery and chemical biology. *Angew. Chem. Int. Ed.* 54 (50): 15079–15083.

207 Artis, D.R., Lin, J.J., Zhang, C. et al. (2009). Scaffold-based discovery of indeglitazar, a PPAR pan-active anti-diabetic agent. *Proc. Natl. Acad. Sci. U.S.A.* 106 (1): 262–267.

208 Byrne, R. and Schneider, G. (2019). In silico target prediction for small molecules. In: *Systems Chemical Biology: Methods and Protocols* (eds. S. Ziegler and H. Waldmann), 273–309. New York: Springer.

209 Huang, H., Zhang, G., Zhou, Y. et al. (2018). Reverse screening methods to search for the protein targets of chemopreventive compounds. *Front. Chem.* 6 (138): 1–28.

210 Somody, J.C., MacKinnon, S.S., and Windemuth, A. (2017). Structural coverage of the proteome for pharmaceutical applications. *Drug Discovery Today* 22 (12): 1792–1799.

211 Sturm, N., Desaphy, J., Quinn, R.J. et al. (2012). Structural insights into the molecular basis of the ligand promiscuity. *J. Chem. Inf. Model.* 52 (9): 2410–2421.

212 Patel, H., Lucas, X., Bendik, I. et al. (2015). Target fishing by cross-docking to explain polypharmacological effects. *ChemMedChem* 10 (7): 1209–1217.

213 Warren, G.L., Do, T.D., Kelley, B.P. et al. (2012). Essential considerations for using protein–ligand structures in drug discovery. *Drug Discovery Today* 17 (23): 1270–1281.

214 Ilatovskiy, A.V., Kufareva, I., and Abagyan, R. (2011). Pocketome: an encyclopedia of small-molecule binding sites in 4D. *Nucleic Acids Res.* 40 (D1): D535–D540.

215 PockeTome. http://ablab.ucsd.edu/POCKETOME (last accessed 12 February 2019).

216 Bhagavat, R., Sankar, S., Srinivasan, N., and Chandra, N. (2018). An augmented pocketome: detection and analysis of small-molecule binding pockets in proteins of known 3D structure. *Structure* 26 (3): 499–512.e2.

217 Schomburg, K.T., Bietz, S., Briem, H. et al. (2014). Facing the challenges of structure-based target prediction by inverse virtual screening. *J. Chem. Inf. Model.* 54 (6): 1676–1686.

218 Kim, S.S., Aprahamian, M.L., and Lindert, S. (2019). Improving inverse docking target identification with Z-score selection. *Chem. Biol. Drug Des.* 0 (0): 1–12.

219 Zhang, H., Li, H., Jiang, H. et al. (2006). TarFisDock: a web server for identifying drug targets with docking approach. *Nucleic Acids Res.* 34 (Suppl. 2): W219–W224.

220 Peragovics, Á., Simon, Z., Brandhuber, I. et al. (2012). Contribution of 2D and 3D structural features of drug molecules in the prediction of drug profile matching. *J. Chem. Inf. Model.* 52 (7): 1733–1744.

221 Simon, Z., Peragovics, Á., Vigh-Smeller, M. et al. (2012). Drug effect prediction by polypharmacology-based interaction profiling. *J. Chem. Inf. Model.* 52 (1): 134–145.

222 Végner, L., Peragovics, Á., Tombor, L. et al. (2013). Experimental confirmation of new drug–target interactions predicted by drug profile matching. *J. Med. Chem.* 56 (21): 8377–8388.

223 Srinivasan, B., Zhou, H., Kubanek, J., and Skolnick, J. (2014). Experimental validation of FINDSITE(comb) virtual ligand screening results for eight proteins yields novel nanomolar and micromolar binders. *J. Cheminf.* 6: 16.

224 Dai, Y.-F. and Zhao, X.-M. (2015). A survey on the computational approaches to identify drug targets in the postgenomic era. *BioMed Res. Int.* 2015: 1–9.

225 Pan, Y., Cheng, T., Wang, Y., and Bryant, S.H. (2014). Pathway analysis for drug repositioning based on public database mining. *J. Chem. Inf. Model.* 54 (2): 407–418.

226 Gehlenborg, N., O'Donoghue, S.I., Baliga, N.S. et al. (2010). Visualization of omics data for systems biology. *Nat. Methods* 7 (3s): S56–S68.

227 Smoot, M.E., Ono, K., Ruscheinski, J. et al. (2011). Cytoscape 2.8: new features for data integration and network visualization. *Bioinformatics (Oxford, England)* 27 (3): 431–432.

228 Cytoscape. http://www.cytoscape.org (last accessed 31 January 2019).

229 Fechner, N., Papadatos, G., Evans, D. et al. (2012). ChEMBLSpace—a graphical explorer of the chemogenomic space covered by the ChEMBL database. *Bioinformatics* 29 (4): 523–524.

230 Wang, J.L., Limburg, D., Graneto, M.J. et al. (2010). The novel benzopyran class of selective cyclooxygenase-2 inhibitors. Part 2: The second clinical candidate having a shorter and favorable human half-life. *Bioorg. Med. Chem. Lett.* 20 (23): 7159–7163.

231 Szklarczyk, D., Santos, A., von Mering, C. et al. (2016). STITCH 5: augmenting protein-chemical interaction networks with tissue and affinity data. *Nucleic Acids Res.* 44 (D1): D380–D384.

232 STITCH. http://stitch.embl.de (last accessed 31 January 2019).

233 Yıldırım, M.A., Goh, K.-I., Cusick, M.E. et al. (2007). Drug—target network. *Nat. Biotechnol.* 25: 1119–1126.

234 Yao, L. and Rzhetsky, A. (2008). Quantitative systems-level determinants of human genes targeted by successful drugs. *Genome Res.* 18 (2): 206–213.

235 Zhao, S. and Li, S. (2010). Network-based relating pharmacological and genomic spaces for drug target identification. *PLoS One* 5 (7): e11764.

236 Knight, Z.A., Lin, H., and Shokat, K.M. (2010). Targeting the cancer kinome through polypharmacology. *Nat. Rev. Cancer* 10 (2): 130–137.

237 Achenbach, J., Tiikkainen, P., Franke, L., and Proschak, E. (2011). Computational tools for polypharmacology and repurposing. *Future Med. Chem.* 3 (8): 961–968.

238 Xie, L., Evangelidis, T., Xie, L., and Bourne, P.E. (2011). Drug discovery using chemical systems biology: weak inhibition of multiple kinases may contribute to the anti-cancer effect of nelfinavir. *PLoS Comput. Biol.* 7 (4): e1002037.

239 Azmi, A.S. (2012). Network pharmacology for cancer drug discovery: are we there yet? *Future Med. Chem.* 4 (8): 939–941.

240 Campillos, M., Kuhn, M., Gavin, A.-C. et al. (2008). Drug target identification using side-effect similarity. *Science* 321 (5886): 263–266.

241 Kuhn, M., Campillos, M., González, P. et al. (2008). Large-scale prediction of drug–target relationships. *FEBS Lett.* 582 (8): 1283–1290.

242 Kuhn, M., Campillos, M., Letunic, I. et al. (2010). A side effect resource to capture phenotypic effects of drugs. *Mol. Syst. Biol.* 6: 343.

243 Kuhn, M., Letunic, I., Jensen, L.J., and Bork, P. (2015). The SIDER database of drugs and side effects. *Nucleic Acids Res.* 44 (D1): D1075–D1079.

244 Mervin, L.H., Afzal, A.M., Drakakis, G. et al. (2015). Target prediction utilising negative bioactivity data covering large chemical space. *J. Cheminf.* 7: 51–51.

245 Sheridan, R.P. (2013). Time-split cross-validation as a method for estimating the goodness of prospective prediction. *J. Chem. Inf. Model.* 53 (4): 783–790.

246 Ripphausen, P., Stumpfe, D., and Bajorath, J. (2012). Analysis of structure-based virtual screening studies and characterization of identified active compounds. *Future Med. Chem.* 4 (5): 603–613.

第 11 章

生物信息学方法在作用机制理解中的应用

11.1 引言：生物信息学介绍

生物信息学（bioinformatics）是当今药物发现与开发的一个成熟领域。其促进并加速了药物靶点的识别及候选药物的筛选和优化等过程，也有助于表征副作用、不良反应和耐药性[1]。生物信息学可以被看作是一门交叉学科，因为其将生物数据的使用与其他科学相结合，如统计学、数学和计算机科学。随着机器学习技术的进步，数据库中高通量数据的存储越来越多，这对生物信息学领域和药物发现过程产生了重大影响[2]。

生物信息学领域使用各种高通量数据，包括基因组学（genomics）、转录组学（transcriptomics）、蛋白质组学（proteomics），以及基于图像的数据等，这些数据有助于药物的发现过程。生物信息学对药物发现的主要贡献包括：了解疾病及其遗传背景之间的联系，识别可以恢复正常细胞功能的药物靶点，了解作用机制（mehcnaism of action，MoA），以及预测对靶点有活性的化合物（靶点预测）。本章将重点关注第三个贡献和三种不同的高通量数据（转录组学、通路和基于图像的数据）（图 11.1）。

在本节中，将解释几个关键概念。首先是作用机制（MoA）与作用模式（mode of action）的概念，然后是靶点预测的概念，最后是多层次信息在理解 MoA 和靶点预测研究中的应用。

11.1.1 相关定义：作用机制与作用模式

药物发现过程中的主要挑战之一，是治疗性化合物的开发及对其药理活性 MoA 的理解。当某一化合物干扰生物系统时，其通过与不同类型的生物大分子和生化通路相互作用，进而引起生理、化学和功能的变化[3,4]。这些变化旨在恢复由疾病引起的人体生物系统功能失调[5]。为了更好地理解功能障碍是如何恢复的，首先要了解化合物 / 药物对生物系统的影响，其次要了解这些影响是如何由生化相互作用引起的。这两个概念分别被称为作用模式和 MoA，具有不同的生物学解释。

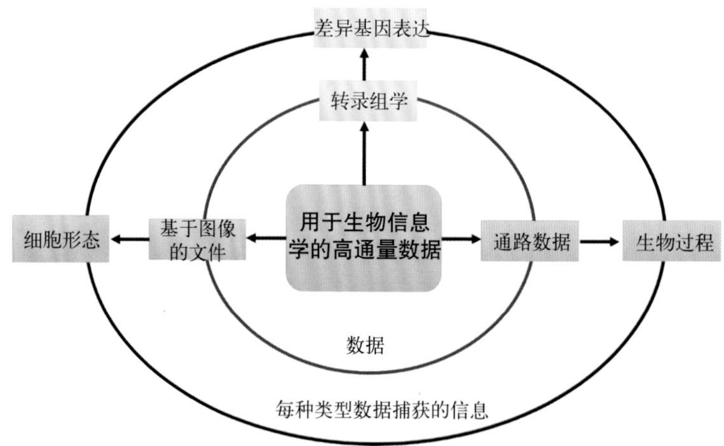

图 11.1　三种类型的高通量数据及其生物学意义

MoA 与作用模式的区别在于，MoA 是指药物给药后分子与特定蛋白质靶点或靶点相互作用而产生的生物反应，是指分子水平上的功能变化 [6]。而作用模式是指化合物使用时在细胞水平上观察到的变化。这两个术语通常可以互换使用，通常指的是药物相互作用并产生效果的方式。

11.1.2　MoA 和靶点预测在药物发现过程中的重要性

药物发现过程的早期阶段通常涉及通过表型筛选或分子靶点筛选对分子库进行筛选，以识别相关的生物活性化合物 [7]。在这两种情况下，理解化合物的 MoA 都非常重要。简言之，基于分子靶点的筛选也称为“反向化学遗传学”(reverse chemical genetics)[8]，其从已知且经过确证的疾病靶点开始。使用高通量筛选（high-throughput screening, HTS）方法对化学库进行筛选，识别靶点的结合物，并以适当的方式调节靶点 [7,8]。另外，表型筛选也称为“正向化学遗传学”（forward chemical genetics）[8]，对化合物进行表型测试筛选，以识别在与疾病相关的器官、模型生物和细胞中引起响应的化合物 [9]，并期望这种响应在治疗上是有益的。两种筛选方法都具有各自的优点和局限性，通常筛选方法的选择取决于所研究的疾病 [10]。在这两种情况下，了解化合物的 MoA 都是很重要的。

理解化合物 MoA 的一种方法是识别其结合的靶点或靶点本身，这些信息可以促进药物的发现过程。靶点确证不充分及随后针对该靶点的分子靶向筛选，与Ⅱ期和Ⅲ期临床试验的高失败率密切相关 [11]。具体原因是，只有在药物发现的后期阶段，化合物的功效及其非靶向效应才会被完全理解 [6]。在对药物Ⅱ期和Ⅲ期临床试验失败因素的分析中发现，药物疗效不足是导致失败的首要原因 [12]。因此，理解化合物的 MoA 可以为药效和潜在的脱靶效应提供早期预警，这可能是临床试验中需要关注的问题。表型筛选是当前药物发现中采用的另一种活性化合物鉴定策略 [9]。其提供了有关筛选化合物对复杂生物系统影响的理解。然而，表型筛选并不考虑生物靶点的信息。表型筛选的一个显著缺点是缺乏精确的 MoA 信息。只要安全有效，药物可以在不完全理解 MoA 或分子靶点的情况下获得 FDA 的批准 [13]。然而，MoA 的解码和理解可以帮助改进下一代化合物的设计，以减少副作用和不良反应，并在临床试验中实现更有针对性和精确的患者分层 [7]。

虽然识别化合物的 MoA 和分子靶点是药物发现过程中的主要障碍 [14]，但事先了解化合物的 MoA 可以促进和加速药物的发现，并了解潜在的脱靶效应。因此，了解药物产生药理作用的机制是非常重要的，因为这些信息可为开发具有已知靶向作用和脱靶效应的治疗药物开辟道路。

11.1.3 MoA 与靶点预测中的不同层次信息

靶点预测被认为是了解化合物 MoA 的一种方法，通常使用计算方法来推断化合物的蛋白质靶点。研究人员在蛋白质靶点水平上对 MoA 进行了广泛的研究，通过生物活性数据预测靶点 [15]，最终目的是阐明药物的 MoA 和可能的脱靶效应 [16]。这些方法背后的基本原理依赖于这样一种假设：结构相似的化合物更有可能表现出相似的性质 [17]。然而，由于生物体功能紊乱（即疾病）过程中的复杂生物学过程 [18]，以及化合物表现出的广泛活性可能超出生物活性效应，这一假设并不总是成立。功能紊乱可以发生在生物系统的不同层次，如基因表达、生物通路和蛋白质。例如，结构相似的两种化合物，抗糖尿病药罗格列酮（rosiglitazone）和曲格列酮（troglitazone），由于不同的 MoA，展示出截然不同的副作用谱 [18]。

人体生物学是高度复杂的，使得开发安全有效的药物具有很大的挑战 [19]。因此，现代药物发现已经从经典的“单一靶点”方法扩展至对化合物的多向药理学、基因表达和生物通路活性的理解。生物信息学方法可以利用高通量生物分析（如基因表达）的多层次信息和机器学习技术促进对 MoA 理解，以揭示小分子与生物系统之间未被探索的联系和相互作用（图 11.2）。基因表达数据、生物通路及基于图像的数据和方法将在下文中进一步讨论。

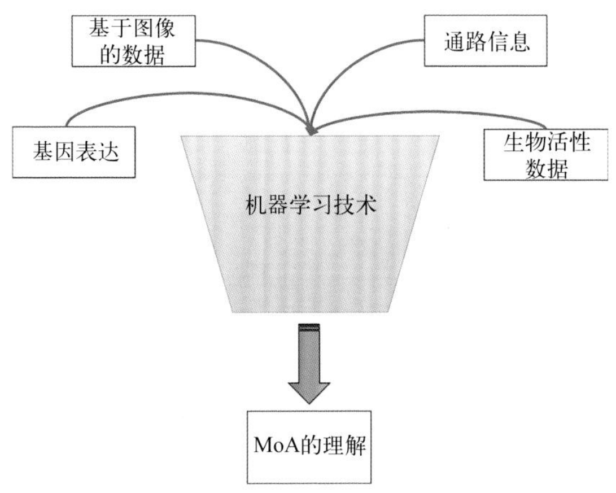

图 11.2 利用不同层次的信息来更好地理解化合物 MoA

11.2 转录组学数据和数据库

11.2.1 转录过程的生物学背景

分子生物学中的“中心法则”（central dogma）是基于这样的原理：基因编码mRNA，随后在核糖体中翻译生成蛋白质。这可以定义为将潜在的遗传信息与蛋白质调控及其临床病理学效应相关联的一种生物信息流[20,21]。因此，转录组学指的是基因组在特定细胞系或特定情况下产生的转录本/mRNA转录物的研究[19]，可以作为理解化合物在生物系统中作用的中间信息源。从mRNA转录物数量中获得的信息，可以揭示在mRNA水平上扰动和化合物对蛋白质控制的影响。化合物的差异基因表达谱（对照和处理样本之间的差异）可以被视为其MoA的另一个指标，因为其提供了干扰或化合物处理后细胞的整体图像。但是，化合物的基因表达谱有一定的缺点。基因表达是一个层面的信息，单独考虑可能没有意义，或者基因表达信号可能存在噪声。因此，需要综合考虑这两个因素[22]。此外，不同的基因可以在不同的时间点被调控。例如，在一项两种结构相似化合物［长春新碱（vincristine）和长春地辛（vindesine），谷本系数（Tanimoto coefficient）为0.91］的研究中，这两个化合物在同一细胞系（A549）和相同剂量（10 mmol/L）下进行测试，但干扰时间不同（6 h和24 h）。当干扰时间为24 h时，两种化合物有相似的基因表达谱；但当干扰时间为6 h时，基因表达谱则不同[18]。原因是基因在不同的时间点被调控，在这个特定情况下，两种药物的靶点拓扑异构酶2α（topoisomerase 2 α，TOP2α）在细胞处理24 h后下调，而在6 h后该靶点不受影响。

基因组范围内的转录反应表达谱分析，已在探索生物活性化合物的MoA方面受到越来越多的关注[5]。原因是具有比较生物学性质（comparative biological properties）的化合物可能在其MoA方面具有一定的相似性，因此具有相似基因表达谱的化合物可能具有相似的MoA[21,23]。因此，近年来已建立了化合物诱导的基因表达库并使其不断完善，目前基因表达数据已经可以在公共数据库中进行比较。有两个数据库中包含经过数千种化学物质培养处理细胞系的转录组谱，并被广泛用作参考数据集。这两个数据库分别是基因表达关联性图谱（Connectivity Map，CMap）数据库和基于集成网络的细胞特征文库（Library of Integrated Network-Based Cellular Signatures，LINCS），具体细节将在后文中进行描述。

11.2.2 基因表达关联性图谱数据库

CMap是由Lamb等于2006年开发的一个网络工具，目的是满足将疾病、生理过程和小分子治疗药物作用相关联的需要[24]。CMap的目的是通过转录组特征描述生物状态（生理状态、疾病状态或由化学物质引起的状态）来帮助解决相关问题，以确定与转录组水平扰动相关的疾病或药物相关特征[25]。

CMap的开发分为两个阶段：Build 1和Build 2。产生数据的实验是在各种细胞系中进行的，并使用各种干扰因素，如不同剂量和不同的扰动时间点。Build1包括来自 165 种药物、5 种细胞系、42 种剂量，以及 2 种扰动时间下的 455 个处理对照对。Build2 是第一阶段的扩大，包括来自 1309 种化合物、156 种剂量，以及 Build1 中相同数量的细胞系和扰动时间下的 6100 个处理对照对。

11.2.2.1　CMap 在 MoA 解码中的应用

CMap 的数据和结果已广泛用于化合物 MoA 的阐明，相关方法总结如下。

方法 1：与化合物基因表达的联系

这种方法是将化合物的基因表达谱提交至 CMap，并确定基因表达谱相似的化合物，从而获得 MoA 相似化合物的假设。这一想法是基于这样的假设：即使其作用于不同的细胞靶点，具有相似基因表达谱的化合物也可能具有相似的 MoA[23,26]。在生物分析中表现相似的化合物应具有相似的 MoA[8]。通过比较查询化合物与 CMap 中化合物基因表达的相似性，可以确定现有药物或新药物的新相互作用。这一假设可以在体外或体内试验中进行确证。表 11.1 总结了该方法的应用实例。

表 11.1　CMap 应用实例总结：理解化合物 MoA 或药物再定位

化合物	适应证	作用机制	实验确证	参考文献
雷公藤红素（celastrol）和葛杜宁（gedunin）	前列腺癌	一种抑制前列腺癌细胞雄激素受体 (AR) 激活的 HSP90 抑制剂	体外	[24]
新型化合物 F05 和 PhPAP	神经元再生	拮抗钙调蛋白信号转导	体内	[27]
N-((8- 羟基 -7- 喹啉基)(4- 甲基苯基) 甲基) 苯甲酰胺（HQBA）	乳腺癌	具有螯合活性，可任意模拟缺氧反应	体外、体内（啮齿动物）	[28]
VLX 50	卵巢癌	一种具有肿瘤选择性的铁螯合剂	体外、体内（啮齿动物）	[29]
b-AP15	骨髓性白血病	被鉴定为蛋白酶体抑制剂，在癌症治疗中显示出去泛素化活性	体外、体内（啮齿动物）	[30]
甲硫哒嗪（thioridazine）	卵巢癌	被鉴定为卵巢癌细胞 P13K/AKT 通路的抑制剂	体外	[31]
环氧蒽醌衍生物	神经母细胞瘤	被鉴定为 DNA 拓扑异构酶抑制剂	体外	[32]
多肽：Ac2-26	炎症	显示出与抗炎治疗的转录相似性	无	[33]

CMap 证明了在识别和生成未充分研究化合物［如雷公藤红素（celastrol）和葛杜宁（gedunin）］MoA 假设方面非常有效。基于基因表达的高通量小分子筛选方法，发现两化合物能够抑制下调前列腺癌细胞中雄激素受体（androgen receptor，AR）激活的基因表达[24,34]。化合物的基因表达特征被提交至 CMap，发现与三种已知的 HSP90 抑制剂有很高的关联评分，尽管其与这三种化合物的化学相似性很低。因此，研究人员

提出了雷公藤红素和葛杜宁可能潜在地发挥 HSP90 抑制剂的作用。AR 的稳定性依赖于 HSP90 活性，因此进一步的体外试验证实了雷公藤红素和葛杜宁能消除 LNCaP 和 Ba/F3 细胞系中的 AR 蛋白 -HSP90 相互作用蛋白。

另一个利用 CMap 来更好理解化合物 MoA 和药物再利用的是有关新化合物 F05 的实例。F05 被认为是一种能促进轴突（即神经元）再生的药物，可用于治疗中枢神经系统损伤[35]。因此，F05 被提交至 CMap 以确定额外的神经再生促进化合物[27]。尽管在化学结构上不相似，但 CMap 确定的化合物具有与提交化合物相似的基因表达谱。所有确定的化合物都属于相同的抗精神病药物亚类，称为哌嗪吩噻嗪类抗精神病药物（piperazine phenothiazine antipsychotics，PhPAP）。药理学研究还表明，这类抗精神病药通过拮抗钙调蛋白信号转导促进再生。因此，CMap 提供了 PhPAP 可能用于神经再生的见解和建议，并认为抑制钙调质信号可以作为促进神经再生的新方法。

在另一个案例中，CMap 被用作附加的独立方法，以更好地理解 *N*-((8- 羟基 -7- 喹啉基)(4- 甲苯基) 甲基) 苯甲酰胺（HQBA）的 MoA，该化合物在乳腺癌模型中显示出较强活性[28]。以 HQBA 处理 MCF7 细胞系 6 h，将基因表达谱提交至 CMap，确定了 4 个转录相似性高（而不是化学相似性）的化合物，其中 2 个是已知的铁螯合剂。随后，假设 HQBA 可能具有类似缺氧反应的螯合活性，并在体内和体外试验中得到确证。在 CMap 的类似使用中，化合物 VLX 50 被确定为具有肿瘤选择性活性的铁螯合剂。在类似的研究方法中，抗精神病药物甲硫哒嗪（thioridazine）被确定为卵巢癌细胞中磷脂酰肌醇 -3′- 激酶（phosphatidylinositol-3′-kinase，P13K/AKT）通路的抑制剂[31]。表 11.1 列举了基于 CMap 的代表性实例[32,33]。

CMap 已被视为一种可用于生成化合物潜在 MoA 假设的工具。上述文献中讨论的实例明确地表明，基因表达相似性可用作鉴定 MoA 相似化合物的有力工具。

方法 2：基于药物诱导的基因表达数据以化学结构无关的方式预测小分子靶点

本研究提出了一种新的方法，利用机器学习分类算法从 CMap 中提取化合物的基因表达谱来预测化合物的靶点[36]。对于从 CMap 中提取的化合物，化合物 - 靶点相互作用可从 DrugBank 和 ChEMBL 中获得。首先检测化合物基因表达相似性与化合物化学结构相似性的相关性，然后比较蛋白质表达相似性与靶蛋白序列相似性。结果显示两种病例无相关性。因此，这项工作的假设建立在这样的观察结果之上，即药物诱导的基因表达谱与化合物的化学结构和蛋白质氨基酸序列相比，可以提供不同或补充的信息来源。

目前，可采用两种方法检验 CMap 中的基因表达数据，以研究化合物 - 靶点预测计算方法的性能。第一种是直接法，第二种是化合物 - 靶点预测的分类法。直接法涉及识别基因表达矩阵中与化合物 - 蛋白质对相关的折叠变化值，因为假设观察到受药物影响的基因表达在很大程度上是可变的。然后使用化合物 - 蛋白质对的评分系统来识别高评分的化合物 - 蛋白质对，其中化合物被预测为蛋白质的候选配体。高得分的化合物 - 蛋白质对会被预测为相互作用的化合物 - 蛋白质对的候选对象。第二种方法是一种监督分类方法，使用成对核回归算法，其中定义了化合物的相似性函数和蛋白质的相似性函数。该模型的输入是化合物对之间的相似性评分（化学和转录组相似性）和蛋白质对之间的相似性（氨基酸序列相似性），因此该模型的性能取决于化合物和蛋白质的相似性。具体应用了三种不同的方法：转录组、化合物基因组和整合策略（两者的组合）。

研究人员使用不同的指标来评估模型，结果表明，当测试化合物与训练集在结构上不同时，化学基因组方法的性能较差。转录组相似性方法的情况不同，其性能独立于化合物的化学相似性。此外，根据使用的方法，预测出不同的化合物 - 蛋白质相互作用对的置信度分数较高。更详细而言，化学基因组方法的顶级预测是低底物特异性蛋白，如 CYP 酶；而转录组方法的顶级预测主要是与药物 MoA 相关的蛋白质。因此，可以得出结论，即转录组信息可作为新化学结构化合物靶点预测的实用信息。

11.2.3 基于集成网络的细胞特征文库 LINCS

上述研究显示，CMap 已被证明是阐明 MoA 的有力工具。然而，CMap 有三个局限性，包括化合物和细胞系的数量较少，化学物质的多样性缺失 [37]，以及商业基因表达微阵列的成本较高，这也是 CMap 规模扩大的障碍。因此，博德研究所（Broad Institute）开发了一种新的检测平台，称为“L1000 平台”或“L1000 方法学”，可视为将 CMap 的规模扩大 1000 倍 [37]。LINCS 项目由博德研究所开发，由美国国立卫生研究院（National Institutes of Health，NIH）管理，是一种高通量测量化合物基因表达的新方法 [38]。

L1000 平台对 CMap 进行了扩展，CMap 和 L1000 的比较参见表 11.2。首先，化合物数量从 1309 增加至 19811，包括已知 MoA 的化合物。此外，L1000 平台包含其他生物干扰因子，包括 18493 个小发夹 RNA（small hairpin RNA，shRNA）、3462 个 cDNA、314 个生物制剂，以及总共 41980 个干扰因子，从而为 LINCS 数据库引入了丰富的化学性。其次，CMap 只包含来自 3 种肿瘤细胞系的基因表达数据，而 L1000 平台包含 77 种细胞系。L1000 平台的突破在于其可以比 CMap 以更低成本和高通量方式产生化合物的基因表达谱。

表 11.2 Cmap 和 LINCS L1000 的比较（截至 2018 年 1 月）

项目	CMap	LINCS L1000
小分子的数量	1309	19811
细胞系	3	77
基因表达图谱数量	约 7000	约 1300000

L1000 的假设是，通过测试转录组的简化表示，可以以低成本捕获任何细胞状态 [37]。这一想法在实验中得到了进一步确证。确切而言，来自基因表达综合数据库（Gene Expression Omnibus，GEO）的 12031 个表达谱被用于确定信息转录物的最佳数量，也被称为标志性基因。标志性基因的数量为 978（约 1000），这些基因足以恢复转录组中 82% 的信息 [37]。此外，研究人员还将这种新方法与标准的基因表达谱分析方法 RNA-seq 进行了比较。结果表明，L1000 和 RNA-seq 平台间的图谱具有很强的相似性，

在进一步的 L1000 确证中，这种新的推断方法能以高精度推断 83% 转录物的基因表达。

L1000 数据集被存入 GEO[39]。GEO 包含两个阶段，即 LINCS 第一期（GSE92742）和 LINCS 第二期（GSE70138）。第一阶段代表较早的阶段，第二阶段是较新的版本，博德研究所会定期（每六个月）对其更新，以产生更多的 L1000 数据。博德研究所为 L1000 平台采用的测试结果定义了不同的数据级别。数据存储在 5 个不同的级别，通常使用级别 4 和级别 5，因为其分别代表了 Z 评分（Z-score）和调和 Z 评分（moderated Z-score，MOD-Z）的基因表达 [18]。MOD-Z 可以看作是基因表达特征的降噪表示。

11.2.3.1 LINCS L1000 数据探索

研究人员对 LINCS L1000 数据进行分析，计算每种细胞系和实验条件下的小分子数。在 L1000 数据库中查询化合物时，将其视为具有细胞系、干扰时间点和干扰剂量三个维度的矢量。这三个维度用于查询以 GCTx 格式存储的 L1000 数据。这种格式是 NIH 专门设计的基于 HDF-5 的文件格式，用于高效存储和快速访问密集的数据矩阵及元数据信息 [40]。最密集的数据集（超过 2000 个小分子）的热图如图 11.3 显示。

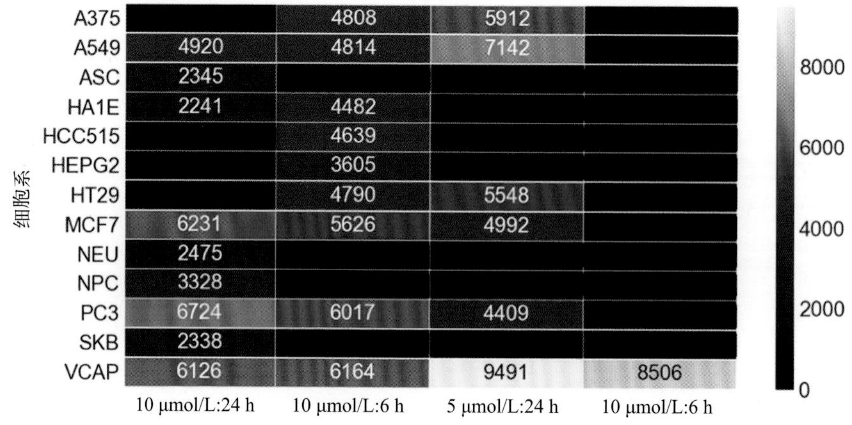

图 11.3 最密集的数据集（超过 2000 种化合物）的热图

数值表示每种细胞系的化合物 / 小分子数量与实验条件（扰动时间和扰动剂量）的关系。微扰剂量以微摩尔（μmol）为单位，微扰时间以小时（h）为单位。如果在细胞系和实验条件的组合中化合物少于 2000 个，则该细胞中不显示任何值

细胞系的选择和实验条件（浓度和时间点）是非常重要的，因为基因表达可以通过改变这三个参数而改变。原因是基因表达的变化高度依赖于生物条件。例如，Chen 等 [18] 对从不同细胞系和实验条件下提取的 11000 个化合物的基因表达数据进行了综合分析。两种结构相似且谷本系数为 0.9 的化合物睾酮（testosterone）和炔诺酮（norethindrone）在人前列腺癌细胞系（VCAP 细胞系）中表现出相似的转录组谱，而在人晚期黑色素瘤细胞系（A375 细胞）中表现出不同的转录组谱。其中，4 个基因仅在 VCAP 细胞系和 A375 细胞系中高度差异化表达。

除细胞系外，干扰时间也是一个重要因素。化合物干扰细胞的持续时间可以影响

基因表达谱，因为如果过早获得信号可能不稳定，而过晚获得基因表达变化可能反映次级和三级反应[24]。因此，MoA 分析的良好干扰时间是 6 h 的早期时间点[24]。此外，扰动剂的浓度也很重要，通常选择 10 mmol/L，因为基于细胞的小分子高通量筛选通常在单个相对较高的 10 mmol/L 浓度下进行[24]。

11.2.3.2 L1000 数据在 MoA 理解中的应用

LINCS 的目标是系统地确定化合物对转录组水平的细胞效应，或者说确定细胞暴露于干扰剂时发生的基因表达变化[41]。其目的是通过广泛的干扰响应特征目录，为具有共享生物学效应的化合物提供重新定位的机会和 MoA 理解的假设[42]。L1000 平台中的大量基因表达数据可以深入了解与生物系统和疾病状态相关的复杂和动态的分子网络及生物过程[42,43]。

方法 1：利用基因表达数据识别潜在的药物靶点

L1000 是一个数据库，可以查询化合物以识别转录活性，揭示化合物 MoA 和靶点基因信息。目标基因经转录和翻译成为蛋白质，药物可以与之结合，所以靶点可以指蛋白质或基因，取决于通路上下游信息[22]。LINCS 数据库包含多种细胞系治疗后和基因敲低（knockdown，KD）后的基因表达谱。在 KD 实验中，一个或多个目标基因的表达降低，随后细胞中的靶蛋白水平减少，这是 shRNA 等试剂处理的结果[44]。来自 LINCS 的 KD 后获得的基因表达谱，可与其他类型的数据一起用于预测药物靶点[22]。例如，Pabon 等开发的方法[22]，他们在多个细胞系中处理后及 KD 实验后，结合其他基因组数据应用基因表达谱。研究中，假设化合物通过抑制靶点对基因表达谱的影响，与以 shRNA 敲低同一靶点的影响相似（图 11.4）。

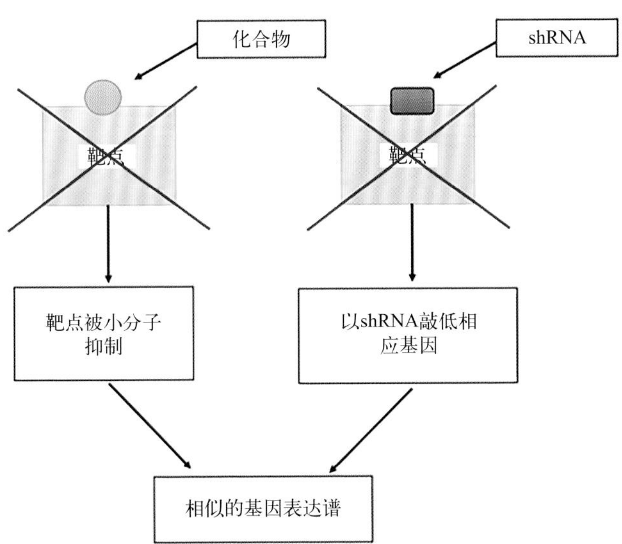

图 11.4 起始假设是：抑制靶点的药物应产生与沉默靶基因相似的网络级效应，因此药物诱导的 mRNA 特征应与药物靶基因或同一通路上基因的敲低特征相关

经 PLOS 授权，引自 Paboon et al.，2018[22]

为了达到这项工作的目的，构建了29个FDA批准的小分子的确证集。这些化合物在LINCS的7个细胞系中进行了测试，其已知靶点位于同一细胞系中的2634个KD基因之中。对KD基因和小分子表达特征之间的表达谱进行皮尔森相关性（Pearson correlation）直接测试。潜在靶点根据直接相关性指标进行排序，并且能够在前100个潜在靶点中预测8/29个确证小分子的已知靶点。然后，将直接相关性特征与额外的细胞特异性蛋白相互作用和基因注释特征相结合，用于训练随机森林（random forest，RF）模型以预测靶点。其他的特征是细胞选择、间接相关性和蛋白质 - 蛋白质相互作用（protein-protein interaction，PPI）表达。创建细胞选择特征是为了反映药物对细胞系的影响，从而反映每种药物的反应表达谱与每种细胞系对照化合物之间的相关性。如果药物在细胞系中具有活性，则预期相关性较小；如果药物是非活性的，则相关性较高。间接相关性和PPI表达特征来自BioGRID和人体蛋白质参考数据库（human protein reference database，HPRD）的PPI信息。间接相关性是一个测试药物响应表达谱与每种基因结合伴侣（从PPI图识别）的KD实验之间相关性的特征。PPI表达或差异表达评分也是根据PPI网络信息计算的一个特征，对每个基因识别结合伴侣，然后计算两个评分：每个靶蛋白的相互作用伴侣的最大和平均绝对值表达水平。

利用这些特征训练RF模型来预测靶点，并对每种药物使用留一法交叉确证（leave-one-out cross validation，LOOCV），这可以在前100个潜在靶点中预测出16/29种药物的已知靶点（准确率为55%），相比直接相关特征取得了提高。这29种化合物在7个细胞系中进行了测试，但这种方法也应该适用于尚未在所有7个细胞系中进行测试的化合物。因此，研究人员在一组152个药物上对模型进行了重新训练，这些药物在4、5、6或7种细胞系上进行了测试，并比较了两种不同的射频方法（“on-the-fly”和“2-level”射频），这两种方法都可以处理缺失的数据。“on-the-fly”方法学习一个药物特异性分类器，该分类器是在同一细胞系的一组药物上进行训练的，而“2-level”射频学习的是在所有152个训练药物特征上进行训练的单一分类器。确切而言，在“on-The-fly”射频中，对于给定的药物i，通过迭代所有152种药物，并选择与药物i在同一细胞系中测试过的化合物。使用“on-the-fly”方法为每种测试药物构建单独的RF。另一方面，在“2-level”射频期间，森林中每棵树的特征随机化过程中添加了额外的步骤。实验中从7个细胞系中随机选择4个，然后找到所有在这些细胞系中测试过的药物，并用其来训练这一棵树。这个过程至少重复3500次，以确保四个细胞系的每个组合都有大约100棵树。“2-level”方法能够准确预测出前100种药物中的63种靶点，而“on-the-fly”方法只能预测出前100种药物中的8种靶点。此外，研究人员进一步将预测分为“成功”和“不成功”，并使用基因本体论（gene ontology，GO）来测试富集程度。结果表明，与跨膜和细胞外靶点相比，细胞内靶点的预测效果更好，因此该信息被编码为一个特征，将1赋值给细胞内基因，将 -1赋值给跨膜和细胞外基因。

最后，研究人员将此预测靶点的新方法应用于1680个LINCS小分子，并预测了104个化合物在其前100个靶点中具有Hsc70相互作用蛋白质的羧基末端（carboxy terminus of Hsc70 interacting protein，CHIP）。这些分子进一步与CHIP的四肽重复（tetratricopeptide repeat，TPR）结构域的代表性结构对接。研究人员目测了最高评分的对接模型，并购买了 6 个化合物进行测试。此外，他们还对 ZINC 数据库执行药物学虚拟筛选，并购买 7 个化合物。ZINC 数据库是一个开源数据库，用于虚拟筛选、配体发现、药物学筛选和力场开发 [45]。这些化合物的实验结果表明，6 个 LINCS 化合物中有 4 个可以明确地降低底物结合，而 7 个 ZINC 化合物中的 3 个在一定程度上降低了底物结合。

在另一项研究中，利用深度学习（deep learning，DL）技术将 L1000 平台实验中标志性基因的表达变化转化为具有重要特征的有意义条形码 [46]。这项研究的目的是，提高来自 L1000 平台的大规模基因表达数据集解释和预测的敏感性和特异性。L1000 中的实验是在生物重复中进行的，因此基因表达谱（Z 评分）可能会受到批处理效应的影响。例如，通过比较数据集中 3699 个化合物的 7573 个表达谱中每个样本谱与任何其他样本谱的相似性，有超过 200 个处理谱比同一天以相同方式处理的样品更相似。因此，这项研究的第一个目标是构建一种方法来区分重复和非重复样本，并最大限度地提高最大化重复与非重复相似性的方式重塑数据。所使用的机器学习方法并不是经典的单输入样本，而是针对单个样本进行学习。相比之下，研究人员使用了 Siamese 神经网络方法，该方法允许成对化合物作为输入，并对其进行比较，以学习新的度量标准。最终，总计从 3699 个化合物中计算出 7573 个具有里程碑意义的基因表达谱作为 Z 评分。该模型的输入是代表两个不同的基因表达谱的 978 维 Z 评分向量对的相邻向量。然后，将数据通过两个有噪声的 S 形（sigmoid）层进行转换（分别是 400 个和 100 个单元）。通过计算两个表示之间的欧氏距离（Euclidean distance），将第二个隐藏层的激活组合在输出层中。然后，基于欧氏距离的平方和对一对样本（即重复样本或非重复样本）进行边际成本的计算。最后，成本被用于通过反向传播成本梯度来训练网络。该模型在 80% 的数据上进行了训练，10% 的数据用于超参数调优，剩余的 10% 作为测试集。模型正确地将 97% 的测试对分为重复样本或非重复样本。

因此，根据模型能够区分重复或非重复样本的观察结果，以及模型输出是在隐藏层激活期间计算的简单欧氏距离的函数，研究人员假设这个内部表征正在捕获模型学习的区分能力。这个内部表征是从训练模型中导出的，使用每个数据点的 100 位二次隐藏层的激活，进一步进行二值化处理（大于或等于 0.5 的值设置为 1，小于 0.5 的值设置为 0）。这个 100 位二进制表达简单地命名为条形码，是基因表达的简化表达，研究人员进一步研究这个条形码是否保留了生物学意义。

为了回答这一问题，将条形码与表示为 Z 评分的基因表达谱和生物学上有动机的数据汇总（如基因集富集分析 GSEA 结果）进行比较。通过比较这三种特征，研究人员得出结论：条形码包含化学结构和靶点信息，可用于预测化合物的混杂性，并且发现比初始数据测试更具预测性，从而揭示可能被噪声掩盖的表达数据的潜在特征。因此，提出的方法论可能对其他类型高容量和高维的数据（数据量大且特征多）是富有成效的，有可能减少数据中的噪声效应。此外，这种方法论可以通过结合来自表型信息、定量构效关系和药代动力学 / 药效学模型的特征，进行进一步扩展。

方法 2：通过大规模化学诱导的转录组学以细胞特异性方式理解生物活性化合物的 MoA

另一种新方法利用 LINCS 获得的来自约 16000 个小分子和 68 种人源细胞系的基

因表达特征，来更好地理解生物活性化合物的 MoA[5]。该方法可以预测活跃的通路、靶蛋白和适应证。首先，进行通路富集分析，确切而言，在每个化合物的表达谱中，上调和下调基因的前 5% 和后 5% 被映射至生物通路图，并使用双曲几何测试计算每个通路中调节基因富集的统计显著性［图 11.5（a）］。根据上调和下调基因的通路富集分析，对每个化合物产生一列激活和非激活通路进行列表。此外，收集了一组已知靶蛋白的化合物，如果查询化合物在转录上与预收集的化合物相似，那么其被预测为与转录上最相似的化合物结合相同的靶点，以及共享相同的适应证［图 11.5（b）］。用于计算转录相似性的策略有两种，第一种是相同的细胞系匹配，第二种是不同的细胞系匹配策略，其中化合物的转录相似性分别在相同或不同的细胞系上进行评估。

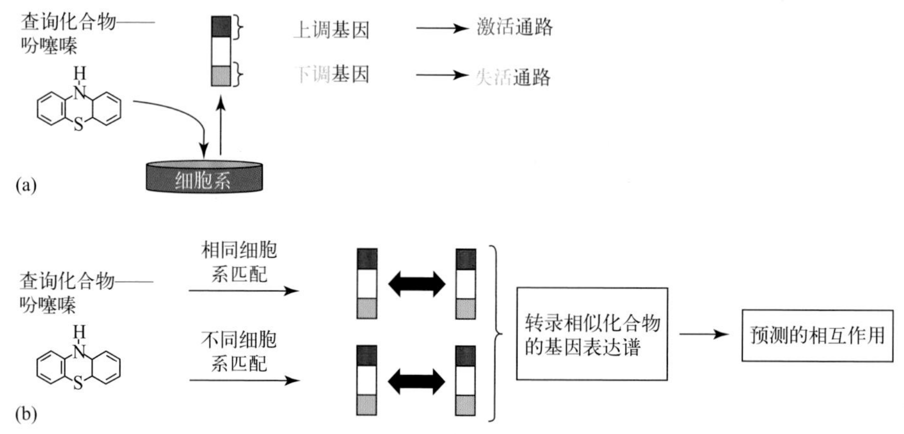

图 11.5　所提出方法 2 的概述。以吩噻嗪作为查询化合物进行说明

（a）测试查询化合物的基因表达，然后根据化合物的差异基因表达获得激活和失活通路；（b）潜在药物靶点预测

这项研究强调了三个重要观察结果。首先，研究人员探讨了检测到的通路与化合物所属的药物治疗类别之间的关系。一些通路与同类药物高度相关，因此通路富集分析方法可以在通路水平上更好地理解生物活性化合物的 MoA。其次，通过使用 CMap 和 LINCS 之间重叠的数据（公共数据），以及使用 CMap 和 LINCS 中可用的所有数据（合并数据），遵循相同的细胞系匹配和不同的细胞系匹配策略，对该方法进行了五倍交叉确证，以评估其预测靶点的能力。使用公共数据时，LINCS 中提取的数据与 CMAP 相比，模型的性能略微降低或几乎相同，曲线下面积（area under curve，AUC）分别为 0.82 和 0.83。这一观察结果表明，LINCS 中基因表达数据的质量与 CMAP 中相似。但是，使用合并数据时，AUC 和精确召回曲线下的面积（area under precision recall，AUPR）评分比使用 CMAP 获得的评分高得多，这证明了 LINCS 的数据覆盖范围更好。此外，当使用相同的细胞系策略搜索相似性，而不是不同的细胞系匹配时，该方法的效果更好，这表明化学诱导的基因表达具有细胞特异性特征及所有细胞系共有的特征。最后，研究人员对基于化合物转录相似性获得的药物 - 蛋白质 - 疾病网络进行了生物学解释，并根据靶蛋白识别了 462 种疾病中的适应证。例如，吩噻嗪

（phenothiazine）被预测与 AR 发生相互作用，适用于前列腺癌，而这是基于其与恩杂鲁胺（enzalutamide）高度相似的转录（这两种药物的化学相似性较低）。体外细胞实验也确证了吩噻嗪抑制 AR 的预测。综上所述，该方法非常高效，可用于理解 MoA 和化合物再定位。

方法 3：利用基因表达数据预测激活和抑制的靶点

此外，研究人员还开发了另一种新的方法，通过整合化学诱导和遗传干扰的基因表达谱，来预测候选药物激活或抑制的靶点 [47]，而不依赖于化合物或蛋白质的化学结构。该方法的假设是：可以通过将抑制或激活与该蛋白质相关的基因沉默分别与该蛋白质的过表达相关联，来预测靶点的抑制或激活。因此，创建了三个识别标志。第一个是“化合物谱”，对应于化合物扰乱后的基因表达特征。抑制或激活某种蛋白质的化合物基因表达谱，可以与相应蛋白质基因沉默后或蛋白质过表达后的基因表达谱相关联。因此，被化合物抑制或激活的蛋白质由基因沉默特征或蛋白质过表达后的基因表达谱来表示。然后进行直接相关方法来评估查询化合物与数据集之间的相关系数，并开发联合学习预测模型以预测化合物对靶点的激活或抑制作用。借助交叉确证测试两种方法的能力，并进一步将其与成对学习方法的 AUC 和 AUPR 得分进行比较，联合学习算法的表现更好。该联合学习方法进一步应用于药物再定位设置，预测了 1124 个化合物有关的 365 种疾病的新适应证。例如，研究人员预测并进一步通过实验证实，己二烯雌酚（dienestrol）能够抑制视黄酸受体 α。

11.3 通路数据和数据库

11.3.1 什么是通路？

生物体系是一个复杂的分子反应网络 [48]，因此理解人体生物系统对识别药物靶点和理解 MoA 非常重要。如前所述，各种水平的高通量信息都可用于理解化合物的 MoA，如高通量基因表达数据 [2,49,50]。但是，仅使用高通量数据可能无法提供对所用数据潜在生物学的机制见解 [51,52]。为了解决高通量数据的这一限制，可以使用生物通路信息。

生物通路可以被认为是一组“节点”的集合，而这些节点代表生化实体 [53]。这些节点可以通过代表蛋白质 -DNA 结合和 PPI 等相互作用的“边”关联起来。因此，通路可被认为是一系列有序的分子事件，导致新的分子产物的产生或细胞状态的变化。可以根据通路的作用对其进行分类。例如，通路可以调节细胞过程，如细胞周期，可以导致生物分子的产生（代谢途径），也可以表明激素信号的存在（信号转导途径）。因此，为了维持有机体的健康，许多通路应共同发挥作用。如果一个通路失调，疾病就会随之而来，这时需要药物来纠正有问题的通路。因此，许多药物都是通过开启或失活通路来发挥治疗作用。

人体细胞周期通路的示例（提取自 KEGG 数据库）如图 11.6 所示。该通路表示人体细胞周期。例如，通路会受到各种疾病的影响，如慢性粒细胞白血病，是费城基因

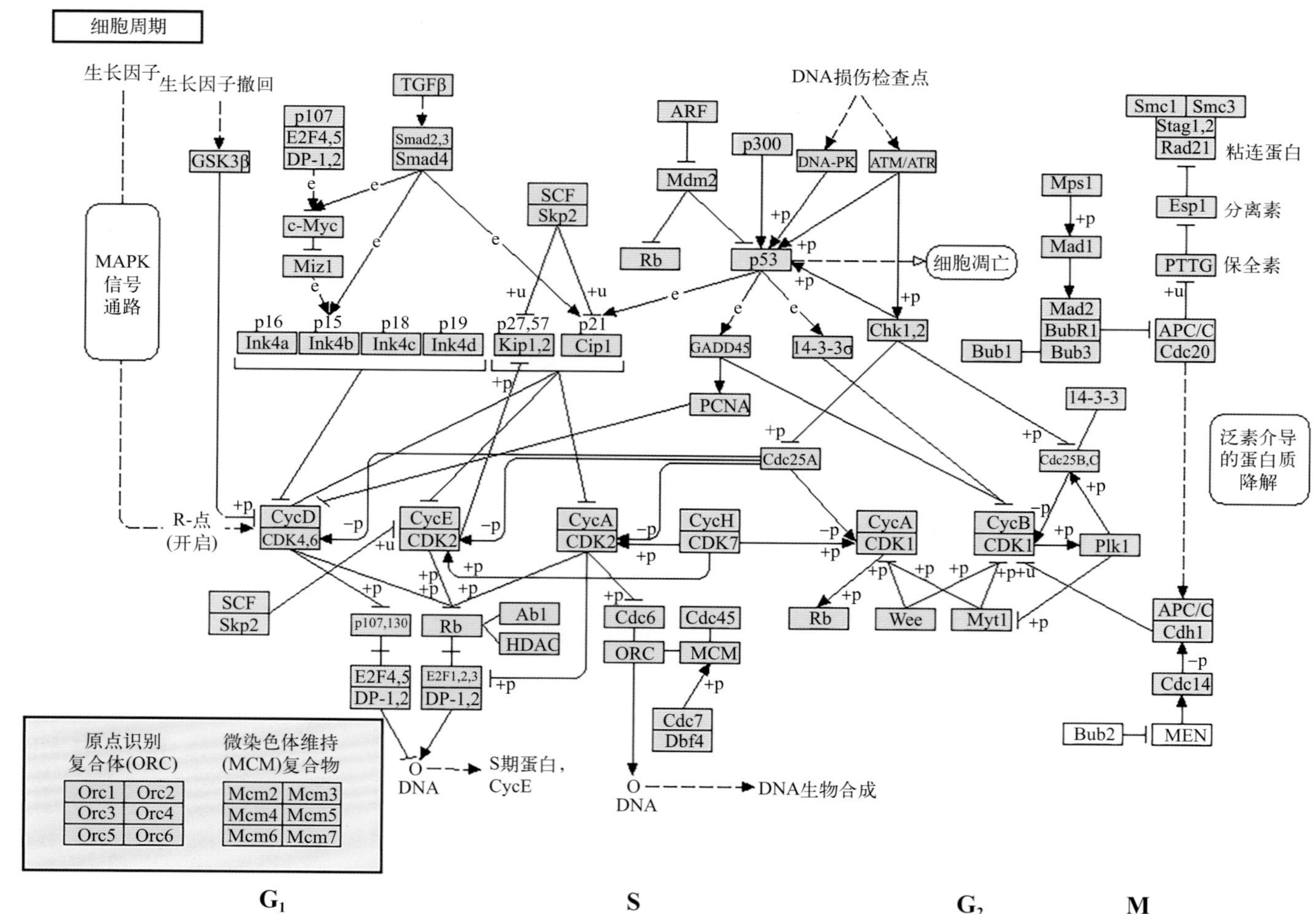

图11.6 从KEGG数据库下载的人体细胞周期通路图。图中的每个节点代表一个元素（如基因），每个边对应节点之间的相互作用[54]

（Philadelphia[Ph] gene）相互易位的结果。这种易位的结果是染色体 9 上的 *ABL* 基因和编码 BCR-ABL 转录本的染色体 22 上的 *BCR* 基因融合，而 BCR-ABL 转录本是一种编码持续性激酶活性的致癌蛋白质[55,56]。因此，细胞周期生物通路（图 11.6）的一部分 *ABL* 基因受到了影响，而为了恢复通路的功能，使用诸如伊马替尼（imatinib）作为治疗药物。伊马替尼是一种抗肿瘤药物，可抑制 BCR-ABL 酪氨酸激酶，这是费城染色体产生的异常激酶。具体而言，其抑制 BCR-ABL 阳性细胞的增殖和诱导凋亡。因此，药物可以针对有缺陷的生物通路，以在各种疾病（如癌症、糖尿病等）中恢复细胞的正常功能。

11.3.2　通路分析过程

通路分析的过程如图 11.7 所示[57]。需要注意的是，通路分析没有标准或共识的方法，因为通路分析方法可用于生物信息学的各个领域，如确定基因和蛋白质在某些表型中的功能作用、预测临床结果、阐明化合物的 MoA 等。首先，通路分析过程从高通量数据生成或从数据库中提取数据开始。通路分析方法大多是针对基因表达数据开发的，而基因表达数据是最传统、最常见、最成熟的高通量数据。后文将以基因表达数据作为数据示例来解释通路分析方法。

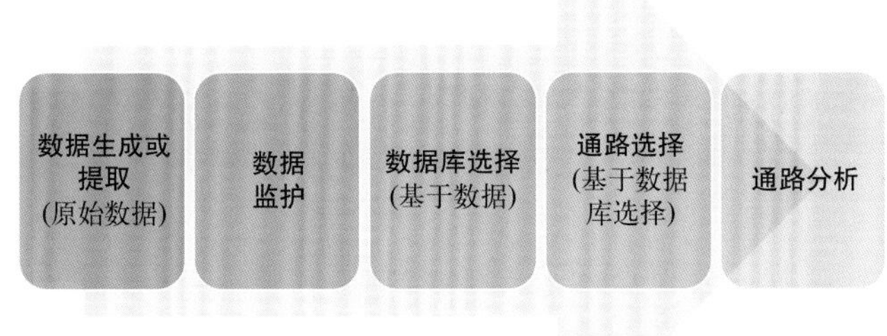

图 11.7　通路分析的过程[57]

然后，需要对原始数据进行适当的整理，并选择一个通路数据库。数据库的选择取决于数据类型和研究范围[53]。例如，当研究主题是癌症时，可以使用信号通路，因为癌细胞的遗传改变可以与控制癌症发生和进展相关过程的信号通路相关联[58]。此外，通路数据库的选择进一步取决于目标通路类型。目前，已开发了多个存储代谢和信号通路信息的数据库，如 Reactome、KEGG、WikiPathways 和 BioSystems[59]。表 11.3 列举了一些常用的数据库。由于所有数据库都可能由于数据的人工整理而产生偏差，因此每个数据库都有各自的优缺点和不准确性[51]。此外，使用不同通路数据库的数据是非常重要的，因为它们通常是互补的，从而可以更好地覆盖给定通路中所涉及的所有反应[59]。例如，BioSystems 数据库将各种通路存储整合至数据库中，可对过程中可用的通路信息进行全面查看[66]。这些数据库的存在及其演变为计算机模型开发人员提供了一个有价值的来源，可以对暴露于各种扰动下不同生物通路的新特性进行数学解释[70]。

表 11.3 常用通路数据库

数据库名称	数据库内容	通路数量	同行评议	通路分析工具
KEGG	KEGG 是一个基因和基因组百科全书，用于在分子和更高级别上赋予基因和基因组功能意义[60]。其由 16 个主要数据库组成，KEGG PATHWAY 是 KEGG 的核心，由一组手工绘制的图组成，代表了代谢、细胞过程、人体疾病等方面的知识[54]	612685	无	有（KeggArray）
Reactome	Reactome 是一个免费的开源生物分子通路数据库，旨在提供通路知识的可视化、解释和分析，以帮助系统生物学和基础研究[48,61,62]	2256（人体）	有	有
WikiPathways	WikiPathways 是一个开放和协作的平台，可捕获和传播生物途径模型[63,64]	2761（超过 25 种不同的物种，其中人体通路收集最多）	部分有	有（可以通过 PathVisioRPC 编程接口执行）
BioCyc	BioCyc 是微生物基因组和代谢通路的集合 (MetaCyc)[65]	14560	无	有
BioSystems	BioSystems 数据库整合了各种通路存储库，如 KEGG、BioCyc、Reactome、Pathway Interaction Database、WikiPathways 和 Gene Ontology，从而可对过程可用的通路信息进行全面查看[66]	无	部分有	无
Pathway Commons	Pathway Commons 收集和传播生物学通路和相互作用的相关数据。数据主要从 BioGRID、Reactome、PANTHER Pathway 等合作数据库中收集[67]	37600	无	有
Network Data Exchange (NDEx)	NDEx 是一个开源软件框架，其促进了多种格式的网络共享，用户能够管理其网络的共享和发布[68]	无	有	无
OmniPath	OmniPath 是基于文献整理的人体信号通路的数据库[69]	无	无	有（Pypath——一种 Python 模块）

对高通量数据进行通路注释具有两个优点。首先，将数千个基因或其他类型的数据按照所涉及的通路进行分组，可以降低数据的复杂性和维度[51]。其次，与原始的差异表达基因列表相比，识别化合物与对照物质之间不同的通路可以提供更详细的解释[71]。基于高通量谱确定通路的两种最常用方法是简单的超几何测试（hypergeometric test）和 GSEA[72]。这两种测试将基于差异表达基因文件进行解释。

超几何测试是进行通路分析最简单的方法，其量化了在高通量数据中检测到的差异表达基因（或其他特征）与背景基因之间的重叠[53]。背景可以是微阵列 /RNA-seq/

L1000 实验测量的基因集，也可以是整个人体基因组。该检验的假设是：某一通路的基因在差异表达基因中不富集[72]。该方法具有简单和计算成本低廉的优点，但在定义差异表达基因时可能会受到阈值的影响[57]。

另外，GSEA 是一种功能分类评分（functional class scoring，FCS）方法，其基本假设是参与类似生物过程或通路的基因（分组为基因集）是协调调节的。该方法不需要差异表达基因，但恰恰相反，其对所有被测基因使用比较度量标准[72]。基因根据度量标准（如差异基因表达显著性）进行排序。GSEA 旨在确定集 / 通路的基因是出现在排序基因列表的顶部还是底部。GSEA 的假设是：表达谱中没有基因与观察结果相关，并且是随机发生的[73]。然后，使用柯尔莫可洛夫 - 斯米洛夫检验（Kolmogorov-Smirnov test）来评估富集的统计显著性。GSEA 的优势在于，其不需要任意的阈值来定义差异表达基因，与超几何测试相比，其描绘了数据中代表性通路更深入的特征[57]。

11.3.3　MoA 理解中的通路

方法 1：以通路标注预测化合物靶点的 MoA 分析

通路分析已被用于计算机靶点预测，以阐明化合物的 MoA，并提供进一步的生物学见解。在一项研究中，预测的生物活性谱（通过靶点预测获得）以通路进行了注释，发现富集因子的计算揭示了更可能与所研究表型有关的靶点和通路，即非洲爪蟾蝌蚪的色素沉着表型（基于对非洲爪蟾胚胎读出进行的遗传筛选）[74]。此外，研究人员从美国国家癌症研究所（National Cancer Institute，NCI）的多样性集合中提取了 1364 个化合物，并使用拉普拉斯改进的朴素贝叶斯分类器（Laplacian-modified naïve Bayes classifier）对这些化合物进行了靶点预测。此外，预测的所有靶点都以从 KEGG 数据库中提取的通路进行了注释，并根据背景分布进行了富集计算，以识别富集的靶点和通路。在总计 1364 个化合物中，45 个化合物引起了色素沉着表型，相关化合物与 236 个预测靶点相关。在 236 个预测靶点中，有 33 个是富集的。通过文献分析确认了与色素沉着有关的前 10 个富集靶点。例如，最富集的靶点是血小板衍生生长因子受体 α（platelet-derived growth factor receptor α，PDGFRα），文献中报道其在非洲爪蟾的发育中具有重要影响，如色素沉着的改变。

同样，将预测的靶点以 KEGG 通路进行注释，在总计 150 个通路中发现 44 个富集。起初，通路似乎与表型无关，但文献分析揭示了通路与所观察到表型之间的联系。例如，最富集的通路之一是丝裂原活化蛋白激酶（mitogen activated protein kinase，MAPK）信号通路，其功能异常会导致恶性肿瘤。该通路的另一个作用是通过 cAMP 激活 MAPK 信号通路，进而抑制黑色素生成，因此直接暗示这个级联反应与颜色表型相关。这项研究证明，被预测的靶点和通路的富集计算可以揭示与观察表型的显著相关性，从而进一步揭示潜在的生物学机制。

相同的方法已应用于不同的概念，并应用于细胞毒性读出[6]。具体而言，通路注释通过对结果提供更好的生物学解释，以及更好地将靶点映射至通路上，从而改进了体内靶点预测获得的 MoA 信息。在这项研究中，研究人员使用了两个不同的数据集，一组是包含1094个化合物的细胞毒性数据集，另一组是包含10个化合物的细胞凋亡数据集，并且预测了这些化合物的蛋白质靶点。细胞毒性数据集是从PubChem中选取的186项生物测定实验中提取的，描述了在以细胞为基础的测定中对HeLa细胞具有细胞毒性的分子；细胞凋亡数据集是从Prestwick化学库中提取的，根据在细胞增殖试剂盒Ⅱ中进行的代谢活性的比色测定法，检测出杀死小鼠胚胎干细胞的活性。两个数据集（细胞毒性和细胞凋亡）的靶点预测经过从KEGG、GO生物学过程和GO Slim生物学过程提取的通路进行注释。然后进一步对标注的通路进行富集计算。细胞毒性化合物的通路富集结果确定了在癌症发展和免疫反应中的重要通路，以及与DNA和细胞周期相关的通路。对于较小的细胞凋亡数据集，通路富集仅揭示少数富集通路。该方法和细胞凋亡数据集的主要缺点是，在小数据集上，需要以不同的方式进行，并且对绝对靶点和通路的分析似乎更合适。总体而言，上述讨论的两项研究表明，靶点预测与通路注释和富集计算可以在MoA和靶点预测理解中获得有意义的生物学见解。

11.3.4 基因表达和通路数据的结合

方法2：基于基因表达数据和通路注释的药物网络构建

Iorio等构建了一个包含1302个药物（存在于CMap数据库中）和41047条边的“药物网络”（drug network，DN），表明了其基因表达谱之间的相似性[50,75]。DN中的药物被进一步划分为密切互连节点的组（群体）。该方法已经被应用到一种名为作用方式网络分析（mode of action by NeTwoRk analysis，MANTRA）的工具中。该工具的创新之处在于，其利用了具有高转录相似性化合物可能具有相似MoA的想法，以识别具有相似MoA的化合物，但其并不确定受这些化合物干扰的生物通路。结果显示，分组药物与具有相似MoA或在相同通路中起作用的药物产生显著富集。该工具通过正确预测九种抗癌药物的MoA进行了确证，并且还发现法舒地尔（fasudil，一种在日本获批用于治疗脑血管痉挛和相关脑缺血症状的药物[25,76]）可以被重新定位为细胞自噬的增强剂，可能适用于几种神经退行性疾病。

此外，通过优化与查询化合物转录组相似性最高的药物邻域（或网络组群），MANTRA研究管线进行了进一步改进[77]。对于查询化合物，通过搜索DN以确定引起类似转录反应的分子。查询结果是关联至查询化合物的邻域，并且聚集至对某些MoA统计丰富的网络组群之上。然而，附近的药物可能与查询化合物共享次要作用（次要MoA），而不是主要MoA。例如，在DN中Hsp90抑制剂与蛋白酶体抑制剂密切相连。虽然这两类化合物具有不同的直接靶点，但都增加了未折叠蛋白质的丰度。这一观察结果背后的解释是，作为Hsp90抑制剂的化合物抑制了参与蛋白质降解的分子伴侣蛋白质，而蛋白酶体抑制剂抑制负责降解错误折叠/未折叠蛋白质的酶。因此，Hsp90和蛋白酶体抑制剂都会上调与应答未折叠蛋白质应激相关的基因，因此其基因表达谱之间显示出相似性。因此，能够在DN中的群组内区分主要和次要MoA就变得尤为重要。研究人员提出了一种改进的方法，其中查询化合物的药物邻域通过考虑邻域中药物的先验已知特征来改进。这是一种监督式方法，通过研究与查询化合物相关联的药物和药物组群富集的 MoA，以排除由次要 MoA 的共性所导致的药物相似性效应。研究人员利用该方法将间接有丝分裂阻滞和一般微管断裂，与其主要的微管稳定效应分离开来，并进一步利用该方法鉴定出新的微管稳定化合物，如 Glizipine 和分裂霉素（Splitomicin）。

在另一项研究中，MANTRA 工具与群因子分析（group factor analysis，GFA）方法联合作为两个互补的计算工具，以确定天然化合物银松素（pinosylvin）的新机制 [23]。GFA 将基因表达数据集分解为“组件”/ 因子 [78]。每一种成分都以一组药物为特征，这些药物以相似的方式调节基因的表达，从而对其共同 MoA 产生假设。通过使用 MANTRA，预测发现天然多酚银松素具有 G 蛋白偶联受体（G-protein coupled receptor，GPCR）相关机制和钙调素（calmodulin，CaM）抑制作用。此外，通过使用 GFA，银松素还被预测可增加 cAMP 水平并具有类固醇活性。通过使用来自 MANTRA 和 GFA 的信息，研究人员还预测了该化合物在前列腺癌中的潜在 GPER 调控作用。该案例研究说明，利用基因表达数据阐明 MoA 具有很大的挑战性，并且通常需要结合多种计算方法。

方法 3：关联药物靶点和通路激活以理解 MoA

通路响应基因（Pathway RespOnsive GENes，PROGENy）是一种数据驱动的降维方法，其将通路和基因表达数据结合起来，目的是利用基因表达数据推断与癌症相关信号通路的活性。PROGENy 利用大量公开可得的扰动实验，产生一组共同的 PROGENy，以对特定刺激作出响应 [79]。与使用通路成员基因的其他常规通路分析方法（如 GSEA）相比，PROGENy 基于从扰动实验中获得的共识基因表达特征计算了 11 个通路的活性。PROGENy 是一个简单但高效的线性回归模型，其使用从 ArrayExpress 数据库 /GEO 提取的扰动实验数据进行训练。该模型的输入是被扰动的通路，响应变量是基因表达值的 Z 评分。PROGENy 可用作推断上游通路在细胞系药物响应中的活性的实用工具。关于 PROGENy，已经开发了 Bioconductor 程序包，以及一个 web 应用程序，用于从基因表达数据计算 PROGENy 评分。

PROGENy 工具进一步用于探索药物靶点与信号通路之间的相互作用，可以为化合物 MoA 研究和药物再定位提供新的方法，并可为癌症治疗效果的潜在机制提供线索 [80]。这项研究的目的是了解通路活性是如何调节对靶向特定蛋白质药物的反应，主要目的是获得类似这样的结论：“通路 Y 的激活将赋予对靶向蛋白质 X 的药物敏感性。”将该方法应用于肿瘤药物敏感性基因组学（genomics of drug sensitivity in cancer，GDSC）细胞系筛选，获得了 265 个药物对 990 种细胞系的药物反应（IC_{50}）。首先，对不同细胞系中的药物反应进行预测，然后评估药物靶点与信号通路之间的相互作用。Macau 算法已被用于训练多任务学习（multitask learning）模型，进而预测药物反应，并能同时考虑多个细胞系中的反应。多任务学习的优点是其可以将所有靶点及其在细胞系中的反应整合至一个模型中，从而找到反映潜在机制的共同模式。此外，通过使用 Macau 算法，可以为药物和细胞系提供辅助信息。该研究使用蛋白质靶点作为化合物的辅助信息，使用来自 PROGENy 工具的 11 条信号通路的活性评分作为细胞系的辅助信息。然后，通过计算相互作用矩阵来计算化合物和细胞系特征之间的相互作用。结果表明，这种方法可以指导组织特异性的联合治疗策略，并为调节哪一通路能最大限度地提高给定组织的药物反应提供建议，最终帮助理解 MoA 和药物再定位。例如，研究人员发现，具有活跃的表皮生长因子受体（epidermal growth factor receptor，EGFR）信号转导的脑组织细胞，对 PLK1 抑制剂具有耐药性。这一结果显示，从理论上而言，同时阻断 EGFR 通路和靶向 PLK1 可以产生协同效应。总而言之，探索药物靶点与信号通路之间的相互作用可以揭示细胞机制和化合物的 MoA。

11.4 基于图像的数据

11.4.1 图像数据及其提取

基于图像的数据或细胞形态学表型是生物信息的另一个来源。图像能够捕获到化合物给药后细胞及其细胞器的形态学，并可能获得生物学见解 [81]，以及对 MoA 的更好理解 [82]。高通量成像受益于先进技术的发展，如机器人样品制备、显微镜设备，以及大规模遗传和化学干扰因子的大型文库（参见第 7 章）[83]。因此，基于图像数据的可用性促使人们对此类数据的兴趣日益增加。基于图像的数据是药理学筛选中的一种工具，用于描绘细胞形态学特征或研究细胞表型 [83]。制药公司正在使用高通量成像数据来分类化合物，以推动药物发现项目 [81]。此外还有公共数据库，用于存储成像数据。表 11.4 总结了数个可用于 MoA 研究的成像数据集。

表 11.4 开源存储库中报告的数据库和基于图像的数据集及其在药物发现中的潜在用途

数据库	感兴趣的数据集	潜在用途
布洛德生物图像基准集（Broad Bioimage Benchmark Collection，BBBC）	包含 1600 个化合物的数据集	• 靶点识别 • 基于图像相似性对化合物进行聚类，得出潜在 MoA • 形态学表型查找 • 毒性评估 • 先导跃迁
细胞图像库（Cell Image Library）、图像数据资源（Image Data Resource，IDR）和 GigaScience DB	约含有 30000 个化合物的数据集	

可以从公共数据库中提取成像数据，如布洛德研究所（Broad institute）开发的布洛德生物图像基准集（Broad Bioimage Benchmark Collection，BBBC）[84]，以及细胞图像库（Cell Image Library）和图像数据资源（Image Data Resource，IDR）[86]。例如，BBBC 数据库中有一组数据集，是通过多重细胞学分析获得的，该分析测试了复合扰动下不同的细胞状态 [85]。该研究在人骨骨肉瘤上皮细胞（U2OS）中测试了 1600 个市售的生物活性化合物，这些化合物涵盖了一系列的 MoA。该数据集使用多重分析法，换言之，该数据集借助“细胞绘制测试”（cell painting assay），使用表征良好的荧光形态标记对 7 种细胞成分进行广泛染色 [85]。7 个组分包括：细胞核、内质网、核仁体、高尔基体、质膜、F-肌动蛋白和线粒体。经过多重分析后，研究人员使用开源的 CellProfiler 软件从图像中提取了 824 个形态特征，进一步确证此化合物集用于 MoA 研究的潜力（后文详细讨论）。

遵循相同的细胞绘制测试，研究人员还创建了另一组图像数据。这是一个包含 30616 个化合物的数据集，涵盖各种扰动，其中包括来自分子图书馆小分子物质库（Molecular Libraries Small Molecule Repository，MLSMR）的 10080 个化合物，来自布洛德研究所的 2260 个已知的生物活性化合物（药物、天然产物、小探针分子），以及以多样性为导向合成方法中的 18051 个化合物 [83]。该测试方法与前文中数据集使用相似的方案，不同之处在于，本例中使用荧光标记广泛染色的 8 个细胞组分，分别为细胞核、内质网、F- 肌动蛋白细胞骨架、高尔基体、质膜、线粒体和核仁体，以及细胞质 RNA，而在以往的数据集中未使用过荧光标记（表 11.5）。此外，原始图像经过进一步处理进行定量分析以提取特征，处理后的数据可以从 GigaDB 和 GigaScience GitHub 库中提取 [83]。

表 11.5　小分子细胞绘制实验应用于 U2OS 细胞所得的细胞图像示例 [83]

图像示例					
细胞器或细胞成分	细胞核	内质网	核仁 + 细胞质 RNA	肌动蛋白细胞骨架 + 高尔基体 + 质膜	线粒体
荧光染料	Hoechst 33342	Concanavalin A/Alexa Fluor 488 偶联物	Syto14 绿色荧光核酸染料	Phalloidin/Alexa Fluor 594 偶联物，WGA/Alexa Fluro 594 偶联物	Mito Tracker 深红

注：1. 第一行显示 DMSO 孔的图像，各列代表测定中成像的五个通道。第二行和第三行分别显示染色的细胞器或亚结构和染料的详细信息。

2. 图像显示了利用不同的荧光标记检测的 8 种细胞成分（基准尺为 50 μm）

图 11.8 总结了用于开发这两个数据集的一般工作流程。细胞在各种扰动下的剖面是以高通量的方式获得 [82]。亚细胞结构（即细胞组分）以荧光标记染色，“着色”细胞成分并使其可视化 [83,85]。然后，对图像进行分析以提取有意义的特征。通过肉眼观察无法对图像特征进行提取，因此借助于计算机视觉技术。CellProfiler 是一款专门为研究人员开发的软件，可以进行这种分析。相关论文于 2006 年发表，至今已被引用超过 6000 次，目前每年引用超过 1000 次 [87]。该方法提供图像分析的高级算法和一系列模块，可以组织成序列 / 管线。此管线可应用于识别和测试细胞的形态。导出的基于图像的特征图谱随后被用于建立数据集内的关系，根据其图谱对化合物进行分组并识别其 MoA，或提出药物靶点对或脱靶效应。

11.4.2　基于图像的数据在靶点预测和更好理解 MoA 中的应用

方法 1：基于细胞形态对化合物进行聚类

使用基于图像的数据理解 MoA 的第一个方法，是根据其在基于图像剖面上的相似性对化合物进行聚类，以将具有相似活性和 MoA 的分子分组。例如，上述 BBBC 数

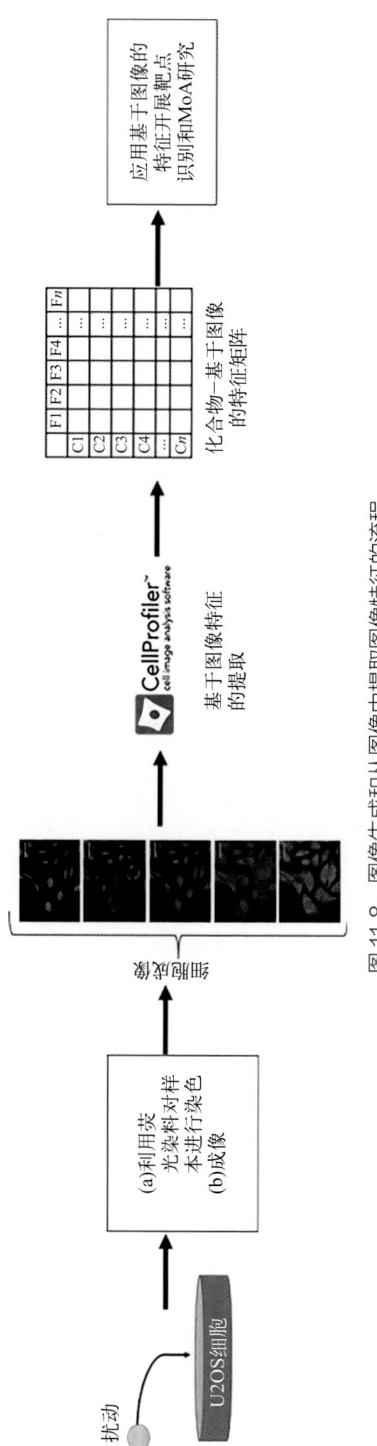

图 11.8 图像生成和从图像中提取图像特征的流程

据集中的 1600 个化合物根据其基于图像的谱相似性进行了聚类，并检查聚类是否包含具有相似注释蛋白质靶点或化学结构的化合物[85]。同一簇中的化合物被确定为具有相似的 MoA。此外，其中一个簇中含有调节神经元受体活性的化合物。该簇中的化合物显示出相似的细胞谱，如高尔基体染色增强，以及一些细胞具有融合核仁。该簇的一些药物示例包括甲氧氯普胺（metoclopramide）及其结构类似物普鲁卡因（procaine）和氟奋乃静（fluphenazine）。

方法 2：利用基于图像的数据开发一个可促进药物靶点识别的细胞形态学数据库

Morphobase 是一个细胞形态学百科全书 / 数据库，由两种肿瘤细胞系（src^{ts}-NRK^{1} 和 HeLa 细胞）中的各种化合物扰动所致的细胞形态变化组成[88]。具体而言，研究人员使用高含量图像分析法研究了 207 个化合物对两种肿瘤细胞系细胞形态学的影响。在 207 个化合物中，54 个是 MoA 特征明确的药物，118 个是常用的实验药物，26 个是美国 FDA 批准的药物，7 个是具有多个生物靶点的药物，2 个是抗生素。通过这些化合物扰乱两种细胞系，然后使用 IN 细胞分析器根据扰动下的细胞形态计算描述符。

在计算形态特征后，对多参数表型数据集进行多元统计分析、可视化和排序，以评估 207 个化合物的参考数据集是否可以用于靶点识别和理解 MoA。然后进行主成分分析（principal component analysis，PCA），进而可视化多参数表型响应。具有相似活性的药物组成一个簇。例如，其中一组化合物是靶向微管的化合物。此外，使用两种不同的统计指标计算形态变化的相似性：活性或非活性的概率得分和查询化合物欧氏距离最近邻参考化合物的排名。

3 个化合物被证明能够抑制人早幼粒细胞白血病细胞系 HL-60 的生长，但其确切的 MoA 尚不清楚。对这 3 个化合物进行了细胞形态学分析，并利用所提出的方法对其 MoA 进行了分析。当 3 个化合物在主成分（principal component，PC）得分上投影时，这些化合物的表型响应彼此相似。确切而言，其在微管蛋白抑制剂周围形成簇。此外，根据欧氏距离的相似性分析，发现化合物的分子靶点位于微管系统中。通过体外微管组装实验进一步确证了预测的 MoA，即 3 个化合物都以剂量依赖的方式抑制微管蛋白的聚合。

此外，Morphobase 数据集也被用于其他研究，目的是确定具有未知机制化合物的 MoA。在一项研究中，研究人员合成了一系列茚并吡唑类化合物，其中 1 个化合物对人源肿瘤细胞具有潜在的抗增殖活性[89]。Morphobase 图谱分析和与 Morphobase 中参考化合物的比较表明，该化合物可归类为微管蛋白抑制剂。这一观察结果在体外得到了进一步确证，该化合物被证明可以抑制乙酰化微管蛋白积累和微管形成，并且该化合物在 HeLa 细胞中能诱导 G2/M 细胞周期停滞。

方法 3：使用图像数据进行药物再定位和生物活性预测

在另一项研究中，图像数据被用于预测杨森公司（Janssen）药物发现项目中的两项特定生物活性[81]。该假设基于这样的观察：与训练集中任何活性化合物化学上非常不同的两种化合物，不太可能被预测为活性化合物。这可能是生物活性预测的一个缺点。因此，细胞图像数据可以作为附加信息，因为其可以独立于化合物的化学结构，反映化合物诱导不同靶点和生化过程的调节。该研究的假设是，成像数据可以克服所采用化学空间的局限性，并且成像数据可以补充基于化学的模型，用于化学空间

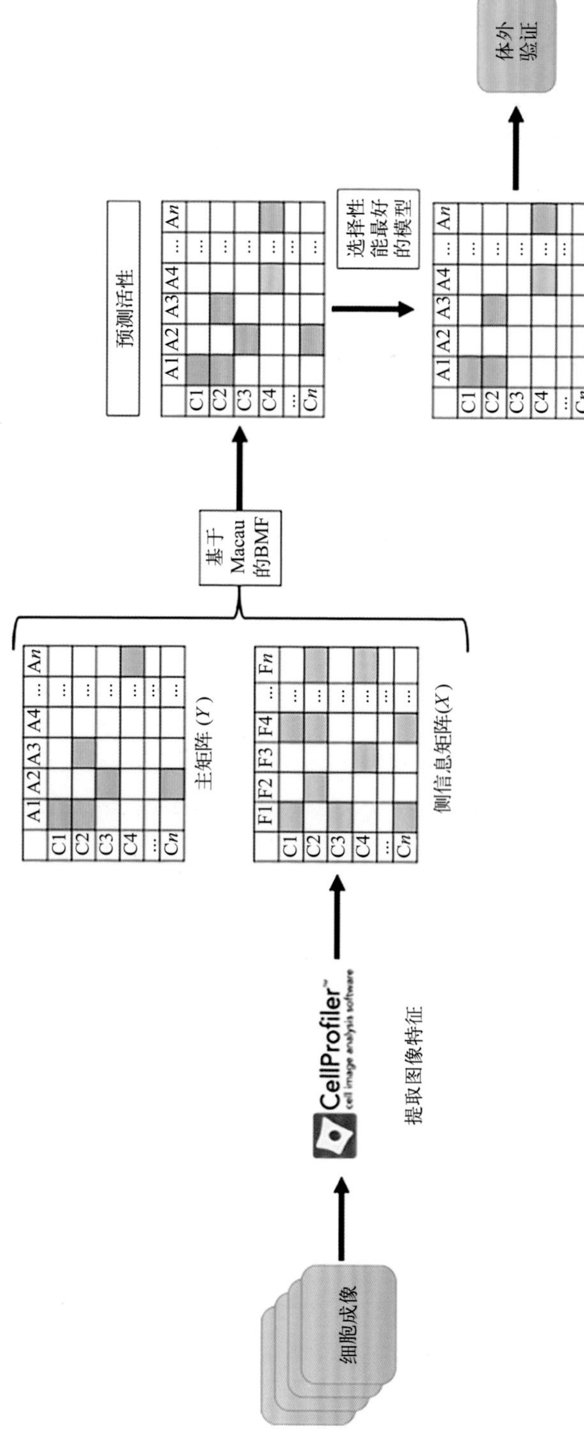

图 11.9 图像数据再利用以有效地预测一系列测定中生物活性（A1, A2, …, An）的方法

使用 CellProfiler 计算每个化合物（C1, C2, …, Cn）的细胞形态特征，然后将特征（F1, F2, …, Fn）用作主要生物活性矩阵的侧信息矩阵，并以 Macau 算法执行贝叶斯矩阵分解（BMF）。然后选择性能最好的模型，并在体外对结果进行确证

中数据稀疏和标注不足的情况。该研究的工作流程如图 11.9 所示，其从 CellProfiler 软件的细胞图像开始提取基于图像的特征。这些特征进一步用于多任务学习模型，使用 Macau 算法执行贝叶斯矩阵分解方法将基于图像的数据作为辅助信息。在这两个项目中，命中率比基于化学结构的模型提高了 50 ～ 250 倍。研究人员挑选了 31 个高质量预测的体外分析进行确证。例如，在一项肿瘤学领域的项目中，观察到命中率提高了 50 倍。通过使用 Macau 算法，对 60000 个未知活性的化合物进行预测，观察其在糖皮质激素受体试验中的反应。从这个化合物集合中选取了 342 个排名最高的化合物，其中 36.3% 的化合物在实验上显示出亚微摩尔活性。相比之下，高通量筛选的初始活性化合物发现率为 0.73%。因此，使用成像数据将命中率提高到 36.3%，相当于命中率提高了 50 倍。结果表明，基于图像的数据是一种重要且丰富的信息来源，可用于预测甚至替代生物学测定实验。

方法 4：通过基因与细胞背景相关形态学改变的关联来阐明 MoA

细胞图像数据还可用于将细胞形态特征的变化与细胞功能的变化联系起来，最终目的是更好地理解化合物的 MoA。研究中将来自“细胞绘制测试法”数据集的化合物与来自 L1000 平台的 LINCS 基因表达数据一起使用。成像数据集和 LINCS 数据库中化合物之间的重叠部位为 9515 个独特的化合物。将这两个来源的数据用于研究转录和细胞形态之间的相互依赖性，以创建一个模型，将转录组学变化与细胞形态的相应变化相关联 [90]。该模型可应用于一种新的转录组学查询，以预测细胞形态的相关变化，并获得有关化合物 MoA 的实用信息。

该研究提出的方法包括五个步骤。第一步是识别成像数据集和 L1000 平台之间重叠的化合物。如上所述，共有 9515 个重叠化合物，并将这些化合物的基因表达谱作为参考数据集。第二步是使用参考数据集查询新的基因表达谱，以识别具有相似基因表达变化的化合物。基因表达谱之间的相似性使用马修相关系数（Mathew’s correlation coefficient，MCC）进行计算：

$$\mathrm{MCC}=\frac{\mathrm{TP}\times\mathrm{TN}-\mathrm{FP}\times\mathrm{FN}}{\sqrt{(\mathrm{TP}+\mathrm{FP})(\mathrm{TP}+\mathrm{FN})(\mathrm{TN}+\mathrm{FP})(\mathrm{TN}+\mathrm{FN})}}$$

式中，TP、TN、FP 和 FN 分别为真阳性、真阴性、假阳性和假阴性的数量。在本例中，TP 和 TN 对应于参考基因表达谱和查询基因表达谱中过表达或低表达的基因。最终选择 MCC 大于 0.1 的表达谱。基于的假设是，这组相似的基因表达谱可以揭示化合物之间共享的 MoA 和表型影响，因为具有相似基因表达特征的化合物倾向于与相似的蛋白质靶点相互作用 [90,91]。

在选择相似转录组学表达谱后，下一步是识别细胞形态学变化与基因表达之间的显著关联，这一步被称为“细胞形态学富集分析”。采用逐步变量选择方法选择与给定基于图像的特征相关的标志性基因。使用最小绝对收缩和选择算子（least absolute shrinkage and selection operator，LASSO）评估每个基于图像的特征与标志性基因之间的关联，从而将每个图像特征建模为 978 个标志性基因的稀疏函数。这种方法会产生与每个基于图像的特征相关的一组基因，如果一个基因与多个基于图像的特征相关，则可分配给几个基因集。每个基因集代表具有相似表达模式和共享表型影响的一组基因，因此对其检查可更好地理解化合物扰动引起的生物学响应。

下一步是确证步骤，研究人员确证了基因表达随扰动而变化的假设，该假设可用于识别基于图像的特征相关变化。具体而言，使用 20 个随机选择的基因和 LOOCV，来评估在给定相应转录组改变的情况下，基于图像的特征变化的预测能力。对于 92% 的查询，提出的方法能确定与基于图像的特征相关的基因，并且观察到与预测的图像特征之间呈现显著的正相关。

研究人员将提出的方法应用于三个化合物［诺米林（nomilin）、扎达维林（zardaverine）和氢化可的松（hydrocotarnine）］来研究细胞形态学响应。首先，针对每个化合物鉴定出一组具有相似基因表达谱的化合物，并基于 LASSO 基因特征选择基于每个化合物产生的不同基因集。所观察到和预测的形态变化呈现高度斯皮尔曼相关性（Spearman correlation），预测的最大细胞形态变化可能出现在前 10 个实验所观察到的基于图像的特征中。此外，基于与查询化合物相似的转录组谱，开发出了基因 - 基因相互作用网络。网络边（$X \geqslant Y$）是基于包含 X 与包含 Y 的细胞形态特定基因集的比例，边权值表示两个基因之间的关联强度。使用背景相似的相关性（context likelihood of relatedness，CLR）算法，识别出与查询基因表达谱相似的高度共表达基因对。最后使用 Funrich 软件包为基因集注释生物学通路。基于上述三个化合物的功能富集分析，鉴定出了参与细胞骨架重塑和生长激活调节的基因。例如，除了决定细胞形态外，细胞骨架的变化还产生基因表达的变化，因此这可以解释为什么能够观察到基因表达和细胞形态之间的关联。

11.5 总结

在药物发现的过程中，对化合物 MoA 和作用靶点的理解是非常重要的。生物信息学可以利用不同层次的信息（如基因表达、通路和基于图像的数据）来促进这种理解。近年来，高通量数据的存储结合机器学习技术的进步，对生物信息学领域产生了重大影响。目前，已经开发出各种方法利用相关信息来助力对化合物 MoA 的理解。例如，高通量表达谱之间的相似性可以突出化合物的共享 MoA。此外，可以从高通量数据中提取有意义的特征，并与其他特征（如 PPI 信息或生物通路注释）相结合，进一步增强我们对化合物靶点的理解。总体而言，如上述中的实例所示，不同的信息可以单独使用，也可以联合使用，以更好地理解化合物的 MoA。

致谢

感谢英国生物技术和生命科学研究委员会（Biotechnology and Biological Sciences Research Council，BBSRC）和阿斯利康（AstraZeneca）的资助。

（章映茜 译，白仁仁 校）

参考文献

1 Xia, X. (2017). Bioinformatics and drug discovery. *Curr. Top. Med. Chem.* 17: 1709–1726.

2 Hassanien, A.E., Al-Shammari, E.T., and Ghali, N.I. (2013). Computational intelligence techniques in bioinformatics. *Comput. Biol. Chem.* 47: 37–47.

3 Rang, H.P., Ritter, J.M., Flower, R.J., and Henderson, G. (2014). *Rang & Dale's Pharmacology: With STUDENT CONSULT Online Access*. Elsevier Churchill Livingstone.

4 Iskar, M., Campillos, M., Kuhn, M. et al. (2010). Drug-induced regulation of target expression. *PLoS Comput. Biol.* 6: e1000925.

5 Iwata, M., Sawada, R., Iwata, H. et al. (2017). Elucidating the modes of action for bioactive compounds in a cell-specific manner by large-scale chemically-induced transcriptomics. *Sci. Rep.* 7 (40164).

6 Liggi, S., Drakakis, G., Koutsoukas, A. et al. (2014). Extending *in silico* mechanism-of-action analysis by annotating targets with pathways: application to cellular cytotoxicity readouts. *Future Med. Chem.* 6: 2029–2056.

7 Zheng, W., Thorne, N., and McKew, J.C. (2013). Phenotypic screens as a renewed approach for drug discovery. *Drug Discovery Today* 18: 1067–1073.

8 Schenone, M., Dančík, V., Wagner, B.K., and Clemons, P.A. (2013). Target identification and mechanism of action in chemical biology and drug discovery. *Nat. Chem. Biol.* 9: 232–240.

9 Koutsoukas, A., Lowe, R., KalantarMotamedi, Y. et al. (2013). In silico target predictions: defining a benchmarking data set and comparison of performance of the multiclass naïve Bayes and Parzen-Rosenblatt window. *J. Chem. Inf. Model.* 53: 1957–1966.

10 Sams-Dodd, F. (2013). Is poor research the cause of the declining productivity of the pharmaceutical industry? An industry in need of a paradigm shift. *Drug Discovery Today* 18: 211–217.

11 Alex, A.A., Harris, C.J., and Smith, D.A. (2015). *Attrition in the Pharmaceutical Industry: Reasons, Implications, and Pathways Forward*. Wiley.

12 Khanna, I. (2012). Drug discovery in pharmaceutical industry: productivity challenges and trends. *Drug Discovery Today* 17: 1088–1102.

13 Gregori-Puigjané, E., Setola, V., Hert, J. et al. (2012). Identifying mechanism-of-action targets for drugs and probes. *Proc. Natl. Acad. Sci. U.S.A.* 109: 11178–11183.

14 Nigsch, F., Hutz, J., Cornett, B. et al. (2012). Determination of minimal transcriptional signatures of compounds for target prediction. *EURASIP J. Bioinf. Syst. Biol.* 2012 (2).

15 Lee, J. and Bogyo, M. (2013). Target deconvolution techniques in modern phenotypic profiling. *Curr. Opin. Chem. Biol.* 17: 118–126.

16 Sleno, L. and Emili, A. (2008). Proteomic methods for drug target discovery. *Curr. Opin. Chem. Biol.* 12: 46–54.

17 Maggiora, G.M. (2006). On outliers and activity cliffs – why QSAR often disappoints. *J. Chem. Inf. Model.* 46: 1535.

18 Chen, B., Greenside, P., Paik, H. et al. (2015). Relating chemical structure

to cellular response: an integrative analysis of gene expression, bioactivity, and structural data across 11,000 compounds. *CPT Pharmacometrics Syst. Pharmacol.* 4: 576–584.

19 Berg, E.L. (2014). Systems biology in drug discovery and development. *Drug Discovery Today* 19: 113–125.

20 Lussier, Y.A. and Chen, J.L. (2011). The emergence of genome-based drug repositioning. *Sci. Transl. Med.* 3: 96ps35.

21 Iorio, F., Rittman, T., Ge, H. et al. (2013). Transcriptional data: a new gateway to drug repositioning? *Drug Discovery Today* 18: 350–357.

22 Pabon, N.A., Xia, Y., Estabrooks, S.K. et al. (2018). Predicting protein targets for drug-like compounds using transcriptomics. *PLoS Comput. Biol.* 14: e1006651.

23 Kibble, M., Khan, S.A., Saarinen, N. et al. (2016). Transcriptional response networks for elucidating mechanisms of action of multitargeted agents. *Drug Discovery Today* 21: 1063–1075.

24 Lamb, J., Crawford, E.D., Peck, D. et al. (2006). The connectivity map: using gene-expression signatures to connect small molecules, genes, and disease. *Science* 313: 1929–1935.

25 Musa, A., Ghoraie, L.S., Zhang, S.D. et al. (2017). A review of connectivity map and computational approaches in pharmacogenomics. *Briefings Bioinf.* https://doi.org/10.1093/bib/bbw112.

26 Bezerianos, A., Dragomir, A., and Balomenos, P. (2017). *Computational Methods for Processing and Analysis of Biological Pathways*. Springer International Publishing.

27 Ohnstone, A.L., Reierson, G.W., Smith, R.P. et al. (2012). A chemical genetic approach identifies piperazine antipsychotics as promoters of CNS neurite growth on inhibitory substrates. *Mol. Cell. Neurosci.* 50: 125–135.

28 Coombs, G.S., Schmitt, A.A., Canning, C.A. et al. (2012). Modulation of Wnt/β-catenin signaling and proliferation by a ferrous iron chelator with therapeutic efficacy in genetically engineered mouse models of cancer. *Oncogene* 31: 213–225.

29 Gullbo, J., Fryknäs, M., Rickardson, L. et al. (2011). Phenotype-based drug screening in primary ovarian carcinoma cultures identifies intracellular iron depletion as a promising strategy for cancer treatment. *Biochem. Pharmacol.* 82: 139–147.

30 D'arcy, P., Brnjic, S., Olofsson, M.H. et al. (2011). Inhibition of proteasome deubiquitinating activity as a new cancer therapy. *Nat. Med.* 17: 1636–1640.

31 Rho, S.B., Kim, B.-R., and Kang, S. (2011). A gene signature-based approach identifies thioridazine as an inhibitor of phosphatidylinositol-3′-kinase (PI3K)/AKT pathway in ovarian cancer cells. *Gynecol. Oncol.* 120: 121–127.

32 Gheeya, J., Johansson, P., Chen, Q.R. et al. (2010). Expression profiling identifies epoxy anthraquinone derivative as a DNA topoisomerase inhibitor. *Cancer Lett.* 293: 124–131.

33 Renshaw, D., Montero-Melendez, T., Dalli, J. et al. (2010). Downstream gene activation of the receptor ALX by the agonist annexin A1. *PLoS One* 5: e12771.

34 Hieronymus, H., Lamb, J., Ross, K.N. et al. (2006). Gene expression signature-based chemical genomic prediction identifies a novel class of HSP90 pathway modulators. *Cancer Cell* 10: 321–330.

35 Usher, L.C., Johnstone, A., Ertürk, A. et al. (2010). A chemical screen identifies novel compounds that overcome glial-mediated inhibition of neuronal regeneration. *J. Neurosci.* 30: 4693–4706.

36 Hizukuri, Y., Sawada, R., and Yamanishi, Y. (2015). Predicting target proteins for drug candidate compounds based on drug-induced gene expression data in a chemical structure-independent manner. *BMC Med. Genomics* 8: 82.

37 Subramanian, A., Narayan, R., Corsello, S.M. et al. (2017). A next generation connectivity map: L1000 platform and the first 1,000,000 profiles. *Cell* 171: 1437–1452.e17.

38 Hall, M.L., Calkins, D., and Sherman, W. (2016). Automated protocol for large-scale modeling of gene expression data. *J. Chem. Inf. Model.* 56: 2216–2224.

39 Barrett, T., Wilhite, S.E., Ledoux, P. et al. (2012). NCBI GEO: archive for functional genomics data sets—update. *Nucleic Acids Res.* 41: D991–D995.

40 Enache, O.M., Lahr, D.L., Natoli, T.E. et al. (2017). The GCTx format and cmap{Py, R, M} packages: resources for the optimized storage and integrated traversal of dense matrices of data and annotations. In: *bioRxiv*. https://doi.org/10.1101/227041.

41 Duan, Q., Flynn, C., Niepel, M. et al. (2014). LINCS Canvas Browser: interactive web app to query, browse and interrogate LINCS L1000 gene expression signatures. *Nucleic Acids Res.* 42: W449–W460.

42 Koleti, A., Terryn, R., Stathias, V. et al. (2018). Data Portal for the Library of Integrated Network-based Cellular Signatures (LINCS) program: integrated access to diverse large-scale cellular perturbation response data. *Nucleic Acids Res.* 46: D558–D566.

43 Sun, Y.V. and Hu, Y.-J. (2016). Integrative analysis of multi-omics data for discovery and functional studies of complex human diseases. *Adv. Genet.* 93: 147–190.

44 Taxman, D.J., Moore, C.B., Guthrie, E.H., and Huang, M.T.-H. (2010). Short hairpin RNA (shRNA): design, delivery, and assessment of gene knockdown. In: *RNA Therapeutics: Function, Design, and Delivery* (ed. M. Sioud), 139–156. Humana Press.

45 Sterling, T. and Irwin, J.J. (2015). ZINC 15 – ligand discovery for everyone. *J. Chem. Inf. Model.* 55: 2324–2337.

46 Filzen, T.M., Kutchukian, P.S., Hermes, J.D. et al. (2017). Representing high throughput expression profiles via perturbation barcodes reveals compound targets. *PLoS Comput. Biol.* 13: e1005335.

47 Sawada, R., Iwata, M., Tabei, Y. et al. (2018). Predicting inhibitory and activatory drug targets by chemically and genetically perturbed transcriptome signatures. *Sci. Rep.* 8: 156.

48 Fabregat, A., Jupe, S., Matthews, L. et al. (2018). The reactome pathway knowledgebase. *Nucleic Acids Res.* 46: D649–D655.

49 Ravindranath, A.C., Perualila-Tan, N., Kasim, A. et al. (2015). Connecting gene expression data from connectivity map and *in silico* target predictions for small molecule mechanism-of-action analysis. *Mol. Biosyst.* 11: 86–96.

50 Iorio, F., Bosotti, R., Scacheri, E. et al. (2010). Discovery of drug mode of action and drug repositioning from transcriptional responses. *Proc. Natl. Acad. Sci. U.S.A.* 107: 14621–14626.

51 Khatri, P., Sirota, M., and Butte, A.J. (2012). Ten years of pathway analysis: current approaches and outstanding challenges. *PLoS Comput. Biol.* 8: e1002375.

52 García-Campos, M.A., Espinal-Enríquez, J., and Hernández-Lemus, E. (2015). Pathway analysis: state of the art. *Front. Physiol.* 6: 383.

53 Yuryev, A. and Wiley InterScience (Online service) (2008). *Pathway Analysis for Drug Discovery: Computational Infrastructure and Applications.* Wiley.

54 Kanehisa, M., Furumichi, M., Tanabe, M. et al. (2016). KEGG: new perspectives on genomes, pathways, diseases and drugs. *Nucleic Acids Res.* 45: D353–D361.

55 Zhou, H. and Xu, R. (2015). Leukemia stem cells: the root of chronic myeloid leukemia. *Protein Cell* 6: 403–412.

56 Hehlmann, R., Hochhaus, A., and Baccarani, M. (2007). Chronic myeloid leukaemia. *Lancet* 370: 342–350.

57 Wang, B., Li, R., and Perrizo, W. (2015). *Big Data Analytics in Bioinformatics and Healthcare.* IGI Global.

58 Sever, R. and Brugge, J.S. (2015). Signal transduction in cancer. *Cold Spring Harbor Perspect. Med.* 5: 1–21.

59 Bauer-Mehren, A., Furlong, L.I., and Sanz, F. (2009). Pathway databases and tools for their exploitation: benefits, current limitations and challenges. *Mol. Syst. Biol.* 5: 290.

60 Kanehisa, M., Sato, Y., Kawashima, M. et al. (2015). KEGG as a reference resource for gene and protein annotation. *Nucleic Acids Res.* 44: D457–D462.

61 Croft, D., O'kelly, G., Wu, G. et al. (2010). Reactome: a database of reactions, pathways and biological processes. *Nucleic Acids Res.* 39: D691–D697.

62 Fabregat, A., Sidiropoulos, K., Viteri, G. et al. (2017). Reactome pathway analysis: a high-performance in-memory approach. *BMC Bioinf.* 18: 142.

63 Kutmon, M., Riutta, A., Nunes, N. et al. (2016). WikiPathways: capturing the full diversity of pathway knowledge. *Nucleic Acids Res.* 44: D488–D494.

64 Slenter, D.N., Kutmon, M., Hanspers, K. et al. (2018). WikiPathways: a multifaceted pathway database bridging metabolomics to other omics research. *Nucleic Acids Res.* 46: D661–D667.

65 Karp, P.D., Billington, R., Caspi, R. et al. (2017). The BioCyc collection of microbial genomes and metabolic pathways. *Briefings Bioinf.* https://doi.org/10.1093/bib/bbx085.

66 Geer, L.Y., Marchler-Bauer, A., Geer, R.C. et al. (2010). The NCBI BioSystems database. *Nucleic Acids Res.* 38: D492–D496.

67 Cerami, E.G., Gross, B.E., Demir, E. et al. (2011). Pathway Commons, a web resource for biological pathway data. *Nucleic Acids Res.* 39: D685–D690.

68 Pratt, D., Chen, J., Welker, D. et al. (2015). NDEx, the network data exchange. *Cell Syst.* 1: 302–305.

69 Türei, D., Korcsmáros, T., and Saez-Rodriguez, J. (2016). OmniPath: guidelines and gateway for literature-curated signaling pathway resources. *Nat. Methods* 13: 966–967.

70 Chowdhury, S. and Sarkar, R.R. (2015). Comparison of human cell signaling pathway databases—evolution, drawbacks and challenges. *Database* 2015: 1–25.

71 Glazko, G.V. and Emmert-Streib, F. (2009). Unite and conquer: univariate and multivariate approaches for finding differentially expressed gene sets. *Bioinformatics* 25: 2348–2354.

72 Alexander-Dann, B., Pruteanu, L.L., Oerton, E. et al. (2018). Developments in toxicogenomics: understanding and predicting compound-induced toxicity from gene expression data. *Mol. Omics* 14: 218–236.

73 Maciejewski, H. (2014). Gene set analysis methods: statistical models and methodological differences. *Briefings Bioinf.* 15: 504–518.

74 Liggi, S., Drakakis, G., Hendry, A.E. et al. (2013). Extensions to in silico bioactivity predictions using pathway annotations and differential pharmacology analysis: application to *Xenopus laevis* phenotypic readouts. *Mol. Inf.* 32: 1009–1024.

75 Iorio, F., Saez-Rodriguez, J., and di Bernardo, D. (2013). Network based elucidation of drug response: from modulators to targets. *BMC Syst. Biol.* 7: 139.

76 Ying, H., Biroc, S.L., Li, W.W. et al. (2006). The Rho kinase inhibitor fasudil inhibits tumor progression in human and rat tumor models. *Mol. Cancer Ther.* 5: 2158–2164.

77 Iorio, F., Shrestha, R.L., Levin, N. et al. (2015). A semi-supervised approach for refining transcriptional signatures of drug response and repositioning predictions. *PLoS One* 10: e0139446.

78 Khan, S.A., Faisal, A., Mpindi, J.P. et al. (2012). Comprehensive data-driven analysis of the impact of chemoinformatic structure on the genome-wide biological response profiles of cancer cells to 1159 drugs. *BMC Bioinf.* 13 (112).

79 Schubert, M., Klinger, B., Klünemann, M. et al. (2018). Perturbation-response genes reveal signaling footprints in cancer gene expression. *Nat. Commun.* 9: 20.

80 Yang, M., Simm, J., Lam, C.C. et al. (2018). Linking drug target and pathway activation for effective therapy using multi-task learning. *Sci. Rep.* 8: 8322.

81 Simm, J., Klambauer, G., Arany, A. et al. (2018). Repurposing high-throughput image assays enables biological activity prediction for drug discovery. *Cell Chem. Biol.* 25: 611–618.e3.

82 Scheeder, C., Heigwer, F., and Boutros, M. (2018). Machine learning and image-based profiling in drug discovery. *Curr. Opin. Syst. Biol.* https://doi.org/10.1016/j.coisb.2018.05.004.

83 Bray, M.A., Gustafsdottir, S.M., Rohban, M.H. et al. (2017). A dataset of images and morphological profiles of 30 000 small-molecule treatments using the Cell Painting assay. *Gigascience* 6 (1–5).

84 Ljosa, V., Sokolnicki, K.L., and Carpenter, A.E. (2012). Annotated high-throughput microscopy image sets for validation. *Nat. Methods* 9: 637.
85 Gustafsdottir, S.M., Ljosa, V., Sokolnicki, K.L. et al. (2013). Multiplex cytological profiling assay to measure diverse cellular states. *PLoS One* 8: e80999.
86 Williams, E., Moore, J., Li, S.W. et al. (2017). Image Data Resource: a bioimage data integration and publication platform. *Nat. Methods* 14: 775–781.
87 McQuin, C. et al. (2018). CellProfiler 3.0: next-generation image processing for biology. *PLoS Biol.* 16: e2005970.
88 Futamura, Y., Kawatani, M., Kazami, S. et al. (2012). Morphobase, an encyclopedic cell morphology database, and its use for drug target identification. *Chem. Biol.* 19: 1620–1630.
89 Minegishi, H., Futamura, Y., Fukashiro, S. et al. (2015). Methyl 3-((6-methoxy-1,4-dihydroindeno[1,2-*c*]pyrazol-3-yl)amino)benzoate (GN39482) as a tubulin polymerization inhibitor identified by MorphoBase and ChemProteoBase profiling methods. *J. Med. Chem.* 58: 4230–4241.
90 Nassiri, I. and McCall, M.N. (2018). Systematic exploration of cell morphological phenotypes associated with a transcriptomic query. *Nucleic Acids Res.* 46: –e116.
91 Campillos, M., Kuhn, M., Gavin, A.-C. et al. (2008). Drug target identification using side-effect similarity. *Science* 321: 263–266.

索引

A

B

C

D

E

F

G

H

J

K

L

M

N

O

P

Q

其他